Thieme Revinter

Atlas de Bolso de Anatomia Seccional
Tomografia Computadorizada e Ressonância Magnética

Volume III
Coluna Vertebral, Extremidades e Articulações

Torsten B. Moeller, MD
Department of Radiology
Marienhaus Klinikum
Saarlouis/Dillingen, Germany

Emil Reif, MD
Department of Teleradiology
reif & moeller diagnostic-network
Dillingen, Germany

Segunda Edição
725 ilustrações

Thieme
Rio de Janeiro · Stuttgart · New York · Delhi

Dados Internacionais de Catalogação na Publicação (CIP)

M693v
  Moeller, Torsten B.
     Volume III: Coluna Vertebral, Extremidades e Articulações/Torsten B. Moeller & Emil Reif; tradução de Edianez Chimello – 2. Ed. – Rio de Janeiro – RJ: Thieme Revinter Publicações, 2018.
     480 p.: il; 14 x 21 cm; *(Atlas de Bolso de Anatomia Seccional: Tomografia Computadorizada e Ressonância Magnética, v. III)*
     Título Original: *Pocket Atlas of Sectional Anatomy: Computed Tomography and Magnetic Resonance Imaging Volume III: Spine, Extremities, Joints*
     Inclui Leitura Complementar e Índice Remissivo
     ISBN 978-85-67661-96-4

     1. Tomografia Computadorizada. 2. Ressonância Magnética. 3. Coluna Vertebral. 4. Extremidades. 5. Articulações. I. Reif, Emil. II. Título.

                                                  CDD: 612.83
                                                  CDU: 611.711

Todos os direitos reservados. Nenhuma parte desta publicação poderá ser reproduzida ou transmitida por nenhum meio, impresso, eletrônico ou mecânico, incluindo fotocópia, gravação ou qualquer outro tipo de sistema de armazenamento e transmissão de informação, sem prévia autorização por escrito.

Título original:
Pocket Atlas of Sectional Anatomy
Computed Tomography and Magnetic
Resonance Imaging
Volume III: Spine, Extremities, Joints
Copyright © 2007, 2017 by Georg Thieme
Verlag KG
ISBN 978-3-13-143172-1

© 2018 Thieme Revinter Publicações Ltda.
Rua do Matoso, 170, Tijuca
20270-135, Rio de Janeiro – RJ, Brasil
http://www.ThiemeRevinter.com.br

Thieme Medical Publishers
http://www.thieme.com

Impresso no Brasil

5 4 3 2 1
ISBN 978-85-67661-96-4

Nota: O conhecimento médico está em constante evolução. À medida que a pesquisa e a experiência clínica ampliam o nosso saber, pode ser necessário alterar os métodos de tratamento e medicação. Os autores e editores deste material consultaram fontes tidas como confiáveis, a fim de fornecer informações completas e de acordo com os padrões aceitos no momento da publicação. No entanto, em vista da possibilidade de erro humano por parte dos autores, dos editores ou da casa editorial que traz à luz este trabalho, ou ainda de alterações no conhecimento médico, nem os autores, nem os editores, nem a casa editorial, nem qualquer outra parte que se tenha envolvido na elaboração deste material garantem que as informações aqui contidas sejam totalmente precisas ou completas; tampouco se responsabilizam por quaisquer erros ou omissões ou pelos resultados obtidos em consequência do uso de tais informações. É aconselhável que os leitores confirmem em outras fontes as informações aqui contidas. Sugere-se, por exemplo, que verifiquem a bula de cada medicamento que pretendam administrar, a fim de certificar-se de que as informações contidas nesta publicação são precisas e de que não houve mudanças na dose recomendada ou nas contraindicações. Esta recomendação é especialmente importante no caso de medicamentos novos ou pouco utilizados. Alguns dos nomes de produtos, patentes e design a que nos referimos neste livro são, na verdade, marcas registradas ou nomes protegidos pela legislação referente à propriedade intelectual, ainda que nem sempre o texto faça menção específica a esse fato. Portanto, a ocorrência de um nome sem a designação de sua propriedade não deve ser interpretada como uma indicação, por parte da editora, de que ele se encontra em domínio público.

Tradução:
EDIANEZ CHIMELLO
Tradutora Especializada na Área da Saúde, SP

Revisão Técnica:
VINÍCIUS MAGNO
Cirurgião de Coluna no Hospital Universitário Gaffrée e Guinle, RJ
Coordenador do Programa de Residência Médica em Ortopedia e Traumatologia da UFRJ
Professor Colaborador na Cadeira de Ortopedia do Curso de Medicina da UFRJ
Membro Titular da Sociedade Brasileira de Ortopedia e Traumatologia (SBOT)
Membro Titular da Sociedade Brasileira de Cirurgia da Coluna Vertebral (SBC)
Membro Titular da Associação Médica Brasileira (AMB)
Especialização em Ortopedia e Traumatologia pelo Instituto Nacional de Traumatologia e Ortopedia, RJ
Especialização em Cirurgia da Coluna Vertebral pelo Instituto Nacional de Traumatologia e Ortopedia, RJ

Para meus parentes americanos

Bernie e Arlene, Bryan e Nancy, Rick, Krista e Ella Rose, Bill, Kayla, Abby e Liviana, Shirley, Mike, Austin e Amanda, Michael e Kendall, Audrey, Mike e Kristen, Katelyn e Matt, Claudia e Larry, Bryan e Stacy, Jamie e Shawn, Meghan e Jason

Sumário

■ Extremidade Superior ... 1

Braço, Axial	2
Ombro, Coronal	70
Ombro, Sagital	82
Braço, Coronal	96
Braço, Sagital	108
Cotovelo, Coronal	124
Cotovelo, Sagital	132
Antebraço, Sagital	142
Antebraço, Coronal	154
Mão, Coronal	164
Mão, Sagital	172

■ Extremidade Inferior ... 185

Perna, Axial	186
Quadril, Coronal	254
Quadril, Sagital	266
Coxa, Coronal	280
Coxa, Sagital	292
Joelho, Coronal	302
Joelho, Sagital	318
Perna, Coronal	338
Perna, Sagital	348
Pé, Coronal	358
Pé, Sagital	382

Coluna Vertebral — 395

Coluna Vertebral, Sagital — 396
Coluna Cervical, Sagital — 398
Coluna Cervical, Coronal — 404
Coluna Cervical, Axial — 408
Coluna Torácica, Sagital — 420
Coluna Torácica, Axial — 426
Coluna Lombar, Sagital — 428
Coluna Lombar, Coronal — 436
Coluna Lombar, Axial — 442
Sacro — 448

Leitura Complementar — 452
Índice Remissivo — 454

Prefácio

Estamos muito gratificados e encorajados com as muitas respostas positivas ao nosso Volume III do *Atlas de Bolso de Anatomia Seccional*, o "Atlas Musculosquelético", com sua ampla distribuição e as muitas edições em idiomas estrangeiros. Este sucesso foi um estímulo a mais desenvolvimentos. Para isto, adicionamos às imagens existentes da primeira edição, as quais focalizam as regiões na proximidade das articulações, novas imagens e ilustrações completas dos membros superiores e inferiores em dois planos. Com isso, completamos o espaço e preenchemos o intervalo anterior sobre lesões ósseas ou de partes moles, como aquelas causadas por inflamação ou tumores. A estrutura regular do livro foi preservada: os esquemas de cores uniformes para os diferentes músculos, vasos, nervos e outras estruturas anatômicas; e a comparação de imagens de ressonância magnética de alta qualidade (3-tesla) com os desenhos. Por isto, esperamos atingir a precisão e a clareza necessárias para a localização e a identificação de estruturas anatômicas relevantes.
Assim como com os outros volumes, o trabalho não teria sido possível sem o suporte inestimável de tantos assistentes dedicados. Queremos expressar nossos agradecimentos cordiais a todos eles.
Nosso agradecimento especial a Carina Engler por seu comprometimento coerente na obtenção de ótimas imagens e a toda a nossa equipe de RM, assim como a Nicole Bigga, por executarem as imagens 3-tesla.
Mais uma vez, desejamos que todos os leitores deste livro tenham o mesmo prazer e a alegria ao usá-lo que tivemos ao elaborar as imagens e as ilustrações.

Torsten B. Moeller, MD
Emil Reif, MD

Código de Cores: **Extremidade Superior** 1

- ▮ Artérias
- ▮ Nervos
- ▮ Veias
- ▮ Ossos
- ▮ Tecido adiposo
- ▮ Cartilagem
- ▮ Tendão
- ▮ Disco, *labrum* etc.
- ▮ Fluido

Músculos do Tronco:
Serrátil anterior
Omo-hióideo
Trapézio
Subclávio
Intercostal

Músculos do Ombro:
Deltoide
Infraespinal
Peitoral maior e peitoral menor
Subescapular
Coracobraquial
Latíssimo do dorso

Músculos Dorsais do Antebraço:
Supinador
Extensores longo e curto do polegar
Extensor do indicador

Músculos da Mão:
Interósseo dorsal e palmar
Lumbrical

Músculos Volares do Braço:
Bíceps braquial
Braquial

Músculos Dorsais do Braço:
Tríceps braquial
Ancôneo

Músculos Dorsais do Antebraço (camada superficial):
Extensor dos dedos
Extensor do dedo mínimo
Extensor ulnar do carpo

Músculos Radiais do Antebraço:
Braquiorradial
Extensores radiais longo e
curto do carpo

Músculos Volares do Antebraço (camada superficial):
Pronador redondo
Flexor superficial dos dedos
Flexor radial do carpo e flexor ulnar do carpo
Palmar longo e palmar curto

Músculos Volares do Antebraço (camada profunda):
Flexor profundo dos dedos
Flexor longo do polegar
Pronador quadrado

Músculos do Dedo Mínimo (Quinto):
Abdutor curto do dedo mínimo
Flexor curto do dedo mínimo
Oponente do dedo mínimo

Músculos do Polegar:
Abdutores longo e
curto do polegar
Oponente do polegar
Flexor curto do polegar
Adutor do polegar

2   Extremidade Superior

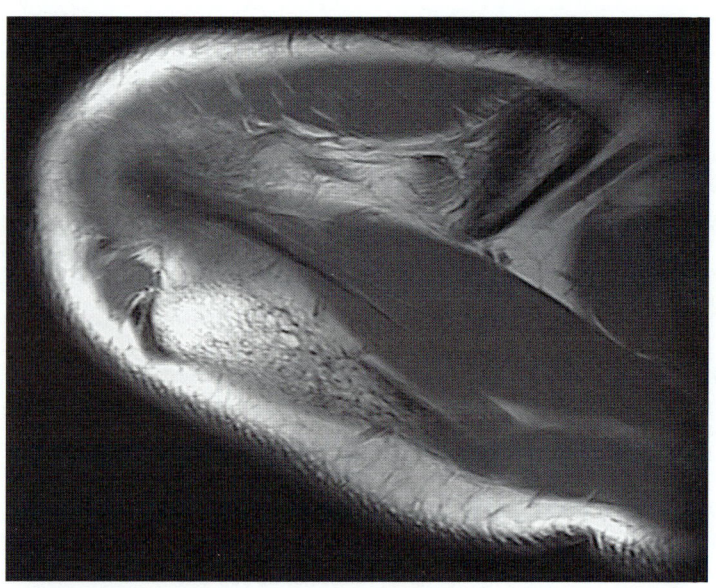

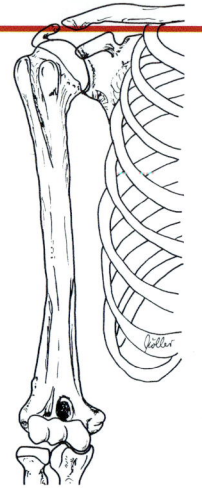

Ventral
Lateral ☐ Medial
Dorsal

Braço, Axial 3

1 Músculo trapézio
2 Músculo deltoide (parte clavicular)
3 Clavícula
4 Ligamento coracoclavicular
5 Articulação acromioclavicular
6 Artéria e veia supraescapulares
7 Acrômio
8 Músculo subclávio
9 Músculo deltoide (parte acromial)
10 Músculo omo-hióideo
11 Músculo supraespinal (tendão central)
12 Costela
13 Músculo deltoide (parte espinal)
14 Músculo serrátil anterior
15 Músculo supraespinal (ligamento dorsal)
16 Músculo supraespinal (ligamento ventral)
17 Espinha da escápula

4 Extremidade Superior

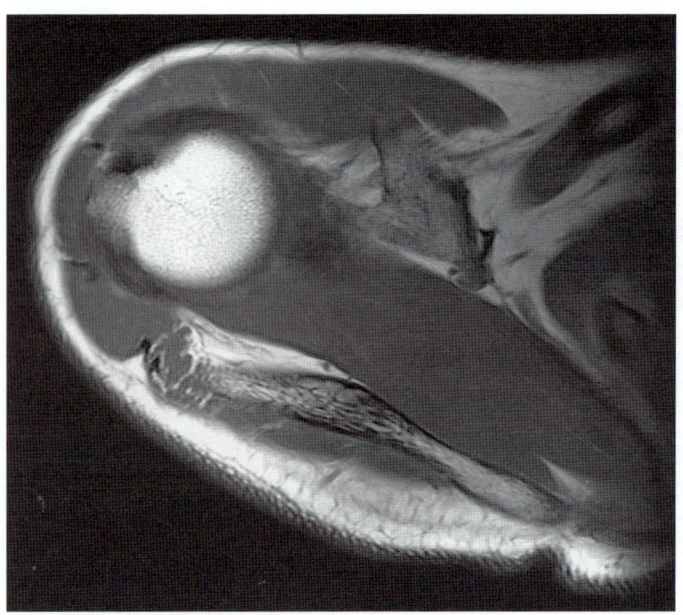

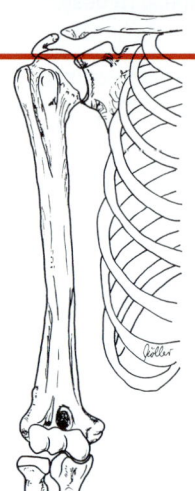

Ventral
Lateral ▢ Medial
Dorsal

Braço, Axial

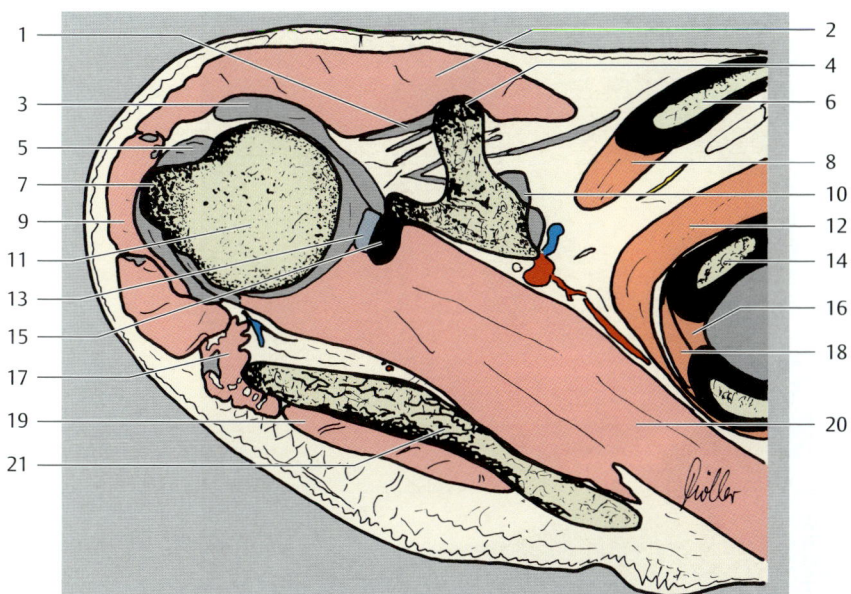

1 Ligamento coraco-humeral
2 Músculo deltoide (parte clavicular)
3 Ligamento glenoumeral médio
4 Processo coracoide
5 Músculo supraespinal (tendão)
6 Clavícula
7 Úmero (tubérculo maior)
8 Músculo subclávio
9 Músculo deltoide (parte acromial)
10 Ligamento coracoclavicular
11 Cabeça do úmero
12 Músculo serrátil anterior
13 *Labrum* glenoidal superior
14 Costela
15 Glenoide
16 Músculo intercostal interno
17 Músculo deltoide (parte espinal)
18 Músculo intercostal externo
19 Músculo infraespinal
20 Músculo supraespinal
21 Espinha da escápula

6 Extremidade Superior

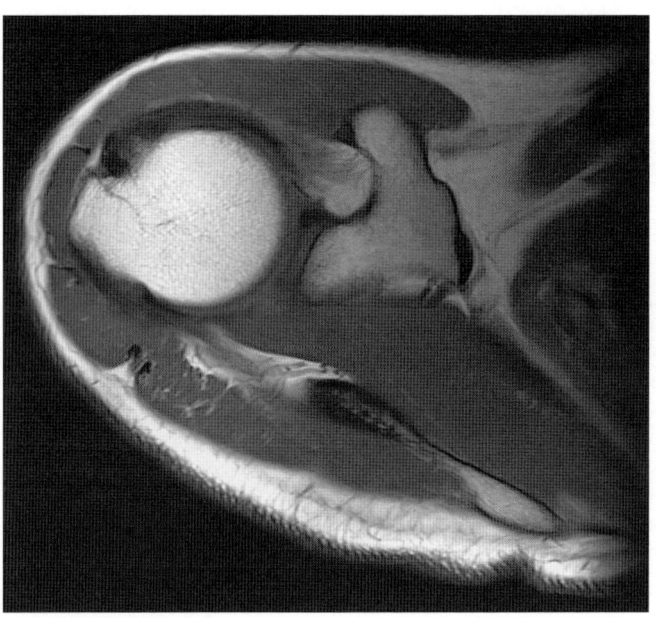

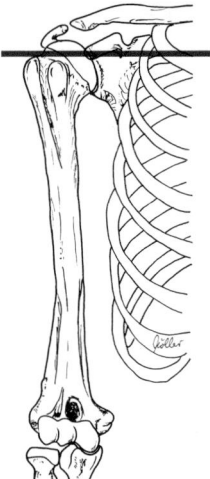

Ventral
Lateral ☐ Medial
Dorsal

Braço, Axial

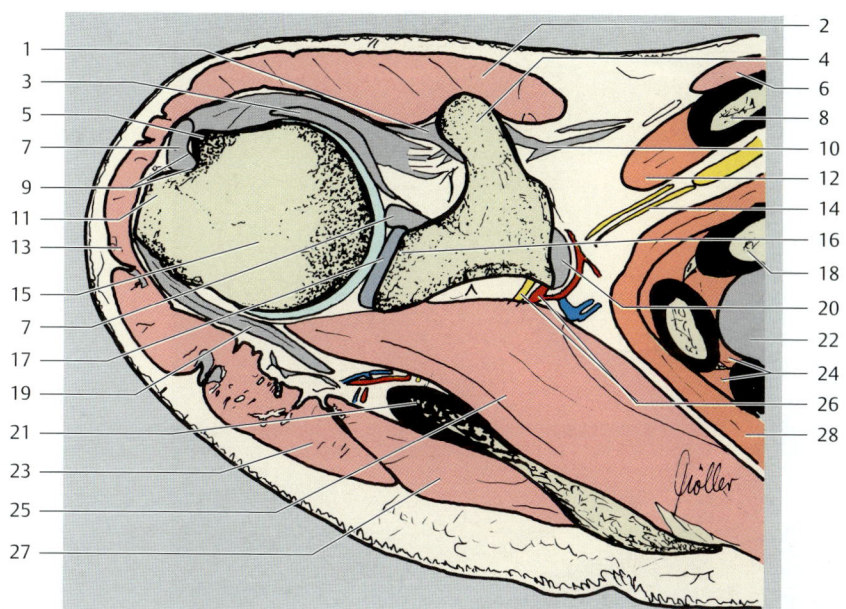

1 Ligamento coraco-humeral
2 Músculo deltoide (parte clavicular)
3 Ligamento glenoumeral médio
4 Processo coracoide
5 Úmero (tubérculo menor)
6 Músculo peitoral maior
7 Músculo bíceps braquial (cabeça longa, tendão)
8 Clavícula
9 Sulco intertubercular (sulco bicipital)
10 Músculo peitoral menor (tendão)
11 Úmero (tubérculo maior)
12 Músculo subclávio
13 Músculo deltoide (parte acromial)
14 Plexo braquial
15 Cabeça do úmero
16 Glenoide
17 *Labrum* glenoidal superior
18 Costela
19 Músculo infraespinal (anexo de tendão)
20 Ligamento coracoclavicular
21 Espinha da escápula
22 Pulmão
23 Músculo deltoide (parte espinal)
24 Músculos intercostais interno e externo
25 Músculo supraespinal
26 Artéria, veia e nervo supraescapulares
27 Músculo infraespinal
28 Músculo serrátil anterior

8   Extremidade Superior

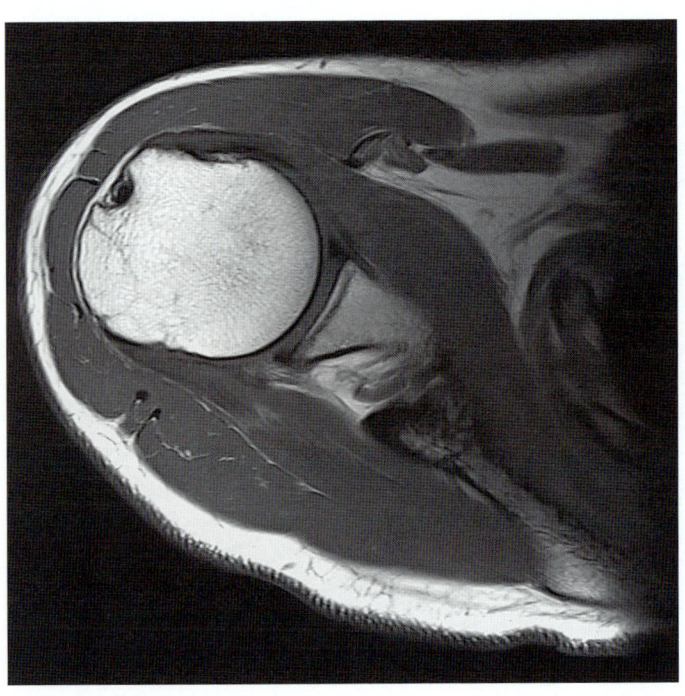

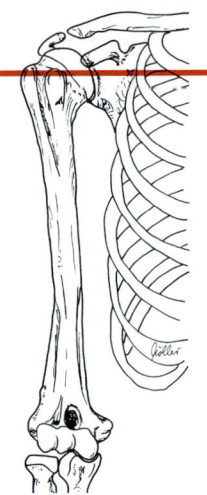

Ventral
Lateral   Medial
Dorsal

Braço, Axial 9

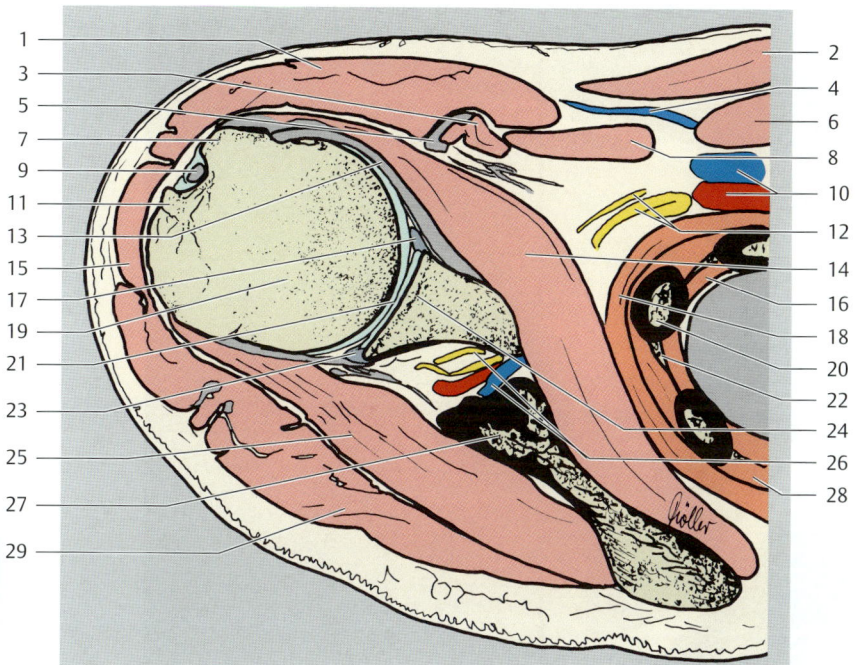

1 Músculo deltoide (parte clavicular)
2 Músculo peitoral maior
3 Músculo coracobraquial (+ tendão)
4 Veia cefálica
5 Músculo bíceps braquial (cabeça curta, tendão)
6 Músculo subclávio
7 Úmero (tubérculo menor)
8 Músculo peitoral menor
9 Músculo bíceps braquial (cabeça longa, tendão)
10 Artéria e veia axilares
11 Úmero (tubérculo maior)
12 Plexo braquial e nervo subescapular
13 Ligamento glenoumeral médio
14 Músculo subescapular
15 Músculo deltoide (parte acromial)
16 Músculo intercostal interno
17 *Labrum* glenoidal anterior
18 Músculo serrátil anterior
19 Cabeça do úmero
20 Costela
21 Articulação umeroescapular
22 Artéria, veia e nervo intercostais
23 *Labrum* glenoidal posterior
24 Glenoide
25 Músculo infraespinal
26 Artéria, veia e nervo supraescapulares
27 Escápula
28 Músculo intercostal externo
29 Músculo deltoide (parte espinal)

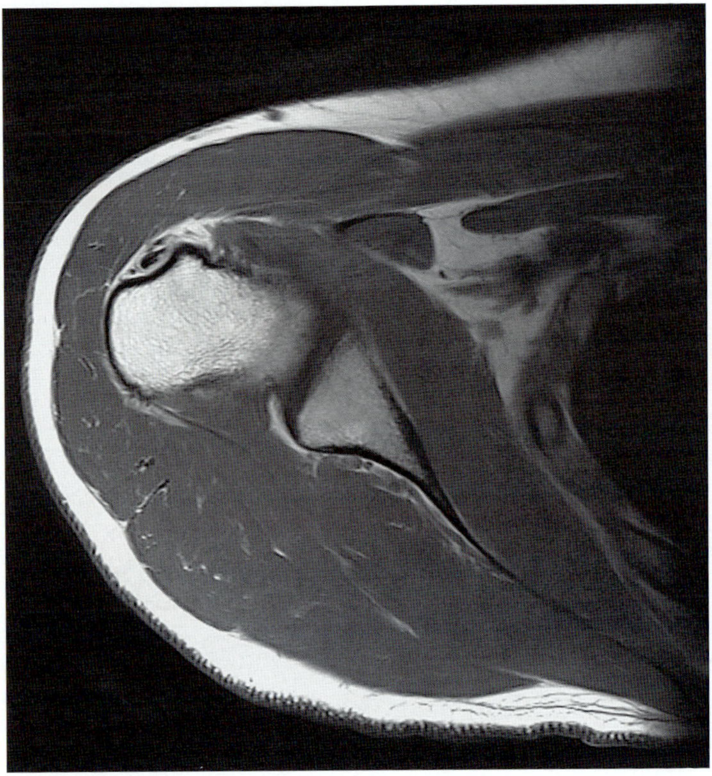

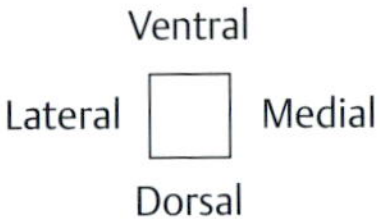

10 Extremidade Superior

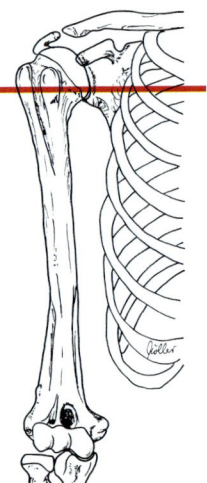

Ventral
Lateral ☐ Medial
Dorsal

Braço, Axial 11

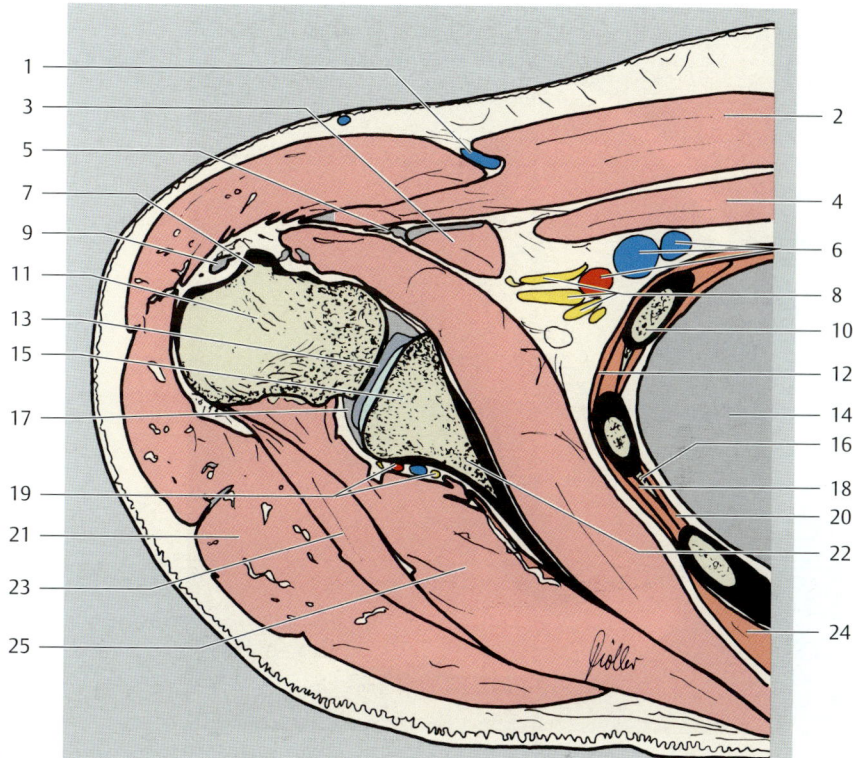

1 Veia cefálica
2 Músculo peitoral maior
3 Músculo coracobraquial (+ tendão)
4 Músculo peitoral menor
5 Músculo bíceps braquial (cabeça curta, tendão)
6 Artéria e veia axilares
7 Úmero (tubérculo menor)
8 Plexo braquial
9 Músculo bíceps braquial (cabeça longa, tendão)
10 Costela
11 Úmero
12 Músculo serrátil anterior
13 *Labrum* glenoidal inferior
14 Pulmão
15 Glenoide
16 Artéria, veia e nervo intercostais
17 Cápsula de articulação
18 Músculo intercostal externo
19 Artéria, veia e nervo supraescapulares
20 Músculo intercostal interno
21 Músculo deltoide
22 Escápula
23 Músculo redondo menor
24 Músculo serrátil posterior
25 Músculo infraespinal

12 Extremidade Superior

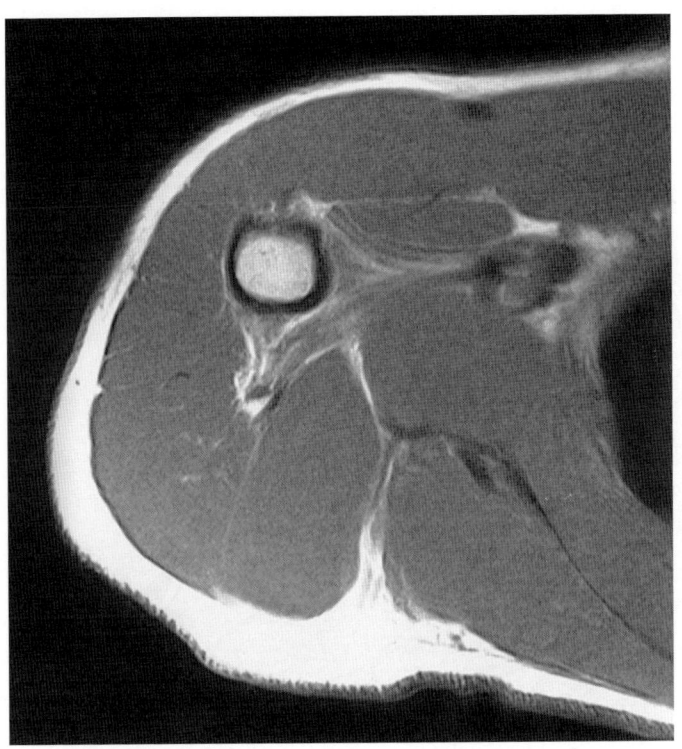

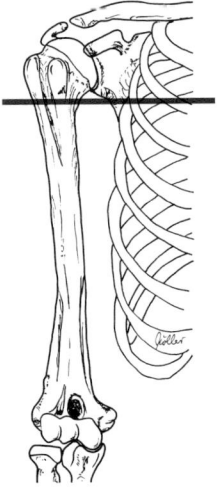

Ventral
Lateral ☐ Medial
Dorsal

Braço, Axial

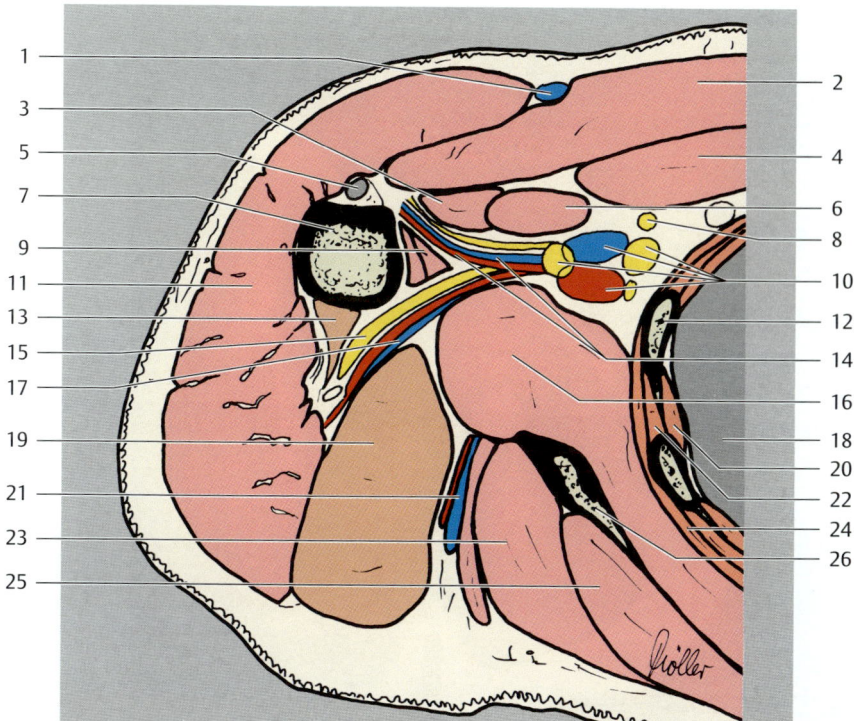

1   Veia cefálica
2   Músculo peitoral maior
3   Músculo bíceps braquial (cabeça curta, tendão)
4   Músculo peitoral menor
5   Músculo bíceps braquial (cabeça longa, tendão)
6   Músculo coracobraquial
7   Úmero
8   Nervo torácico longo
9   Músculo latíssimo do dorso e músculo redondo maior
10 Artéria e veia axilares e plexo braquial
11 Músculo deltoide
12 Costela
13 Músculo tríceps braquial (cabeça lateral)
14 Artéria e veia circunflexas anteriores do úmero
15 Nervo axilar
16 Músculo subescapular
17 Artéria e veia circunflexas posteriores do úmero
18 Pulmão
19 Músculo tríceps braquial (cabeça longa)
20 Músculo intercostal interno e músculo intercostal mais profundo
21 Artéria e veia circunflexas da escápula
22 Músculo intercostal externo
23 Músculo redondo menor
24 Músculo serrátil anterior
25 Músculo infraespinal
26 Escápula

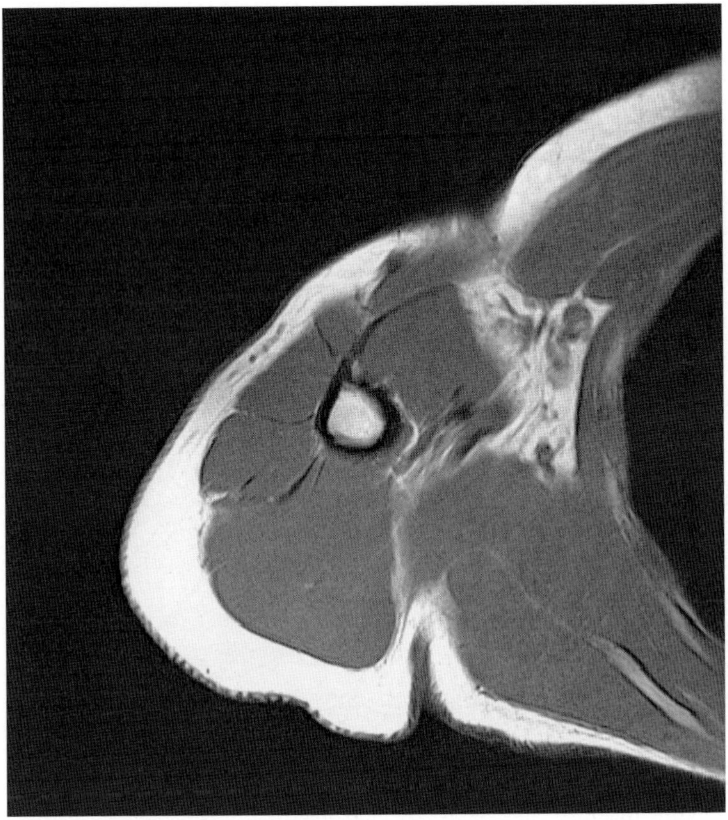

14 Extremidade Superior

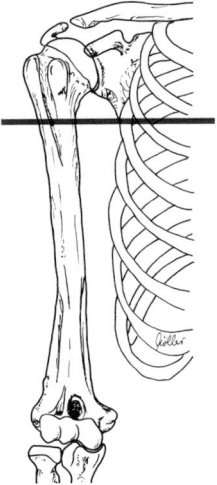

Ventral

Lateral ▢ Medial

Dorsal

Braço, Axial

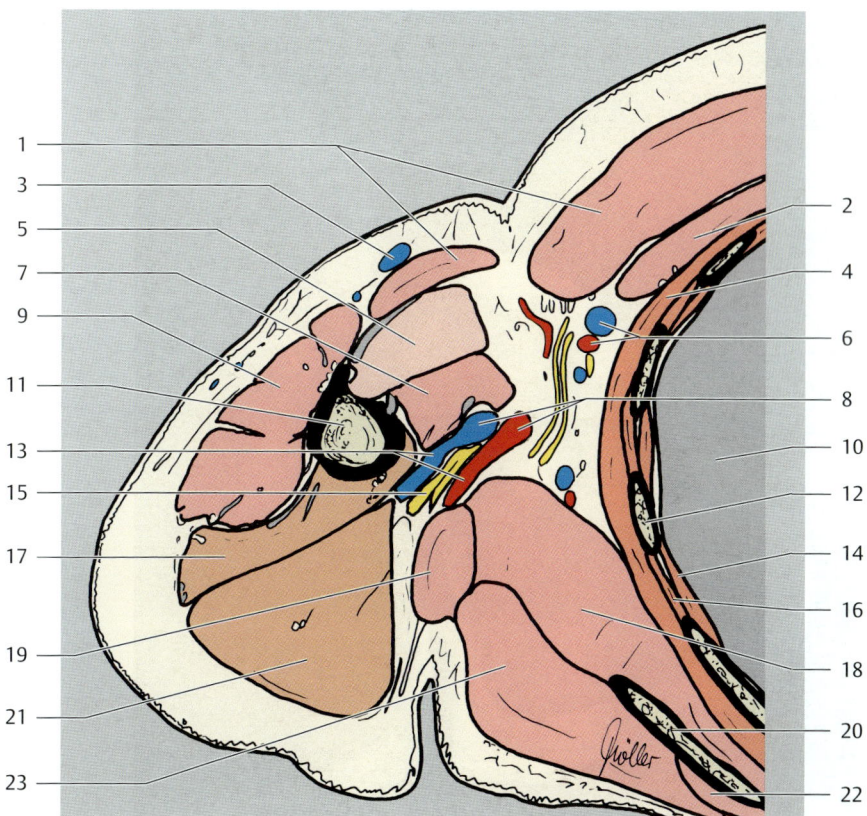

1 Músculo peitoral maior
2 Músculo peitoral menor
3 Veia cefálica
4 Músculo serrátil anterior
5 Músculo bíceps braquial
6 Artéria e veia torácicas laterais
7 Músculo coracobraquial
8 Artéria e veia axilares
9 Músculo deltoide
10 Pulmão
11 Úmero
12 Costela
13 Artéria e veia profundas do braço
14 Músculos intercostais interno e mais profundo
15 Nervo radial
16 Músculo intercostal externo
17 Músculo tríceps braquial (cabeça lateral)
18 Músculo subescapular
19 Músculo redondo maior
20 Escápula
21 Músculo tríceps braquial (cabeça longa)
22 Músculo infraespinal
23 Músculo redondo maior e latíssimo do dorso

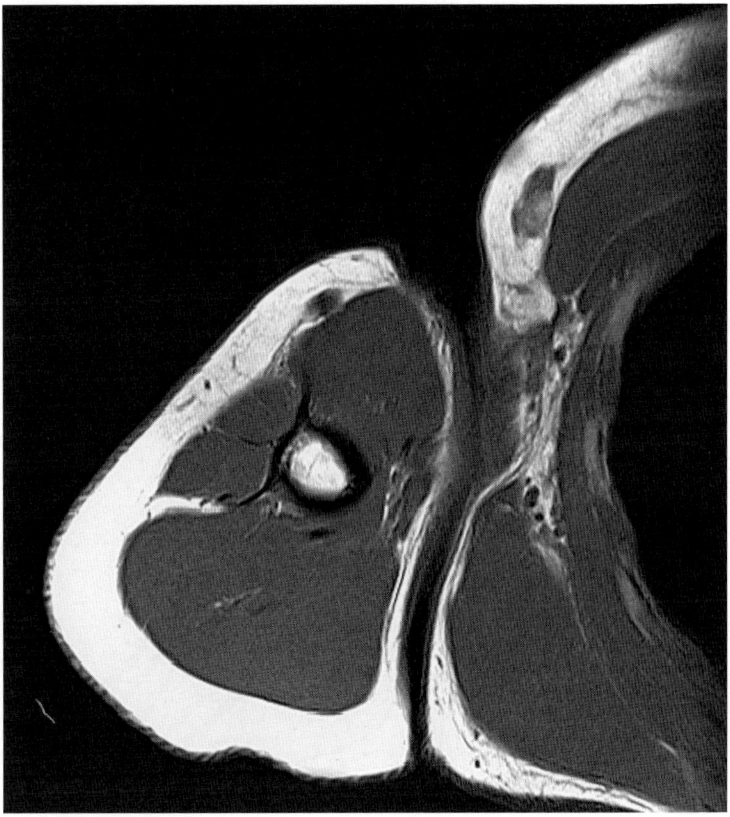

16 Extremidade Superior

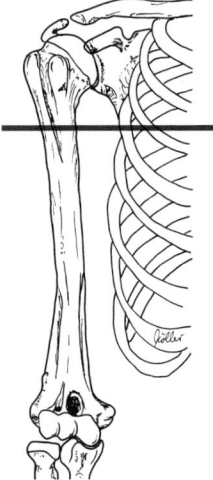

Ventral
Lateral ☐ Medial
Dorsal

Braço, Axial

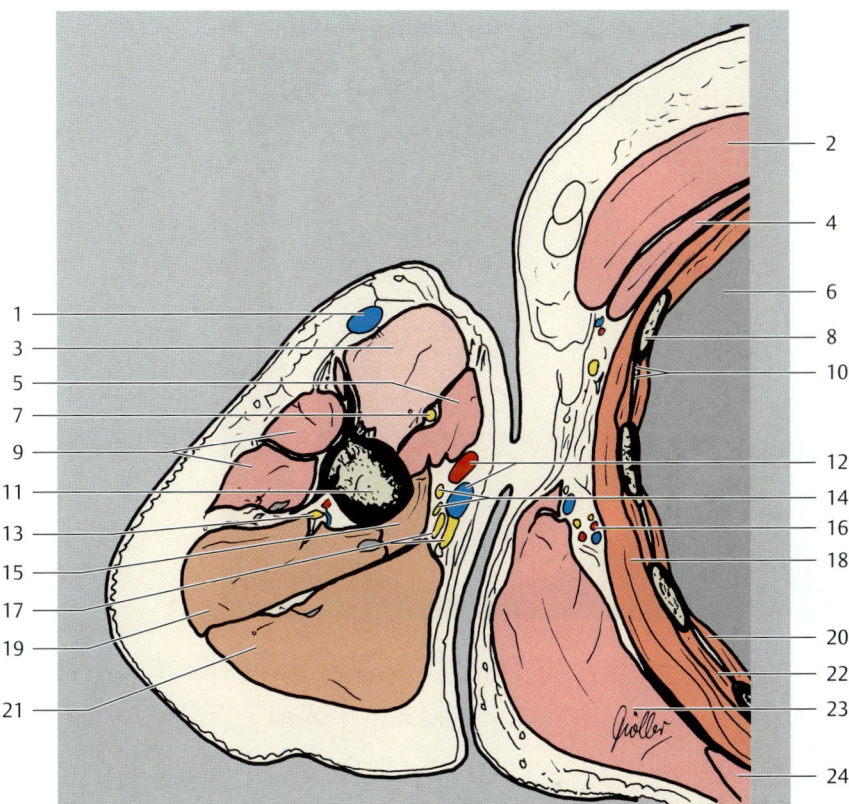

1 Veia cefálica
2 Músculo peitoral maior
3 Músculo bíceps braquial
4 Músculo peitoral menor
5 Músculo coracobraquial
6 Pulmão
7 Nervo musculocutâneo
8 Costela
9 Músculo deltoide
10 Artéria, veia e nervo intercostais
11 Úmero (diáfise)
12 Artéria e veia braquiais
13 Nervo radial
14 Nervo mediano
15 Músculo tríceps braquial (cabeça medial)
16 Artéria, veia e nervo toracodorsais
17 Nervo ulnar
18 Músculo serrátil anterior
19 Músculo tríceps braquial (cabeça lateral)
20 Músculos intercostais interno e mais profundo
21 Músculo tríceps braquial (cabeça lateral)
22 Músculo intercostal externo
23 Músculo redondo maior e músculo latíssimo do dorso
24 Músculo infraespinal

18   Extremidade Superior

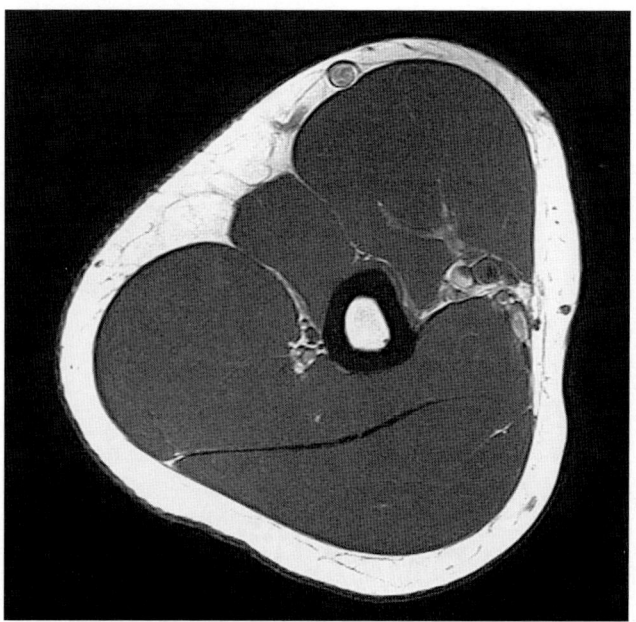

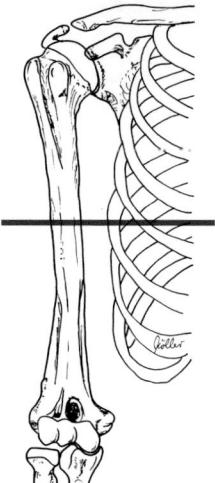

Ventral
Lateral ▢ Medial
Dorsal

Braço, Axial

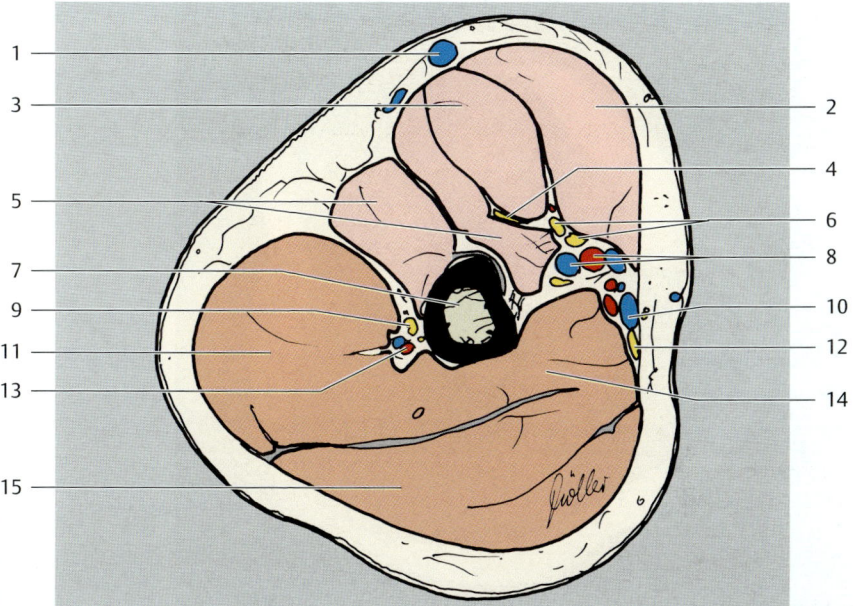

1 Veia cefálica
2 Músculo bíceps braquial (cabeça curta)
3 Músculo bíceps braquial (cabeça longa)
4 Nervo musculocutâneo
5 Músculo braquial
6 Nervo mediano
7 Úmero (diáfise)
8 Artéria e veia braquiais
9 Nervo radial
10 Veia basílica
11 Músculo tríceps braquial (cabeça lateral)
12 Nervo ulnar
13 Artéria e veia braquiais profundas
14 Músculo tríceps braquial (cabeça medial)
15 Músculo tríceps braquial (cabeça longa)

20 Extremidade Superior

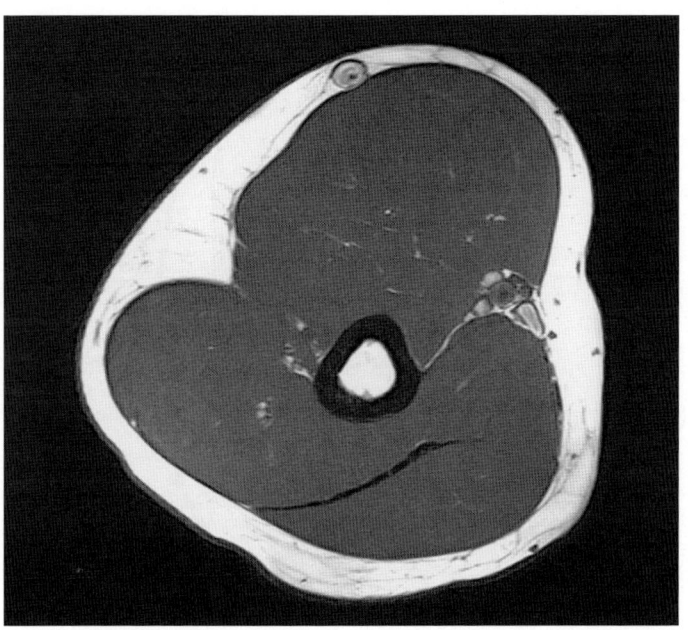

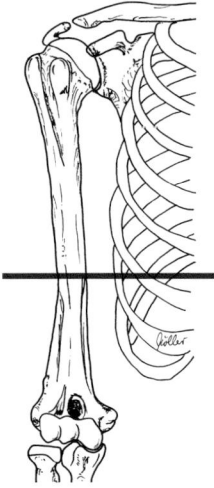

Ventral

Lateral ☐ Medial

Dorsal

Braço, Axial

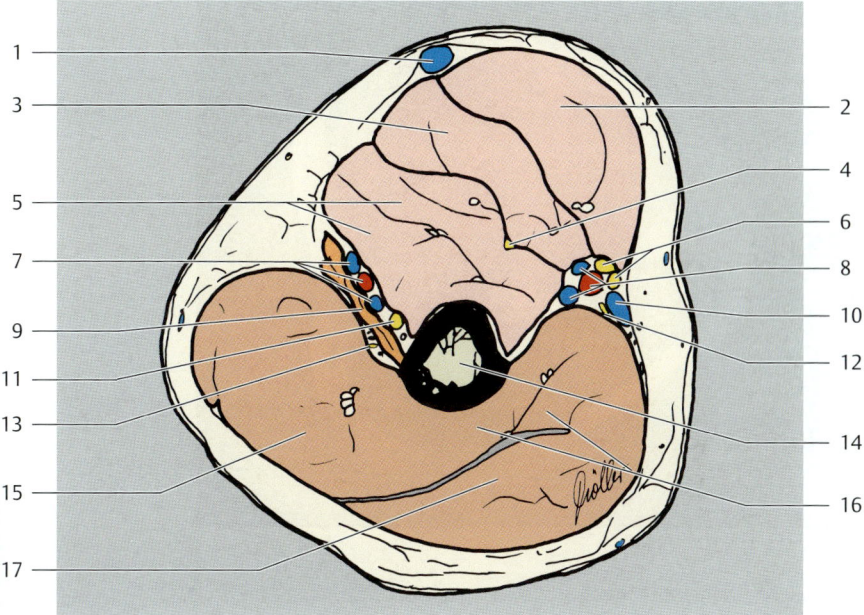

1 Veia cefálica
2 Músculo bíceps braquial (cabeça curta)
3 Músculo bíceps braquial (cabeça longa)
4 Nervo musculocutâneo
5 Músculo braquial
6 Nervo mediano
7 Artéria e veia profundas do braço
8 Artéria e veia braquiais
9 Músculo braquiorradial
10 Veia basílica
11 Nervo radial
12 Nervo ulnar
13 Nervo cutâneo posterior do braço (ramo)
14 Úmero (diáfise)
15 Músculo tríceps braquial (cabeça lateral)
16 Músculo tríceps braquial (cabeça medial)
17 Músculo tríceps braquial (cabeça longa)

22 Extremidade Superior

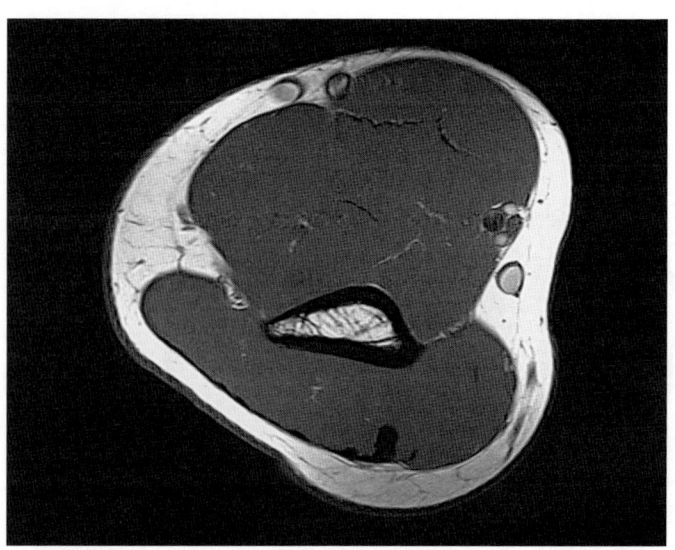

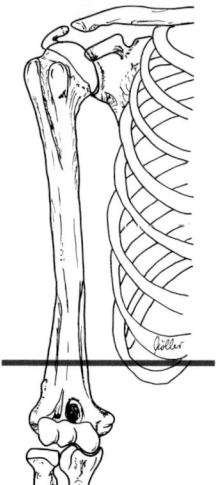

Ventral
Lateral ☐ Medial
Dorsal

Braço, Axial

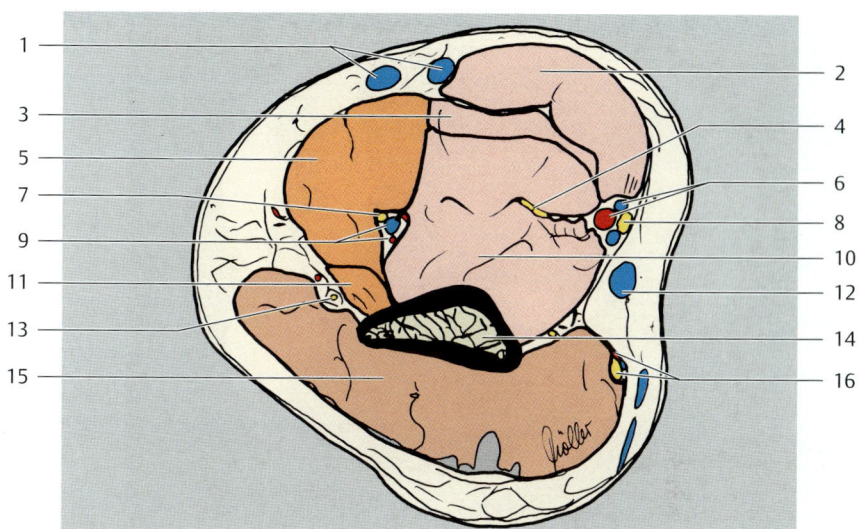

1 Veia cefálica
2 Músculo bíceps braquial (cabeça curta)
3 Músculo bíceps braquial (cabeça longa)
4 Nervo musculocutâneo
5 Músculo braquiorradial
6 Artéria e veia braquiais
7 Nervo radial
8 Nervo mediano
9 Artéria e veia braquiais profundas
10 Músculo braquial
11 Músculo extensor radial longo do carpo
12 Veia basílica
13 Nervo cutâneo posterior do antebraço
14 Úmero (diáfise)
15 Músculo tríceps braquial
16 Nervo, artéria e veia ulnares

Extremidade Superior

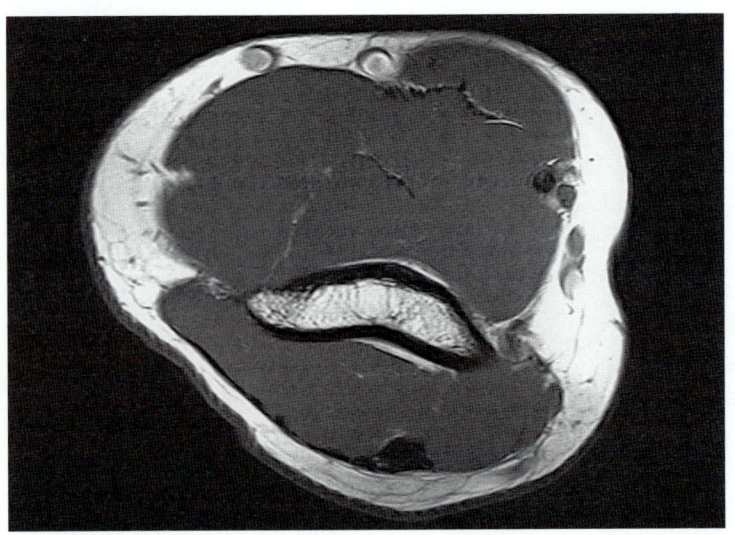

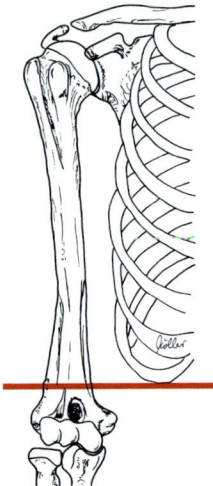

Ventral
Lateral ☐ Medial
Dorsal

Braço, Axial

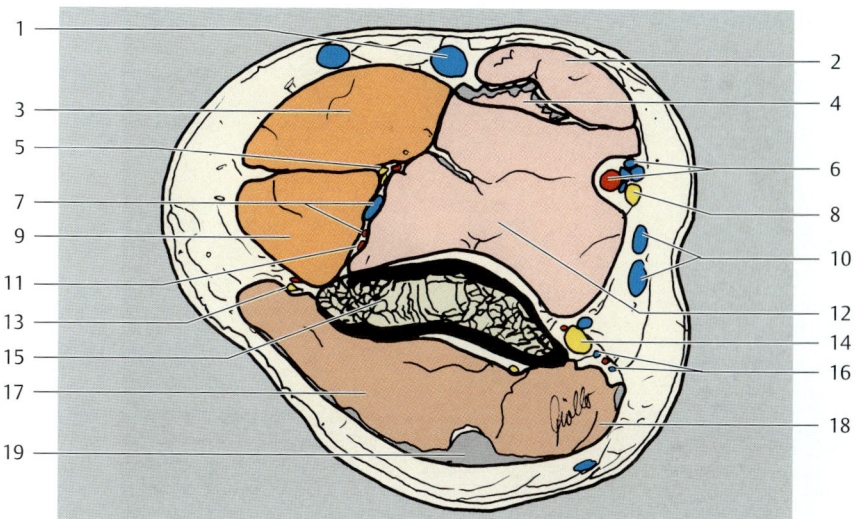

1 Veia cefálica
2 Músculo bíceps braquial (cabeça curta)
3 Músculo braquiorradial
4 Músculo bíceps braquial (cabeça longa e tendão)
5 Nervo radial
6 Artéria e veia braquiais
7 Artéria e veia braquiais profundas
8 Nervo mediano
9 Músculo extensor radial longo do carpo
10 Veia basílica
11 Artéria colateral medial
12 Músculo braquial
13 Nervo cutâneo posterior do antebraço
14 Nervo ulnar
15 Úmero (diáfise)
16 Artéria e veia ulnares
17 Músculo tríceps braquial (cabeça lateral)
18 Músculo tríceps braquial (cabeça medial)
19 Músculo tríceps braquial (tendão)

26　Extremidade Superior

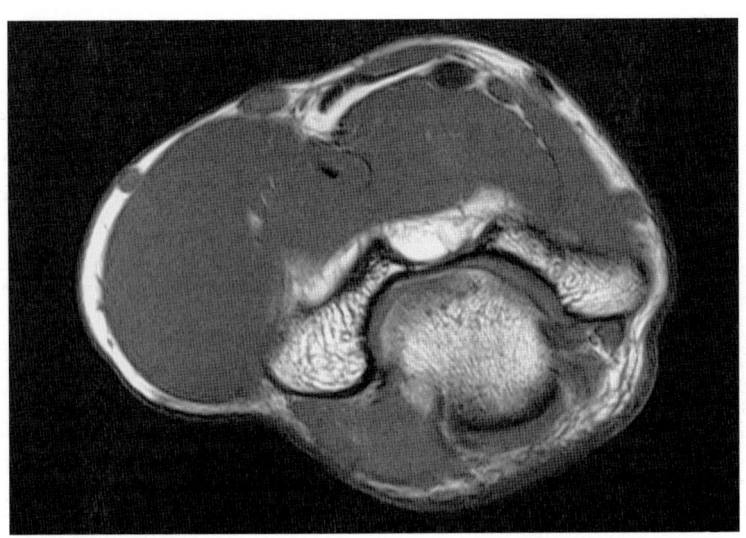

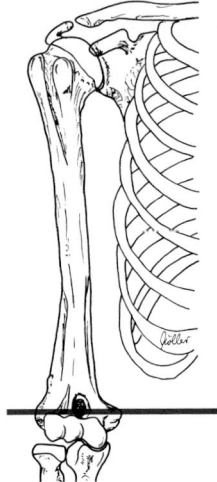

Ventral
Lateral　☐　Medial
Dorsal

Braço, Axial

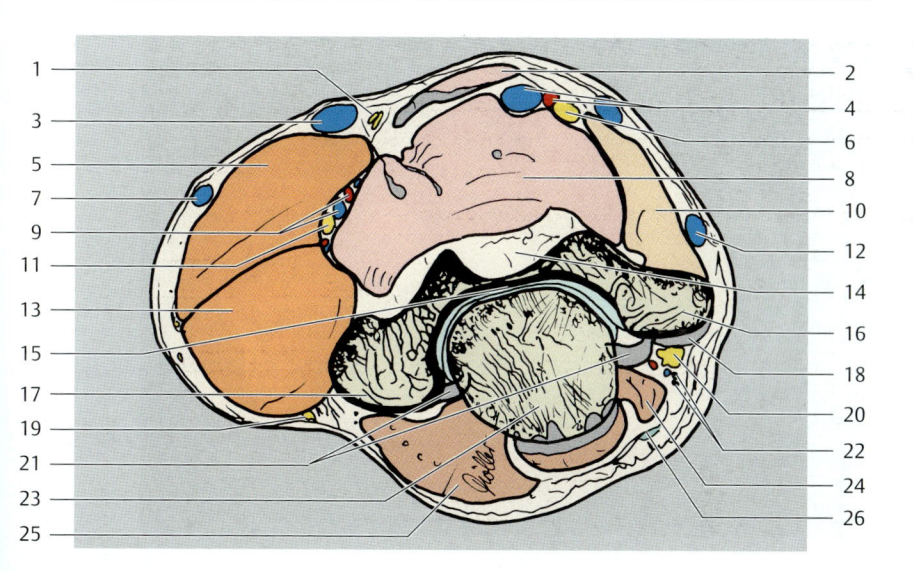

1 Nervo cutâneo do antebraço
2 Músculo bíceps braquial (+ tendão)
3 Veia cubital mediana
4 Artéria e veia braquiais
5 Músculo braquiorradial
6 Nervo mediano
7 Veia cefálica
8 Músculo braquial
9 Artéria e veia radiais colaterais
10 Músculo pronador redondo
11 Nervo radial
12 Veia basílica
13 Músculo extensor radial longo do carpo
14 Fossa do olécrano
15 Articulação umeroulnar
16 Epicôndilo medial do úmero
17 Epicôndilo lateral do úmero
18 Anexo de tendão dos músculos ventrais superficiais do antebraço e ligamentos colaterais
19 Nervo cutâneo posterior do antebraço (nervo radial)
20 Nervo ulnar
21 Cápsula articular
22 Artéria e nervo ulnares colaterais superiores
23 Olécrano
24 Músculo tríceps braquial (+ tendão)
25 Músculo ancôneo
26 Bursa subcutânea do olécrano

28 Extremidade Superior

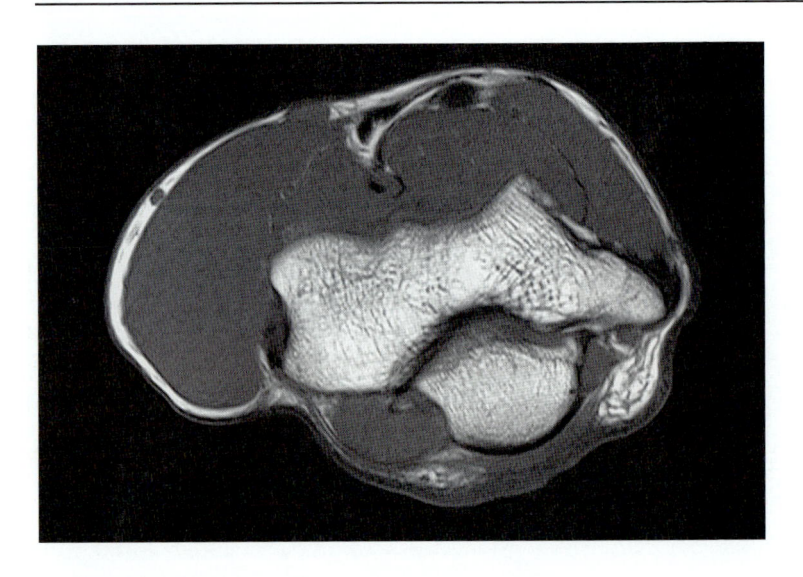

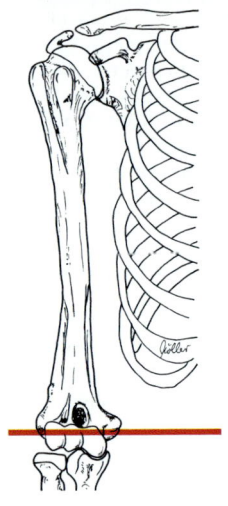

Ventral
Lateral Medial
Dorsal

Braço, Axial

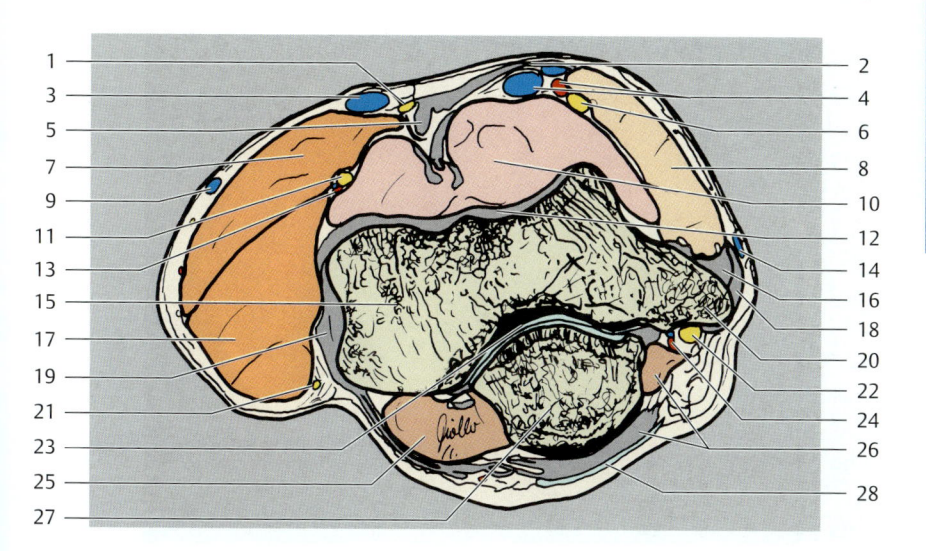

1 Nervo cutâneo do antebraço
2 Aponeurose bicipital
3 Veia cubital mediana
4 Artéria e veia braquiais
5 Músculo bíceps braquial (tendão)
6 Nervo mediano
7 Músculo braquiorradial
8 Músculo pronador redondo
9 Veia cefálica
10 Músculo braquial (+ tendão)
11 Nervo radial
12 Cápsula articular do cotovelo
13 Artéria e veia radiais colaterais
14 Veia basílica
15 Úmero (capítulo)
16 Músculo flexor radial do carpo (anexo do tendão)
17 Músculo extensor radial longo do carpo
18 Músculo palmar longo (anexo do tendão)
19 Ligamento colateral lateral
20 Epicôndilo medial do úmero
21 Nervo cutâneo posterior do antebraço (nervo radial)
22 Nervo ulnar
23 Articulação umeroulnar
24 Artéria e veia colaterais ulnares superiores
25 Músculo ancôneo
26 Músculo tríceps braquial (+ tendão)
27 Olécrano
28 Bursa subcutânea do olécrano

Extremidade Superior

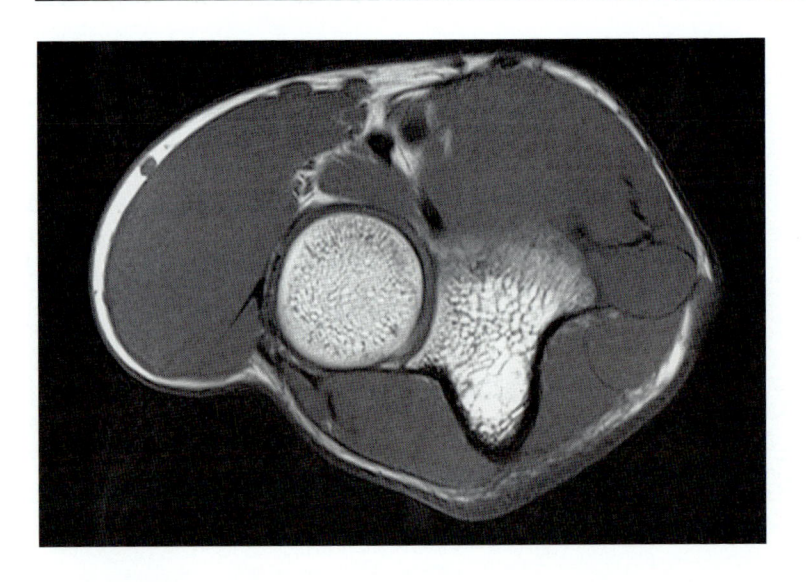

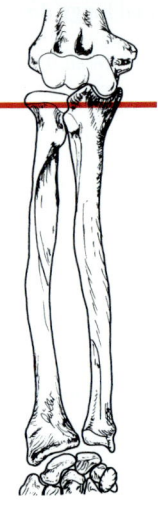

Ventral
Radial ☐ Ulnar
Dorsal

Braço, Axial 31

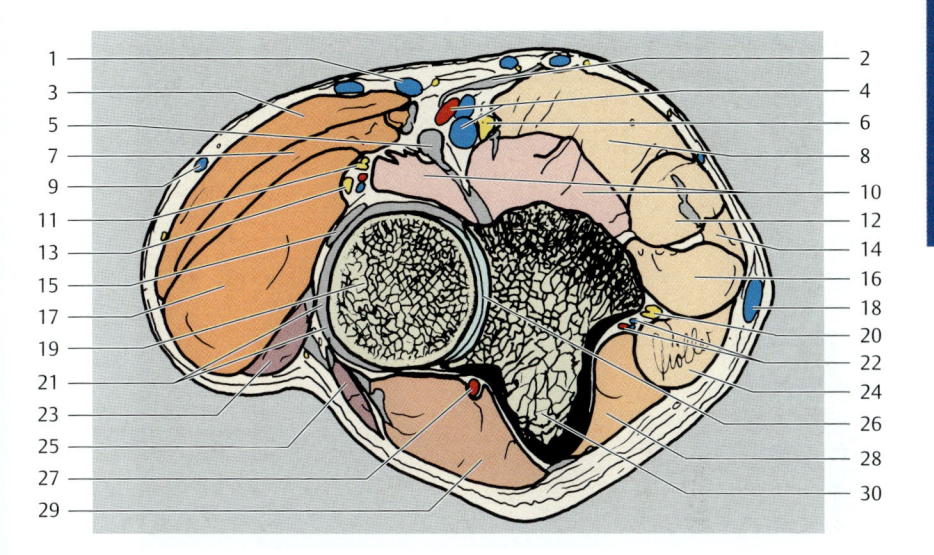

1 Veia cubital mediana
2 Aponeurose bicipital
3 Músculo braquiorradial
4 Artéria e veia braquiais
5 Músculo bíceps braquial (tendão)
6 Nervo mediano
7 Músculo extensor radial longo do carpo
8 Músculo pronador redondo
9 Veia cefálica
10 Músculo braquial (+ tendão)
11 Nervo radial (ramo superficial)
12 Músculo flexor radial do carpo
13 Nervo radial (ramo profundo)
14 Músculo palmar longo
15 Músculo supinador (tendão)
16 Músculo flexor superficial dos dedos
17 Músculo extensor longo radial longo do carpo
18 Veia basílica
19 Cabeça do rádio
20 Nervo ulnar
21 Ligamento anular
22 Artéria e veia colaterais ulnares superiores
23 Músculo extensor dos dedos
24 Músculo flexor ulnar do carpo
25 Músculo extensor ulnar do carpo
26 Articulação radioulnar proximal
27 Artéria interóssea recorrente
28 Músculo flexor profundo dos dedos
29 Músculo ancôneo
30 Ulna

32 Extremidade Superior

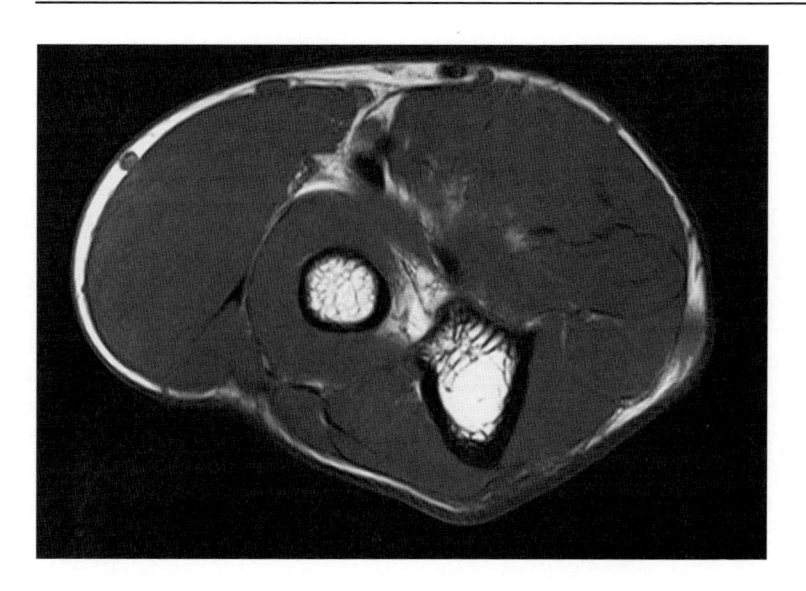

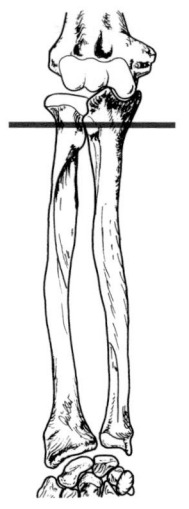

Ventral

Radial ☐ Ulnar

Dorsal

Braço, Axial

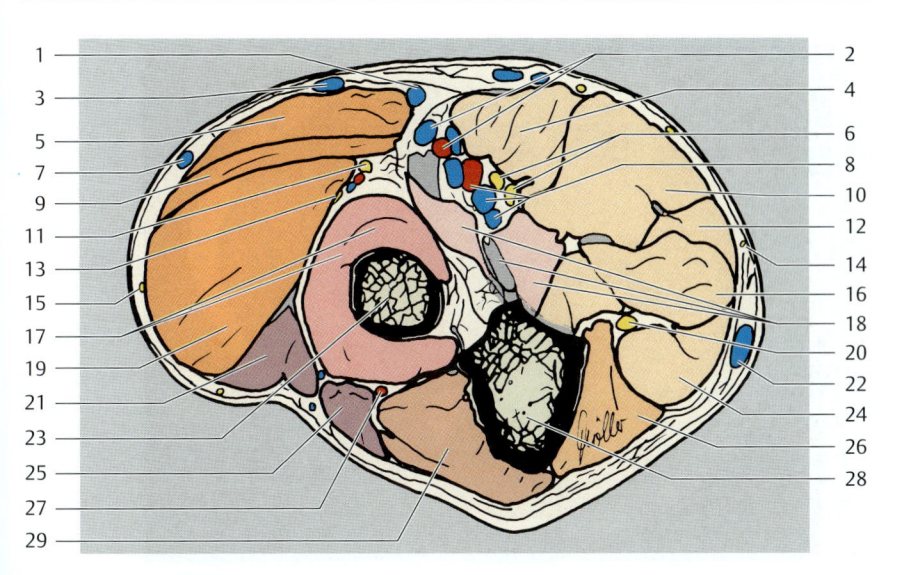

1 Veia cubital mediana profunda
2 Artéria e veia radiais
3 Veia cefálica acessória
4 Músculo pronador redondo
5 Músculo braquiorradial
6 Nervo mediano
7 Veia cefálica
8 Artéria e veia ulnares
9 Músculo extensor radial longo do carpo
10 Músculo flexor radial do carpo
11 Nervo radial (ramo superficial)
12 Músculo palmar longo
13 Nervo radial (ramo profundo)
14 Nervo cutâneo medial do antebraço
15 Nervo cutâneo posterior do antebraço
16 Músculo flexor superficial dos dedos
17 Músculo supinador
18 Músculo braquial (+ anexo de tendão)
19 Músculo extensor radial curto do carpo
20 Nervo ulnar
21 Músculo extensor dos dedos
22 Veia basílica
23 Rádio
24 Músculo flexor ulnar do carpo
25 Músculo extensor ulnar do carpo
26 Músculo flexor profundo dos dedos
27 Artéria e veia interósseas recorrentes
28 Ulna
29 Músculo ancôneo

34 Extremidade Superior

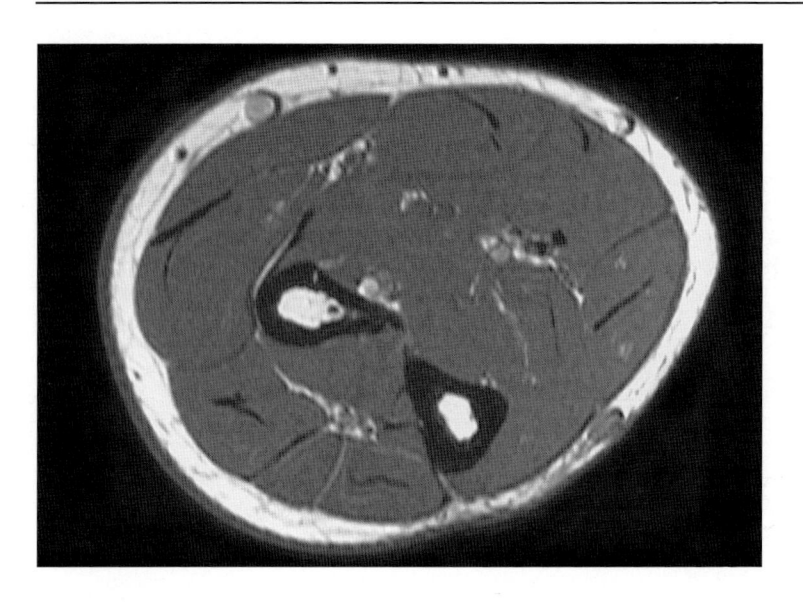

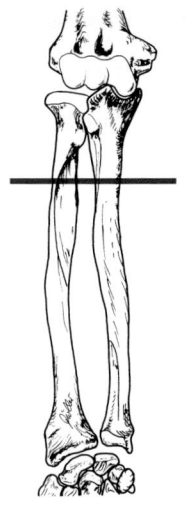

Ventral
Radial Ulnar
Dorsal

Braço, Axial

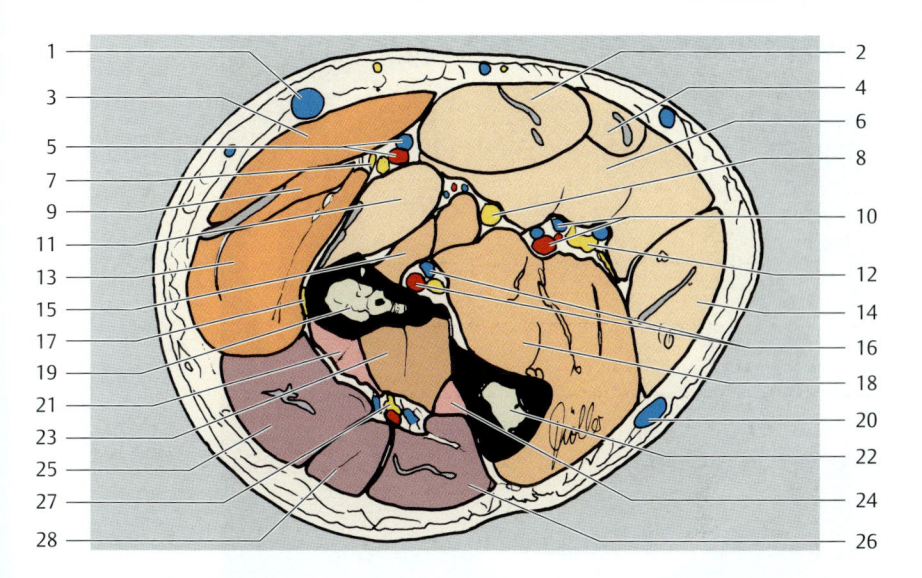

1. Veia cubital mediana
2. Músculo flexor radial do carpo
3. Músculo braquiorradial
4. Músculo palmar longo
5. Artéria e veia radiais
6. Músculo flexor superficial dos dedos
7. Nervo radial (ramo superficial)
8. Nervo mediano
9. Músculo extensor radial longo do carpo (+ tendão)
10. Artéria e veia ulnares
11. Músculo pronador redondo
12. Nervo ulnar
13. Músculo extensor radial curto do carpo
14. Músculo flexor ulnar do carpo
15. Músculo flexor longo do polegar
16. Artéria, veia e nervo interósseos posteriores
17. Nervo radial (ramo profundo)
18. Músculo flexor profundo dos dedos
19. Rádio
20. Veia cefálica
21. Músculo supinador
22. Ulna
23. Músculo abdutor longo do polegar
24. Músculo extensor longo do polegar
25. Músculo extensor dos dedos
26. Músculo extensor ulnar do carpo
27. Artéria, veia e nervo interósseos posteriores
28. Músculo extensor do dedo mínimo

36 Extremidade Superior

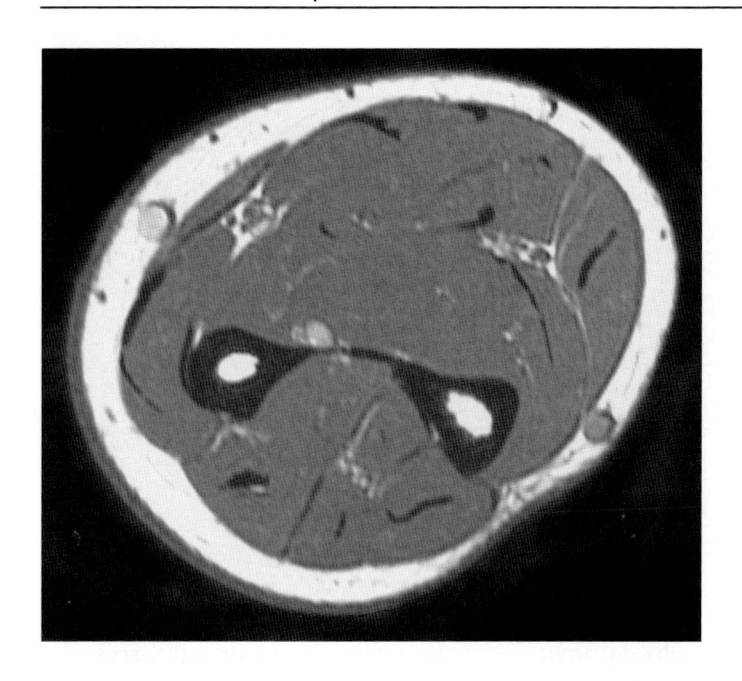

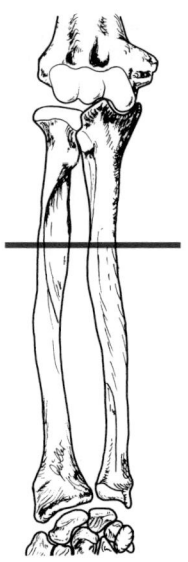

Ventral

Radial ⬜ Ulnar

Dorsal

Braço, Axial 37

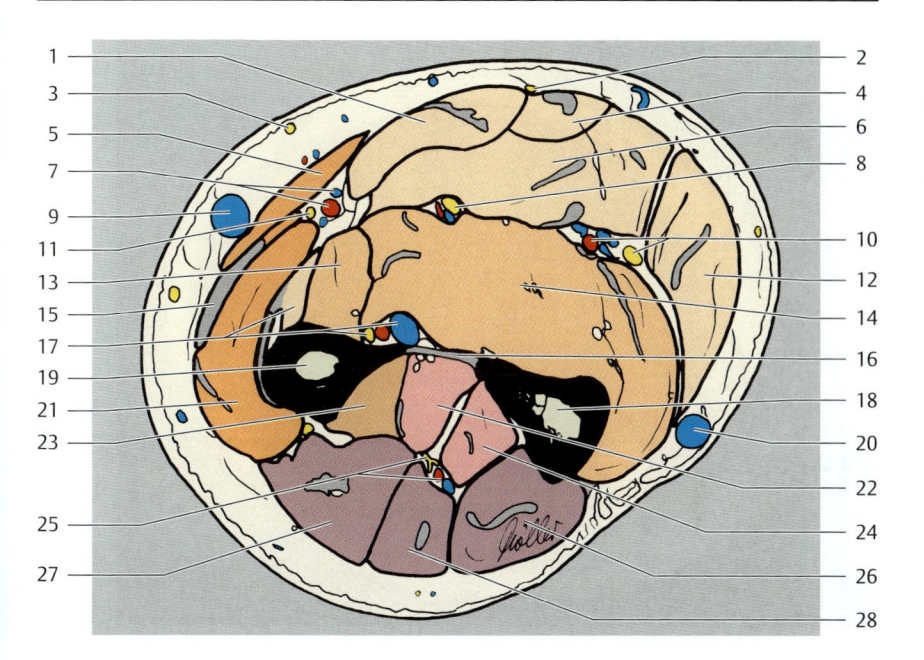

1 Músculo flexor radial do carpo
2 Nervo cutâneo medial do antebraço (ramo anterior)
3 Nervo cutâneo lateral do antebraço (nervo musculocutâneo)
4 Músculo palmar longo
5 Músculo braquiorradial
6 Músculo flexor superficial dos dedos
7 Artéria e veia radiais
8 Nervo mediano
9 Veia cefálica
10 Artéria, veia e nervo ulnares
11 Nervo radial (ramo superficial)
12 Músculo flexor ulnar do carpo
13 Músculo flexor longo do polegar
14 Músculo flexor profundo dos dedos
15 Músculo extensor radial longo do carpo
16 Membrana interóssea do antebraço
17 Músculo pronador redondo e artéria, veia e nervo interósseos
18 Ulna
19 Rádio
20 Veia basílica
21 Músculo extensor radial curto do carpo
22 Músculo extensor curto do polegar
23 Músculo abdutor longo do polegar
24 Músculo extensor longo do polegar
25 Artéria, veia e nervo interósseos posteriores
26 Músculo extensor ulnar do carpo
27 Músculo extensor dos dedos
28 Músculo extensor do dedo mínimo

38 Extremidade Superior

Ventral

Radial Ulnar

Dorsal

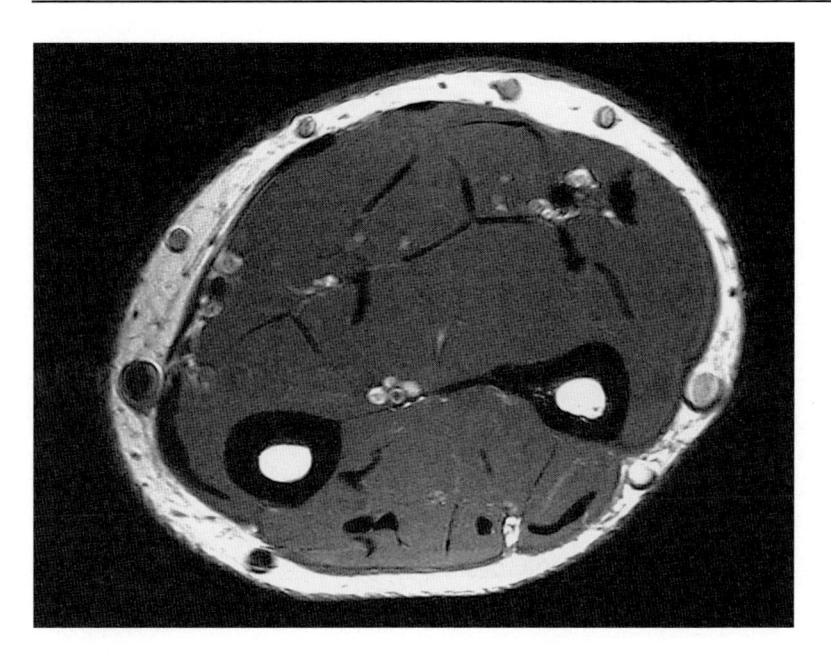

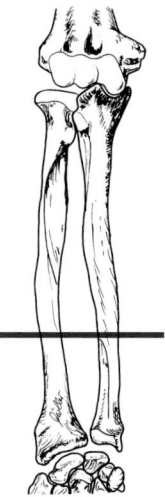

Braço, Axial 39

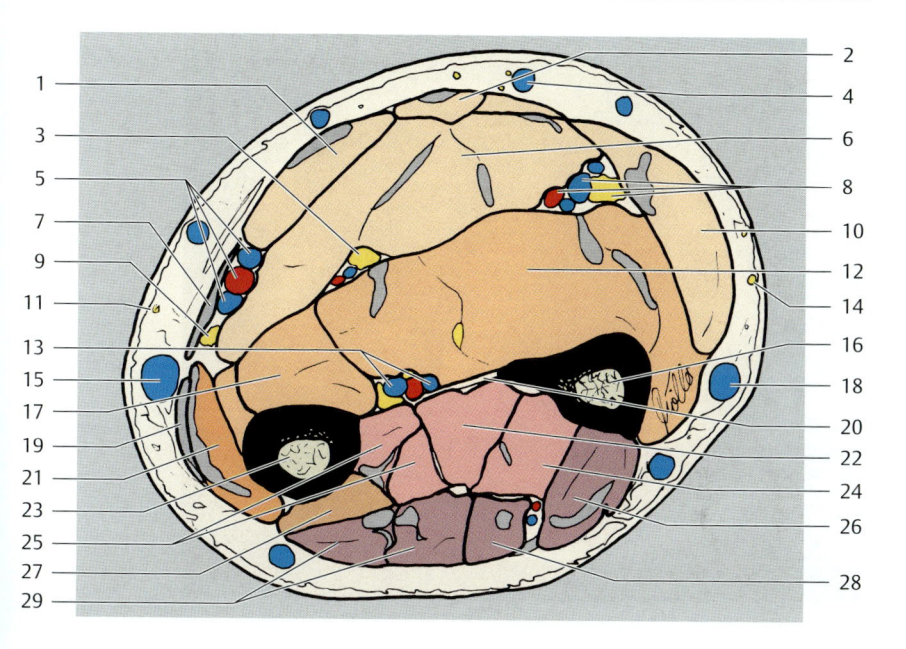

1 Músculo flexor radial do carpo
2 Músculo palmar longo
3 Nervo mediano
4 Veia subcutânea
5 Artéria e veias radiais
6 Músculo flexor superficial dos dedos
7 Músculo braquiorradial (tendão)
8 Artéria, veia e nervo ulnares
9 Nervo radial (ramo superficial)
10 Músculo flexor ulnar do carpo
11 Nervo cutâneo posterior do antebraço
12 Músculo flexor profundo dos dedos
13 Artéria, veia e nervo interósseos anteriores
14 Nervo cutâneo lateral do antebraço
15 Veia cefálica
16 Ulna
17 Músculo flexor longo do polegar
18 Veia basílica
19 Músculo extensor radial longo do carpo (tendão)
20 Membrana interóssea do antebraço
21 Músculo extensor radial curto do carpo (+ tendão)
22 Músculo extensor longo do polegar
23 Rádio
24 Músculo extensor do indicador
25 Músculo extensor curto do polegar
26 Músculo extensor ulnar do carpo
27 Músculo abdutor longo do polegar
28 Músculo extensor do dedo mínimo
29 Músculo extensor dos dedos

40 Extremidade Superior

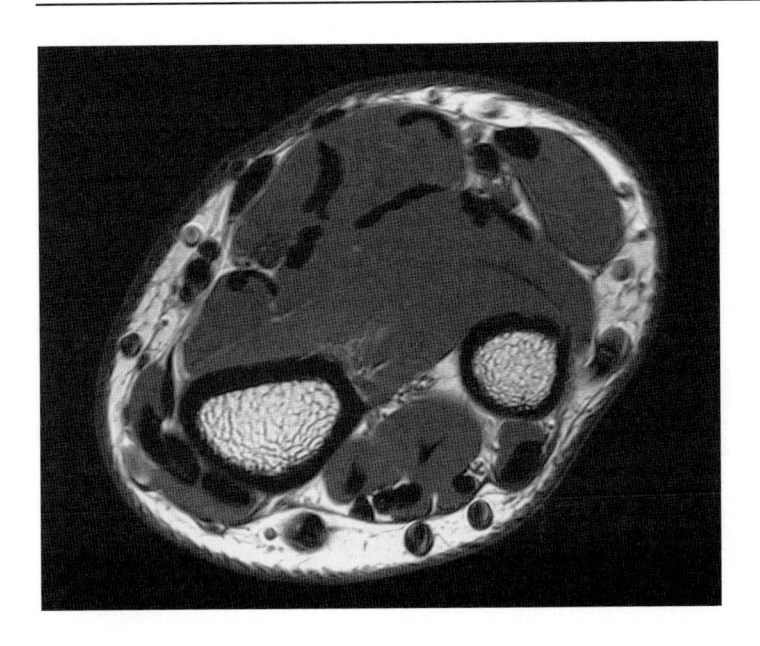

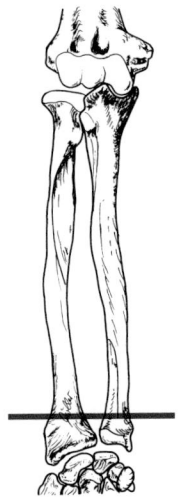

Ventral

Radial Ulnar

Dorsal

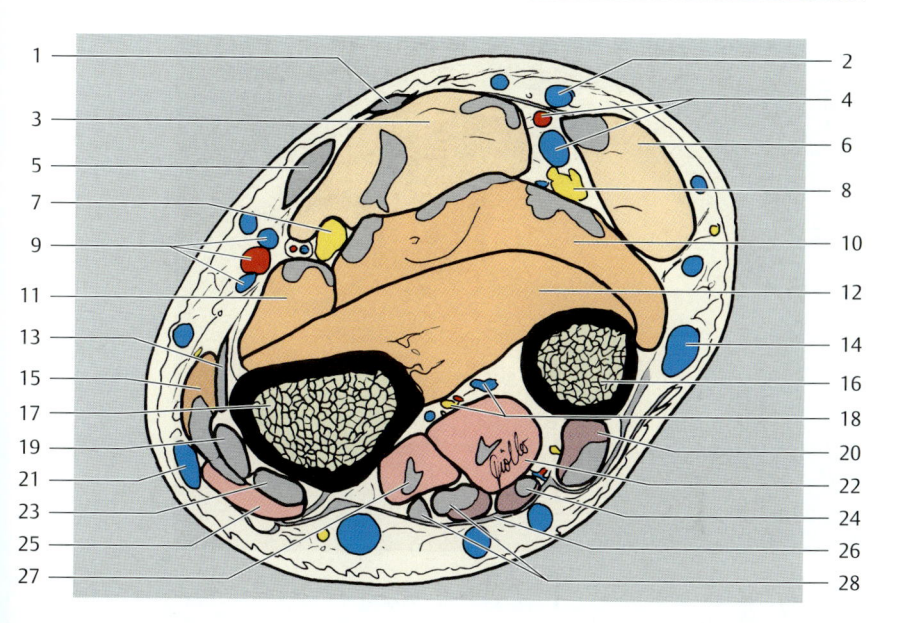

Braço, Axial 41

1 Músculo palmar longo (tendão)
2 Veia subcutânea
3 Músculo flexor superficial dos dedos
4 Artéria e veia ulnares
5 Músculo flexor radial do carpo (tendão)
6 Músculo flexor ulnar do carpo
7 Nervo mediano
8 Nervo ulnar
9 Artéria e veias radiais
10 Músculo flexor profundo dos dedos
11 Músculo flexor longo do polegar
12 Músculo pronador quadrado
13 Músculo braquiorradial (tendão)
14 Veia basílica
15 Músculo abdutor longo do polegar (+ tendão)
16 Ulna
17 Rádio
18 Artéria, veia e nervo interósseos anteriores
19 Músculo extensor radial longo do carpo (tendão)
20 Músculo extensor ulnar do carpo
21 Veia cefálica
22 Músculo extensor do indicador
23 Músculo extensor radial curto do carpo (tendão)
24 Músculo extensor do dedo mínimo
25 Músculo extensor curto do polegar
26 Retináculo extensor
27 Músculo extensor longo do polegar
28 Músculo extensor dos dedos (+ tendão)

42 Extremidade Superior

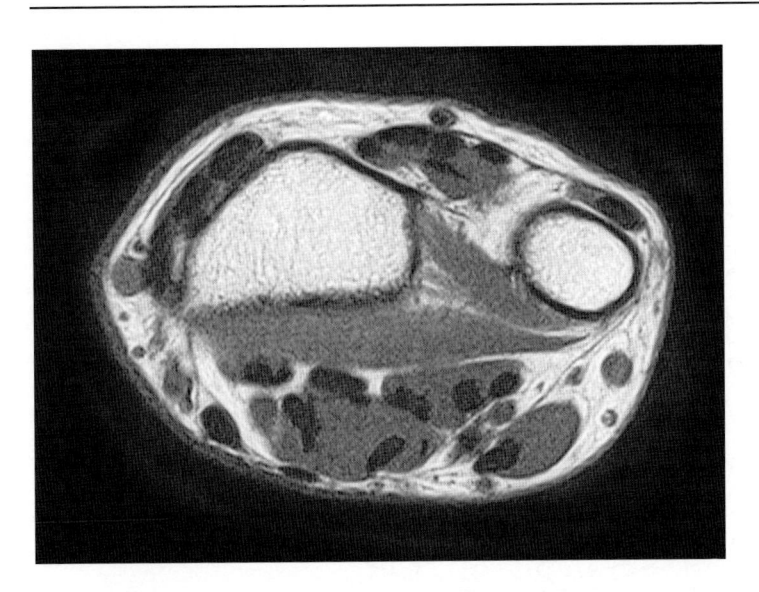

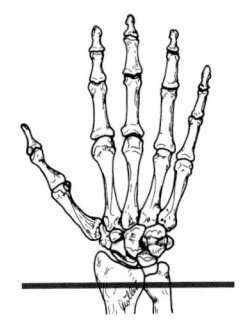

Dorsal
Radial ▢ Ulnar
Palmar

Braço, Axial

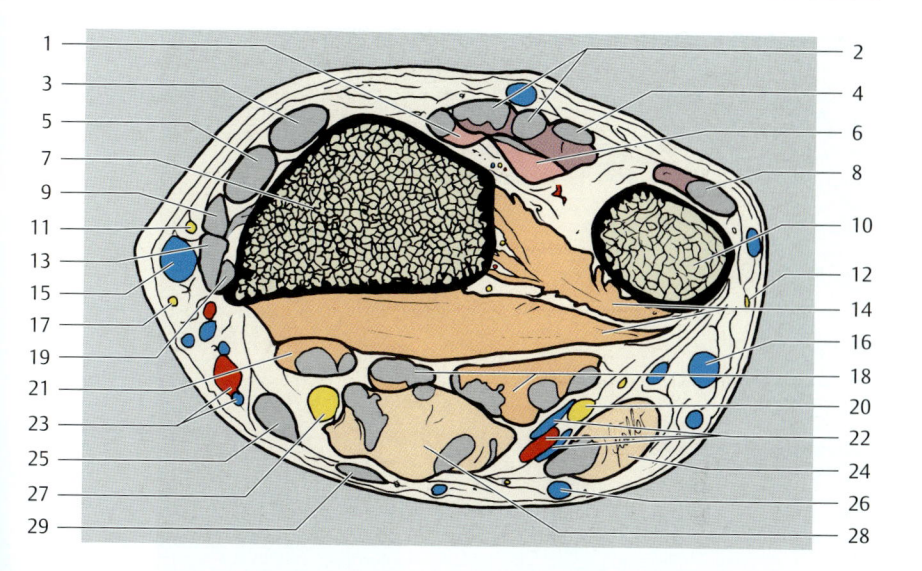

1. Músculo extensor longo do polegar
2. Músculo extensor dos dedos
3. Músculo extensor radial curto do carpo (tendão)
4. Músculo extensor do dedo mínimo (+ tendão)
5. Músculo extensor longo radial do carpo (tendão)
6. Músculo extensor do indicador
7. Rádio
8. Músculo extensor ulnar do carpo (+ tendão)
9. Músculo extensor curto do polegar (tendão)
10. Ulna
11. Nervo radial (ramo superficial)
12. Nervo cutâneo lateral do antebraço
13. Músculo abdutor longo do polegar (tendão)
14. Músculo pronador quadrado
15. Veia cefálica
16. Veia basílica
17. Nervo cutâneo lateral do antebraço
18. Músculo flexor profundo dos dedos (+ tendão)
19. Músculo braquiorradial (tendão)
20. Nervo ulnar
21. Músculo flexor longo do polegar
22. Artéria e veias ulnares
23. Artéria e veias radiais
24. Músculo flexor ulnar do carpo
25. Músculo flexor radial do carpo (tendão)
26. Veia subcutânea
27. Nervo mediano
28. Músculo flexor superficial dos dedos
29. Músculo palmar longo (+ tendão)

44 Extremidade Superior

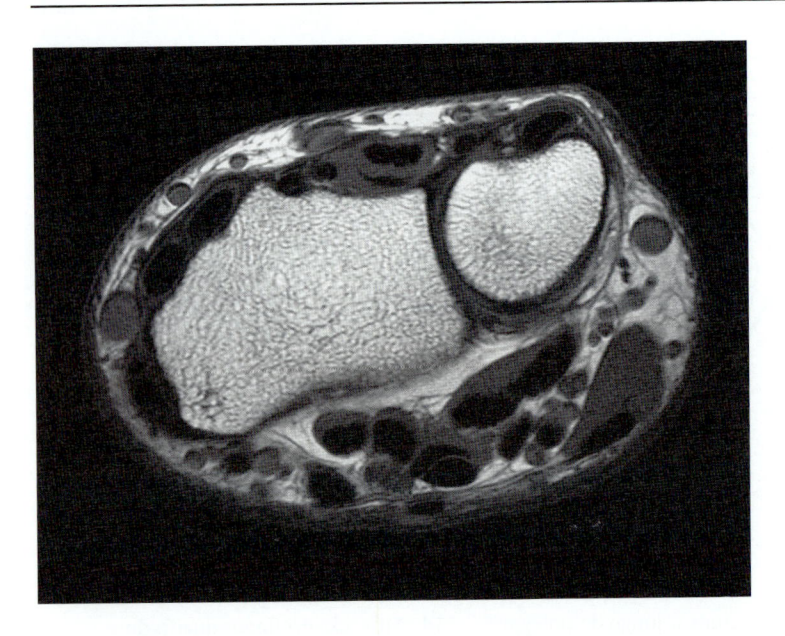

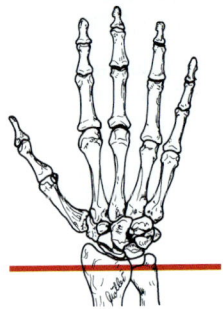

Dorsal
Radial ☐ Ulnar
Palmar

Braço, Axial

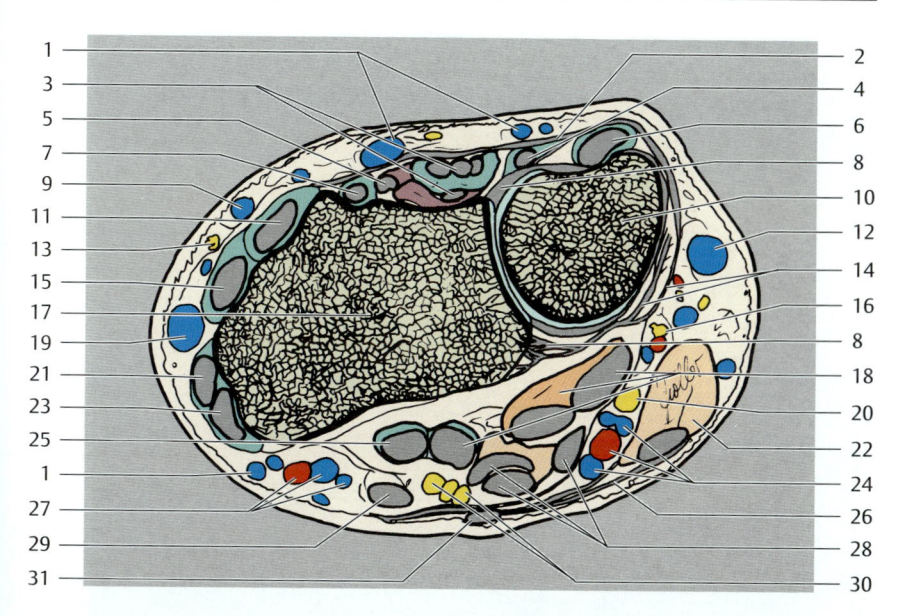

1 Veia subcutânea
2 Retináculo extensor
3 Músculo extensor dos dedos (+ tendão)
4 Músculo extensor do dedo mínimo (tendão)
5 Músculo extensor do indicador (tendão)
6 Músculo extensor ulnar do carpo (tendão)
7 Músculo extensor longo do polegar (tendão)
8 Cápsula articular
9 Veia cefálica assessória
10 Ulna
11 Músculo extensor radial curto do carpo (tendão)
12 Veia basílica
13 Nervo radial (ramo superficial)
14 Ligamento palmar ulnocarpal
15 Músculo extensor longo radial do carpo (tendão)
16 Nervo ulnar (ramo dorsal)
17 Rádio
18 Músculo flexor profundo dos dedos (+ tendão)
19 Veia cefálica
20 Nervo ulnar
21 Músculo extensor curto do polegar (tendão)
22 Músculo flexor ulnar do carpo
23 Músculo abdutor longo do polegar (tendão)
24 Artéria e veias ulnares
25 Músculo flexor longo do polegar (tendão)
26 Fáscia antebraquial
27 Artéria e veias radiais
28 Músculo flexor superficial dos dedos (+ tendão)
29 Músculo flexor radial do carpo (tendão)
30 Nervo mediano
31 Músculo palmar longo (tendão)

46 Extremidade Superior

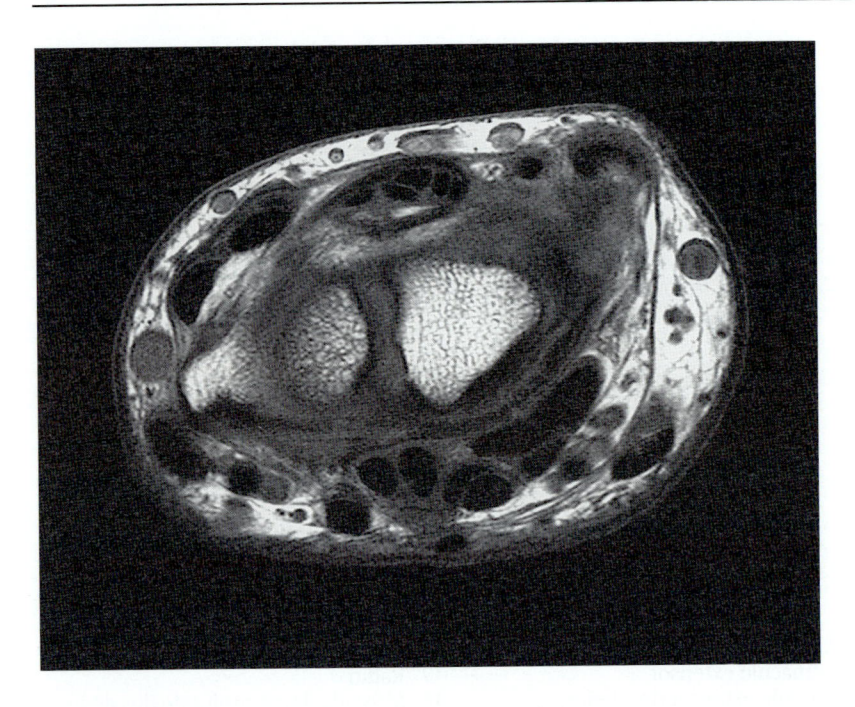

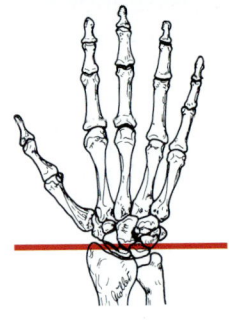

Braço, Axial

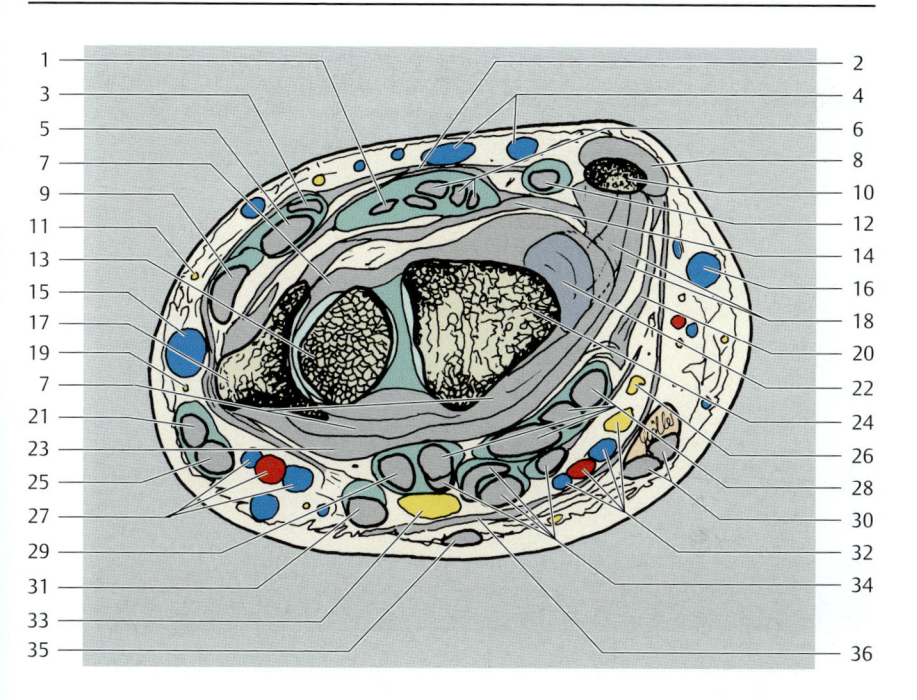

1. Músculo extensor do indicador (tendão)
2. Retináculo extensor
3. Músculo extensor longo do polegar (tendão)
4. Veia subcutânea
5. Músculo extensor radial curto do carpo (tendão)
6. Músculo extensor dos dedos (tendão)
7. Cápsula articular
8. Músculo extensor ulnar do carpo (tendão)
9. Músculo extensor radial longo do carpo (tendão)
10. Processo estiloide da ulna
11. Nervo cutâneo posterior do antebraço (nervo radial)
12. Músculo extensor do dedo mínimo (tendão)
13. Escafoide
14. Ligamento dorsal radiocarpal
15. Veia cefálica
16. Veia basílica
17. Rádio
18. Ligamento palmar ulnocarpal
19. Nervo radial (ramo superficial)
20. Ligamento colateral ulnar da articulação do punho
21. Músculo extensor curto do polegar (tendão)
22. Fibrocartilagem triangular
23. Ligamento palmar radiocarpal
24. Semilunar
25. Músculo abdutor longo do polegar (tendão)
26. Nervo ulnar (ramo dorsal)
27. Artéria e veias radiais
28. Músculo flexor profundo dos dedos (tendões)
29. Músculo flexor longo do polegar (tendão)
30. Músculo flexor ulnar do carpo (+ tendão)
31. Músculo flexor radial do carpo (tendão)
32. Nervo, artéria e veias ulnares
33. Nervo mediano
34. Músculo flexor superficial dos dedos (tendões)
35. Músculo palmar longo (tendão)
36. Retináculo flexor

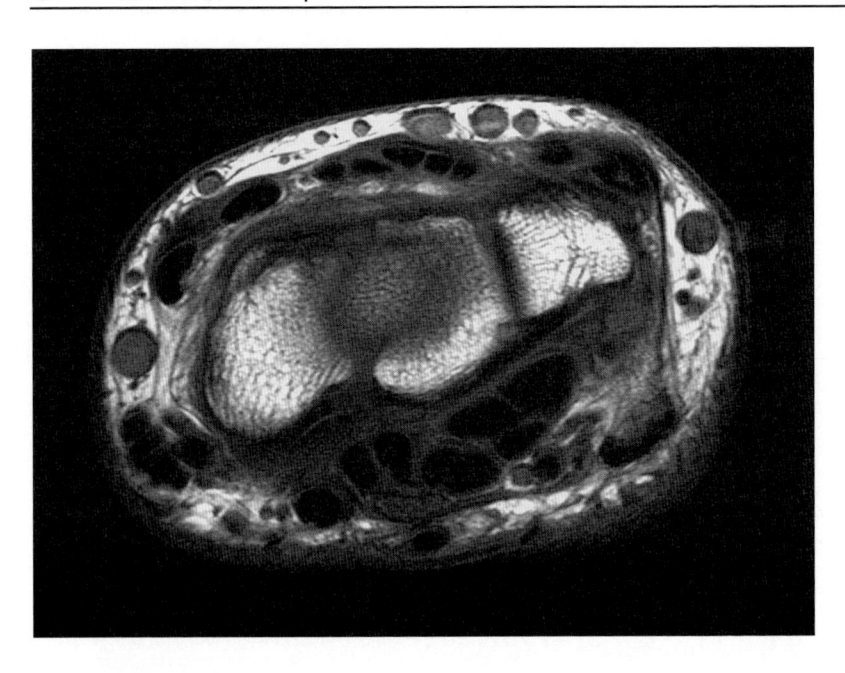

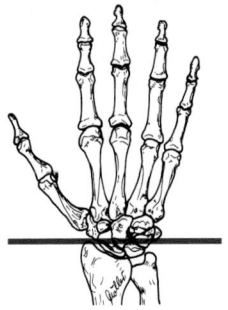

48　Extremidade Superior

Dorsal

Radial　☐　Ulnar

Palmar

Braço, Axial

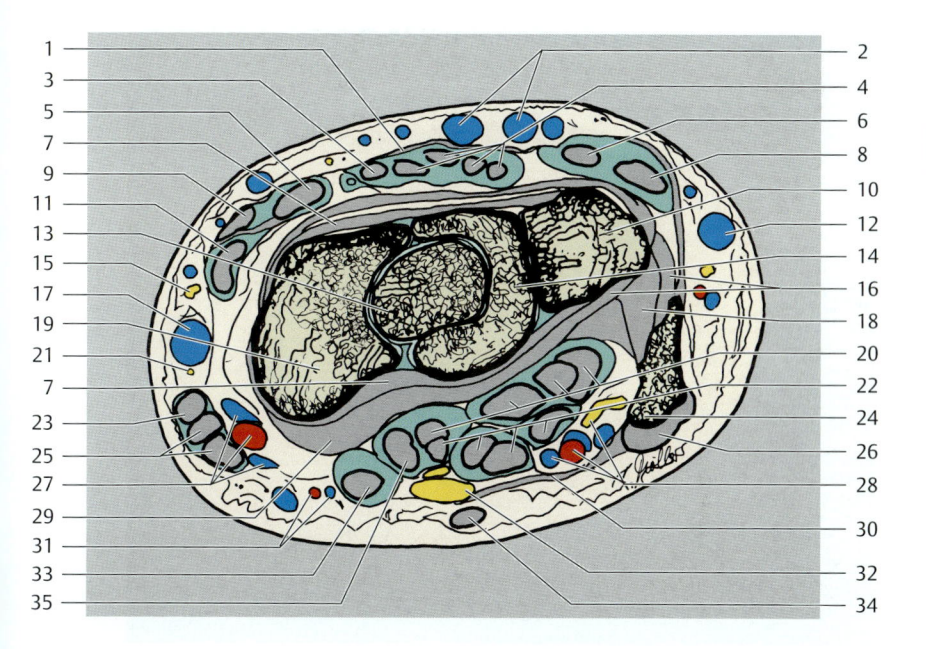

1 Retináculo extensor
2 Veia subcutânea
3 Músculo extensor do indicador (tendão)
4 Músculo extensor dos dedos (tendões)
5 Músculo extensor curto radial do carpo (tendão)
6 Músculo extensor do dedo mínimo (tendão)
7 Cápsula articular
8 Músculo extensor ulnar do carpo (tendão)
9 Músculo extensor longo do polegar (tendão)
10 Piramidal
11 Músculo extensor radial longo do carpo (tendão)
12 Veia basílica
13 Capitato
14 Semilunar
15 Nervo cutâneo posterior do antebraço (nervo radial)
16 Ligamento palmar ulnocarpal
17 Veia cefálica
18 Ligamento palmar intercarpal
19 Escafoide
20 Músculo flexor profundo dos dedos (tendões)
21 Nervo radial (ramo superficial)
22 Músculo flexor superficial dos dedos (tendões)
23 Músculo extensor curto do polegar (tendão)
24 Pisiforme
25 Músculo abdutor longo do polegar (tendão)
26 Músculo flexor ulnar do carpo (anexo de tendão)
27 Artéria e veias radiais
28 Nervo, artéria e veias ulnares
29 Ligamento radiocarpal ulnar
30 Retináculo flexor
31 Ramo palmar superficial da artéria e veia radiais
32 Nervo mediano
33 Músculo flexor radial do carpo (tendão)
34 Músculo palmar longo (tendão)
35 Músculo flexor longo do polegar (tendão)

50 Extremidade Superior

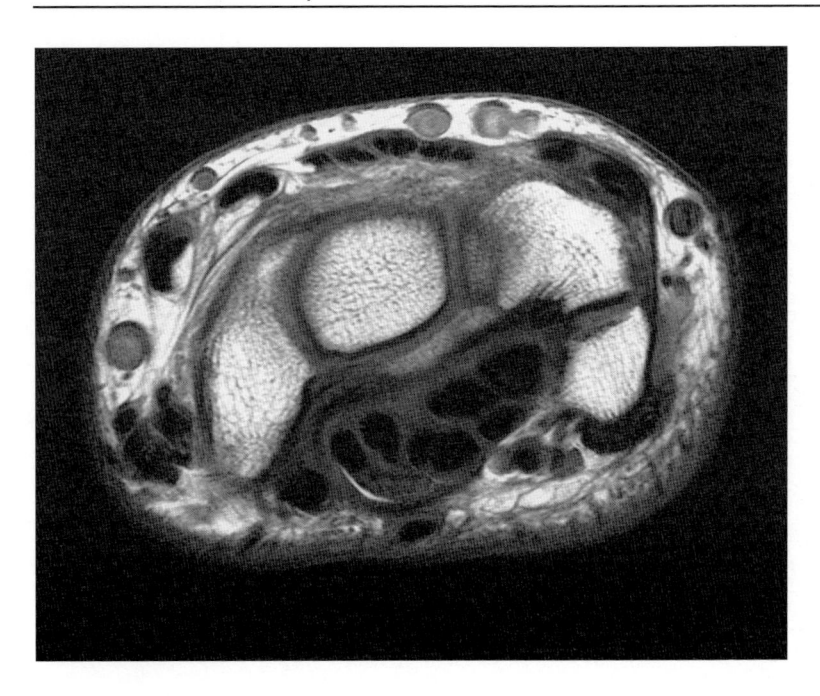

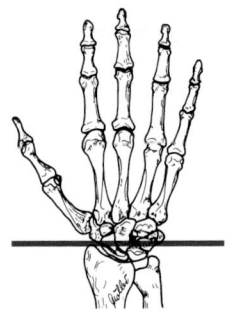

Dorsal
Radial ☐ Ulnar
Palmar

Braço, Axial

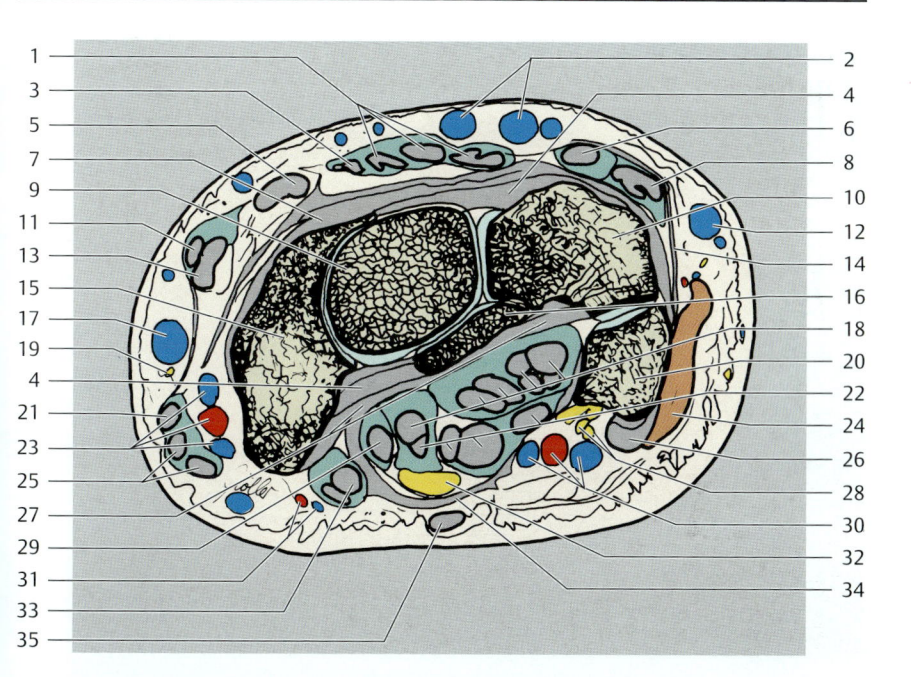

1. Músculo extensor dos dedos (tendões)
2. Veia subcutânea
3. Músculo extensor do indicador (tendão)
4. Cápsula articular
5. Músculo extensor radial curto do carpo (tendão)
6. Músculo extensor do dedo mínimo (tendão)
7. Ligamento intercarpal dorsal
8. Músculo extensor ulnar do carpo (tendão)
9. Capitato
10. Piramidal
11. Músculo extensor longo do polegar (tendão)
12. Veia basílica
13. Músculo extensor radial longo do carpo (tendão)
14. Ligamento palmar ulnocarpal
15. Escafoide
16. Semilunar
17. Veia cefálica
18. Músculo flexor profundo dos dedos (tendões)
19. Nervo radial (ramo superficial)
20. Pisiforme
21. Músculo extensor curto do polegar (tendão)
22. Músculo flexor superficial dos dedos (tendões)
23. Artéria e veias radiais
24. Músculo abdutor do dedo mínimo
25. Músculo abdutor longo do polegar (tendão)
26. Músculo flexor ulnar do carpo (tendão)
27. Ligamento radiocarpal palmar
28. Nervo ulnar
29. Músculo flexor longo do polegar (tendão)
30. Artéria e veias ulnares
31. Ramo palmar superficial da artéria e veia radiais
32. Nervo mediano
33. Músculo flexor radial do carpo (tendão)
34. Retináculo flexor
35. Músculo palmar longo (tendão)

52 Extremidade Superior

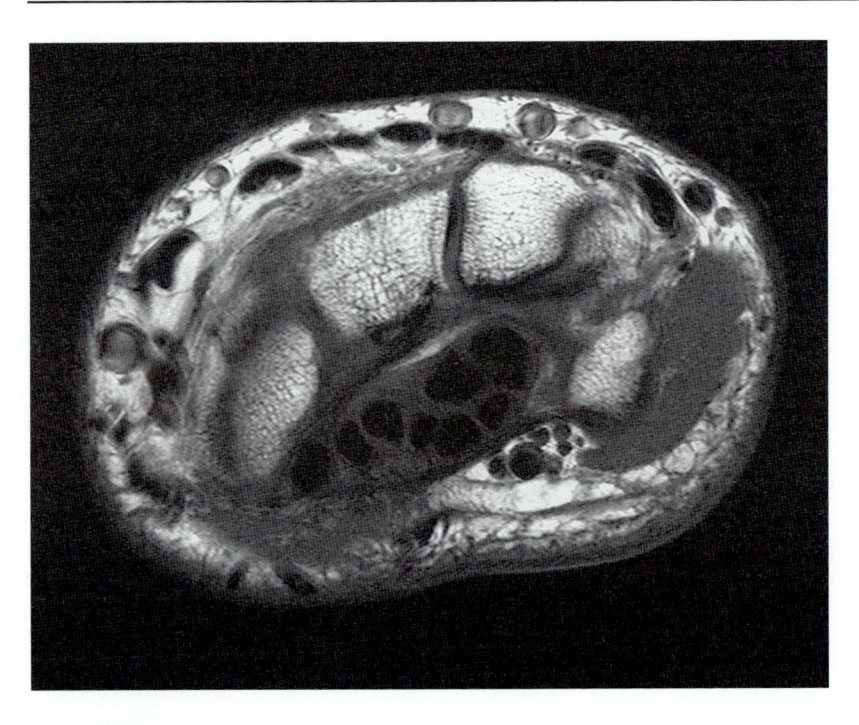

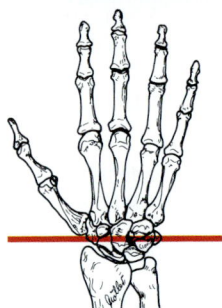

Dorsal
Radial   Ulnar
Palmar

Braço, Axial 53

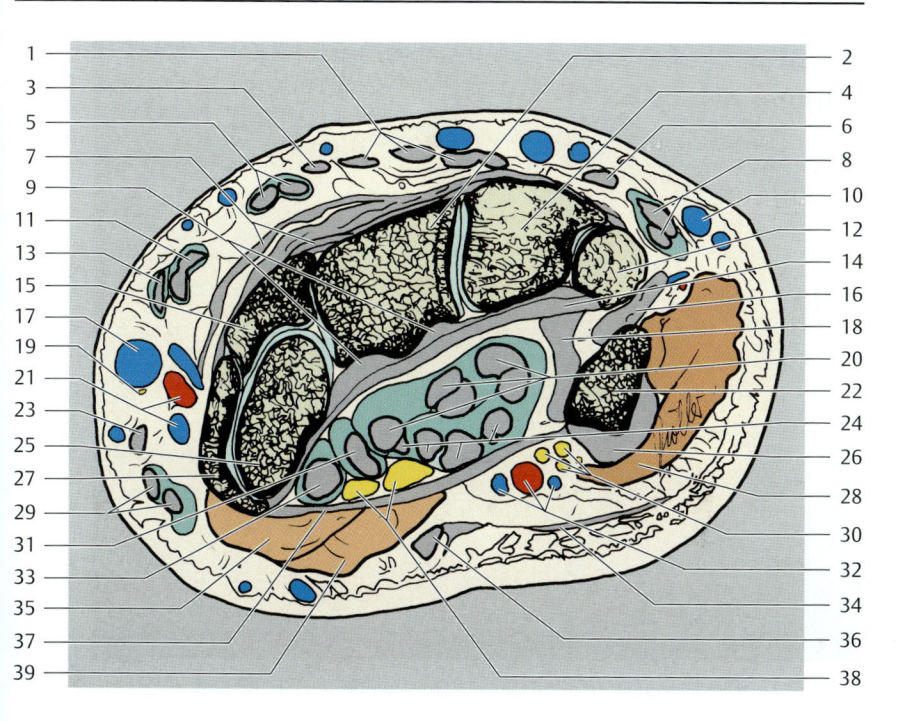

1 Músculo extensor dos dedos (tendões)
2 Capitato
3 Músculo extensor do indicador (tendão)
4 Hamato
5 Músculo extensor radial curto do carpo (tendão)
6 Músculo extensor do dedo mínimo (tendão)
7 Ligamento intercarpal dorsal
8 Músculo extensor ulnar do carpo (tendão)
9 Cápsula articular
10 Veia basílica
11 Músculo extensor radial longo do carpo (tendão)
12 Piramidal
13 Músculo extensor longo do polegar (tendão)
14 Ligamento palmar intercarpal
15 Trapezoide
16 Ligamento pisometacarpal
17 Veia cefálica
18 Ligamento piso-hamato
19 Nervo radial (ramo superficial)
20 Músculo flexor profundo dos dedos (tendões)
21 Artéria e veias radiais
22 Pisiforme
23 Músculo extensor curto do polegar (tendão)
24 Músculo flexor superficial dos dedos (tendões)
25 Escafoide
26 Músculo flexor ulnar do carpo (tendão)
27 Trapézio
28 Músculo abdutor do dedo mínimo
29 Músculo abdutor longo do polegar (tendão)
30 Nervo ulnar
31 Músculo flexor longo do polegar (tendão)
32 Artéria e veias ulnares
33 Músculo flexor radial do carpo (tendão)
34 Músculo palmar curto (tendão)
35 Músculo oponente do polegar
36 Músculo palmar longo (tendão)
37 Retináculo flexor
38 Nervo mediano
39 Músculo abdutor curto do polegar

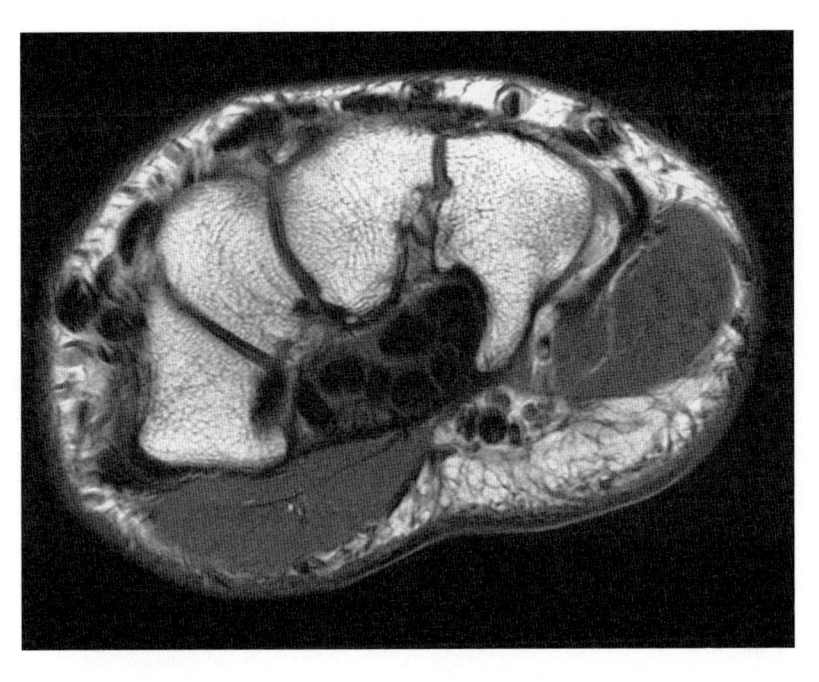

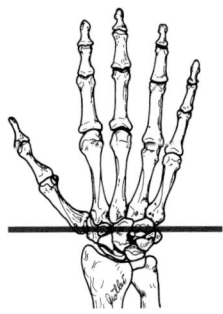

54 Extremidade Superior

Dorsal

Radial ▢ Ulnar

Palmar

Braço, Axial

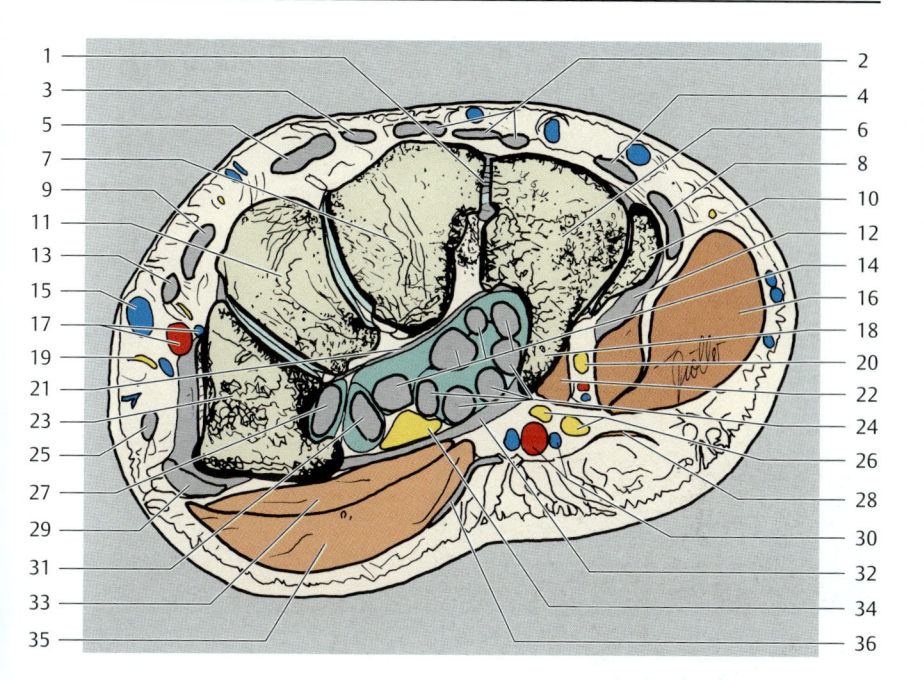

1 Articulação intercarpal (capito-hamato)
2 Músculo extensor dos dedos (tendões)
3 Músculo extensor do indicador (tendão)
4 Músculo extensor do dedo mínimo (tendão)
5 Músculo extensor radial curto do carpo (tendão)
6 Hamato
7 Capitato
8 Músculo extensor ulnar do carpo (tendão)
9 Músculo extensor radial longo do carpo (tendão)
10 5º metacarpo (base)
11 Trapezoide
12 Ligamento pisometacarpal
13 Músculo extensor longo do polegar (tendão)
14 Músculo flexor profundo dos dedos (tendões)
15 Veia cefálica
16 Músculo abdutor do dedo mínimo
17 Artéria e veias radiais
18 Gancho do hamato
19 Nervo radial (ramo superficial)
20 Nervo ulnar (ramo profundo)
21 Ligamento intercarpal palmar
22 Músculo flexor do dedo mínimo
23 Trapézio
24 Músculo flexor superficial dos dedos (tendões)
25 Músculo extensor curto do polegar (tendão)
26 Nervo ulnar
27 Músculo flexor radial do carpo (tendão)
28 Músculo palmar curto
29 Músculo flexor longo do polegar (tendão)
30 Artéria e veias ulnares
31 Músculo abdutor longo do polegar (tendão)
32 Retináculo flexor
33 Músculo oponente do polegar
34 Nervo mediano
35 Músculo abdutor curto do polegar
36 Aponeurose palmar

56 Extremidade Superior

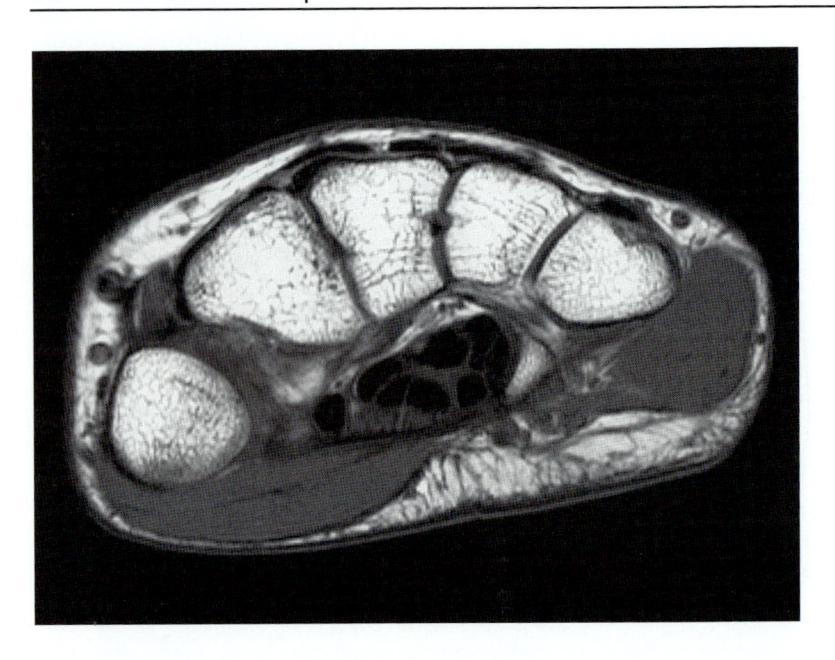

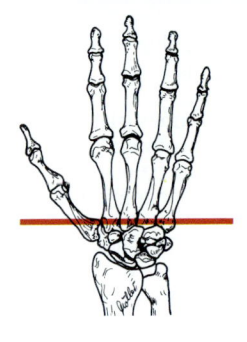

Dorsal
Radial Ulnar
Palmar

Braço, Axial

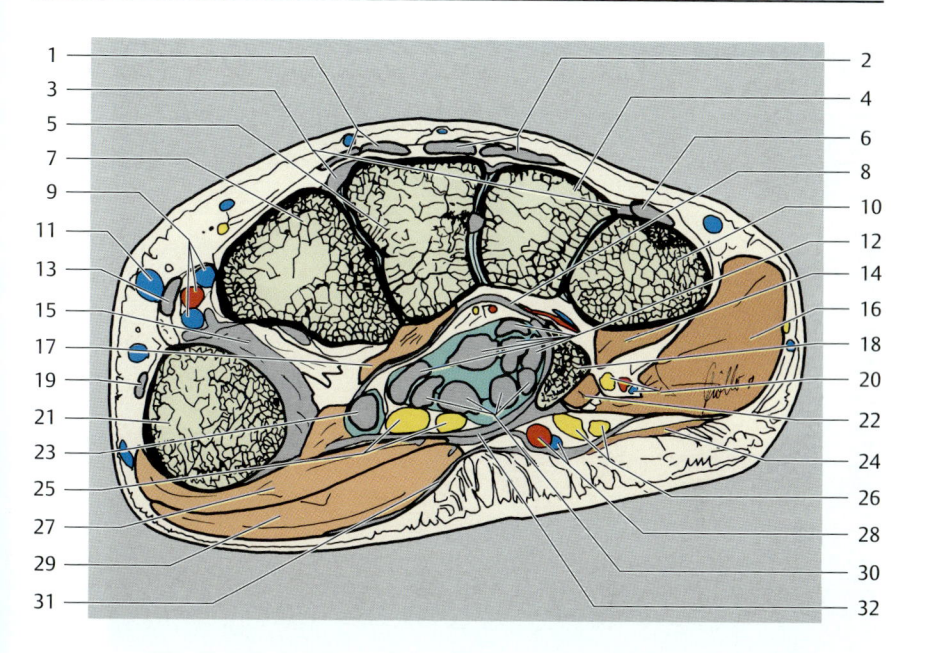

1. Músculo extensor do indicador (tendão)
2. Músculo extensor dos dedos (tendões)
3. Ligamento metacarpal dorsal
4. 4º metacarpo (base)
5. 3º metacarpo (base)
6. Músculo extensor do dedo mínimo (tendão)
7. 2º metacarpo (base)
8. Ligamento metacarpal palmar
9. Artéria e veias radiais
10. 5º metacarpo
11. Veia cefálica
12. Músculo flexor profundo dos dedos (tendões)
13. Músculo extensor longo do polegar (tendão)
14. Músculo oponente do dedo mínimo
15. Cápsula articular
16. Músculo abdutor do dedo mínimo
17. Músculo adutor do polegar (cabeça oblíqua)
18. Hamato (gancho)
19. Músculo extensor curto do polegar (tendão)
20. Nervo, artéria e veia ulnares (ramo profundo)
21. 1º metacarpo (base)
22. Músculo flexor do dedo mínimo
23. Músculo flexor longo do polegar (tendão)
24. Músculo palmar curto
25. Nervo mediano
26. Nervo ulnar
27. Músculo oponente do polegar
28. Artéria e veia ulnares
29. Músculo abdutor curto do polegar
30. Músculo flexor superficial dos dedos (tendões)
31. Aponeurose palmar
32. Retináculo flexor

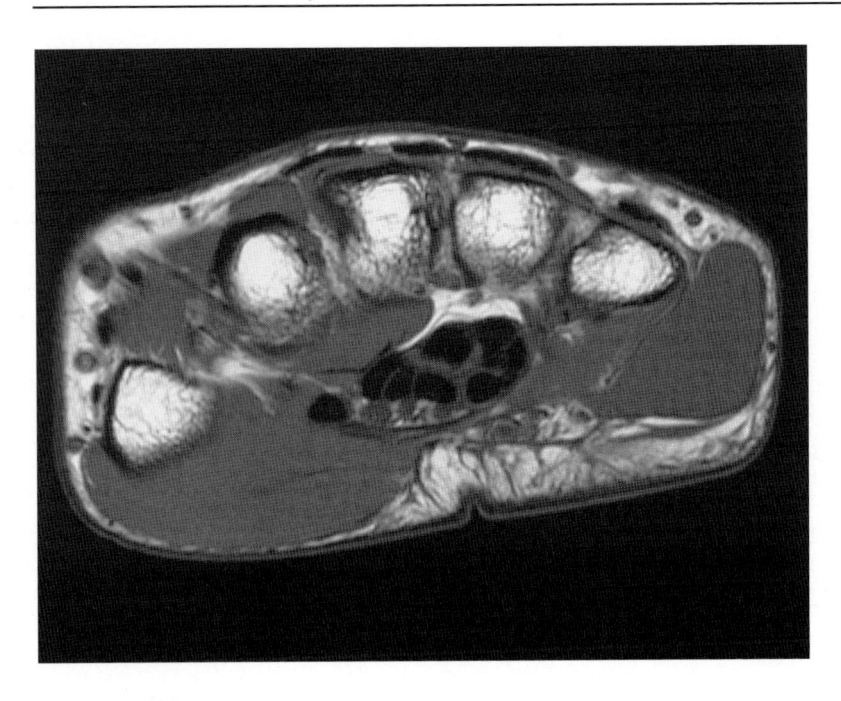

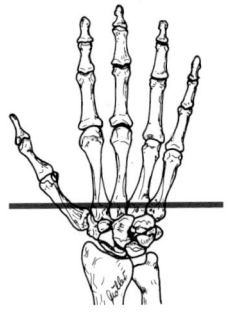

58 Extremidade Superior

Dorsal

Radial ☐ Ulnar

Palmar

Braço, Axial 59

1 Músculos interósseos dorsais	18 Músculo flexor do dedo mínimo
2 Músculo extensor dos dedos (tendões)	19 Músculo extensor curto do polegar (tendão)
3 Músculo extensor do indicador (tendão)	20 Músculo flexor profundo dos dedos (tendões)
4 4º metacarpo (base)	21 1º metacarpo (cabeça)
5 2º e 3º metacarpos (bases)	22 Músculo oponente do dedo mínimo
6 Músculo extensor do dedo mínimo (tendão)	23 Nervo e artéria dorsais do polegar
7 Músculo 1º interósseo dorsal	24 Músculo flexor superficial dos dedos (tendões)
8 5º metacarpo	25 Músculo oponente do polegar
9 Veia cefálica	26 Músculo palmar curto
10 Músculos interósseos palmares	27 Músculo flexor curto do polegar (cabeça profunda)
11 Arco palmar profundo (a partir da artéria radial)	28 Nervo ulnar
12 Arco palmar profundo (a partir da artéria ulnar profunda)	29 Músculo flexor longo do polegar (tendão)
13 Músculo extensor longo do polegar (tendão)	30 Artéria e veias ulnares
14 Músculo abdutor do dedo mínimo	31 Nervo mediano
15 Músculo adutor do polegar (cabeça oblíqua)	32 Retináculo flexor
16 Nervo ulnar (ramo profundo)	33 Músculo abdutor curto do polegar
17 Ligamento intercarpal palmar	34 Aponeurose palmar
	35 Músculo flexor curto do polegar (cabeça superficial)

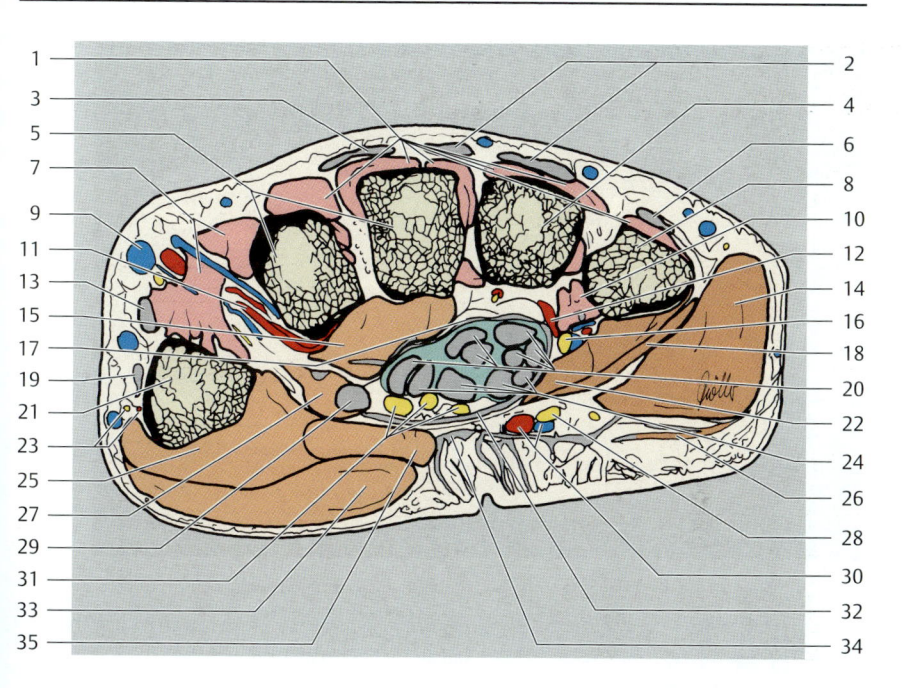

Extremidade Superior

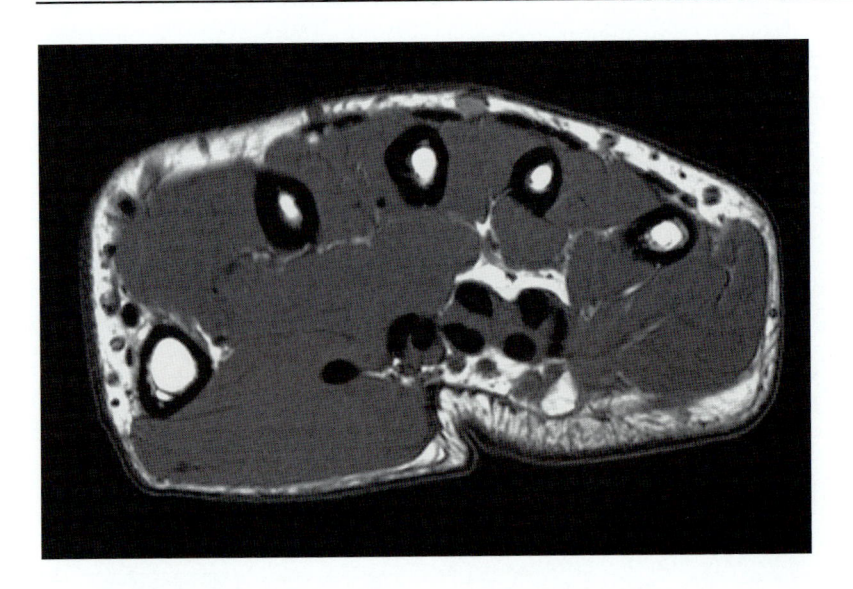

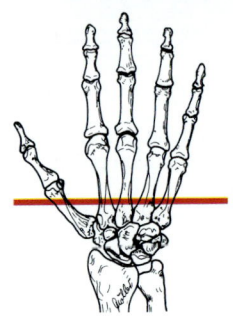

Dorsal
Radial ☐ Ulnar
Palmar

Braço, Axial

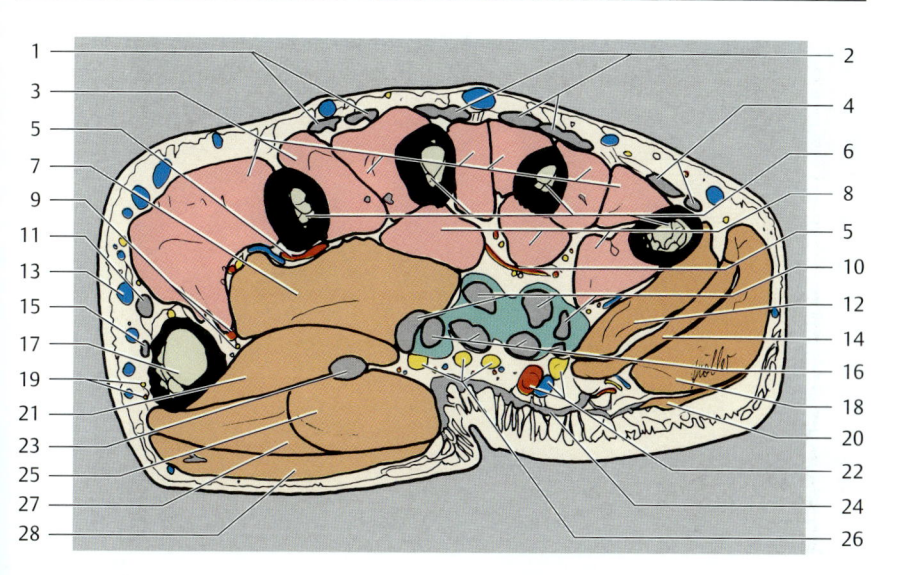

1 Músculo extensor do indicador (tendão)
2 Músculo extensor dos dedos (tendões)
3 Músculos interósseos dorsais
4 Músculo extensor do dedo mínimo (tendão)
5 Arco palmar profundo
6 2º ao 5º metacarpos (diáfises)
7 Músculo adutor do polegar (cabeça oblíqua)
8 Músculos interósseos palmares
9 Artéria principal do polegar e nervo digital palmar (do polegar)
10 Músculo flexor profundo dos dedos (tendões)
11 Músculo extensor longo do polegar (tendão)
12 Músculo oponente do dedo mínimo
13 Veia cefálica (do polegar)
14 Músculo flexor curto do dedo mínimo
15 Músculo extensor curto do polegar (tendão)
16 Músculo flexor superficial dos dedos (tendões)
17 1º metacarpo (diáfise)
18 Músculo abdutor do dedo mínimo
19 Artéria e nervo digitais dorsais do polegar
20 Músculo palmar curto
21 Músculo flexor curto do polegar (cabeça profunda)
22 Nervo, artéria e veia ulnares
23 Músculo flexor longo do polegar (tendão)
24 Aponeurose palmar
25 Músculo flexor curto do polegar (cabeça superficial)
26 Nervo mediano
27 Músculo oponente do polegar
28 Músculo abdutor curto do polegar

62   Extremidade Superior

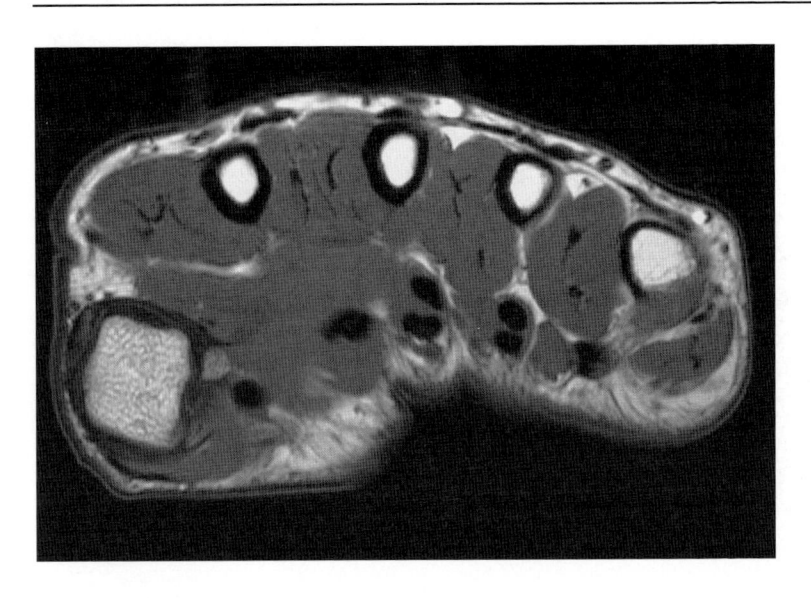

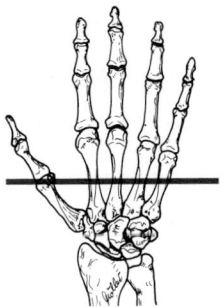

Braço, Axial

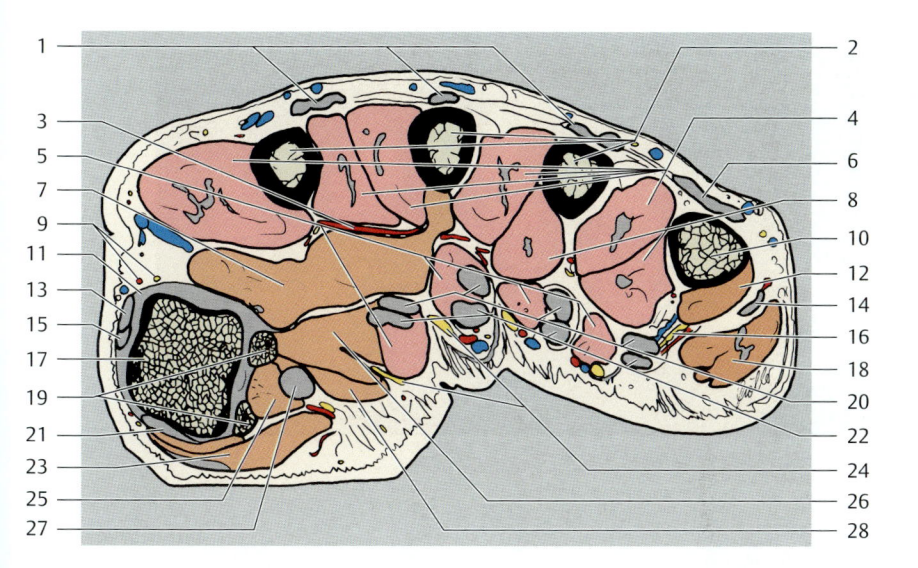

1 Músculo extensor dos dedos (tendões)
2 2º ao 4º metacarpos (diáfises)
3 Arco palmar profundo
4 Músculos interósseos dorsais
5 Músculos lumbricais
6 Músculo extensor do dedo mínimo (tendão)
7 Músculo adutor do polegar (cabeça transversa)
8 Músculos interósseos palmares
9 Nervo e artéria digitais dorsais do polegar
10 5º metacarpo (cabeça)
11 Ligamento colateral
12 Músculo oponente do dedo mínimo
13 Músculo extensor curto do polegar (tendão)
14 Músculo flexor curto do dedo mínimo (+ tendão)
15 Músculo extensor curto do polegar (tendão)
16 Nervo ulnar (ramo superficial)
17 1º metacarpo (cabeça)
18 Músculo abdutor do dedo mínimo
19 Ossos sesamoides
20 Músculo flexor profundo dos dedos (tendões)
21 Músculo oponente do polegar (+ anexo de tendão)
22 Músculo flexor superficial dos dedos (tendões)
23 Músculo abdutor curto do polegar
24 Nervos palmares digitais comuns do nervo mediano
25 Músculo flexor curto do polegar (cabeça superficial)
26 Músculo adutor do polegar (cabeça oblíqua)
27 Músculo flexor longo do polegar (tendão)
28 Músculo flexor curto do polegar (cabeça profunda)

64 Extremidade Superior

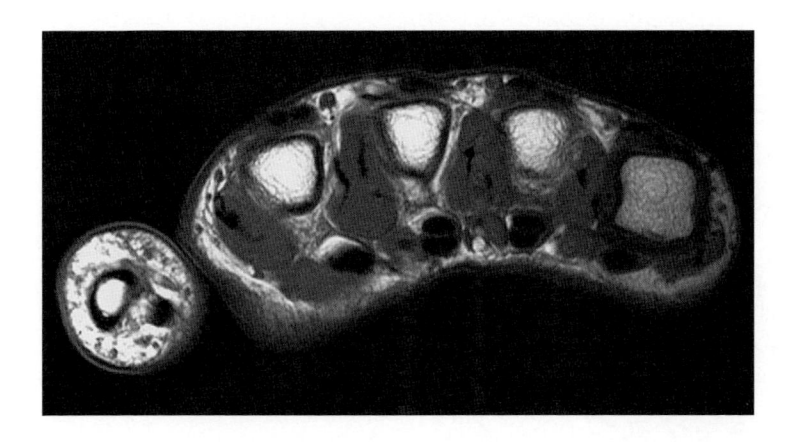

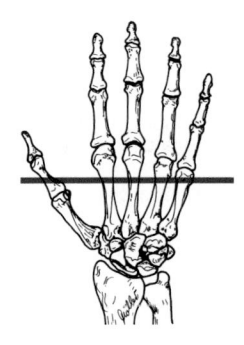

Dorsal
Radial ☐ Ulnar
Palmar

Braço, Axial

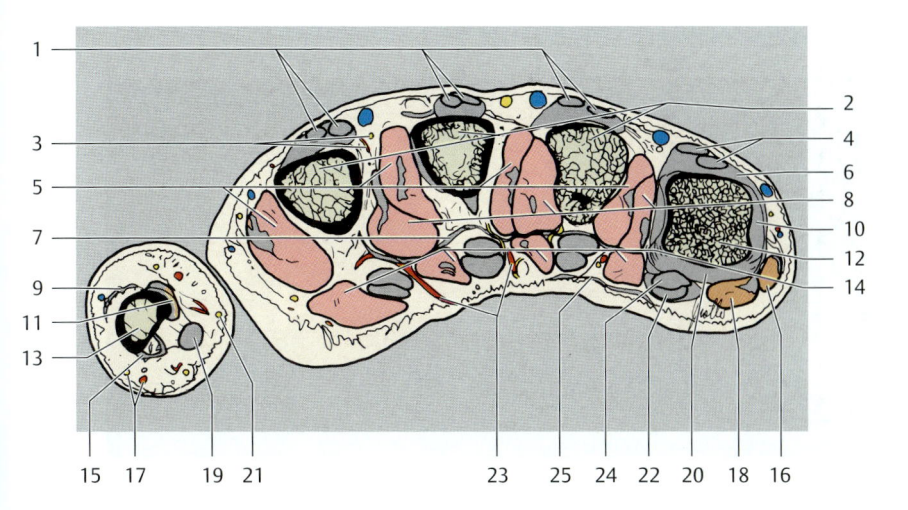

1 Músculo extensor dos dedos (tendões)
2 2º ao 4º metacarpos (diáfises)
3 Artéria e nervo digitais dorsais
4 Músculo extensor do dedo mínimo (tendão)
5 Músculos interósseos dorsais
6 Expansão dorsal (extensor)
7 Ligamento metacarpal transverso profundo
8 Músculos interósseos palmares
9 Músculo extensor do polegar (aponeurose)
10 Ligamento colateral
11 Músculo adutor do polegar (anexo do tendão)
12 5º metacarpo (cabeça)
13 Primeira falange proximal
14 Músculos lumbricais
15 Músculo flexor curto do polegar e músculo abdutor curto do polegar (anexo de tendão)
16 Músculo abdutor do dedo mínimo
17 Nervo e artéria digitais dorsais do polegar
18 Músculo flexor curto do dedo mínimo
19 Músculo flexor longo do polegar (tendão)
20 Ligamento palmar
21 Artéria e nervo digitais palmares do polegar
22 Músculo flexor superficial dos dedos (tendões)
23 Artérias e nervos digitais palmares
24 Músculo flexor profundo dos dedos (tendões)
25 Aponeurose palmar com fascículos longitudinais

66 Extremidade Superior

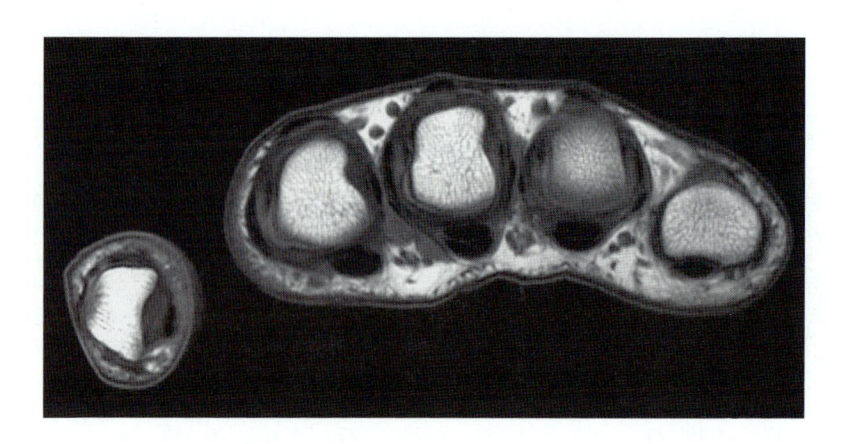

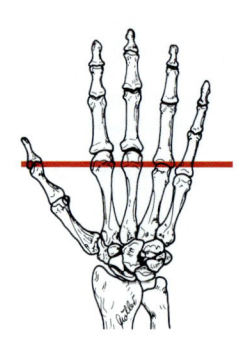

Dorsal
Radial ☐ Ulnar
Palmar

Braço, Axial

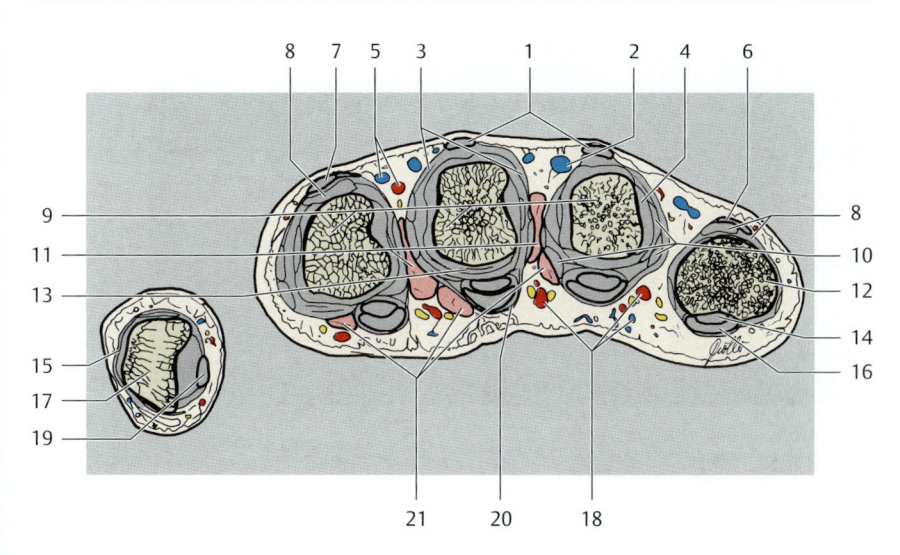

1. Músculo extensor dos dedos (tendões)
2. Veia digital dorsal
3. Ligamento sagital
4. Ligamento colateral
5. Artéria, veia e nervo digitais dorsais
6. Músculo extensor do dedo mínimo (tendão)
7. Músculo extensor do indicador (tendão)
8. Expansão (extensor) dorsal ("aponeurose dorsal")
9. Metacarpos (diáfises)
10. Músculo interósseo (tendão)
11. Músculo interósseo
12. 5ª falange proximal (base)
13. Ligamento palmar
14. Músculo flexor profundo dos dedos (tendões)
15. Músculo extensor do polegar (aponeurose)
16. Músculo flexor superficial dos dedos (tendão)
17. 1ª falange proximal
18. Artérias e nervos digitais palmares
19. Músculo flexor longo do polegar (tendão)
20. Ligamento anular
21. Músculo lumbrical

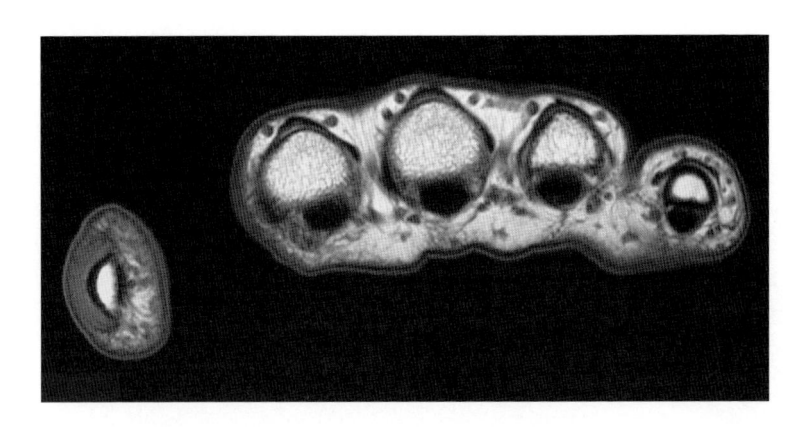

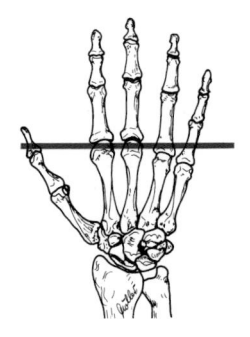

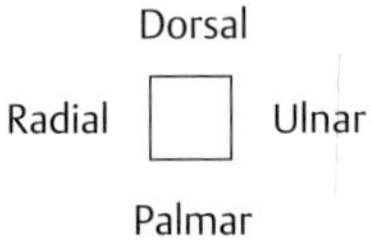

68 Extremidade Superior

Dorsal
Radial   Ulnar
Palmar

Braço, Axial **69**

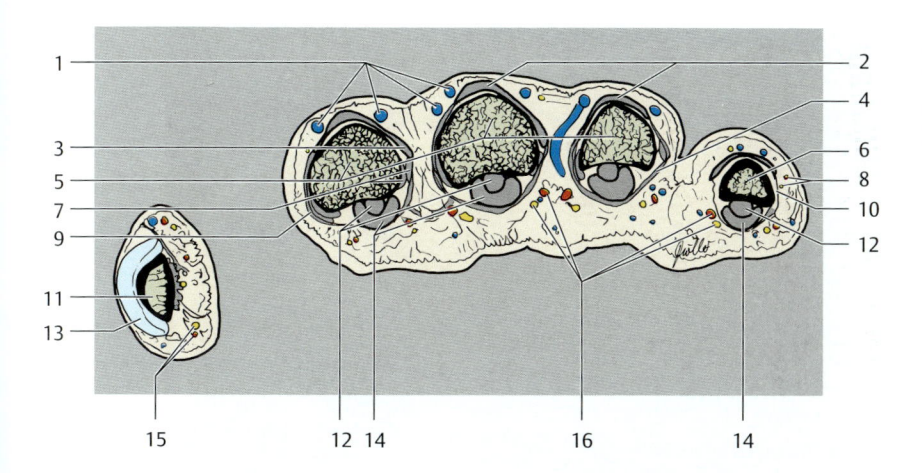

1 Veia digital dorsal
2 Músculo extensor dos dedos (aponeurose)
3 Faixa lateral
4 Ligamento anular
5 2ª a 4ª falanges proximais (bases)
6 5ª falange proximal (diáfise)
7 Músculos interósseos (tendão)
8 Artéria e nervo digitais dorsais
9 Ligamento sagital
10 Ligamento colateral
11 Falange distal do polegar
12 Músculo flexor profundo dos dedos (tendões)
13 Corpo da unha
14 Músculo flexor superficial dos dedos (tendões)
15 Artérias e nervos digitais palmares do polegar
16 Artérias e nervos digitais palmares

70 Extremidade Superior

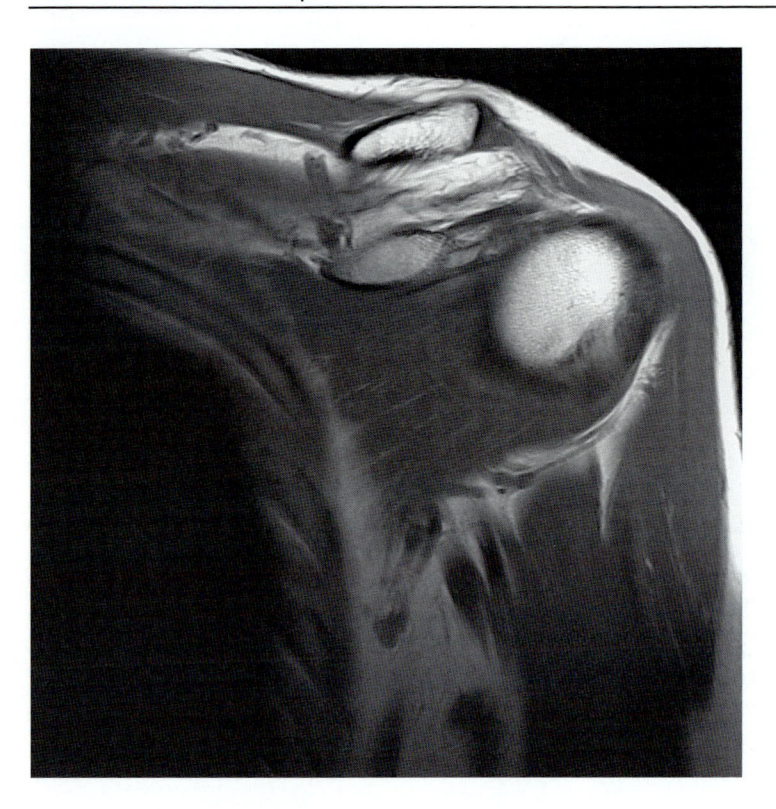

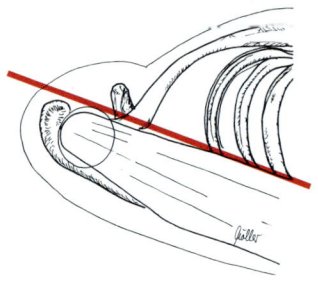

Ombro, Coronal 71

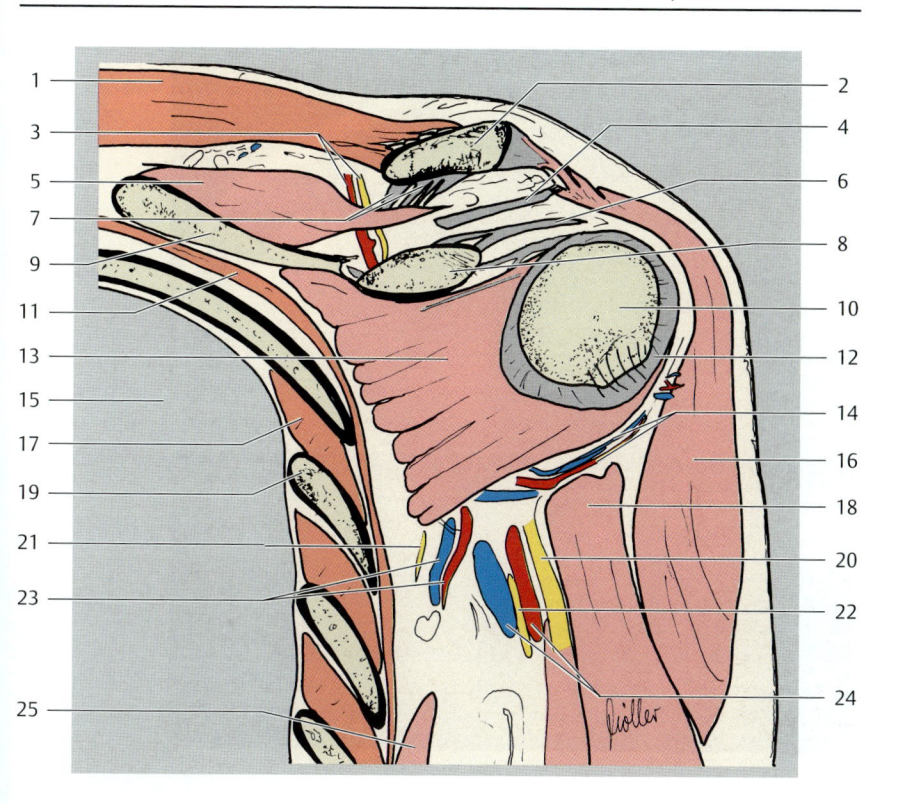

1. Músculo trapézio
2. Clavícula
3. Artéria (+ veia) e nervo supraescapulares
4. Ligamento coracoacromial
5. Músculo supraespinal
6. Ligamento coracoumeral
7. Ligamento coracoclavicular
8. Processo coracoide
9. Escápula (borda superior)
10. Úmero (cabeça)
11. Músculo serrátil anterior
12. Cápsula articular
13. Músculo subescapular
14. Artéria e veia circunflexas anteriores do úmero
15. Pulmão
16. Músculo deltoide
17. Músculo intercostal
18. Músculo coracobraquial
19. Costela
20. Nervo radial
21. Nervo toracodorsal
22. Nervo mediano
23. Artéria e veia supraescapulares
24. Artéria e veia braquiais
25. Músculo latíssimo do dorso

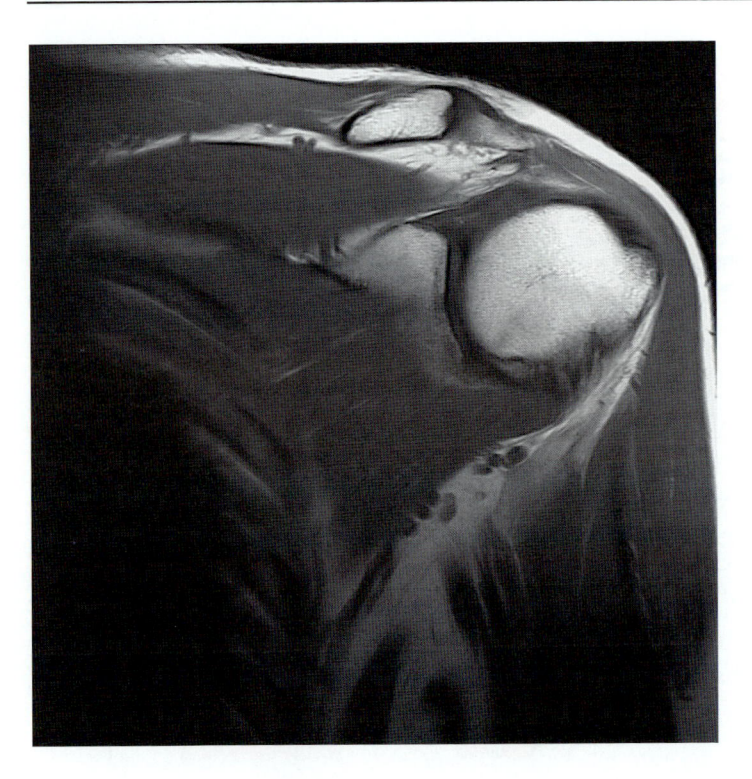

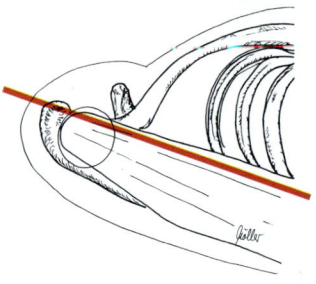

Cranial

Medial ▢ Lateral

Caudal

Ombro, Coronal

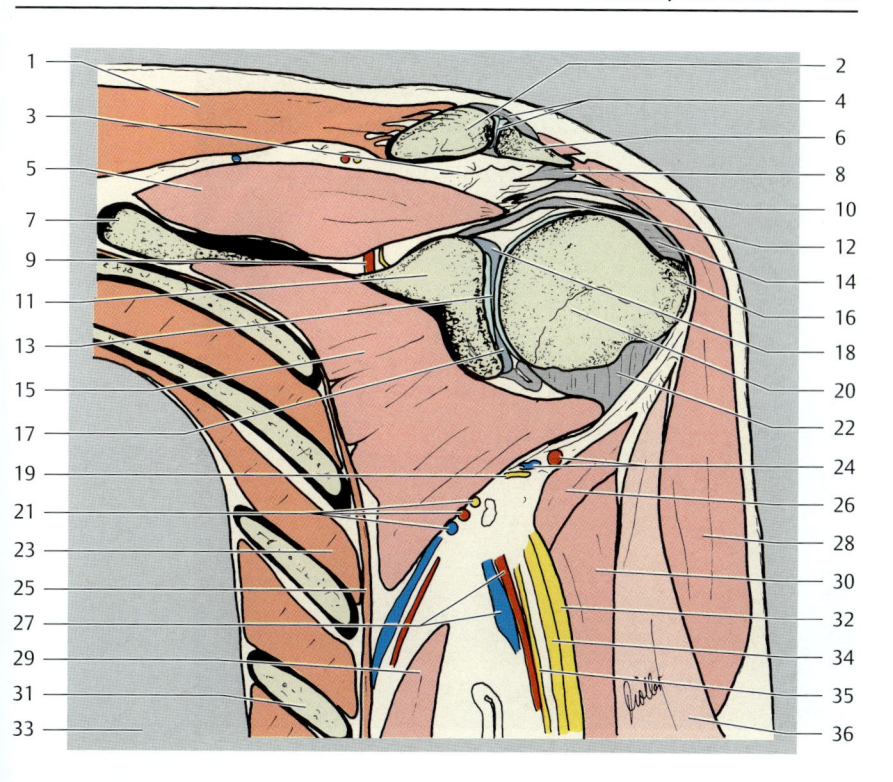

1 Músculo trapézio
2 Clavícula
3 Bursa subacromial
4 Articulação e ligamento acromioclaviculares
5 Músculo supraespinal
6 Acrômio
7 Escápula
8 Ligamento coracoacromial
9 Artéria (+ veia) e nervo supraescapulares
10 Ligamento coracoumeral
11 Glenoide
12 Músculo bíceps braquial (cabeça longa, tendão)
13 Articulação glenoumeral
14 Músculo supraespinal (anexo de tendão)
15 Músculo subescapular
16 Tubérculo maior
17 *Labrum* glenoidal (inferior)
18 *Labrum* glenoidal (superior)
19 Nervo axilar
20 Úmero (cabeça)
21 Artéria, veia e nervo subescapulares
22 Ligamento glenoumeral
23 Músculo intercostal
24 Artéria e veia circunflexas posteriores do úmero
25 Músculo serrátil anterior
26 Músculo redondo maior
27 Artéria e veia axilares
28 Músculo deltoide
29 Músculo latíssimo do dorso
30 Músculo coracobraquial
31 Costela
32 Nervo radial
33 Pulmão
34 Nervo mediano
35 Nervo ulnar
36 Músculo bíceps (cabeça longa)

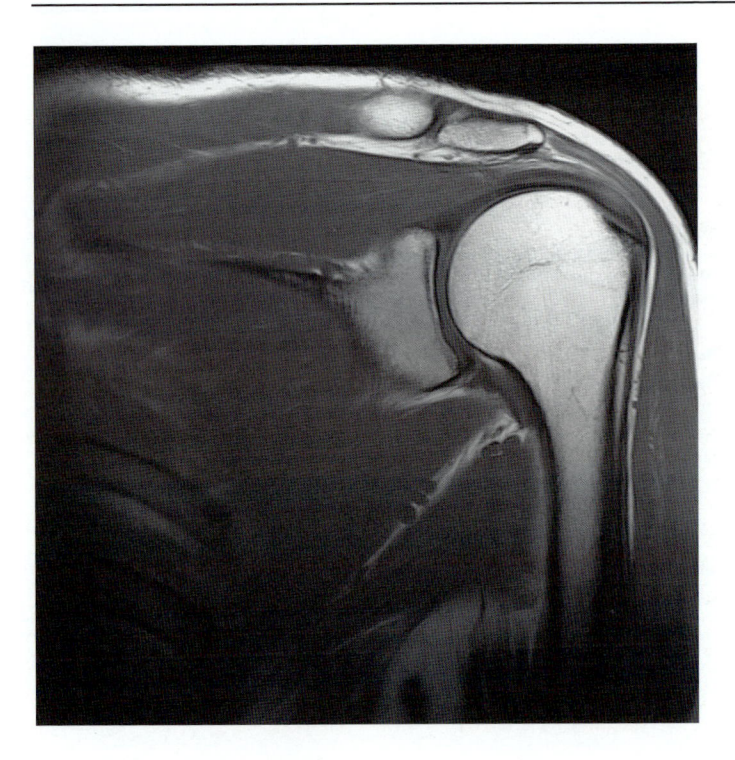

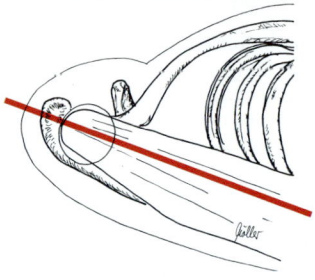

Cranial
Medial Lateral
Caudal

Ombro, Coronal

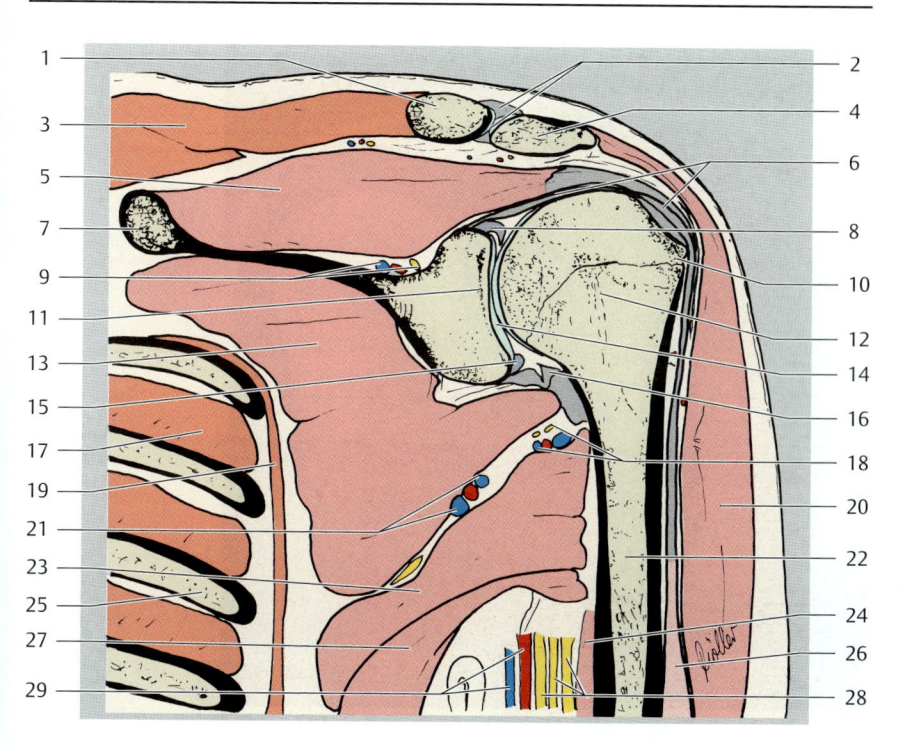

1 Clavícula
2 Articulação e ligamento acromioclaviculares
3 Músculo trapézio
4 Acrômio
5 Músculo supraespinal
6 Músculo bíceps braquial (cabeça longa, tendão)
7 Escápula
8 *Labrum* glenoidal (superior)
9 Artéria, veia e nervo supraescapulares
10 Tubérculo maior
11 Glenoide
12 Úmero (cabeça)
13 Músculo subescapular
14 Articulação glenoumeral
15 *Labrum* glenoidal (inferior)
16 Recesso axilar
17 Músculo intercostal
18 Artéria e veia circunflexas posteriores do úmero e nervo axilar
19 Músculo serrátil anterior
20 Músculo deltoide
21 Artéria e veia subescapulares
22 Úmero (diáfise)
23 Músculo redondo maior
24 Músculo coracobraquial
25 Costela
26 Músculo bíceps braquial (cabeça longa)
27 Músculo latíssimo do dorso
28 Nervos ulnar, medial e radial
29 Artéria e veia braquiais

76 Extremidade Superior

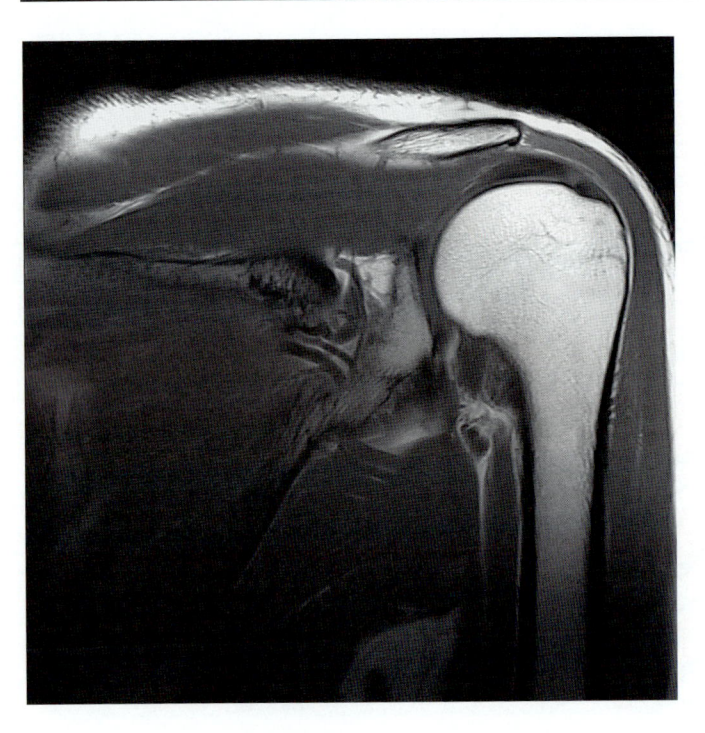

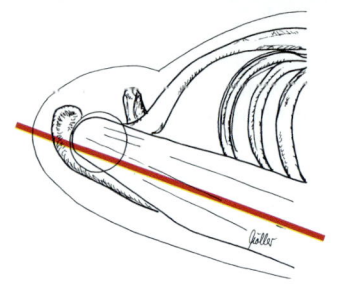

Cranial

Medial — Lateral

Caudal

Ombro, Coronal

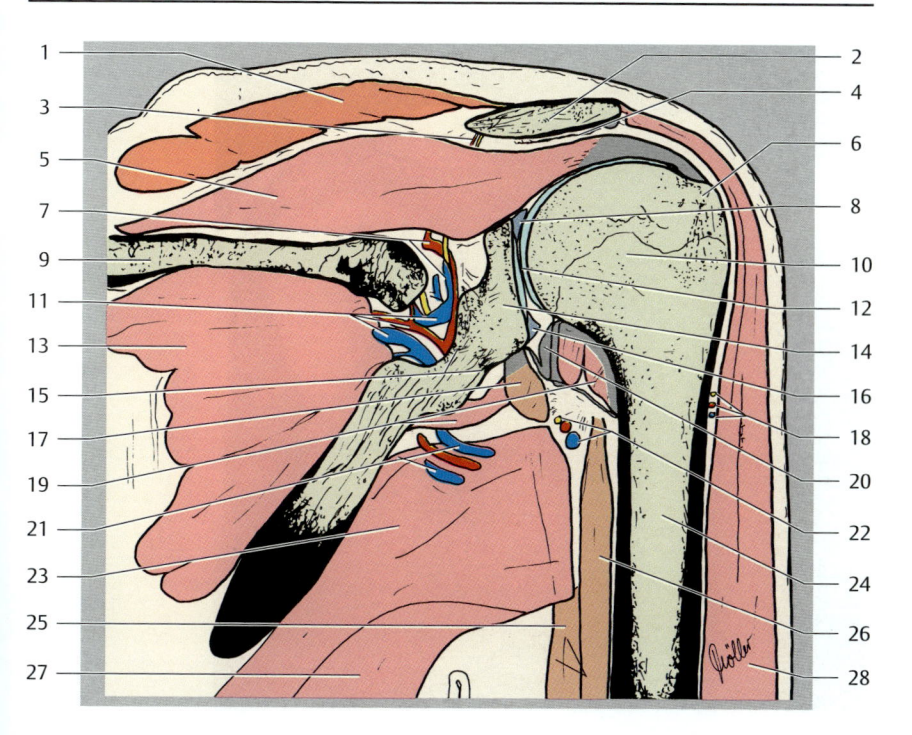

1 Músculo trapézio
2 Acrômio
3 Artéria e veia supraescapulares (ramo acromial)
4 Bursa subacromial
5 Músculo supraespinal
6 Tubérculo menor
7 Artéria, veia e nervo supraescapulares
8 *Labrum* glenoidal (superior)
9 Escápula
10 Úmero (cabeça)
11 Artéria e veia circunflexas da escápula
12 Articulação glenoumeral
13 Músculo infraespinal
14 Glenoide
15 Colo da escápula
16 *Labrum* glenoidal (inferior)
17 Músculo tríceps braquial (cabeça longa, anexo do tendão)
18 Artéria e veia circunflexas posteriores do úmero e nervo axilar (ramos musculares)
19 Músculo redondo menor
20 Recesso axilar
21 Artéria e veia subescapulares
22 Artéria e veia circunflexas posteriores do úmero e nervo axilar
23 Músculo redondo maior
24 Úmero (diáfise)
25 Músculo tríceps braquial (cabeça longa)
26 Músculo tríceps braquial (cabeça lateral)
27 Músculo latíssimo do dorso
28 Músculo deltoide

78 Extremidade Superior

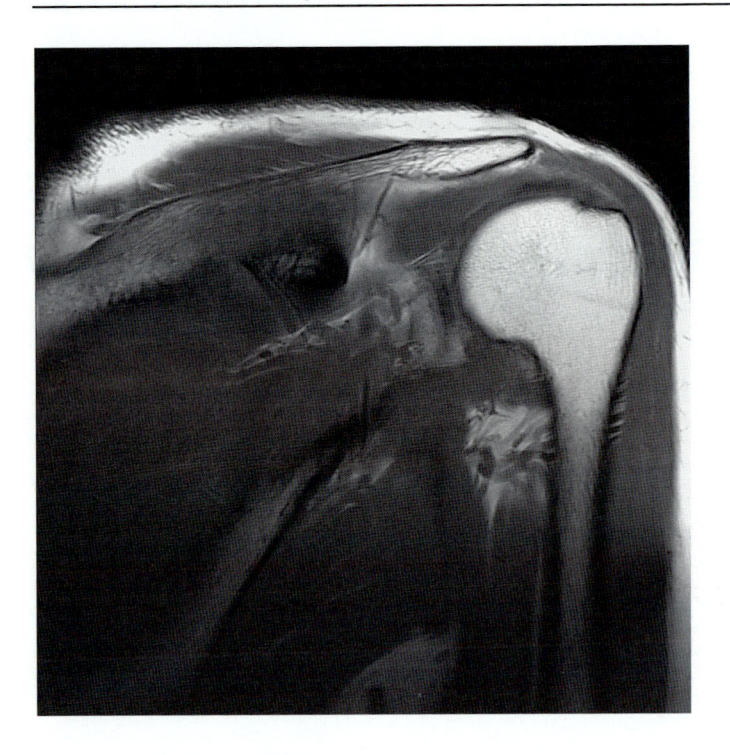

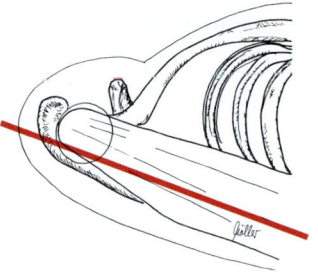

Cranial

Medial — Lateral

Caudal

Ombro, Coronal

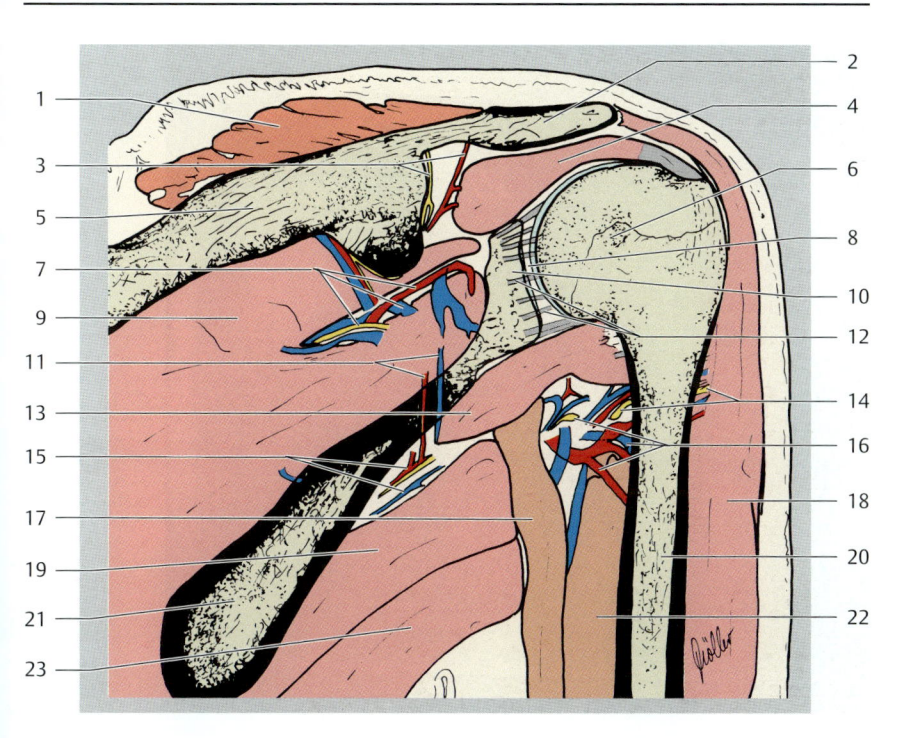

1 Músculo trapézio
2 Acrômio
3 Artéria, veia e nervo subescapulares (ramo acromial)
4 Músculo supraespinal
5 Espinha da escápula
6 Úmero (cabeça)
7 Artéria, veia e nervo da escápula
8 Articulação glenoumeral
9 Músculo infraespinal
10 Glenoide
11 Artéria e veia circunflexas da escápula
12 Cápsula articular
13 Músculo redondo menor
14 Artéria e veia circunflexas posteriores do úmero e nervo axilar (ramos musculares)
15 Artéria e veia subescapulares
16 Artéria e veia circunflexas posteriores do úmero e nervo axilar
17 Músculo tríceps braquial (cabeça longa)
18 Músculo deltoide
19 Músculo redondo maior
20 Úmero (diáfise)
21 Escápula
22 Músculo tríceps braquial (cabeça lateral)
23 Músculo latíssimo do dorso

80 Extremidade Superior

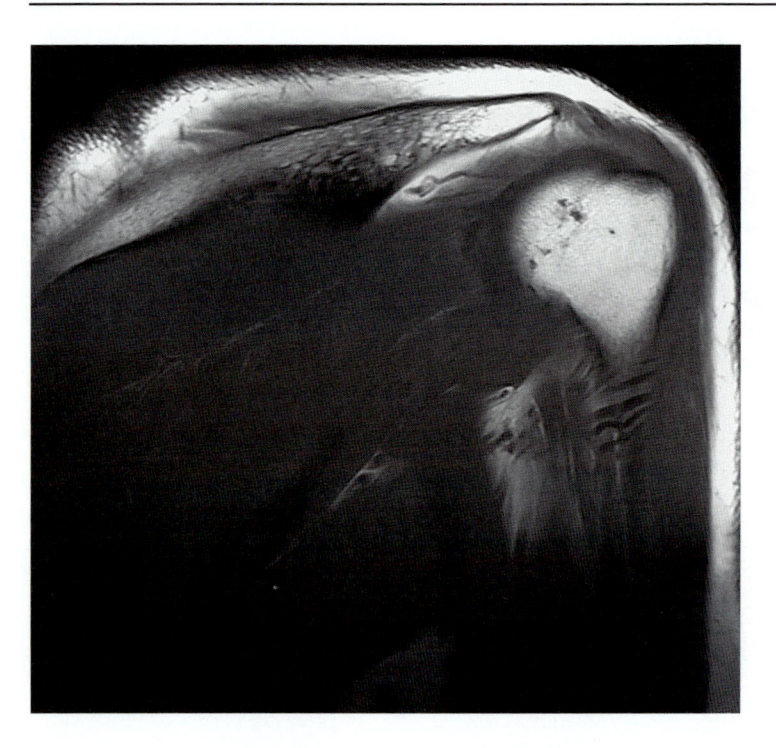

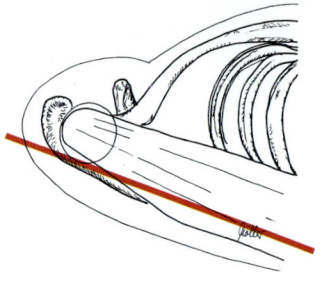

Cranial

Medial Lateral

Caudal

Ombro, Coronal 81

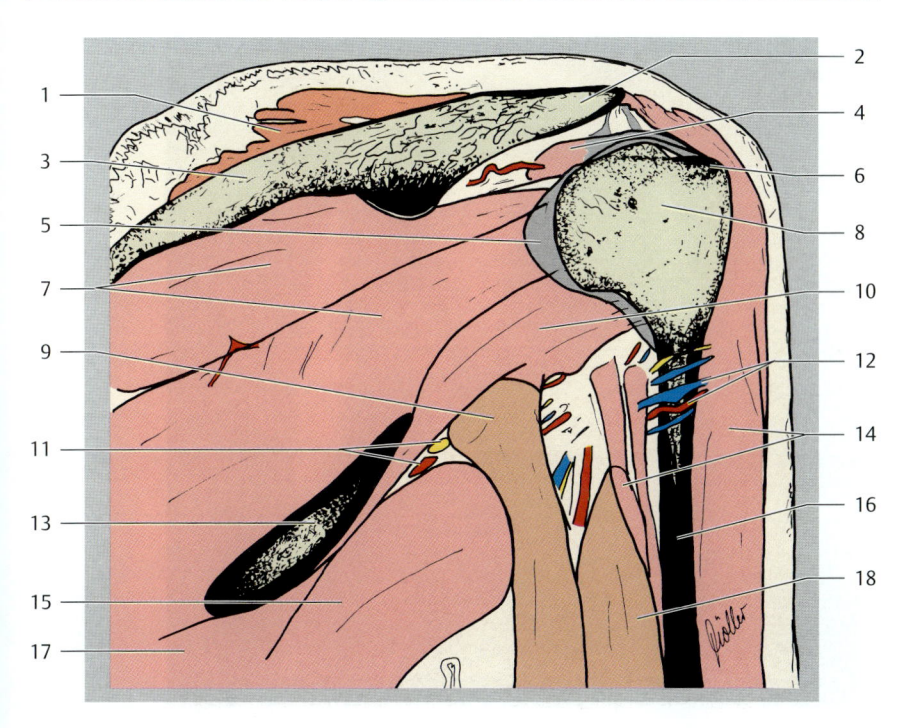

1 Músculo trapézio
2 Acrômio
3 Espinha da escápula
4 Músculo supraespinal
5 Cápsula articular
6 Tubérculo menor
7 Músculo infraespinal
8 Úmero (cabeça)
9 Músculo tríceps braquial (cabeça lateral)
10 Músculo redondo menor
11 Artéria (+ veia) e nervo subescapulares
12 Artéria e veia circunflexas posteriores do úmero e nervo axilar
13 Escápula
14 Músculo deltoide
15 Músculo redondo maior
16 Úmero (diáfise)
17 Músculo latíssimo do dorso
18 Músculo tríceps braquial (cabeça lateral)

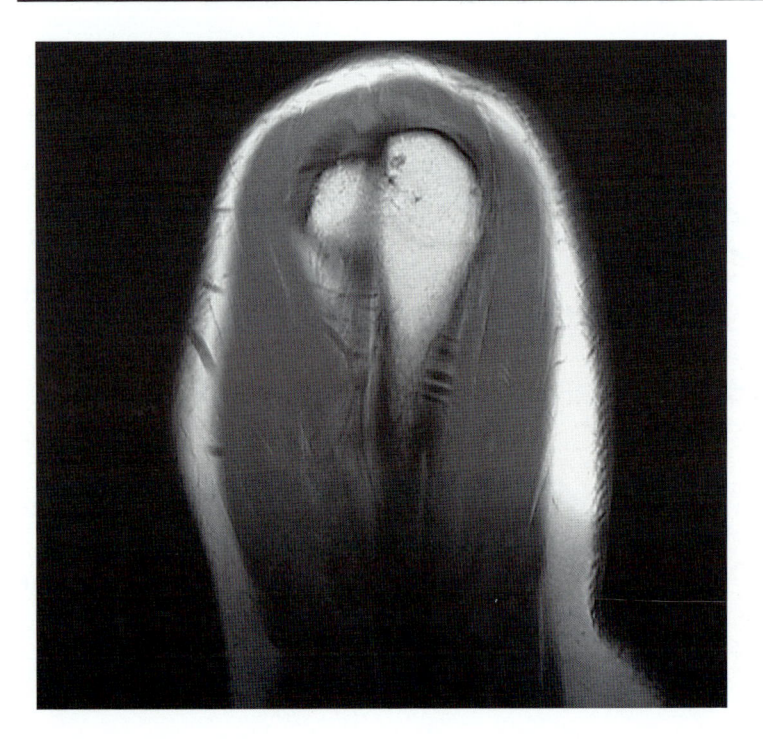

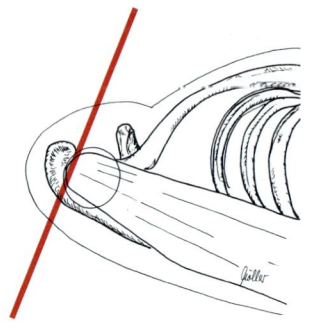

Cranial

Ventral ▢ Dorsal

Caudal

Ombro, Sagital

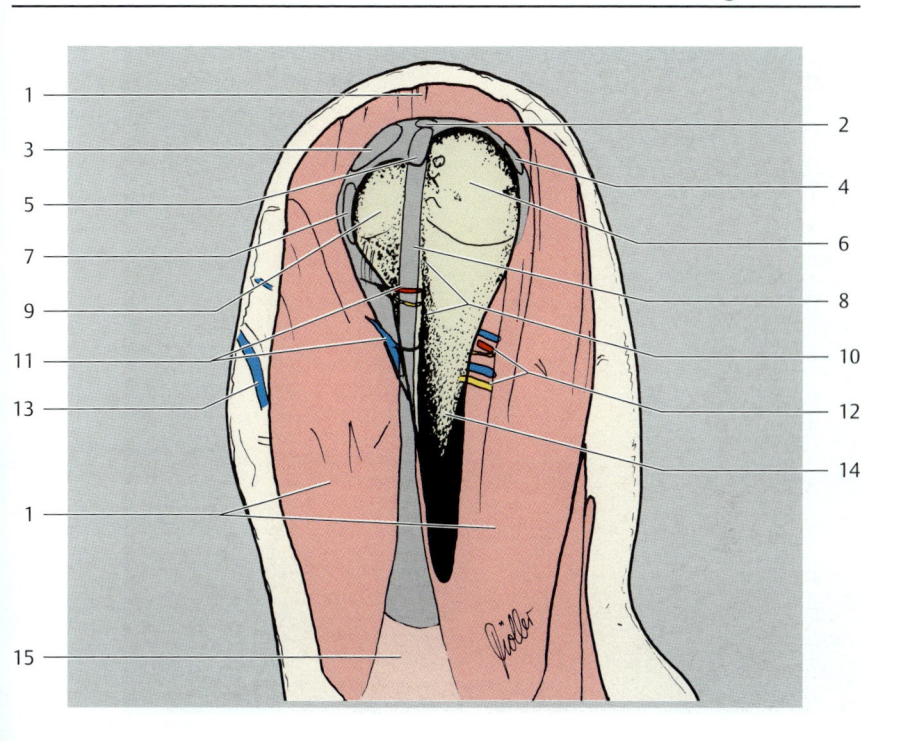

1 Músculo deltoide (parte acromial)
2 Músculo supraespinal (tendão)
3 Ligamento glenoumeral (superior)
4 Músculo infraespinal (tendão)
5 Sulco intertubercular (sulco bicipital)
6 Tubérculo maior
7 Ligamento glenoumeral (médio)
8 Músculo bíceps braquial (cabeça longa, tendão)
9 Tubérculo menor
10 Crista do tubérculo maior
11 Artéria e veia circunflexas anteriores do úmero
12 Artéria e veia circunflexas posteriores do úmero e nervo axilar (ramo)
13 Veia cefálica
14 Úmero (diáfise)
15 Músculo bíceps braquial (cabeça longa)

84 Extremidade Superior

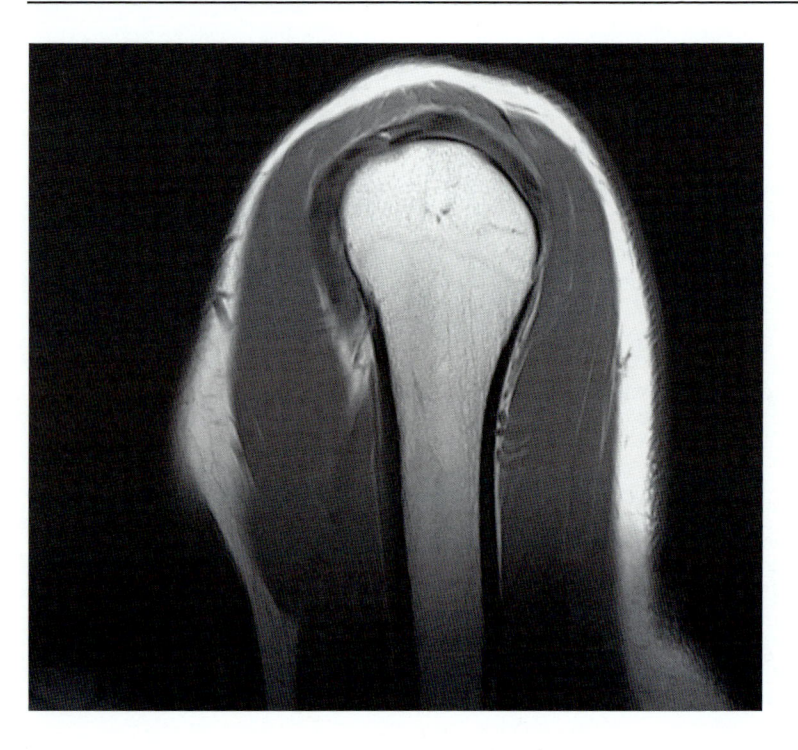

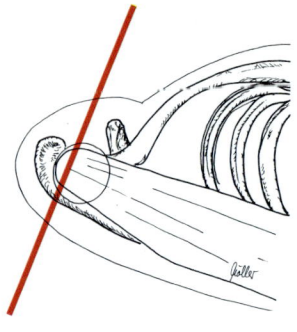

Ombro, Sagital

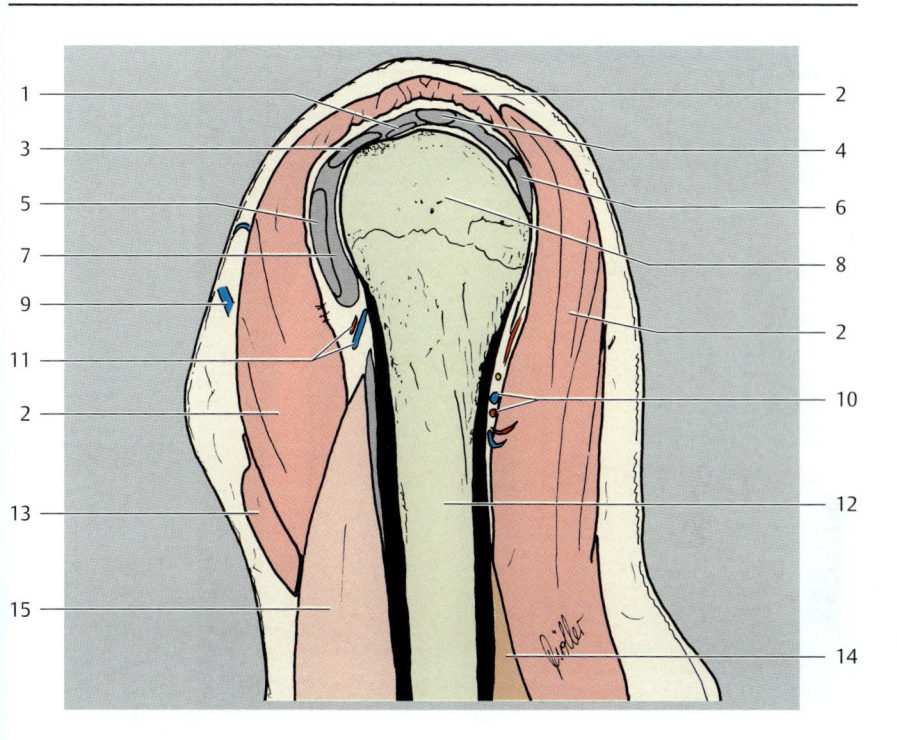

1 Músculo bíceps braquial (cabeça longa, tendão)
2 Músculo deltoide (parte acromial)
3 Ligamento glenoumeral (superior)
4 Músculo supraespinal (tendão)
5 Ligamento glenoumeral (médio)
6 Músculo infraespinal (tendão)
7 Cápsula articular
8 Úmero (cabeça)
9 Veia cefálica
10 Artéria e veia circunflexas posteriores do úmero
11 Artéria e veia circunflexas anteriores do úmero
12 Úmero (diáfise)
13 Músculo peitoral maior
14 Músculo tríceps braquial (cabeça medial)
15 Músculo bíceps braquial (cabeça longa)

86 Extremidade Superior

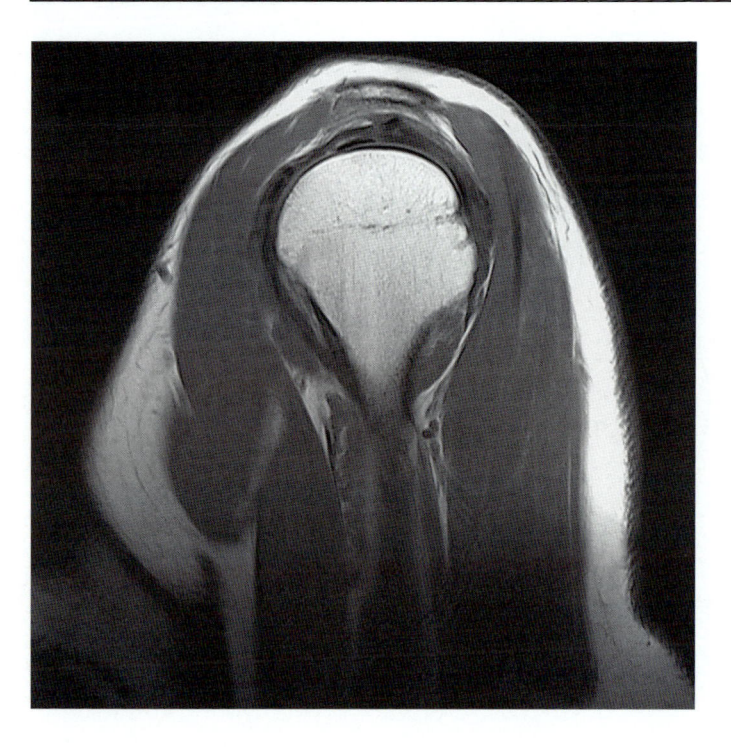

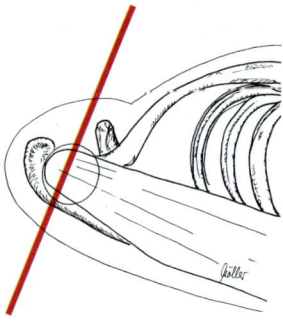

Cranial

Ventral | Dorsal

Caudal

Ombro, Sagital

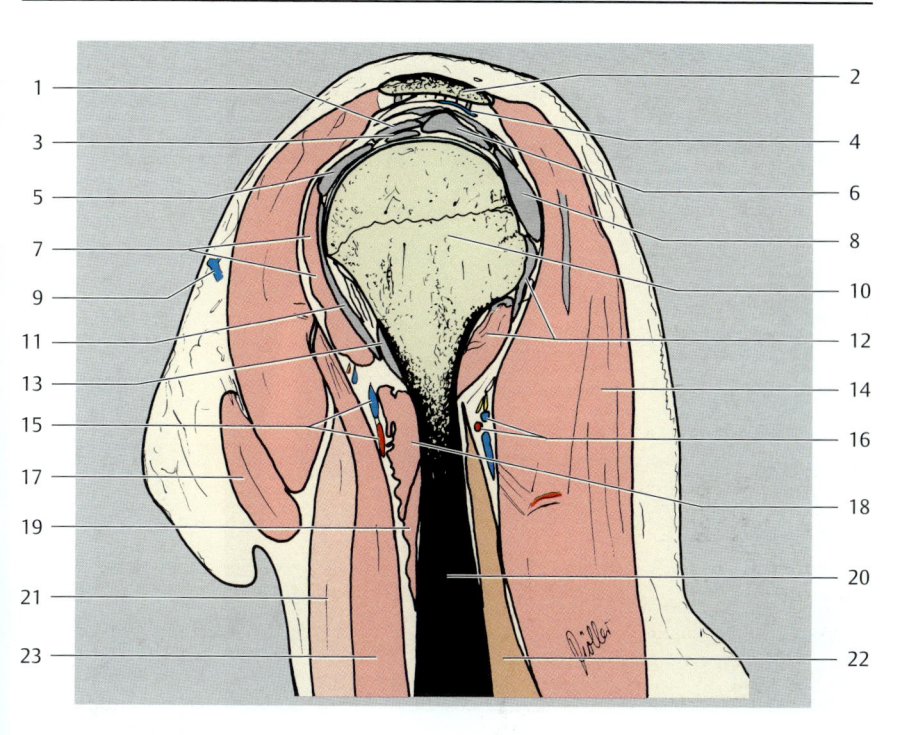

1 Ligamento umeral transverso
2 Acrômio
3 Músculo bíceps braquial (cabeça longa, tendão)
4 Bursa subdeltóidea
5 Ligamento glenoumeral (superior)
6 Músculo supraespinal (tendão)
7 Músculo subescapular
8 Músculo infraespinal (tendão)
9 Veia cefálica
10 Úmero (cabeça)
11 Ligamento glenoumeral (médio)
12 Músculo redondo menor (+ anexo de tendão)
13 Ligamento glenoumeral (inferior)
14 Músculo deltoide (parte acromial)
15 Artéria e veia circunflexas anteriores do úmero
16 Artéria e veia circunflexas posteriores do úmero
17 Músculo peitoral maior
18 Músculo latíssimo do dorso
19 Músculo redondo maior
20 Úmero (diáfise)
21 Músculo bíceps braquial (cabeça longa)
22 Músculo tríceps braquial (cabeça medial)
23 Músculo coracobraquial

88 Extremidade Superior

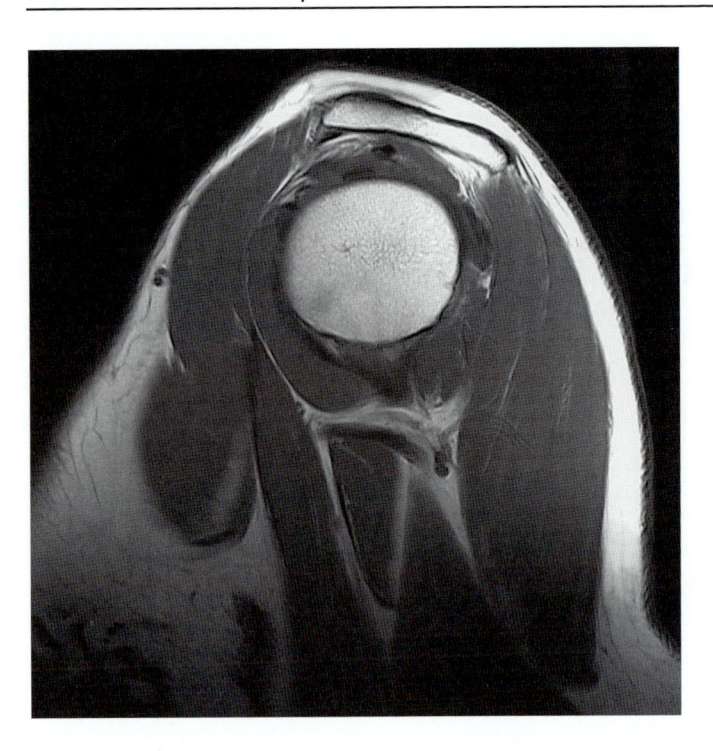

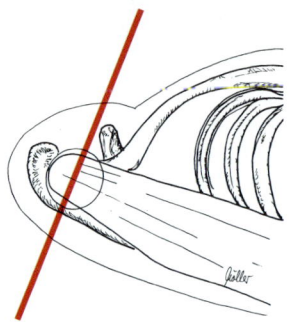

Cranial
Ventral ☐ Dorsal
Caudal

Ombro, Sagital

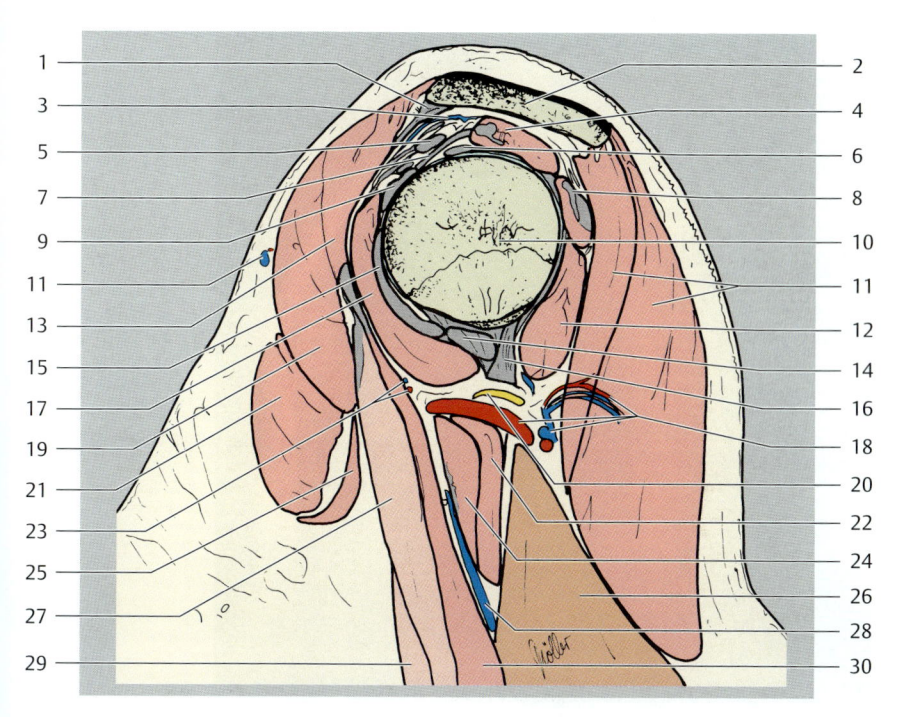

1 Ligamento coracoacromial
2 Acrômio
3 Bursa subacromial
4 Músculo supraespinal (+ tendão)
5 Ligamento coracoumeral
6 Músculo bíceps braquial (cabeça longa, tendão)
7 Ligamento umeral transverso
8 Músculo infraespinal (+ tendão)
9 Ligamento glenoumeral superior
10 Úmero (cabeça)
11 Veia cefálica
12 Músculo redondo menor
13 Músculo deltoide (parte acromial)
14 Ligamento glenoumeral inferior
15 Ligamento glenoumeral médio
16 Músculo redondo maior (tendão)
17 Músculo subescapular
18 Artéria e veia circunflexas posteriores do úmero + ramos musculares
19 Músculo deltoide (parte clavicular)
20 Nervo axilar
21 Músculo peitoral maior
22 Músculo redondo maior
23 Artéria e veia circunflexas anteriores do úmero
24 Músculo latíssimo do dorso
25 Músculo peitoral menor
26 Músculo tríceps braquial (cabeça longa)
27 Músculo bíceps braquial (cabeça curta + tendão)
28 Veia basílica
29 Músculo bíceps braquial (cabeça longa)
30 Músculo coracobraquial

90 Extremidade Superior

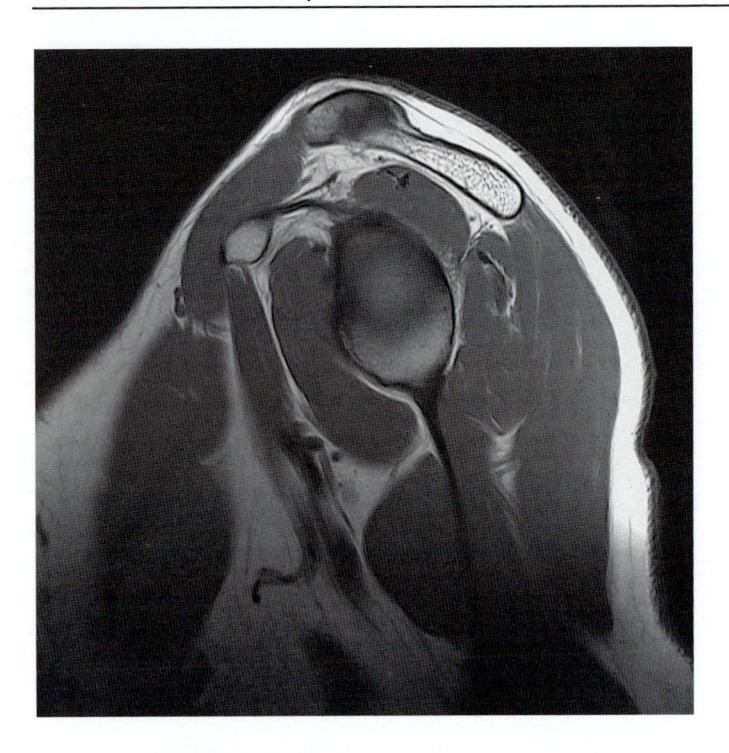

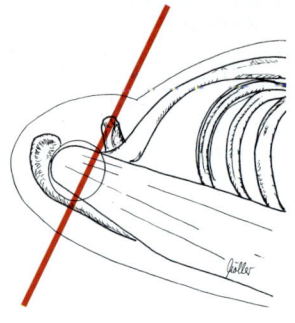

Cranial
Ventral　　Dorsal
Caudal

Ombro, Sagital

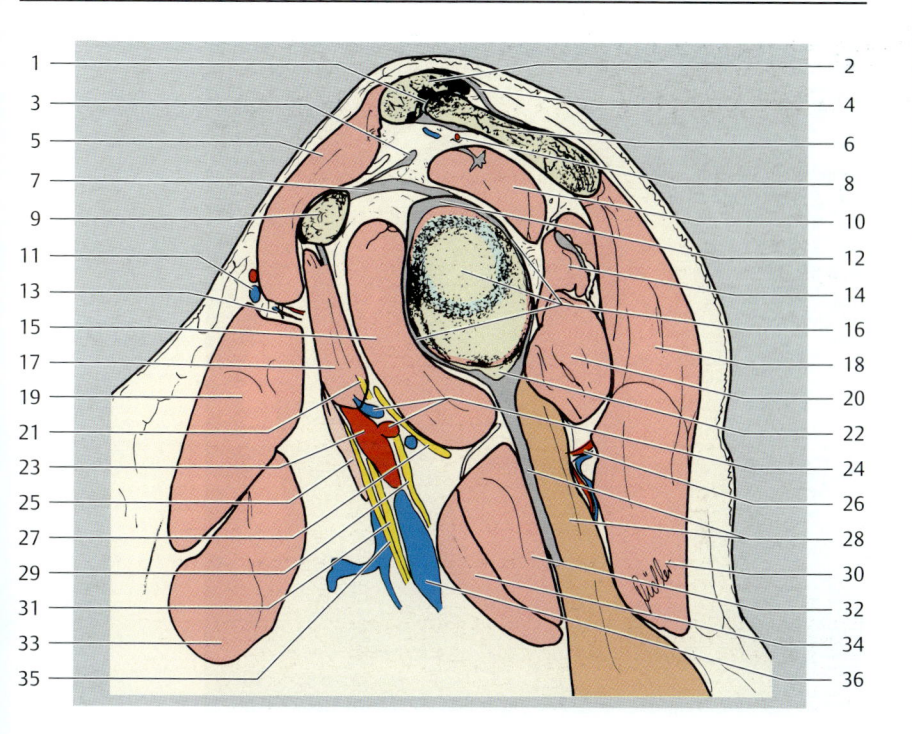

1 Articulação acromioclavicular
2 Clavícula
3 Ligamento coracoacromial
4 Ligamento acromioclavicular
5 Músculo deltoide (parte clavicular)
6 Acrômio
7 Ligamento coracoumeral
8 Artéria toracoacromial (ramo acromial)
9 Processo coracoide
10 Músculo supraespinal (+ tendão)
11 Veia cefálica
12 Músculo bíceps braquial (cabeça longa, anexo de tendão)
13 Artéria toracoacromial (ramo deltoide)
14 Músculo infraespinal (+ tendão)
15 Músculo subescapular
16 Articulação glenoumeral e cápsula articular
17 Músculo coracobraquial
18 Músculo deltoide (parte acromial)
19 Músculo peitoral maior
20 Músculo redondo maior
21 Nervo musculocutâneo
22 Tubérculo infraglenoidal
23 Artéria braquial
24 Artéria e veia circunflexas posteriores do úmero
25 Músculo bíceps braquial (cabeça curta)
26 Artéria e veia circunflexas posteriores do úmero (ramos musculares)
27 Nervo axilar
28 Músculo tríceps braquial (cabeça longa + tendão)
29 Nervo radial
30 Músculo deltoide (parte espinal)
31 Nervo ulnar
32 Músculo redondo maior
33 Músculo peitoral menor
34 Músculo latíssimo do dorso
35 Nervo mediano
36 Veia braquial

92 Extremidade Superior

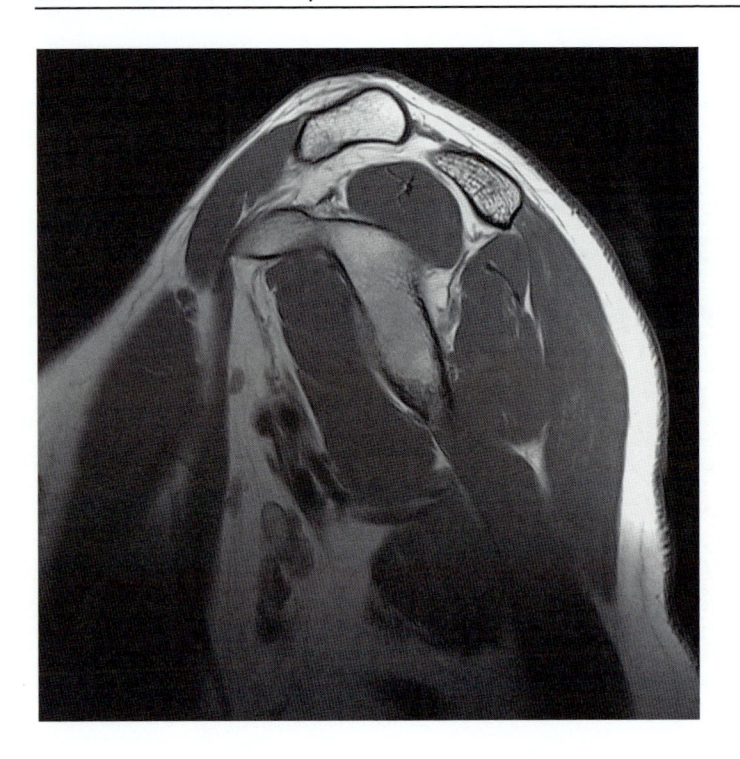

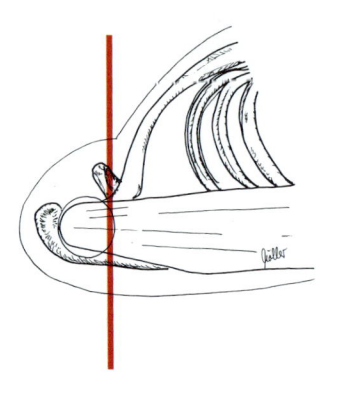

Cranial

Ventral ☐ Dorsal

Caudal

Ombro, Sagital 93

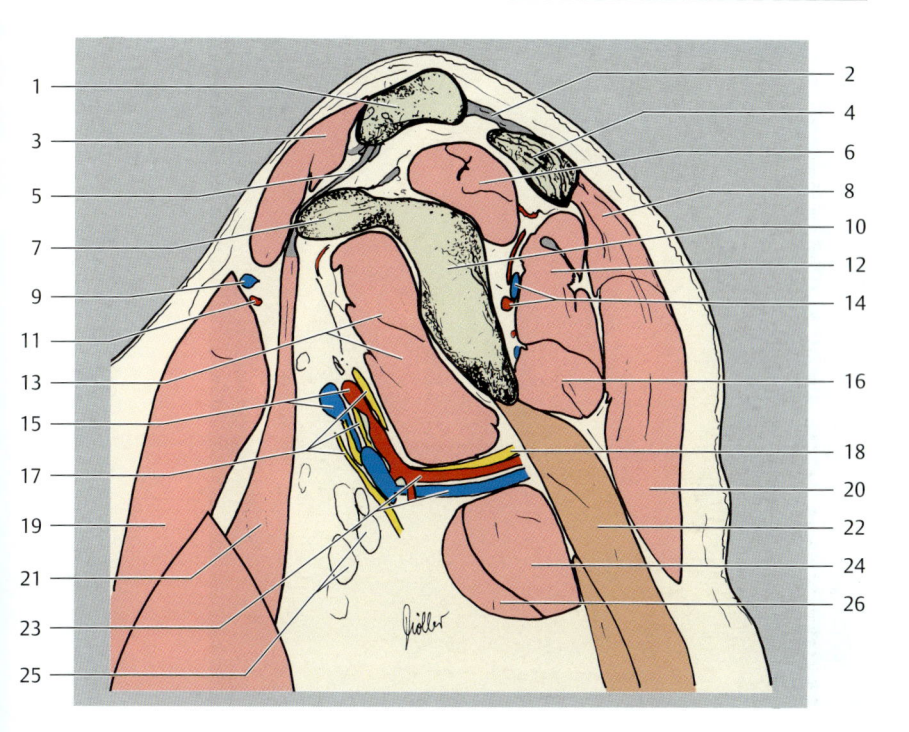

1 Clavícula
2 Músculo trapézio
3 Músculo deltoide (parte clavicular)
4 Acrômio
5 Ligamento coracoclavicular
6 Músculo supraespinal
7 Processo coracoide
8 Músculo deltoide (parte acromial)
9 Veia cefálica
10 Escápula
11 Artéria toracoacromial (ramo peitoral)
12 Músculo infraespinal (e tendão)
13 Músculo subescapular
14 Artéria e veia circunflexas da escápula
15 Artéria e veia axilares
16 Músculo redondo menor
17 Plexo braquial
18 Nervo axilar
19 Músculo peitoral maior
20 Músculo deltoide (parte espinal)
21 Músculo peitoral menor
22 Músculo tríceps braquial (cabeça longa e tendão)
23 Artéria e veia circunflexas posteriores do úmero
24 Músculo redondo maior
25 Linfonodo axilar
26 Músculo latíssimo do dorso

94 Extremidade Superior

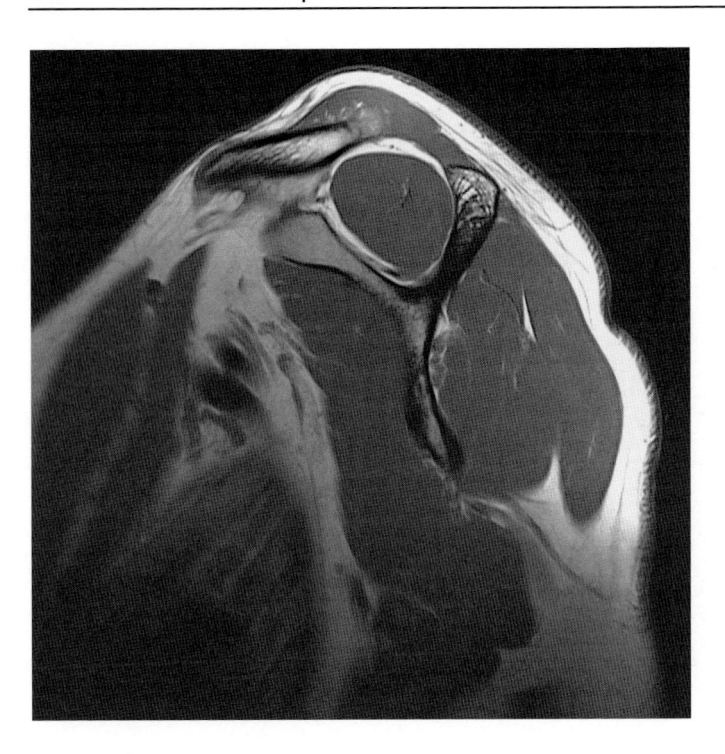

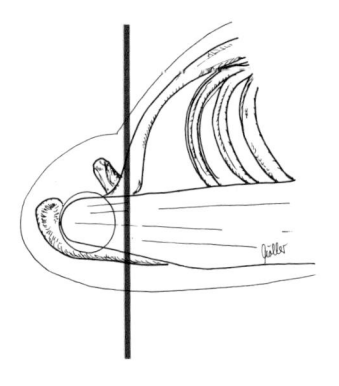

Cranial

Ventral ☐ Dorsal

Caudal

Ombro, Sagital

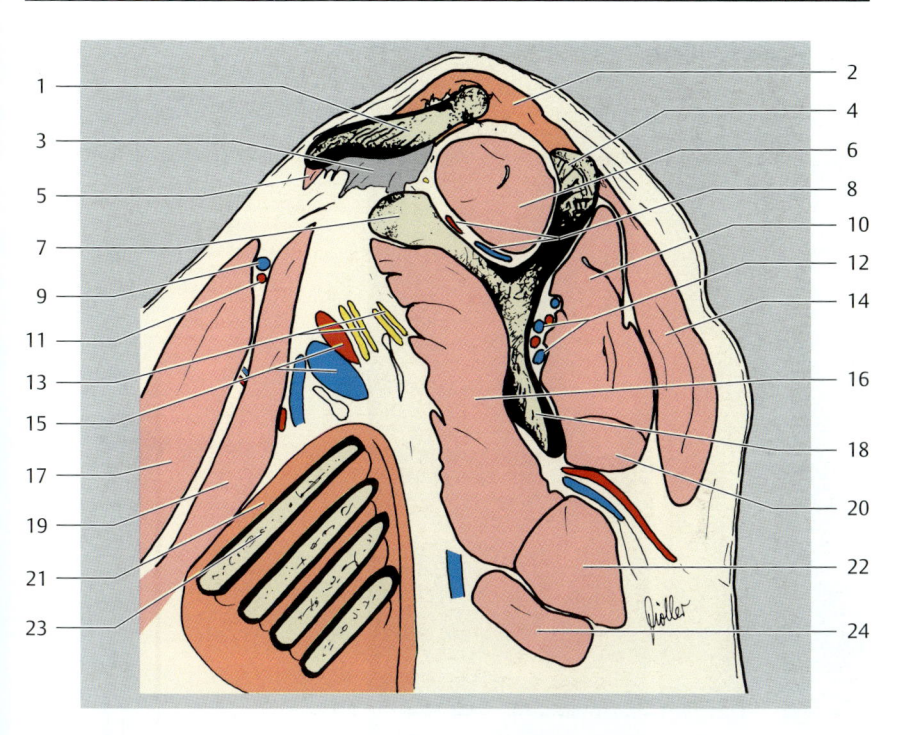

1 Clavícula
2 Músculo trapézio
3 Ligamento coracoclavicular
4 Acrômio
5 Músculo deltoide (parte clavicular)
6 Músculo supraespinal
7 Escápula (espinha)
8 Artéria e veia supraescapulares
9 Veia cefálica
10 Músculo infraespinal
11 Artéria toracoacromial (ramo peitoral)
12 Artéria e veia circunflexas da escápula
13 Plexo braquial
14 Músculo deltoide (parte espinal)
15 Artéria e veia axilares
16 Músculo subescapular
17 Músculo peitoral maior
18 Escápula (corpo)
19 Músculo peitoral menor
20 Músculo redondo menor
21 Músculo serrátil anterior
22 Músculo redondo maior
23 Costelas
24 Músculo latíssimo do dorso

96 Extremidade Superior

Cranial
Lateral / Medial

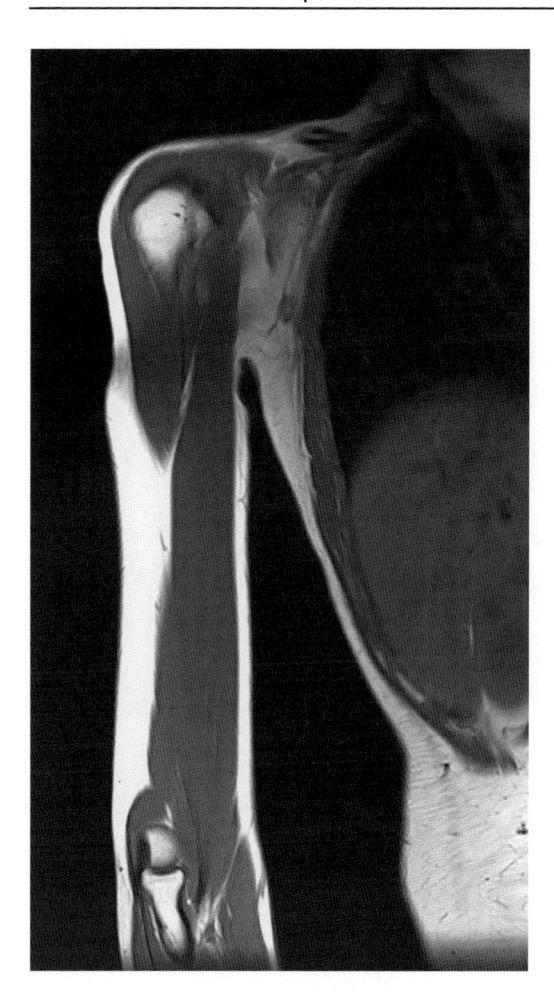

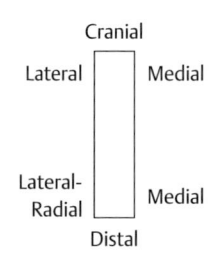

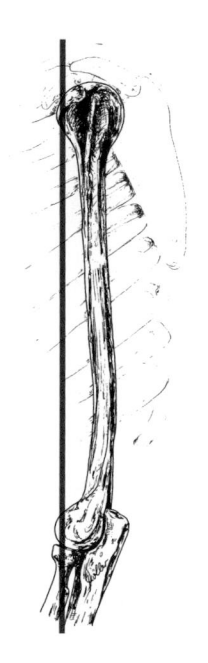

Lateral-Radial / Medial
Distal

1 Clavícula
2 Veia subclávia
3 Processo coracoide
4 Veia jugular interna
5 Músculo bíceps braquial
  (cabeça longa, tendão)

Braço, Coronal

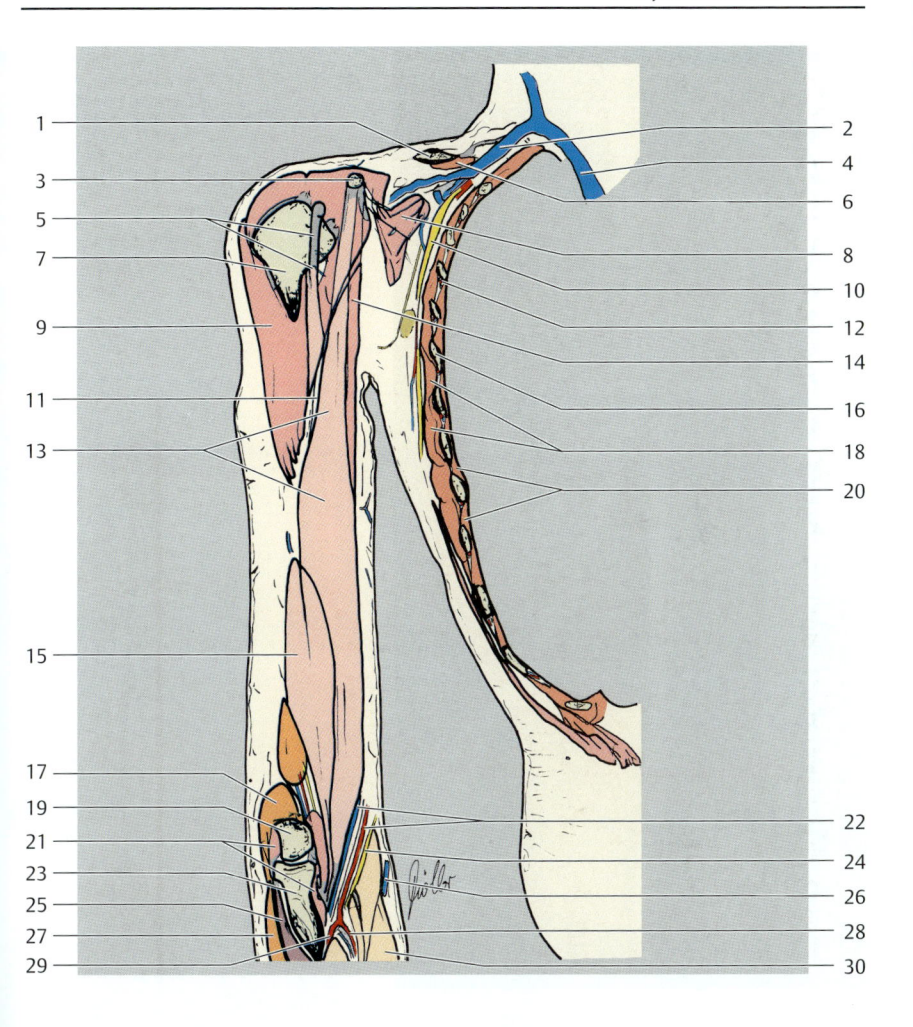

6 Músculo subclávio
7 Úmero (cabeça, coluna)
8 Músculo peitoral menor
9 Músculo deltoide
10 Nervo torácico longo
11 Músculo peitoral maior (tendão)
12 Artéria, veia e nervo intercostais
13 Músculo bíceps do braço (cabeça curta)
14 Músculo coracobraquial
15 Músculo braquial
16 Costela
17 Músculo braquiorradial
18 Músculo serrátil anterior
19 Úmero (capítulo)
20 Músculos intercostais
21 Músculo supinador
22 Artéria e veia braquiais
23 Rádio (cabeça)
24 Nervo mediano
25 Músculo extensor dos dedos
26 Veia cefálica
27 Músculo extensor radial curto do carpo
28 Artéria ulnar
29 Artéria radial
30 Músculo pronador redondo

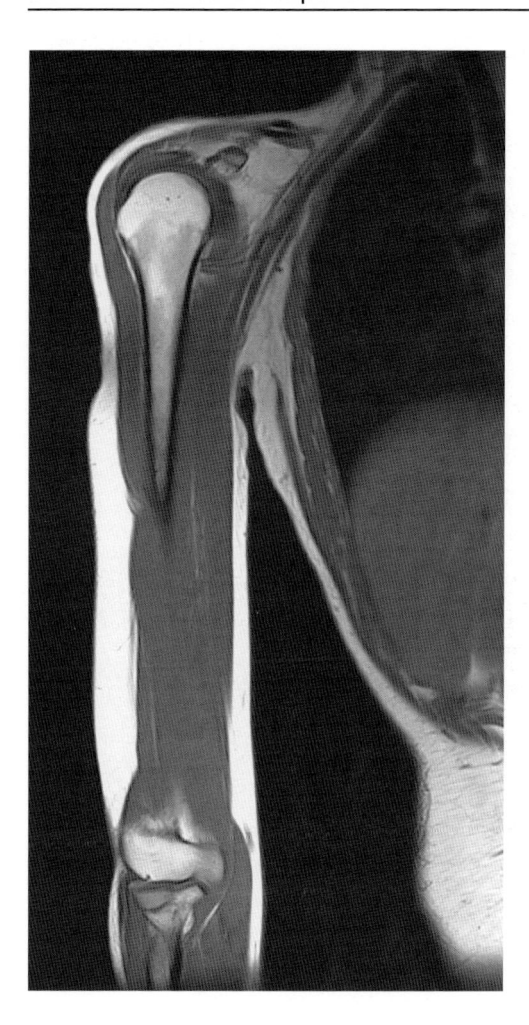

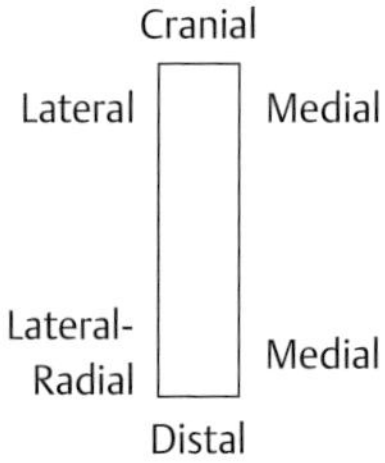

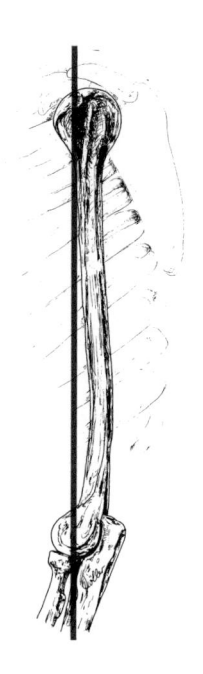

98 Extremidade Superior

1 Clavícula
2 Músculo escaleno
3 Músculo trapézio
4 Artéria subclávia
5 Músculo supraespinal (tendão)
6 Veia subclávia
7 Ligamento coracoumeral
8 Músculo subclávio
9 Músculo bíceps braquial (cabeça longa, tendão)
10 Ligamento coracoclavicular
11 Úmero (cabeça)
12 Processo coracoide
13 Tubérculo maior
14 Nervo mediano
15 Artéria e veia circunflexas anteriores do úmero
16 Glenoide
17 Músculo deltoide
18 Artéria e veia axilares

Braço, Coronal

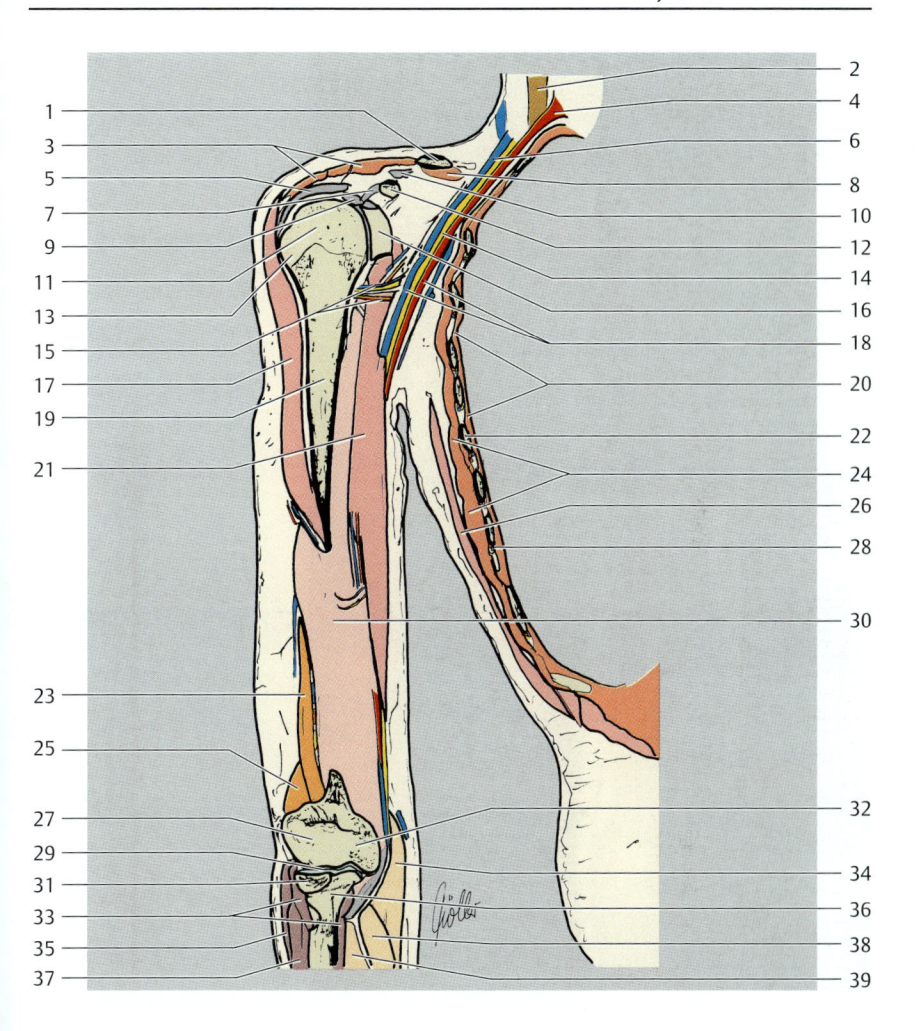

19 Úmero (diáfise)
20 Músculos intercostais
21 Músculo coracobraquial
22 Costela
23 Músculo braquiorradial
24 Músculo serrátil anterior
25 Músculo extensor radial longo do carpo
26 Músculo latíssimo do dorso
27 Úmero (capítulo)
28 Artéria, veia e nervo intercostais
29 Articulação umerorradial
30 Músculo braquial
31 Rádio (cabeça)
32 Úmero (tróclea)
33 Músculo supinador
34 Músculo pronador redondo
35 Músculo extensor ulnar do carpo
36 Ulna
37 Músculo extensor dos dedos
38 Músculo flexor radial do carpo
39 Músculo flexor superficial dos dedos

Extremidade Superior

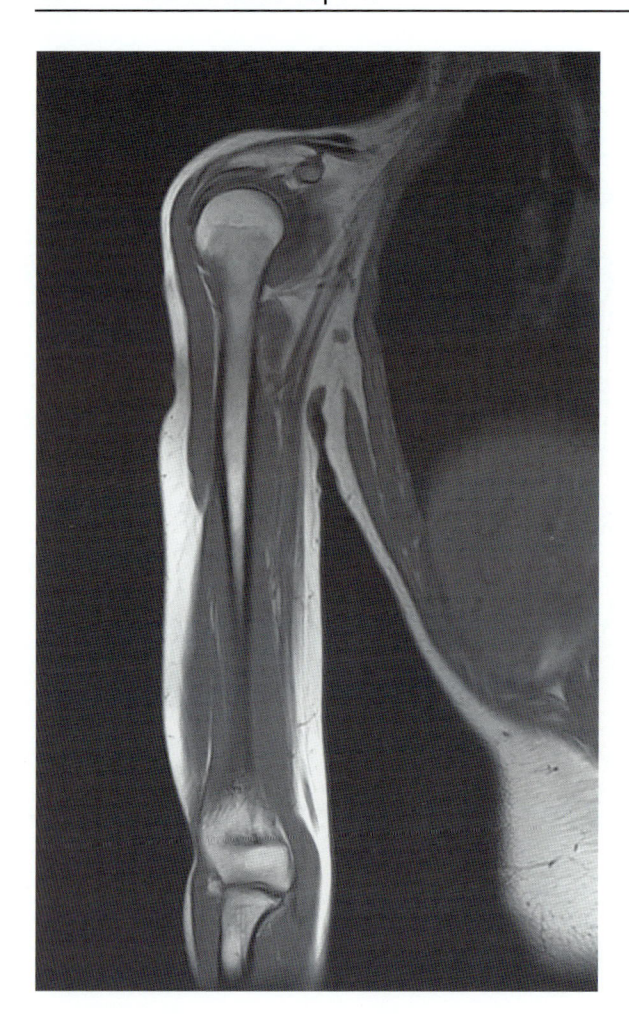

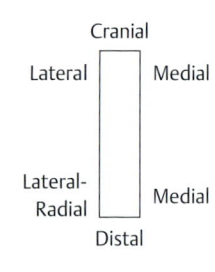

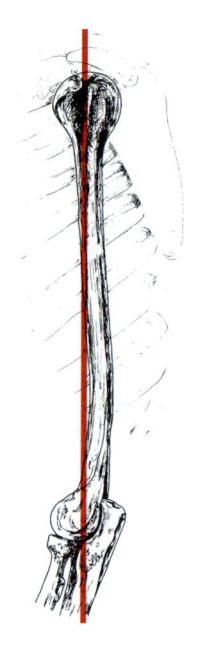

1 Músculo escaleno
2 Plexo braquial
3 Músculo trapézio
4 Funículo posterior (dorsal)
5 Acrômio
6 Clavícula
7 Músculo supraespinal (tendão)
8 Ligamento coracoclavicular
9 Músculo bíceps braquial (cabeça longa, tendão)
10 Processo coracoide
11 Úmero (cabeça)
12 Glenoide
13 Músculo deltoide
14 Músculo subescapular
15 Úmero (diáfise)
16 Artéria e veia circunflexas anteriores do úmero
17 Músculo coracobraquial
18 Músculo redondo maior

Braço, Coronal

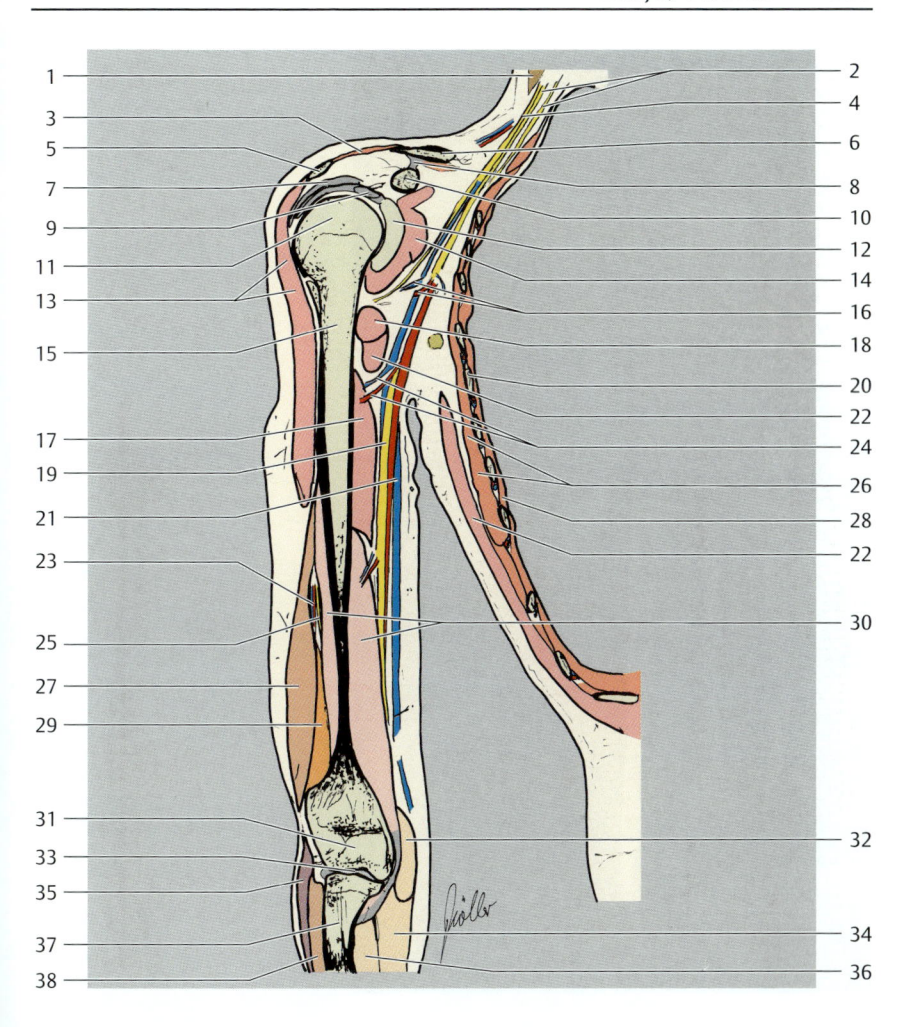

19 Nervo mediano
20 Costela
21 Veia basílica
22 Músculo latíssimo do dorso
23 Artéria e veia braquiais profundas
24 Artéria, veia e nervo intercostais
25 Nervo radial
26 Músculo serrátil anterior
27 Músculo tríceps braquial (cabeça lateral)
28 Músculos intercostais
29 Músculo braquiorradial
30 Músculo braquial
31 Úmero (tróclea)
32 Músculo pronador redondo
33 Articulação umeroulnar
34 Músculo flexor radial do carpo
35 Músculo extensor radial do carpo
36 Músculo flexor superficial dos dedos
37 Ulna
38 Músculo ancôneo

102 Extremidade Superior

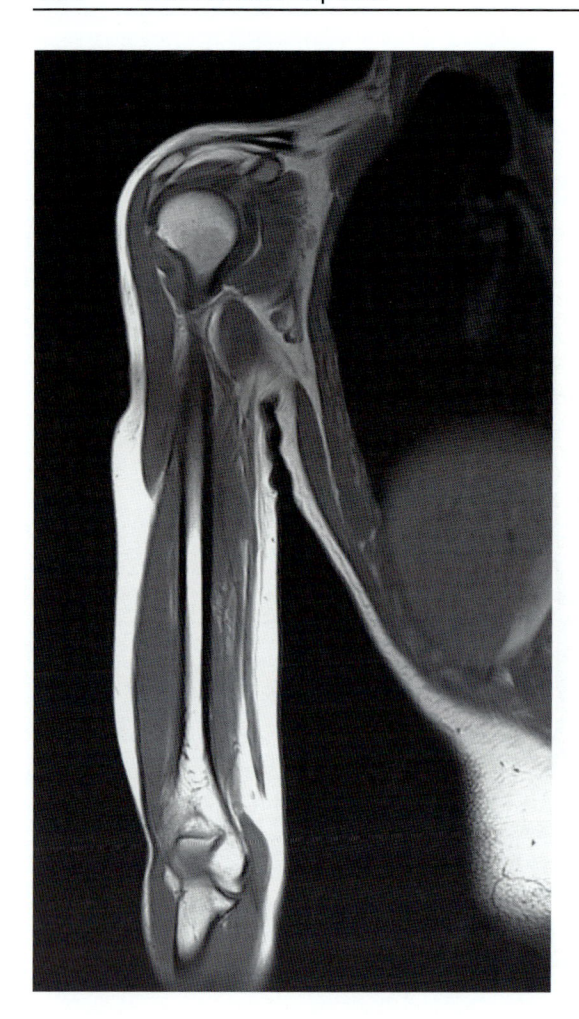

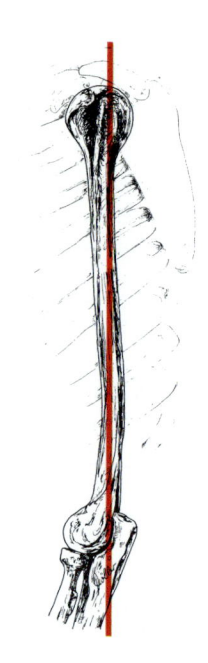

1 Clavícula
2 Músculo escaleno
3 Músculo trapézio
4 Músculo subclávio
5 Ligamento coracoclavicular
6 Músculo serrátil anterior
7 Acrômio
8 Processo coracoide
9 Músculo bíceps braquial (cabeça longa, tendão)
10 Glenoide
11 Músculo supraespinal (tendão)
12 Músculo subescapular
13 Úmero (cabeça)
14 Músculos intercostais
15 Músculo infraespinal
16 Músculo serrátil anterior
17 Músculo redondo menor
18 Artéria e veia toracodorsais

Braço, Coronal

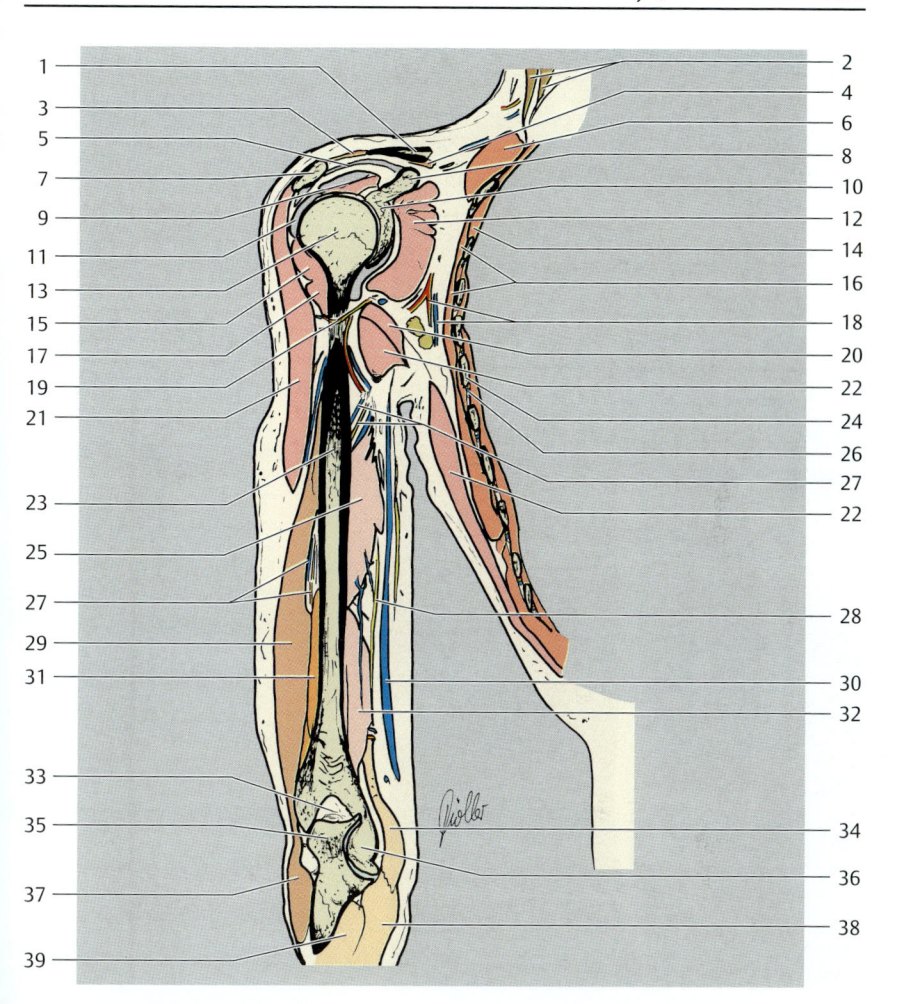

19 Artéria e veia circunflexas posteriores do úmero
20 Músculo redondo maior
21 Músculo deltoide
22 Músculo latíssimo do dorso
23 Úmero (diáfise)
24 Costela
25 Músculo braquial
26 Artéria, veia e nervo intercostais
27 Artéria e veia braquiais profundas
28 Nervo ulnar
29 Músculo tríceps braquial (cabeça lateral)
30 Veia basílica
31 Músculo braquiorradial
32 Músculo braquial
33 Fossa do olécrano
34 Músculo pronador redondo
35 Olécrano
36 Epicôndilo lateral do úmero
37 Músculo ancôneo
38 Músculo flexor superficial dos dedos
39 Músculo flexor profundo dos dedos

104 Extremidade Superior

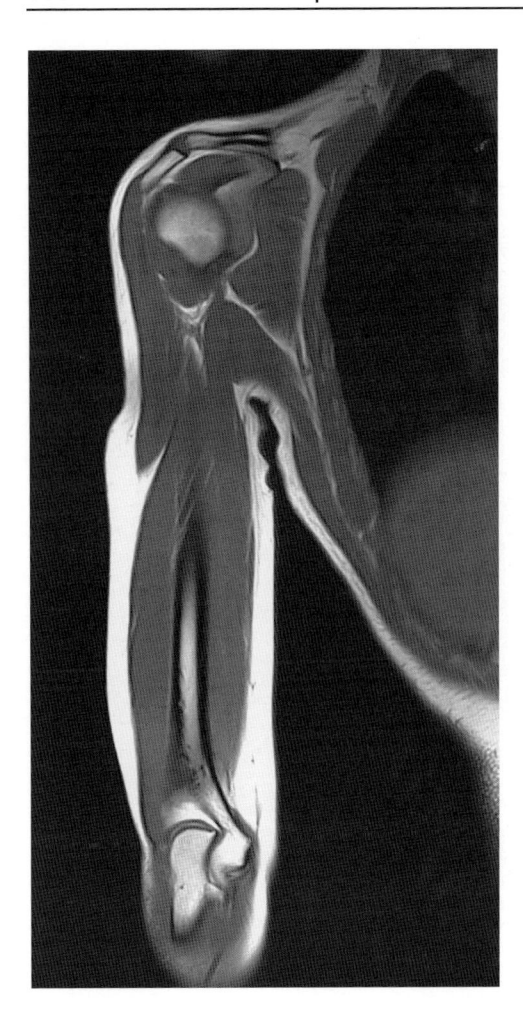

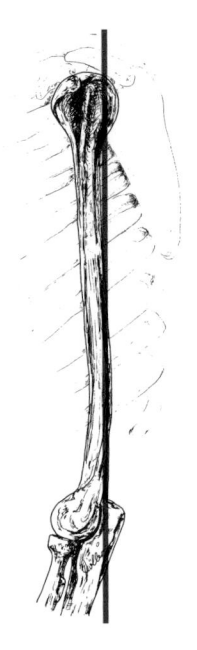

1 Músculo trapézio
2 Músculo escaleno
3 Clavícula
4 Artéria e veia subescapulares
5 Articulação acromioclavicular
6 Músculo serrátil anterior
7 Acrômio
8 Músculo infraespinal
9 Músculo bíceps braquial
10 Músculos intercostais
11 Músculo supraespinal (tendão)
12 Glenoide
13 Processo coracoide
14 Músculo subescapular

Braço, Coronal **105**

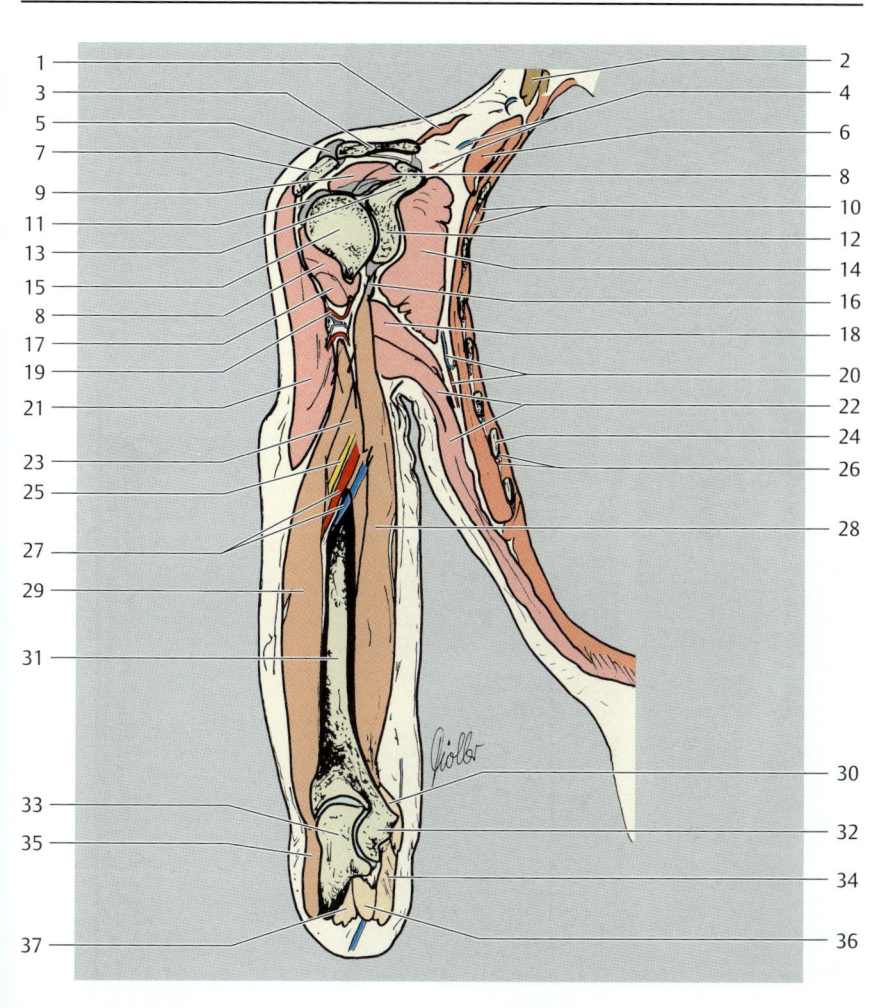

15 Úmero (cabeça)
16 Músculo tríceps braquial (cabeça longa, anexo de tendão)
17 Músculo redondo menor
18 Músculo redondo maior
19 Artéria e veia circunflexas posteriores do úmero
20 Artéria e veia toracodorsais
21 Músculo deltoide
22 Músculo latíssimo do dorso
23 Músculo tríceps braquial (cabeça medial)
24 Costela
25 Nervo radial
26 Artéria, veia e nervo intercostais
27 Artéria e veia braquiais profundas
28 Músculo tríceps braquial (cabeça longa)
29 Músculo tríceps braquial (cabeça lateral)
30 Músculo pronador redondo
31 Úmero (diáfise)
32 Epicôndilo medial do úmero
33 Olécrano
34 Músculo flexor superficial dos dedos
35 Músculo ancôneo
36 Músculo flexor ulnar do carpo
37 Músculo flexor profundo dos dedos

106 Extremidade Superior

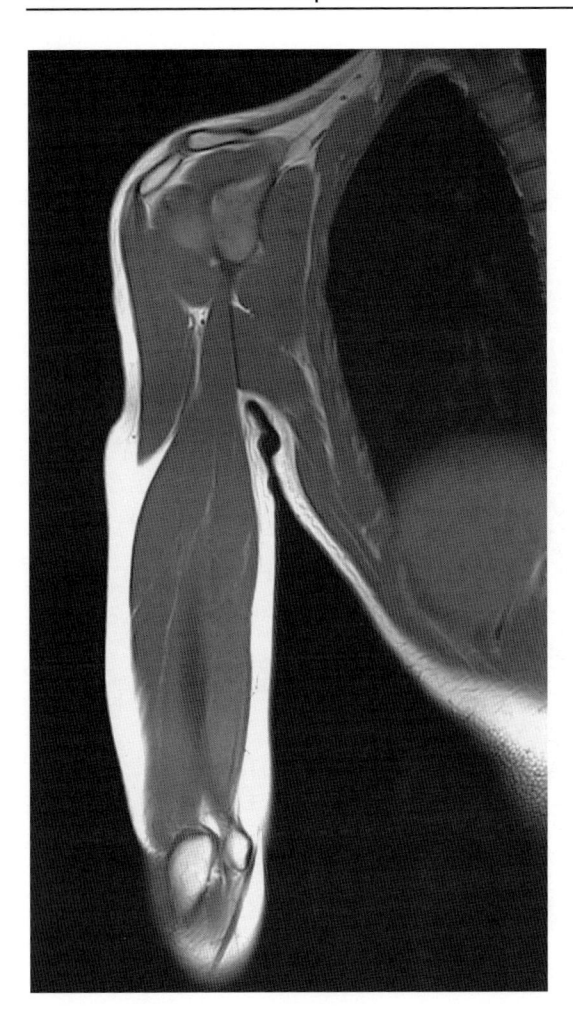

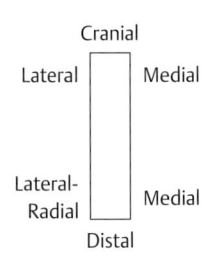

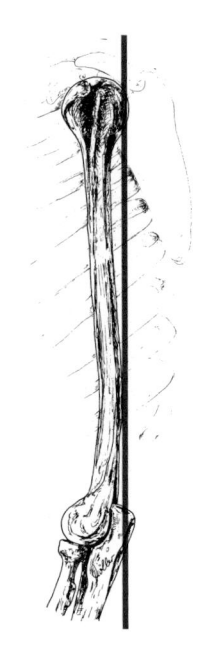

1 Clavícula
2 Músculos escalenos
3 Articulação acromioclavicular
4 Músculo trapézio
5 Músculo supraespinal
6 Músculo serrátil anterior
7 Acrômio
8 Músculo infraespinal
9 Músculo redondo menor
10 Glenoide

Braço, Coronal 107

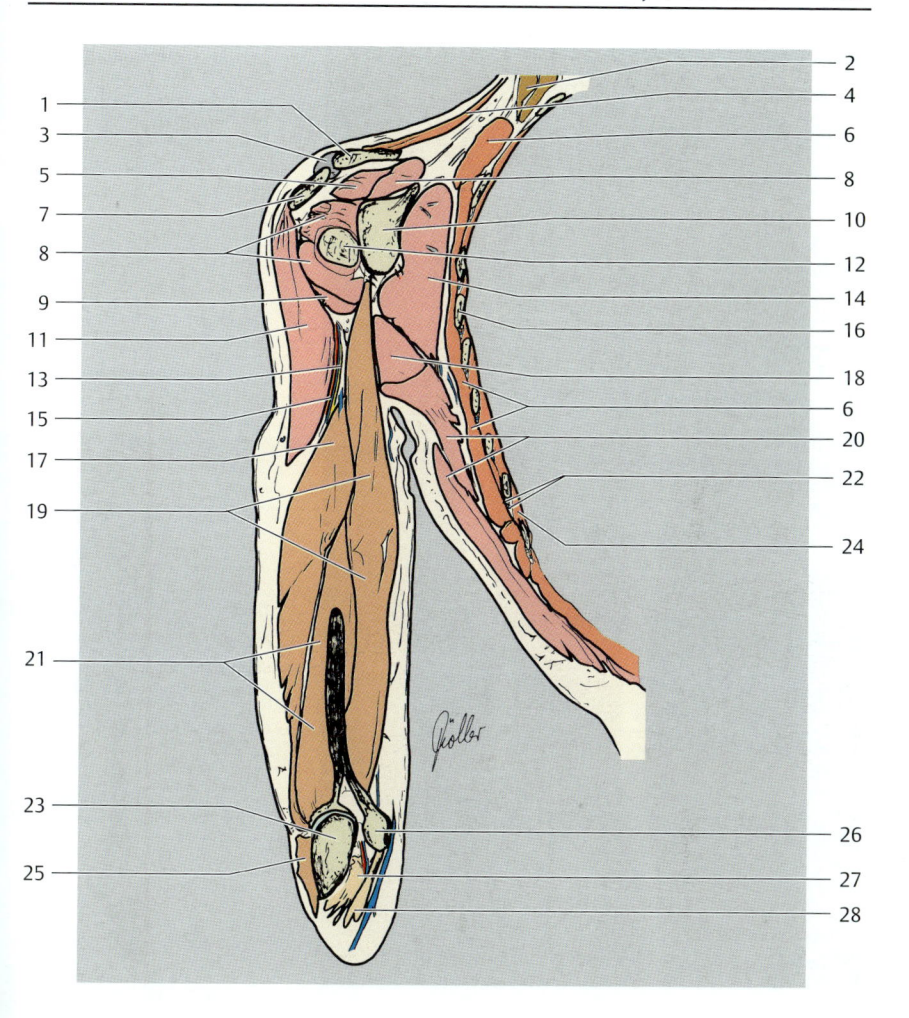

11 Músculo deltoide
12 Úmero (cabeça)
13 Nervo radial
14 Músculo subescapular
15 Artéria e veia braquiais profundas
16 Costela
17 Músculo tríceps braquial (cabeça lateral)
18 Músculo redondo maior
19 Músculo bíceps braquial (cabeça longa)
20 Músculo latíssimo do dorso
21 Músculo tríceps braquial (cabeça medial)
22 Artéria, veia e nervo intercostais
23 Olécrano
24 Músculos intercostais
25 Músculo ancôneo
26 Epicôndilo medial do úmero
27 Músculo flexor profundo dos dedos
28 Músculo flexor ulnar do carpo

108   Extremidade Superior

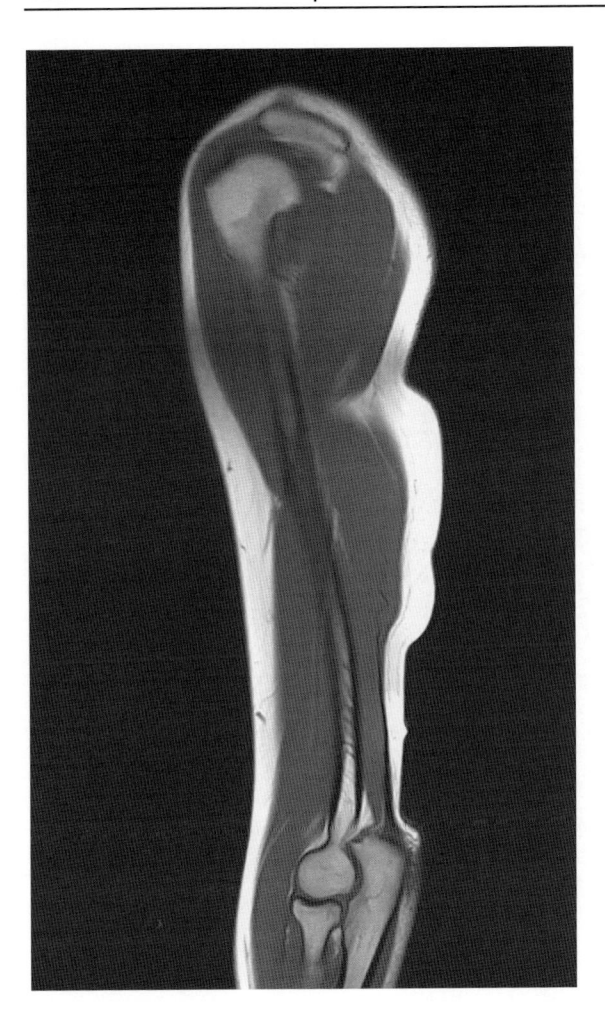

Proximal/
Cranial

Ventral   Dorsal

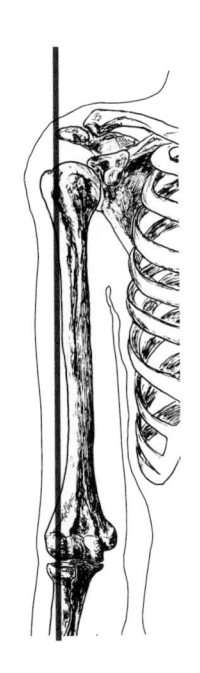

Distal

Braço, Sagital

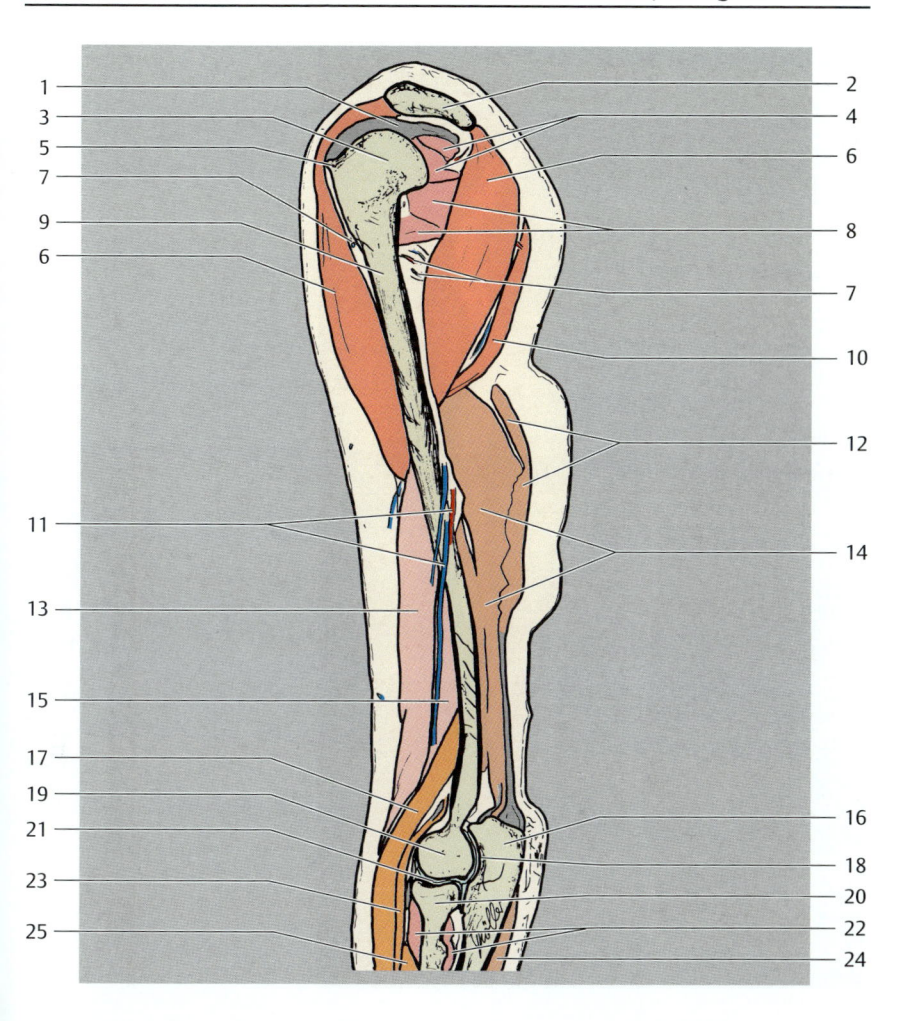

1 Músculo supraespinal (tendão)
2 Acrômio
3 Úmero (cabeça)
4 Músculo infraespinal
5 Tubérculo maior
6 Músculo deltoide (parte acromial)
7 Artéria e veia circunflexas posteriores do úmero
8 Músculo redondo menor
9 Úmero (diáfise)
10 Músculo deltoide
11 Artéria e veia braquiais profundas
12 Músculo tríceps braquial (cabeça longa)
13 Músculo bíceps braquial (cabeça longa)
14 Músculo tríceps braquial (cabeça lateral)
15 Músculo braquial
16 Olécrano
17 Músculo braquiorradial
18 Articulação umeroulnar
19 Úmero (capítulo)
20 Rádio (cabeça)
21 Articulação umerorradial
22 Músculo supinador
23 Músculo extensor radial do carpo
24 Músculo ancôneo
25 Músculo extensor curto radial do carpo

Extremidade Superior

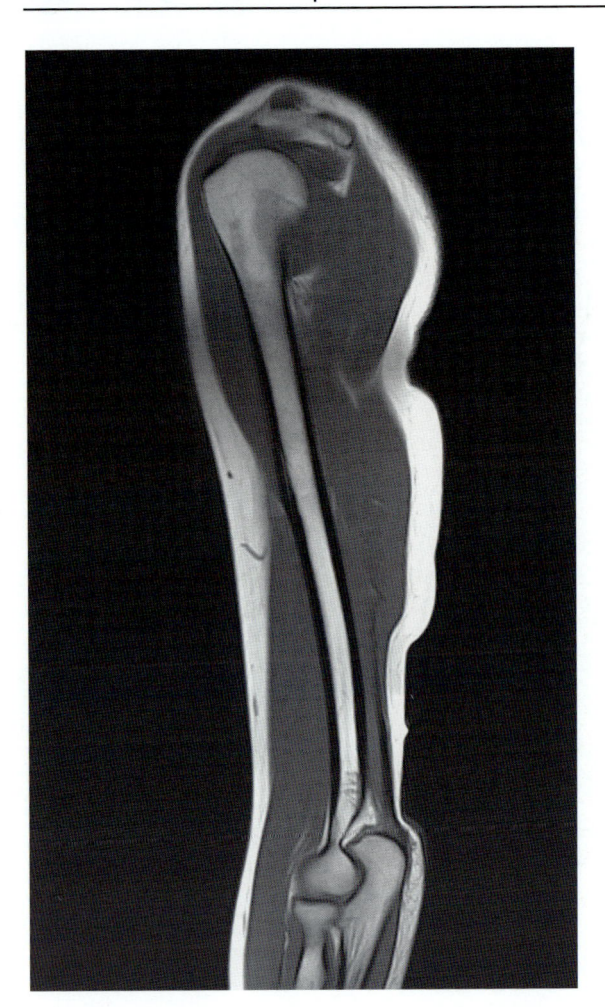

Proximal/Cranial
Ventral ☐ Dorsal
Distal

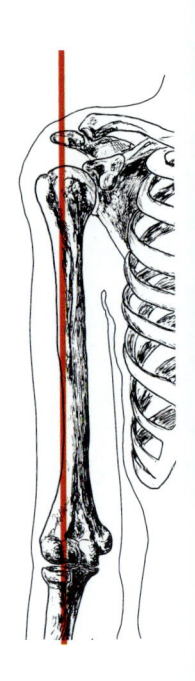

1 Clavícula
2 Ligamento acromioclavicular
3 Acrômio
4 Músculo infraespinal
5 Músculo supraespinal (tendão)
6 Úmero (cabeça)
7 Úmero (tubérculo maior)
8 Músculo redondo menor
9 Úmero (colo)

Braço, Sagital

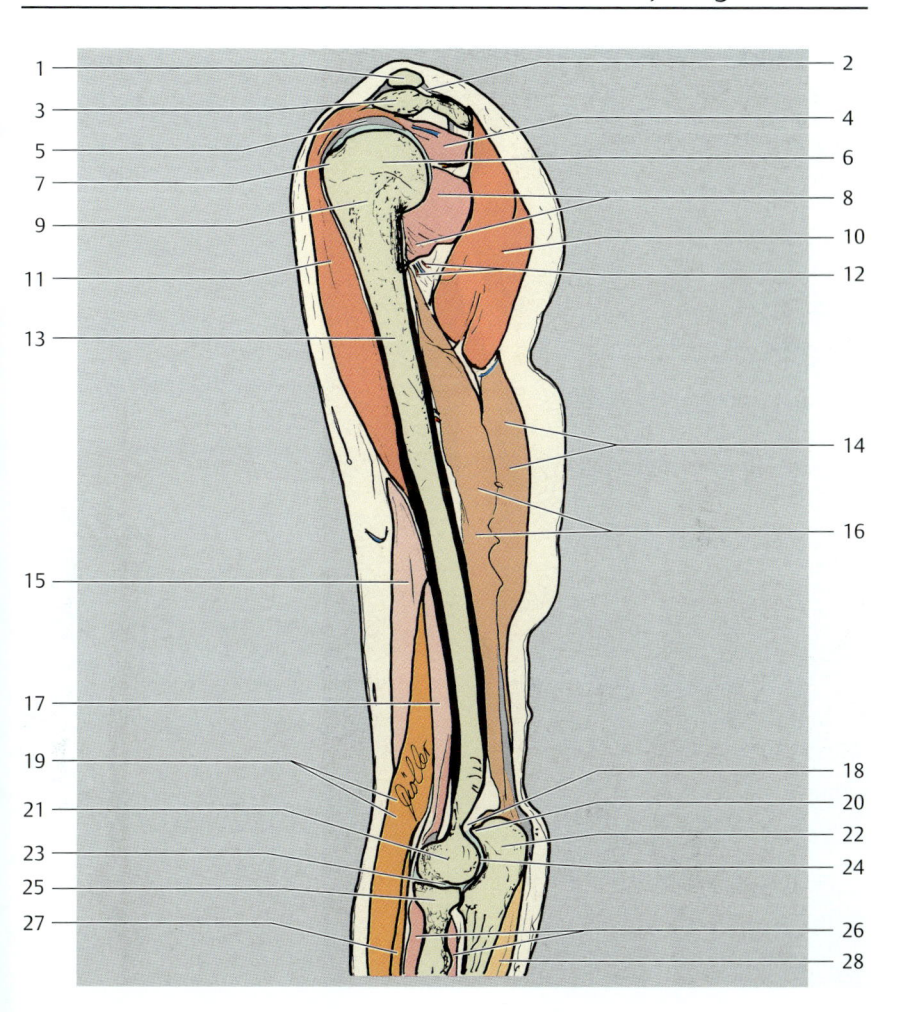

10 Músculo deltoide (parte acromial)
11 Músculo deltoide
12 Artéria e veia circunflexas posteriores do úmero
13 Úmero (diáfise)
14 Músculo tríceps braquial (cabeça longa)
15 Músculo bíceps braquial (cabeça longa)
16 Músculo tríceps braquial (cabeça lateral)
17 Músculo braquial
18 Fossa do olécrano
19 Músculo braquiorradial
20 Processo coronoide
21 Úmero (capítulo)
22 Olécrano
23 Articulação umerorradial
24 Articulação umeroulnar
25 Rádio (cabeça)
26 Músculo supinador
27 Músculo extensor radial do carpo
28 Músculo flexor profundo dos dedos

112 Extremidade Superior

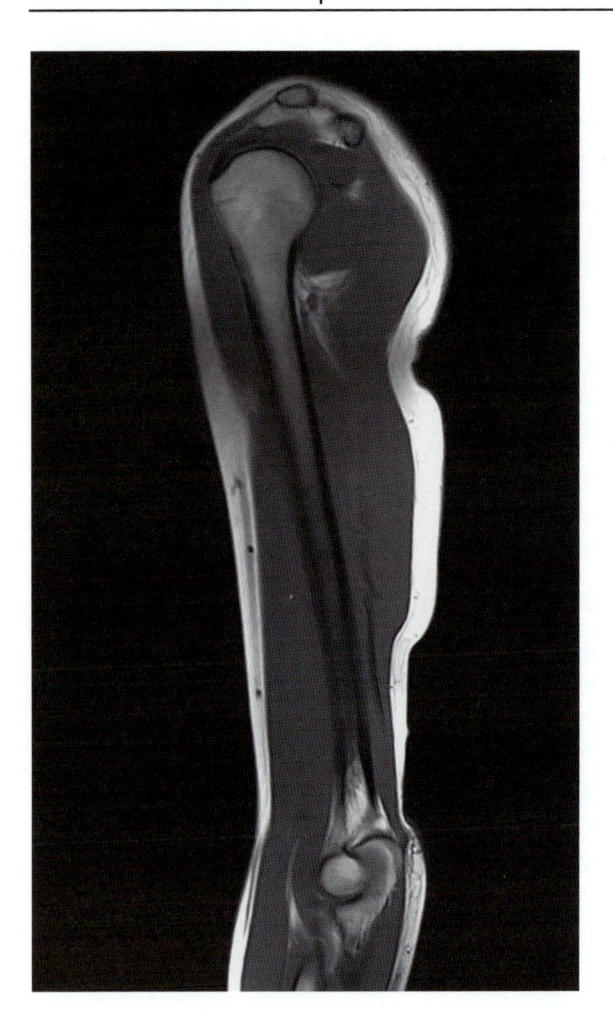

Proximal/Cranial
Ventral Dorsal
Distal

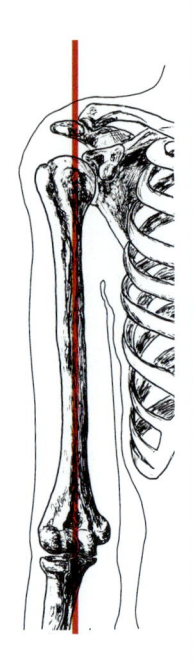

1 Clavícula
2 Ligamento acromioclavicular
3 Músculo supraespinal (+ tendão)
4 Acrômio
5 Úmero (tubérculo maior)
6 Músculo infraespinal
7 Úmero (cabeça)
8 Músculo redondo menor
9 Músculo deltoide
10 Músculo deltoide (parte acromial)
11 Úmero (diáfise)

Braço, Sagital

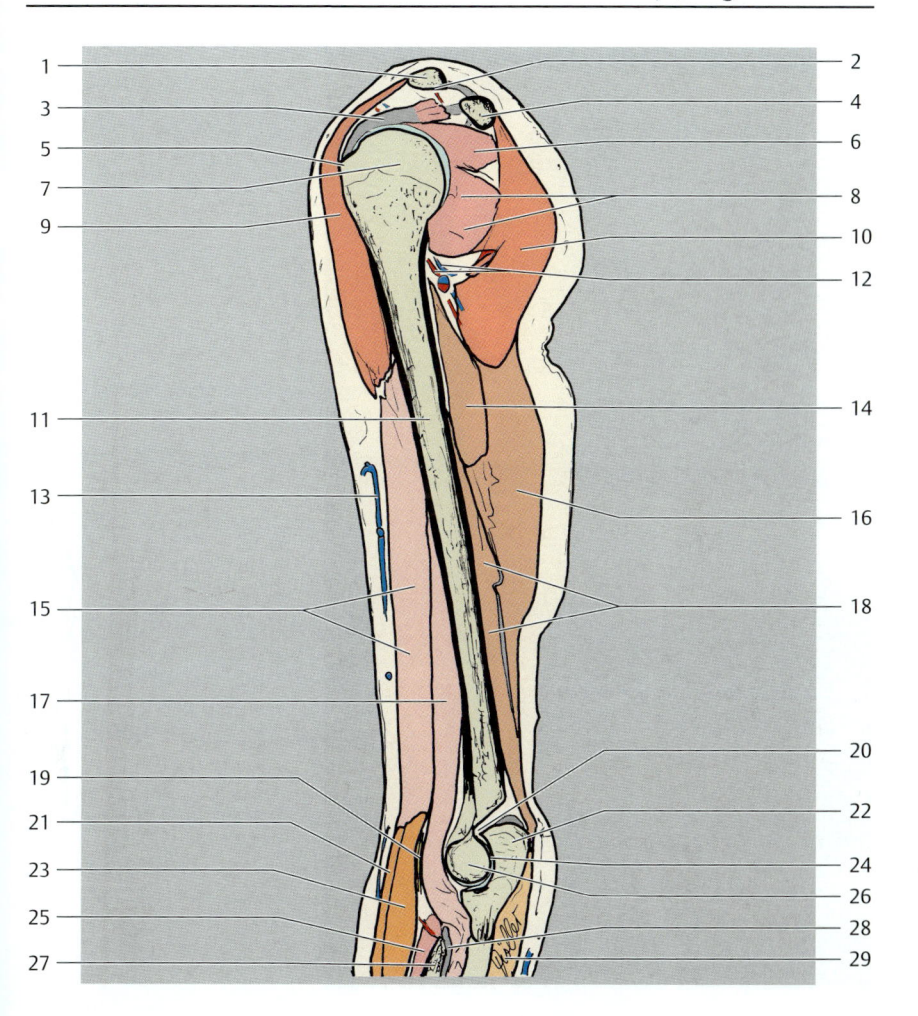

12 Artéria e veia circunflexas posteriores do úmero
13 Veia cefálica
14 Músculo tríceps braquial (cabeça lateral)
15 Músculo bíceps braquial (cabeça longa)
16 Músculo tríceps braquial (cabeça longa)
17 Músculo braquial
18 Músculo tríceps braquial (cabeça medial)
19 Nervo radial
20 Fossa do olécrano
21 Músculo braquiorradial
22 Olécrano
23 Músculo extensor radial do carpo
24 Articulação umeroulnar
25 Músculo supinador
26 Úmero (capítulo)
27 Rádio (diáfise)
28 Músculo bíceps braquial (tendão)
29 Músculo flexor profundo dos dedos

114 Extremidade Superior

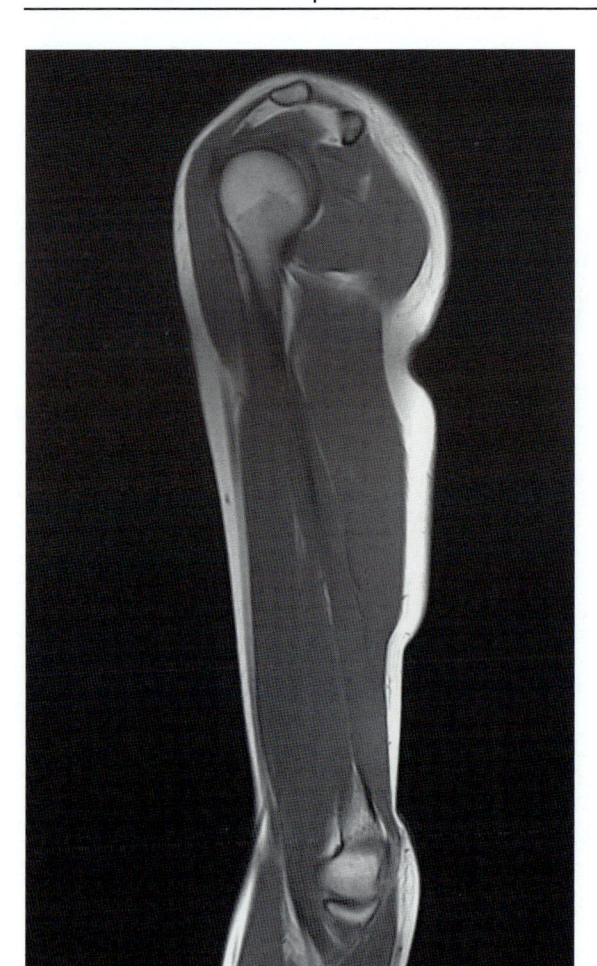

Proximal/
Cranial

Ventral ☐ Dorsal

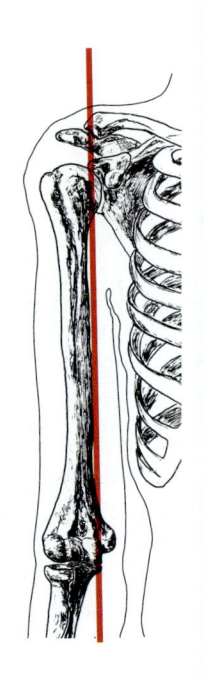

Distal

Braço, Sagital

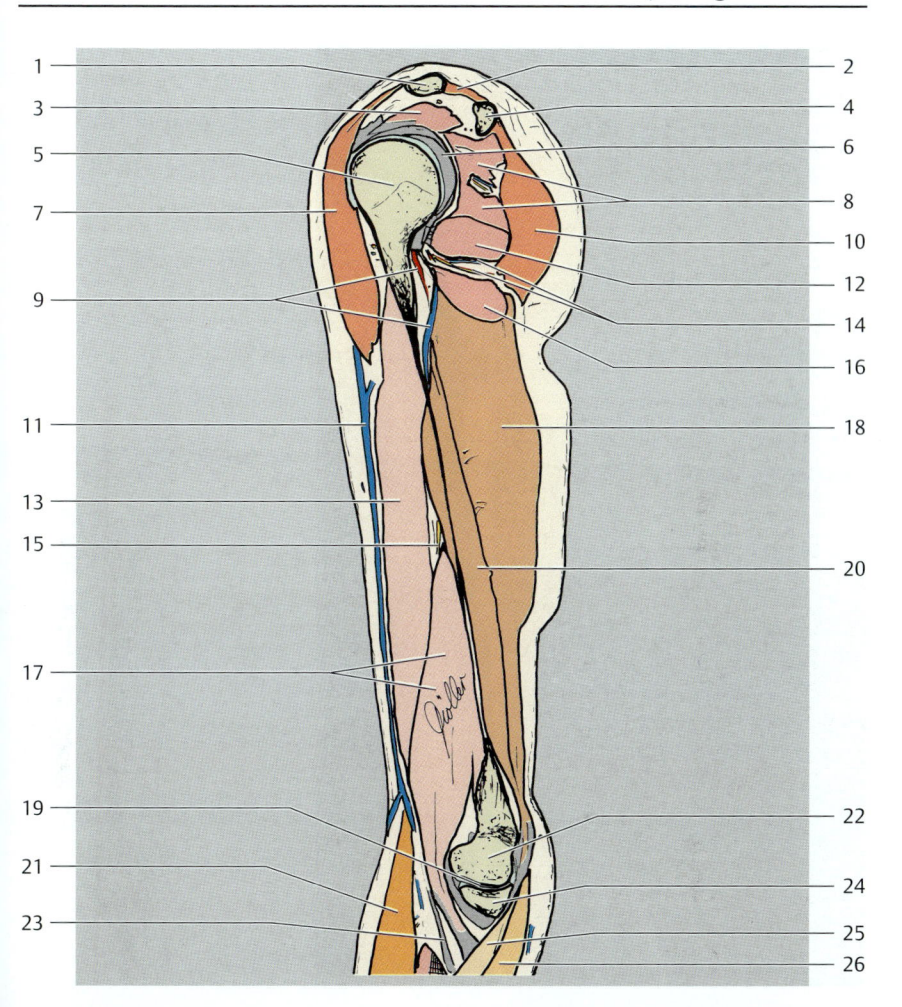

1 Clavícula
2 Músculo trapézio
3 Músculo supraespinal (+ tendão)
4 Acrômio
5 Úmero (cabeça)
6 Cápsula articular
7 Músculo deltoide
8 Músculo infraespinal
9 Artéria e veia circunflexas posteriores do úmero
10 Músculo deltoide (parte acromial)
11 Veia cefálica
12 Músculo redondo menor
13 Músculo bíceps braquial (cabeça longa)
14 Artéria e veia circunflexas posteriores do úmero, ramos musculares
15 Nervo mediano
16 Músculo redondo maior
17 Músculo braquial
18 Músculo tríceps braquial (cabeça longa)
19 Articulação umeroulnar
20 Músculo tríceps braquial (cabeça medial)
21 Músculo braquiorradial
22 Úmero (tróclea)
23 Músculo bíceps braquial (tendão)
24 Ulna
25 Músculo flexor radial do carpo
26 Músculo flexor profundo dos dedos

116   Extremidade Superior

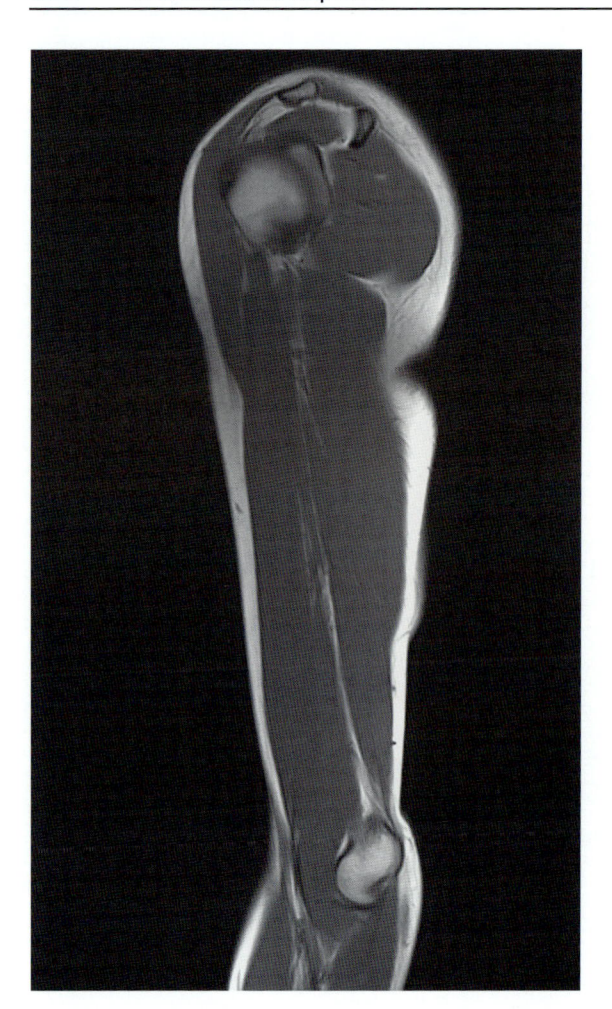

Proximal/
Cranial

Ventral   ☐   Dorsal

Distal

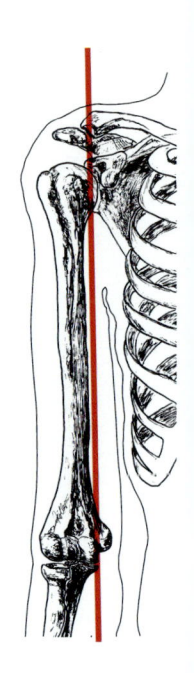

1 Clavícula
2 Músculo trapézio
3 Músculo supraespinal (+ tendão)
4 Acrômio
5 Cápsula articular
6 Glenoide
7 *Labrum* glenoidal
8 Músculo infraespinal
9 Úmero (cabeça)
10 Músculo deltoide (parte acromial)

Braço, Sagital

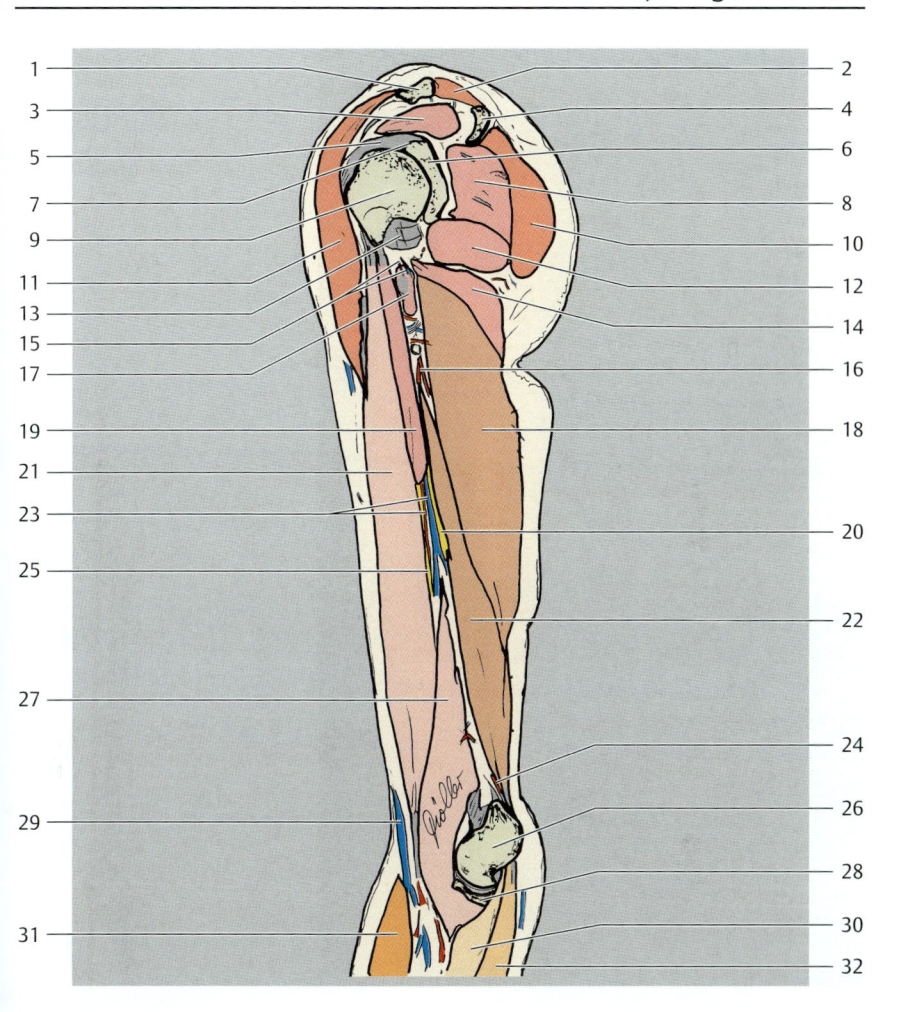

11 Músculo deltoide	21 Músculo bíceps braquial (cabeça longa)
12 Músculo redondo menor	22 Músculo tríceps braquial (cabeça medial)
13 Ligamento glenoumeral	
14 Músculo redondo maior	23 Artéria e veia braquiais profundas
15 Artéria e veia circunflexas posteriores do úmero	24 Artéria e veia colaterais ulnares
	25 Nervo mediano
16 Artéria e veia circunflexas posteriores do úmero (ramo muscular)	26 Epicôndilo medial
	27 Músculo braquial
17 Músculo latíssimo do dorso (inserção)	28 Olécrano
18 Músculo tríceps braquial (cabeça longa)	29 Veia cubital mediana
	30 Músculo flexor ulnar do carpo
19 Músculo coracobraquial	31 Músculo braquiorradial
20 Nervo ulnar	32 Músculo flexor profundo dos dedos

118 Extremidade Superior

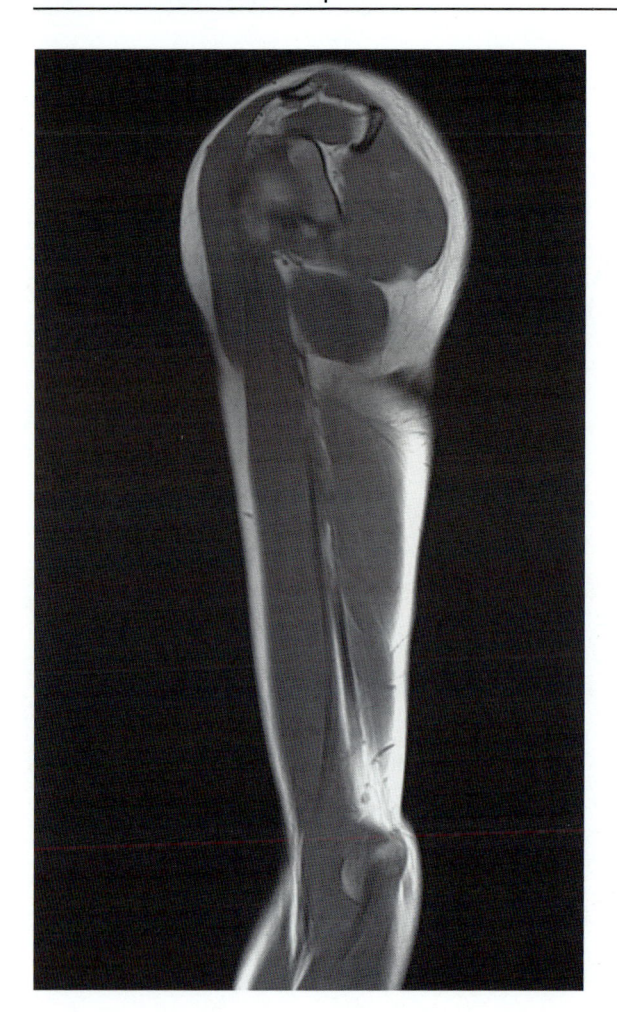

Proximal/Cranial
Ventral ☐ Dorsal
Distal

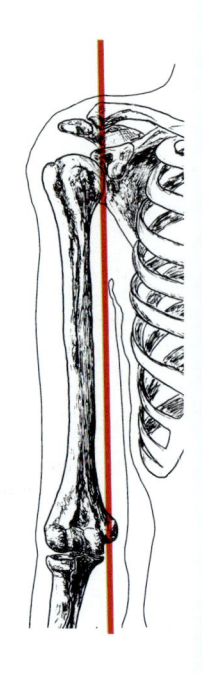

1 Clavícula
2 Músculo trapézio
3 Ligamento coracoclavicular
4 Acrômio
5 Músculo supraespinal
6 Glenoide
7 Cápsula articular
8 Músculo deltoide (parte acromial)
9 Músculo deltoide
10 Músculo infraespinal

Braço, Sagital

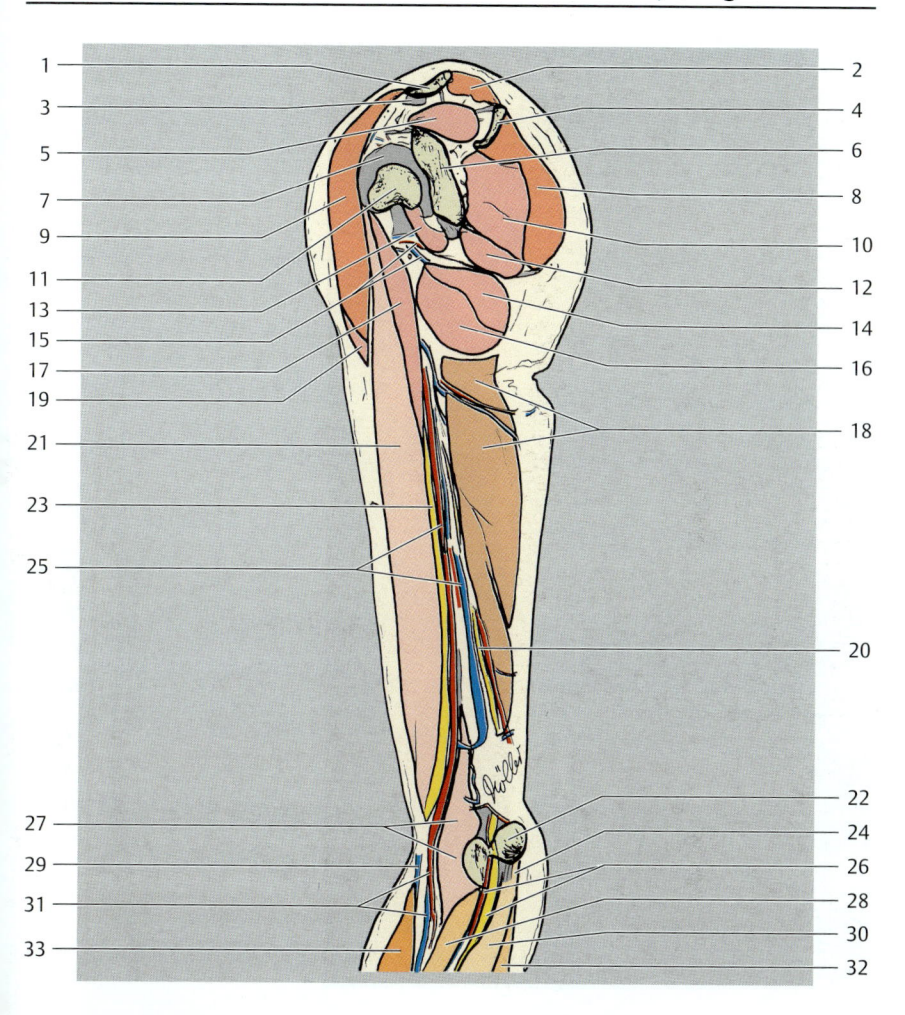

11 Úmero (cabeça)
12 Músculo redondo menor
13 Músculo subescapular
14 Músculo redondo maior
15 Artéria e veia circunflexas posteriores do úmero
16 Músculo latíssimo do dorso
17 Músculo coracobraquial
18 Músculo tríceps braquial (cabeça longa)
19 Músculo peitoral maior
20 Nervo ulnar
21 Músculo bíceps braquial (cabeça longa)
22 Úmero (tróclea)
23 Nervo mediano
24 Cabeça comum dos músculos flexores
25 Artéria e veia braquiais
26 Nervo ulnar e artéria e veia colaterais ulnares
27 Músculo braquial
28 Músculo flexor superficial dos dedos
29 Veia cubital mediana
30 Músculo flexor ulnar do carpo
31 Artéria e veia lunares
32 Músculo flexor profundo dos dedos
33 Músculo braquiorradial

120 Extremidade Superior

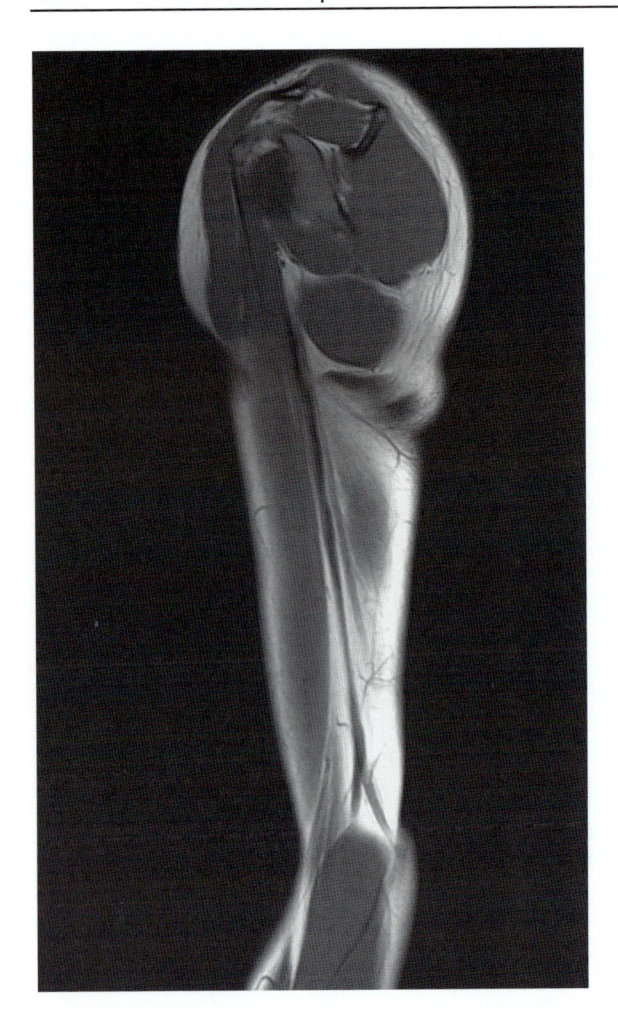

Proximal/Cranial
Ventral ☐ Dorsal
Distal

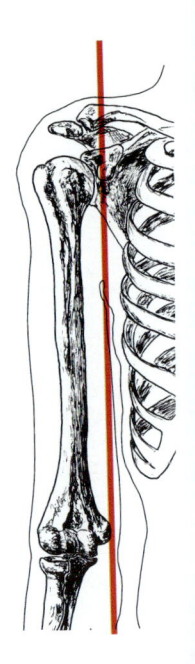

1 Clavícula
2 Músculo trapézio
3 Processo coracoide
4 Músculo supraespinal
5 Músculo deltoide
6 Acrômio

Braço, Sagital

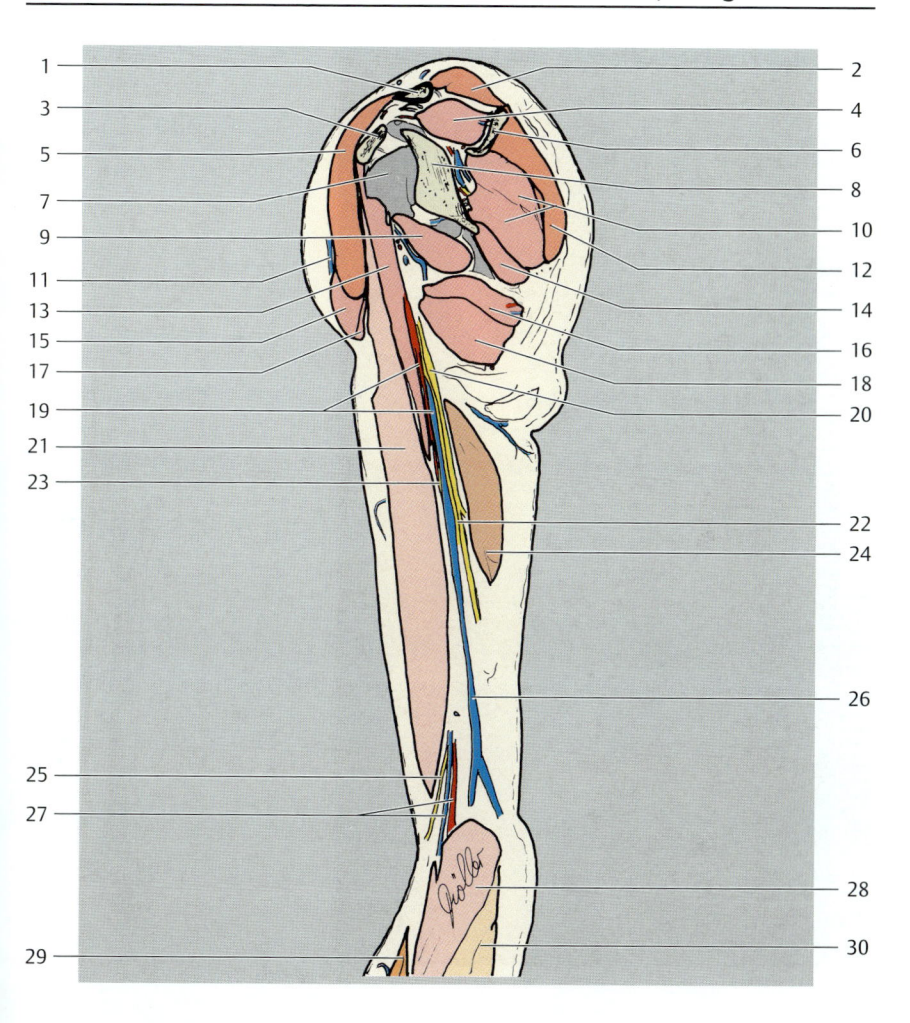

7 Cápsula articular
8 Escápula (colo)
9 Músculo subescapular
10 Músculo infraespinal
11 Veia cefálica
12 Músculo deltoide (parte acromial)
13 Músculo coracobraquial
14 Músculo redondo menor
15 Músculo peitoral maior
16 Músculo redondo maior
17 Músculo peitoral menor
18 Músculo latíssimo do dorso
19 Artéria e veia braquiais
20 Nervo radial
21 Músculo bíceps braquial (cabeça longa)
22 Nervo ulnar
23 Nervo mediano
24 Músculo tríceps braquial (cabeça longa)
25 Nervo cutâneo medial do braço
26 Veia basílica
27 Artéria e veia lunares
28 Músculo braquial
29 Músculo braquiorradial
30 Músculo flexor ulnar do carpo

122 Extremidade Superior

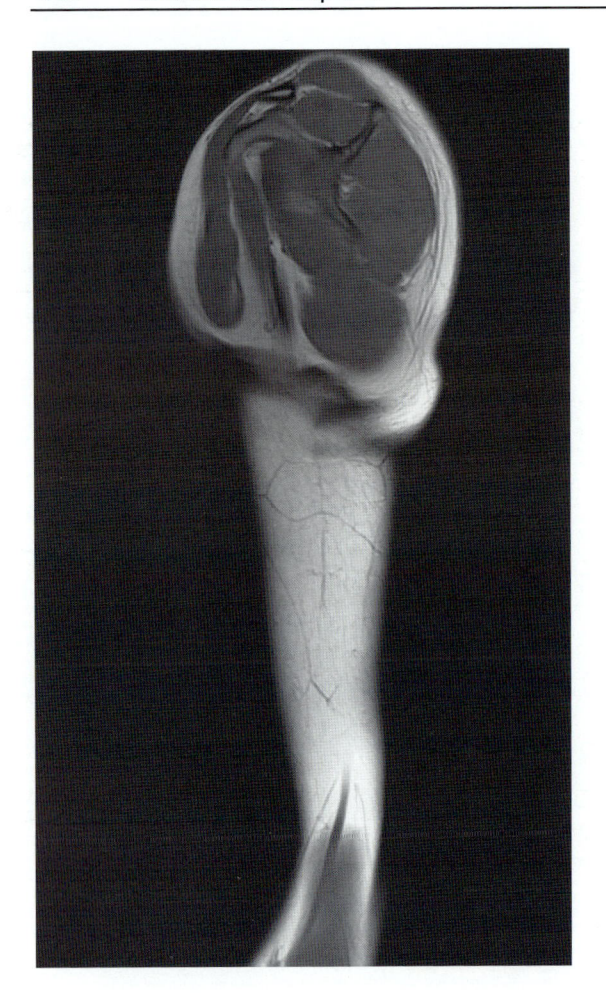

Proximal/
Cranial

Ventral ☐ Dorsal

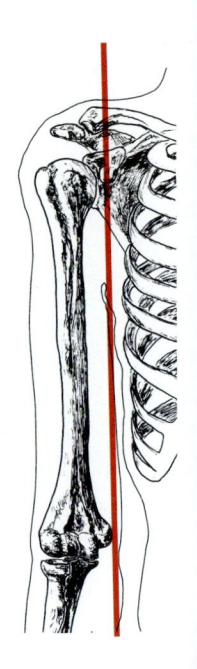

Distal

Braço, Sagital

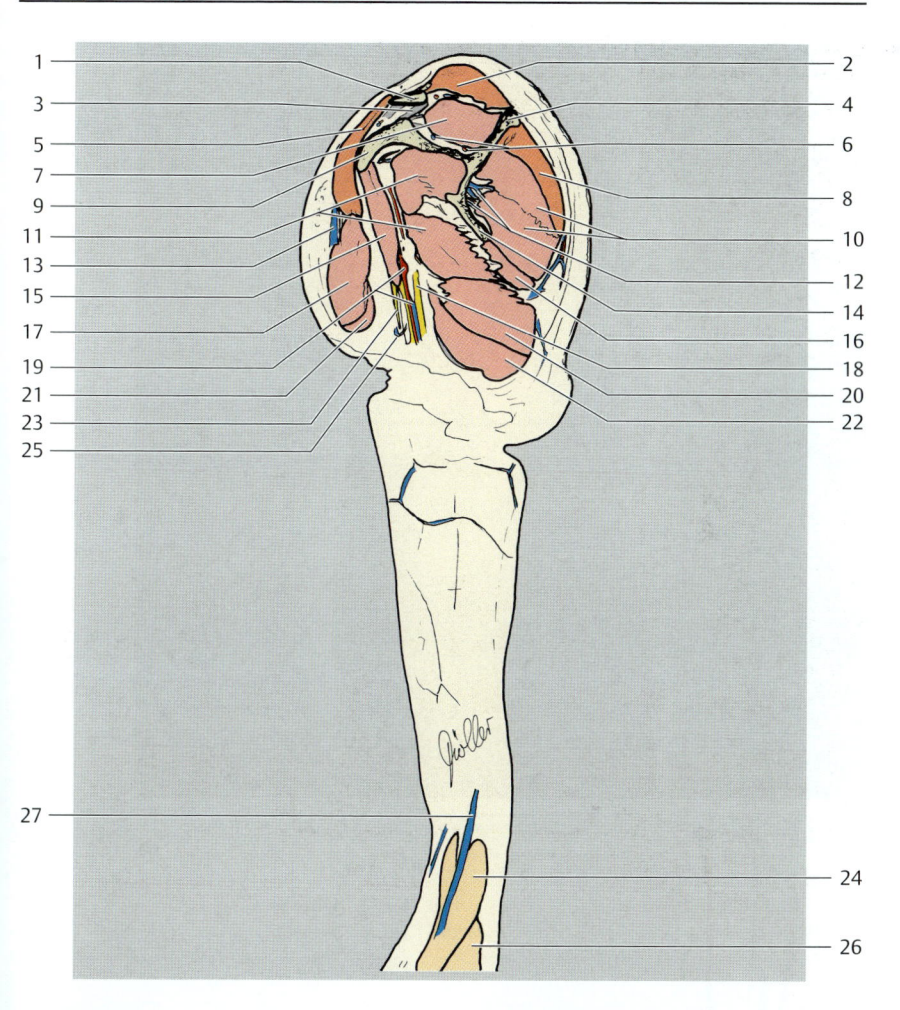

1 Clavícula
2 Músculo trapézio
3 Ligamento coracoclavicular
4 Acrômio
5 Músculo deltoide
6 Artéria e veia supraescapulares
7 Músculo supraespinal
8 Músculo deltoide (parte acromial)
9 Processo coracoide
10 Músculo infraespinal
11 Músculo subescapular
12 Artéria e veia circunflexas da escápula
13 Veia cefálica
14 Escápula
15 Músculo coracobraquial
16 Músculo redondo menor
17 Músculo peitoral maior
18 Nervo radial
19 Artéria e veia braquiais
20 Músculo redondo maior
21 Músculo peitoral menor
22 Músculo latíssimo do dorso
23 Nervo mediano
24 Músculo pronador redondo
25 Nervo ulnar
26 Músculo flexor ulnar do carpo
27 Veia basílica

124 Extremidade Superior

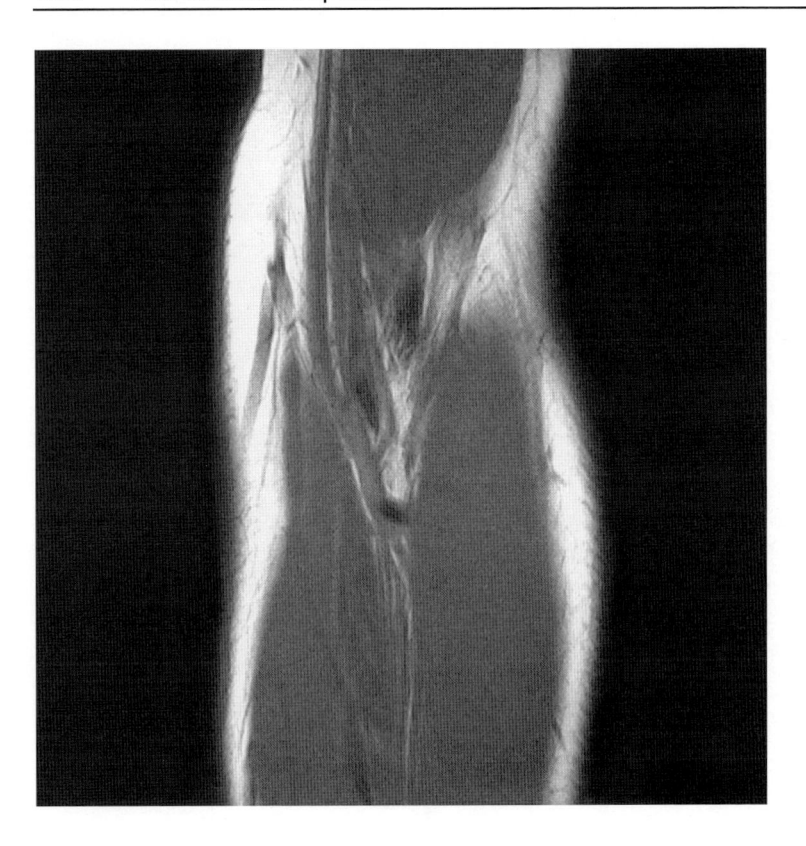

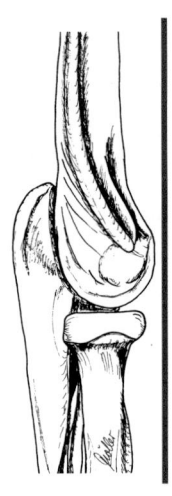

Proximal
Ulnar ⬜ Radial
Medial ⬜ Lateral
Distal

Cotovelo, Coronal

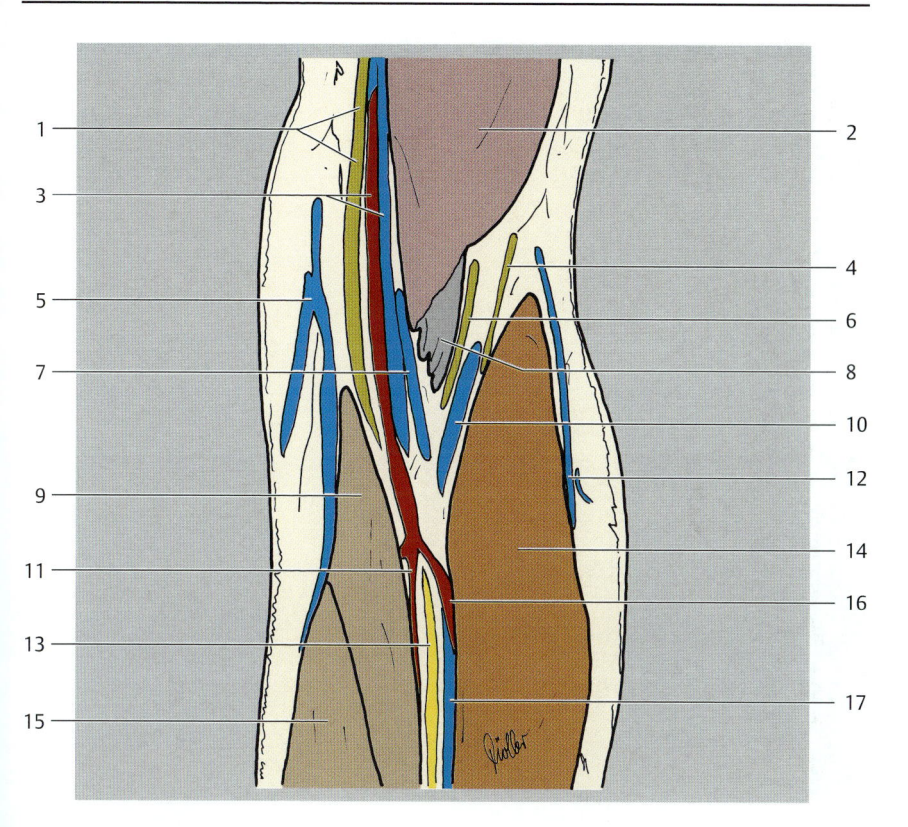

1. Nervo mediano
2. Músculo braquial
3. Artéria e veia braquiais
4. Nervo cutâneo lateral do antebraço
5. Veia basílica
6. Nervo radial (ramo profundo)
7. Veia cubital mediana
8. Músculo bíceps braquial (tendão)
9. Músculo pronador redondo
10. Veia cefálica mediana
11. Artéria ulnar
12. Veia cefálica
13. Nervo mediano
14. Músculo braquiorradial
15. Músculo flexor radial do carpo
16. Artéria radial
17. Veia mediana do antebraço

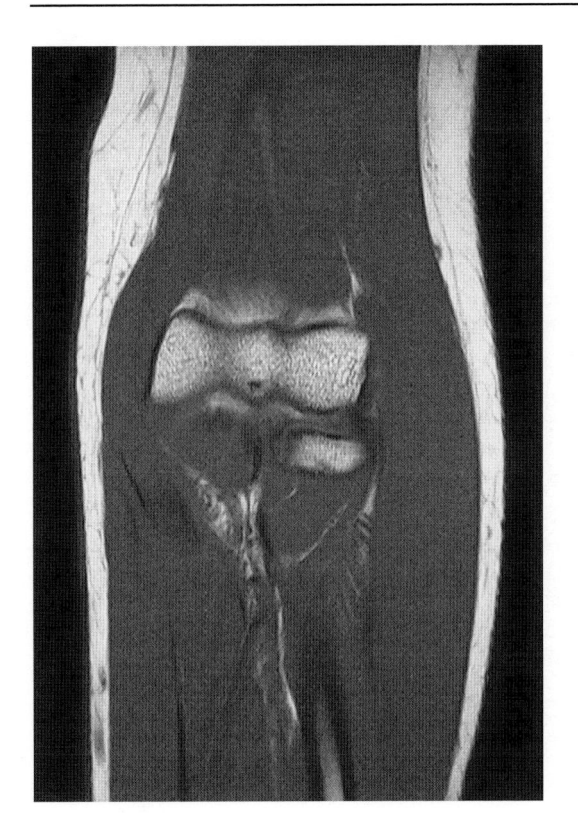

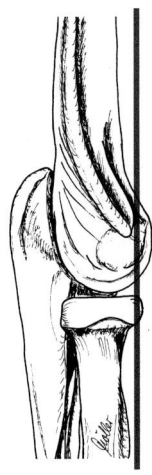

Proximal

Ulnar Radial
Medial Lateral

Distal

Cotovelo, Coronal   **127**

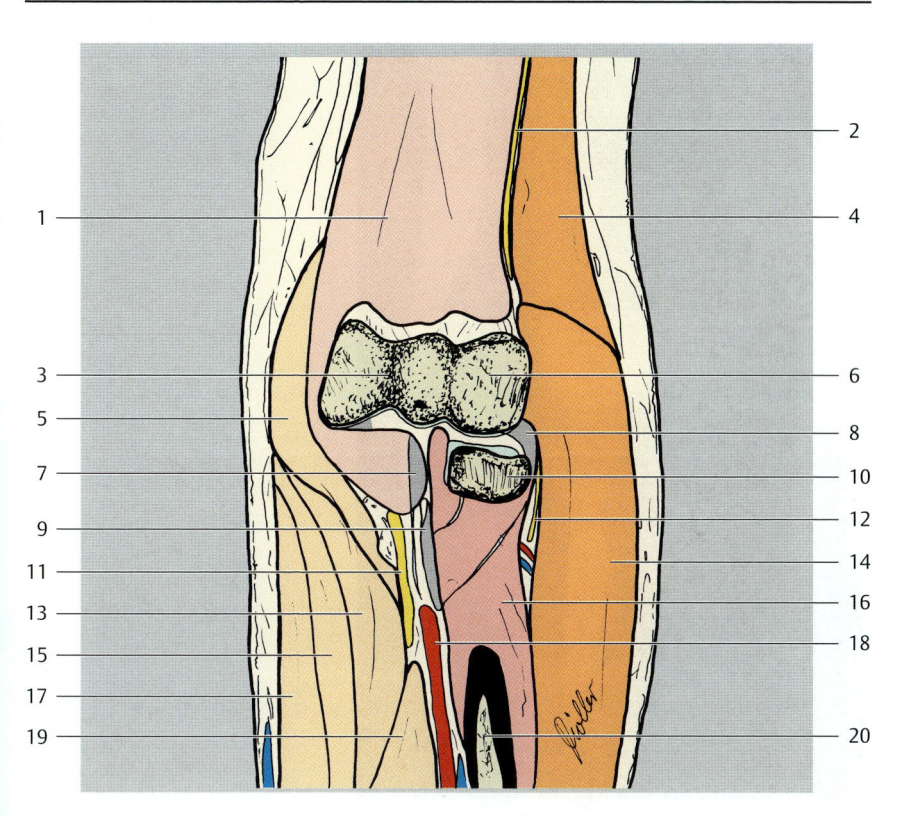

1 Músculo braquial
2 Nervo radial
3 Úmero (tróclea)
4 Músculo braquiorradial
5 Músculo pronador redondo
6 Úmero (capítulo)
7 Músculo braquial (tendão)
8 Ligamento anular e ligamento colateral radial da articulação do punho
9 Músculo bíceps braquial (tendão)
10 Rádio (cabeça)
11 Nervo mediano
12 Nervo radial (ramo profundo)
13 Músculo flexor radial do carpo
14 Músculos extensores longo e curto radiais do carpo
15 Músculo palmar longo
16 Músculo supinador
17 Músculo flexor ulnar do carpo
18 Artéria e veia interósseas
19 Músculo flexor profundo dos dedos
20 Rádio (diáfise)

128 Extremidade Superior

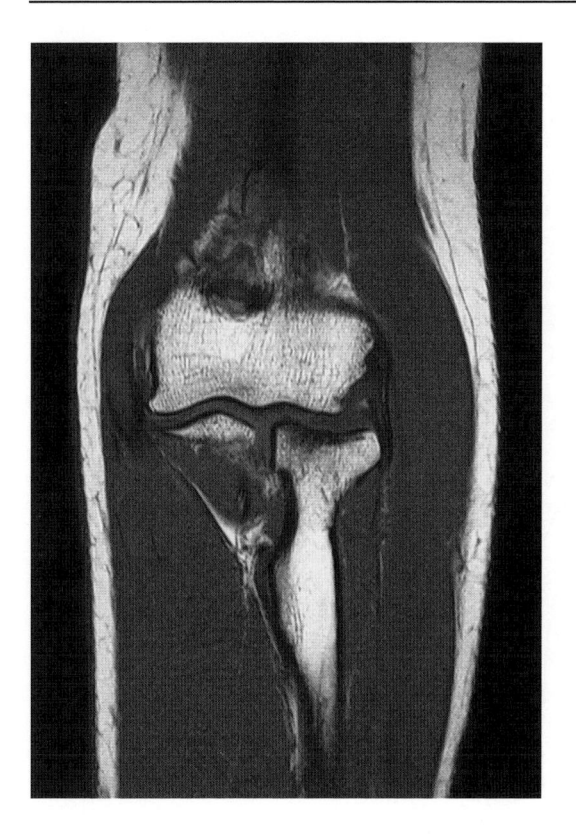

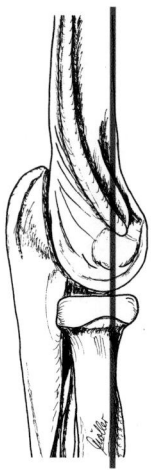

Proximal

Ulnar Radial
Medial Lateral

Distal

Cotovelo, Coronal

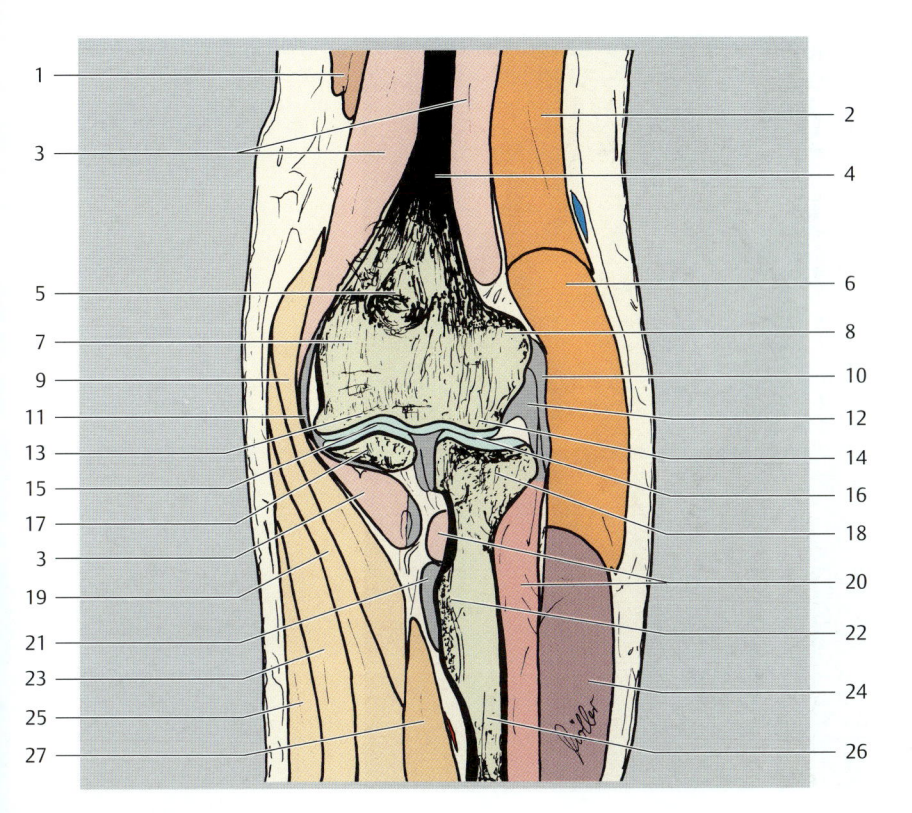

1 Músculo tríceps braquial
2 Músculo braquiorradial
3 Músculo braquial
4 Úmero (diáfise)
5 Fossa coronoide
6 Músculo extensor longo radial do carpo
7 Epicôndilo medial
8 Epicôndilo lateral
9 Músculo pronador redondo
10 Tendões extensores comuns (anexos)
11 Ligamento colateral medial
12 Ligamento colateral radial
13 Úmero (tróclea)
14 Úmero (capítulo)
15 Articulação umeroulnar
16 Articulação umerorradial
17 Ulna (processo coronoide)
18 Rádio (cabeça)
19 Músculo flexor radial do carpo
20 Músculo supinador
21 Músculo bíceps braquial (tendão)
22 Tuberosidade radial
23 Músculo palmar longo
24 Músculo extensor dos dedos
25 Músculo flexor superficial dos dedos
26 Rádio (cabeça)
27 Músculo flexor profundo dos dedos

130   Extremidade Superior

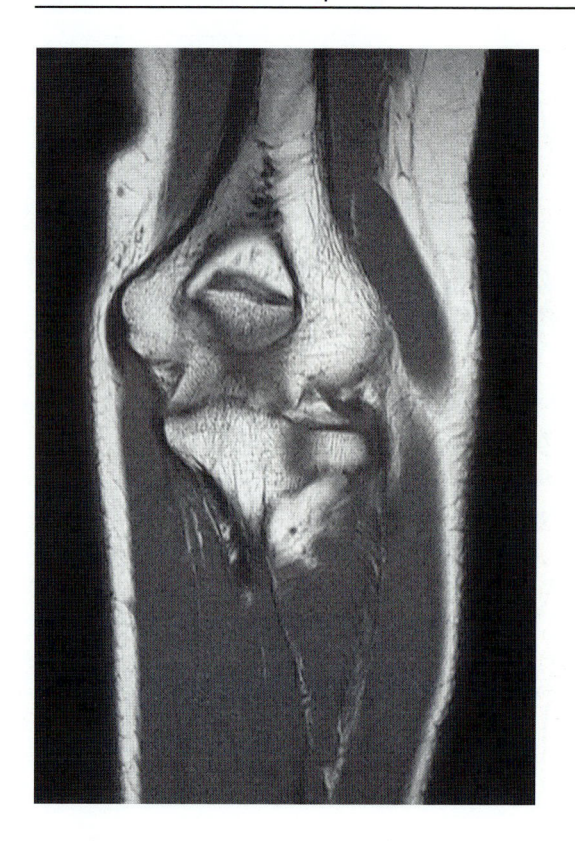

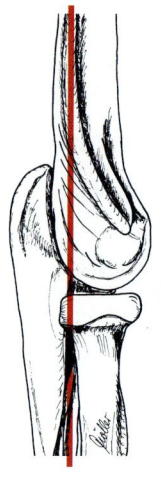

Proximal

Ulnar   Radial
Medial   Lateral

Distal

Cotovelo, Coronal

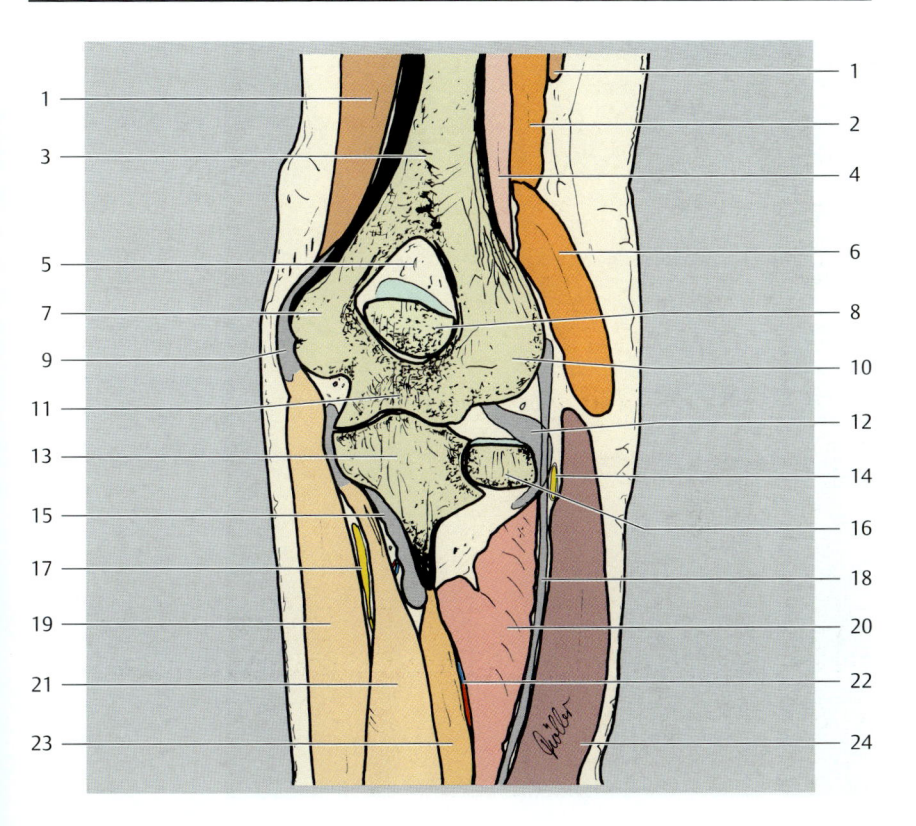

1. Músculo tríceps braquial
2. Músculo braquiorradial
3. Úmero (diáfise)
4. Músculo braquial
5. Fossa do olécrano (corpo adiposo posterior)
6. Músculo extensor longo radial do carpo
7. Epicôndilo medial
8. Olécrano
9. Tendões flexores comuns (anexos)
10. Epicôndilo lateral
11. Úmero (tróclea)
12. Ligamento anular
13. Ulna (processo coronoide)
14. Nervo radial (ramo profundo)
15. Músculo braquial (anexo de tendão)
16. Rádio (cabeça)
17. Nervo ulnar
18. Tendões extensores comuns
19. Músculo flexor ulnar do carpo
20. Músculo supinador
21. Músculo flexor superficial dos dedos
22. Artéria e veia interósseas comuns
23. Músculo flexor profundo dos dedos
24. Músculo extensor dos dedos

132 Extremidade Superior

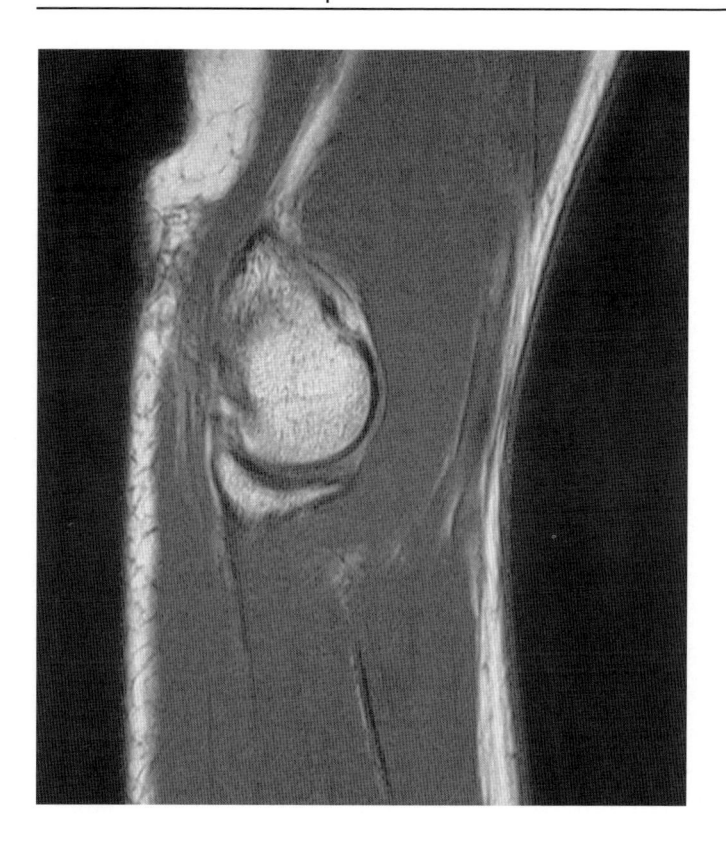

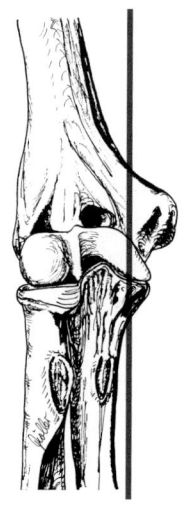

Proximal
Dorsal ▢ Ventral
Distal

Cotovelo, Sagital 133

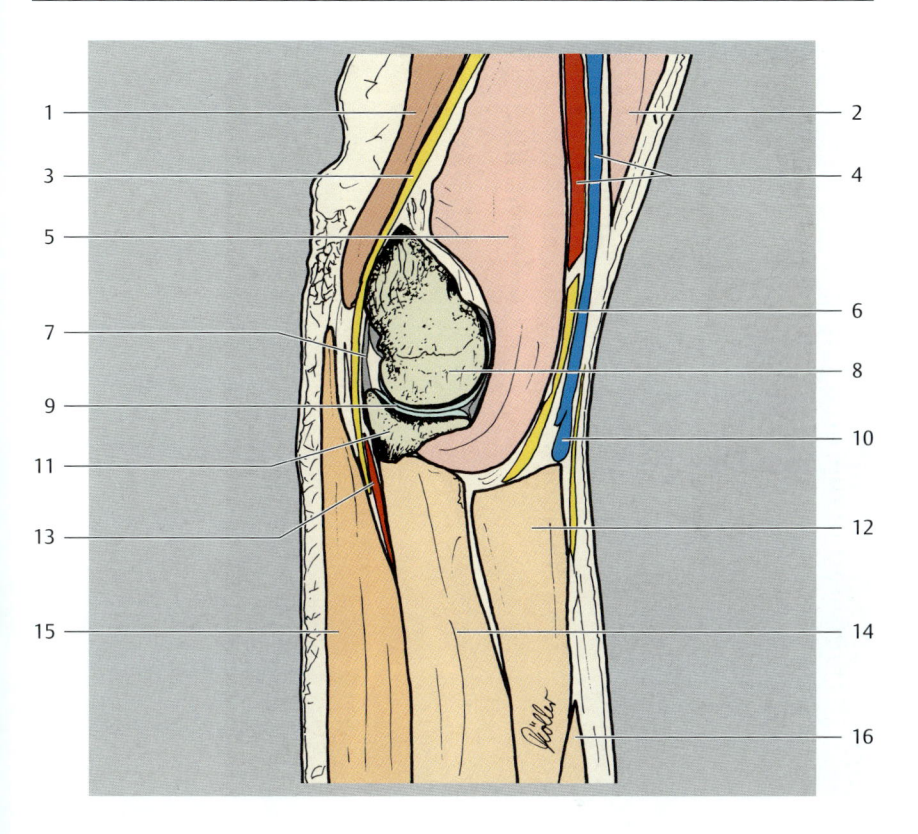

1 Músculo tríceps braquial
2 Músculo bíceps braquial
3 Nervo ulnar
4 Artéria e veia braquiais
5 Músculo braquial
6 Nervo mediano
7 Ligamento colateral ulnar, parte posterior (+ cápsula posterior da articulação do cotovelo)
8 Úmero (tróclea)
9 Articulação umeroulnar
10 Veia cubital mediana
11 Olécrano
12 Músculo pronador redondo
13 Artéria ulnar recorrente
14 Músculo flexor superficial dos dedos
15 Músculo flexor profundo dos dedos
16 Músculo flexor radial do carpo

134 Extremidade Superior

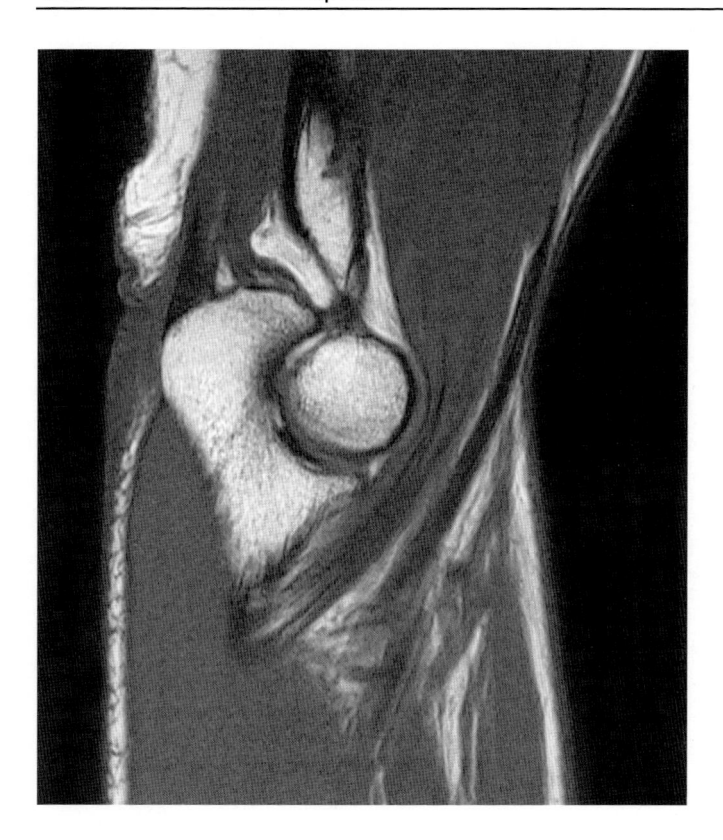

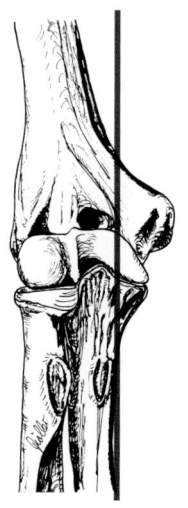

Proximal

Dorsal ☐ Ventral

Distal

Cotovelo, Sagital

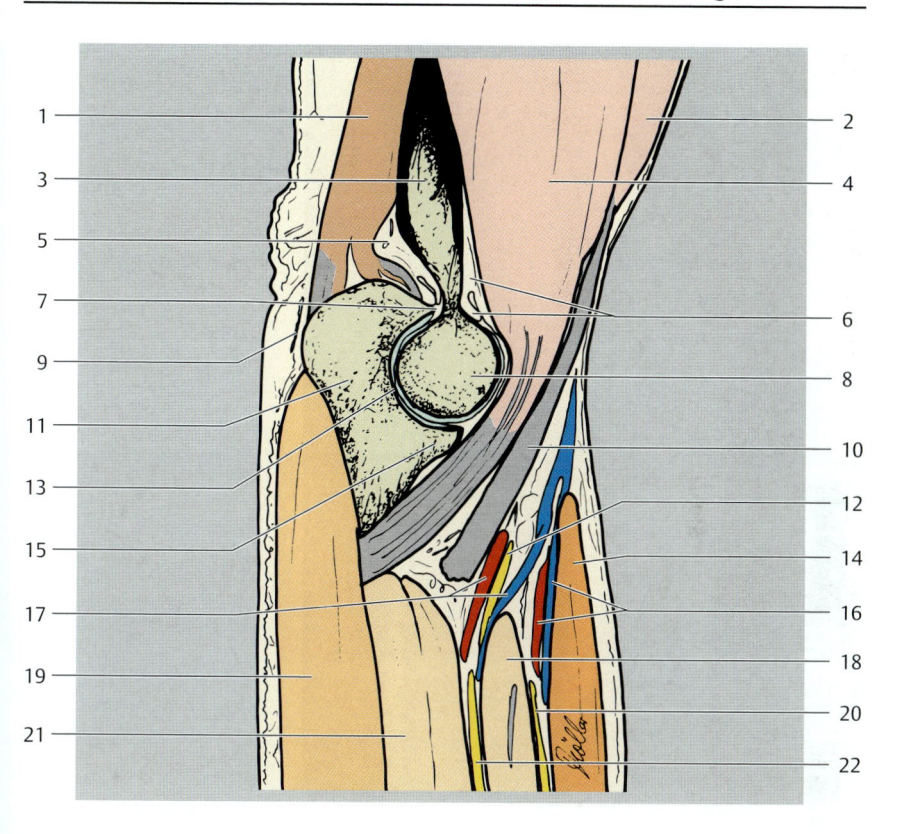

1 Músculo tríceps braquial
2 Músculo bíceps braquial
3 Úmero
4 Músculo braquial
5 Corpo adiposo posterior do cotovelo
6 Corpo adiposo anterior e fossa coronoide
7 Fossa do olécrano
8 Úmero (tróclea)
9 Bursa do olécrano
10 Músculo bíceps (tendão)
11 Olécrano
12 Nervo ulnar
13 Incisura troclear
14 Músculo braquiorradial
15 Processo coronoide
16 Artéria e veia radiais
17 Artéria e veia ulnares
18 Músculo pronador redondo
19 Músculo flexor profundo dos dedos
20 Nervo radial
21 Músculo flexor superficial dos dedos
22 Nervo mediano

136 Extremidade Superior

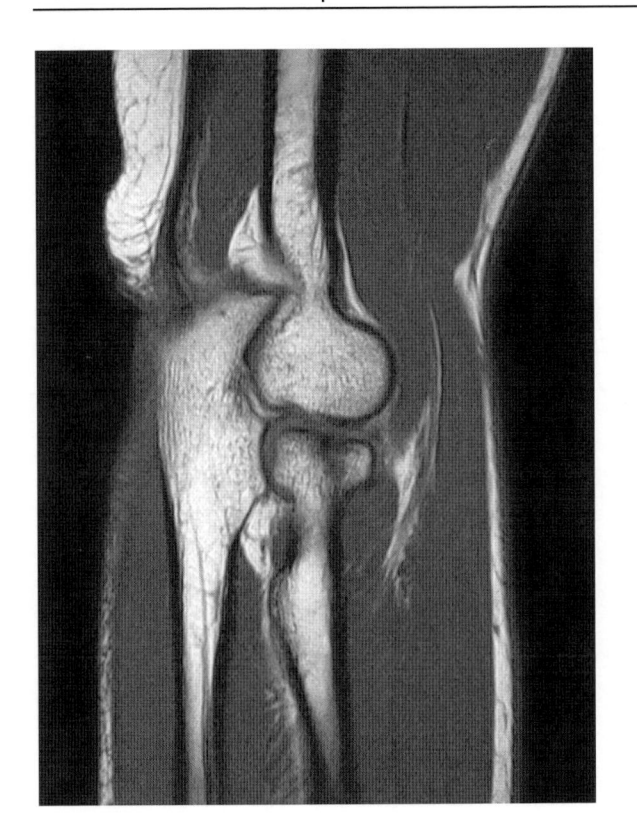

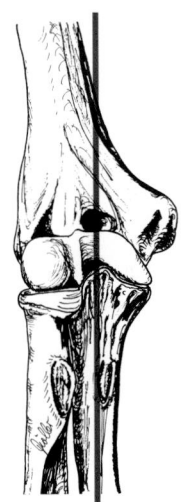

Proximal

Dorsal ▢ Ventral

Distal

Cotovelo, Sagital 137

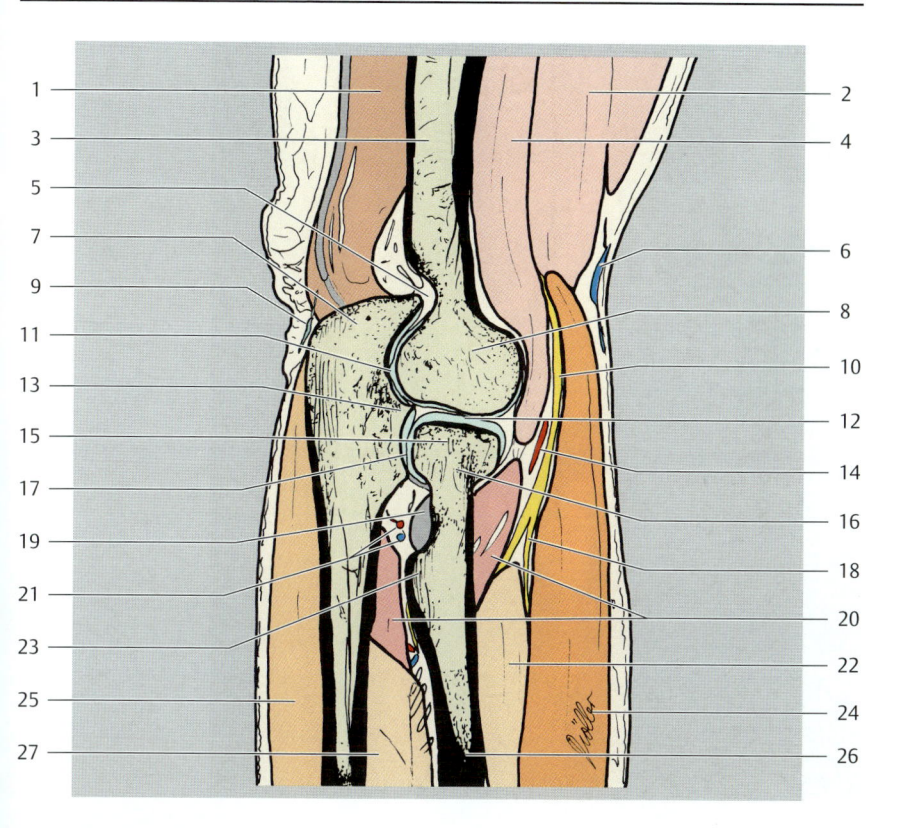

1 Músculo tríceps braquial
2 Músculo bíceps braquial
3 Úmero (diáfise)
4 Músculo braquial
5 Fossa do olécrano
6 Veia cefálica
7 Olécrano
8 Úmero (capítulo)
9 Bursa do olécrano
10 Nervo radial
11 Incisura troclear
12 Articulação umerorradial
13 Processo coronoide
14 Artéria braquial profunda
15 Rádio (cabeça)
16 Rádio (colo)
17 Articulação radioulnar proximal
18 Nervo radial (ramo superficial)
19 Músculo bíceps (anexo de tendão)
20 Músculo supinador
21 Artéria e veia interósseas
22 Músculo flexor superficial dos dedos
23 Tuberosidade radial
24 Músculo braquiorradial
25 Músculo flexor profundo dos dedos
26 Rádio (diáfise)
27 Músculo pronador redondo (cabeça da ulna)

138 Extremidade Superior

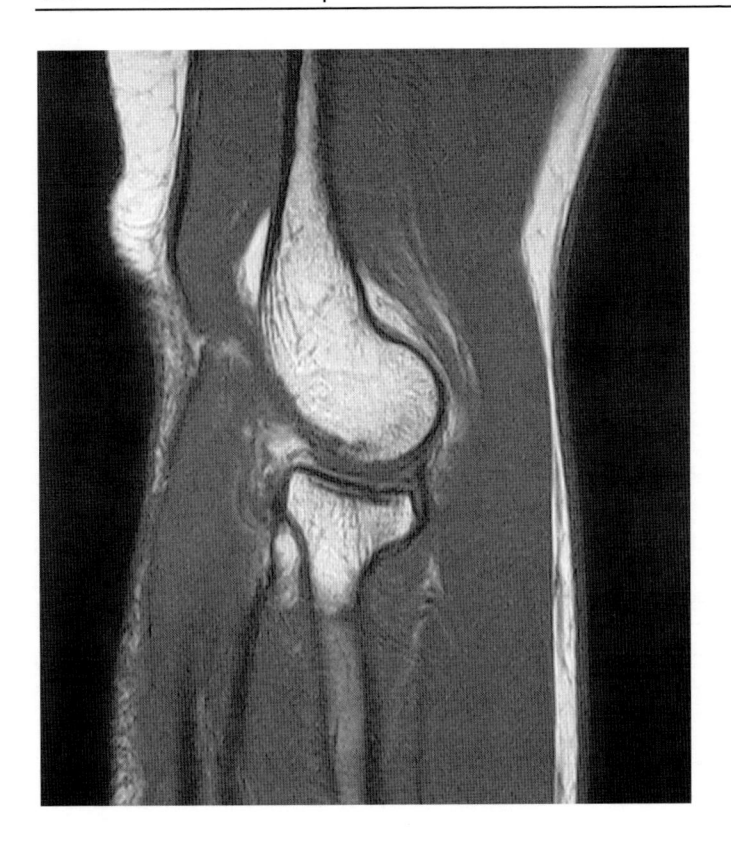

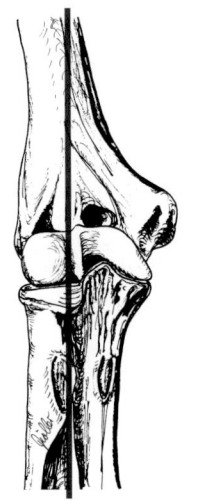

Proximal

Dorsal ▢ Ventral

Distal

Cotovelo, Sagital

1 Músculo tríceps braquial
2 Músculo bíceps braquial
3 Úmero (diáfise)
4 Músculo braquial
5 Cápsula articular
6 Nervo radial
7 Articulação umerorradial
8 Úmero (capítulo)
9 Rádio (cabeça)
10 Ligamento anular do rádio
11 Ligamento colateral radial
12 Veia cefálica
13 Músculo ancôneo
14 Músculo supinador
15 Artéria e veia interósseas
16 Músculo braquiorradial
17 Ulna (diáfise)
18 Nervo radial (ramo profundo)
19 Músculo extensor ulnar do carpo
20 Músculo extensor radial longo do carpo
21 Músculo pronador redondo (cabeça da ulna)
22 Músculo flexor superficial dos dedos (cabeça do rádio)
23 Rádio (diáfise)

Extremidade Superior

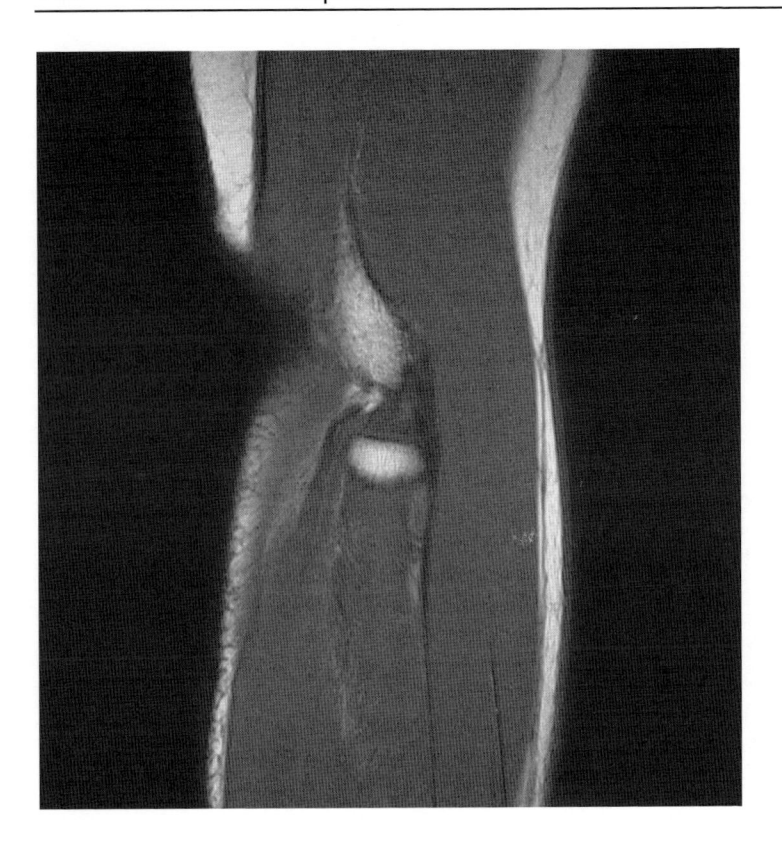

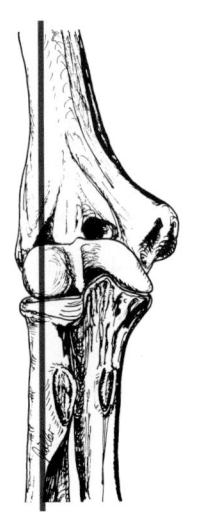

Proximal

Dorsal ☐ Ventral

Distal

Cotovelo, Sagital **141**

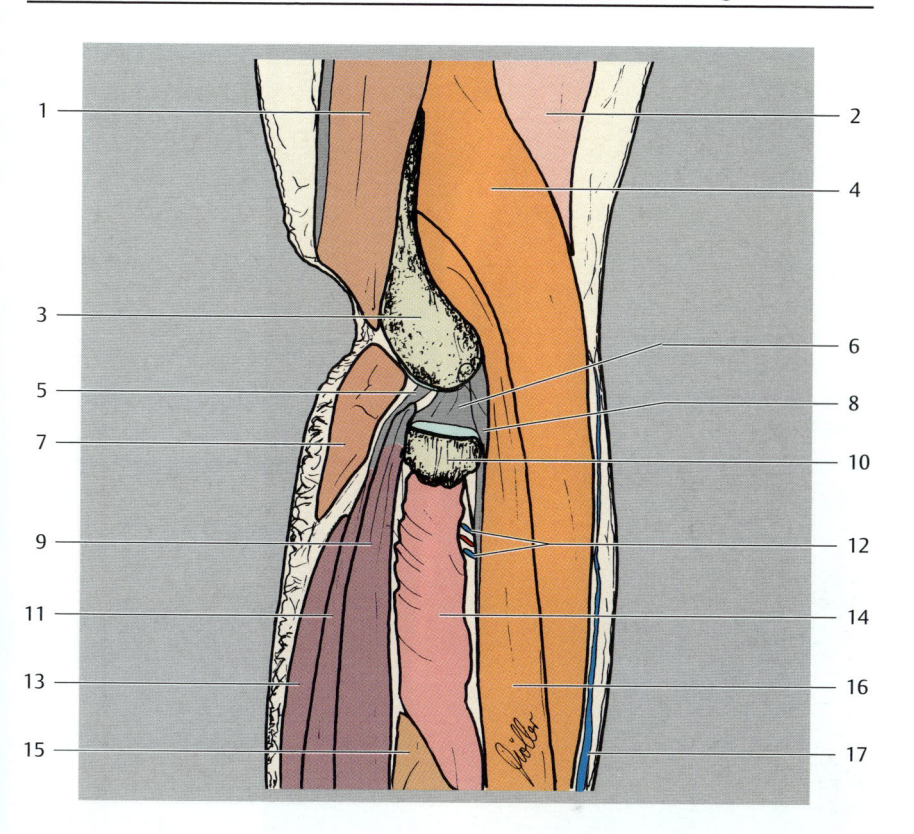

1 Músculo tríceps braquial
2 Músculo braquial
3 Úmero (capítulo)
4 Músculo braquiorradial
5 Cápsula articular
6 Ligamento colateral radial
7 Músculo ancôneo
8 Ligamento anular do rádio
9 Músculo extensor dos dedos
10 Rádio (cabeça)
11 Músculo extensor do dedo mínimo
12 Artéria e veias interósseas anteriores
13 Músculo extensor ulnar do carpo
14 Músculo supinador
15 Músculo abdutor longo do polegar
16 Músculo extensor radial longo do carpo
17 Veia cefálica

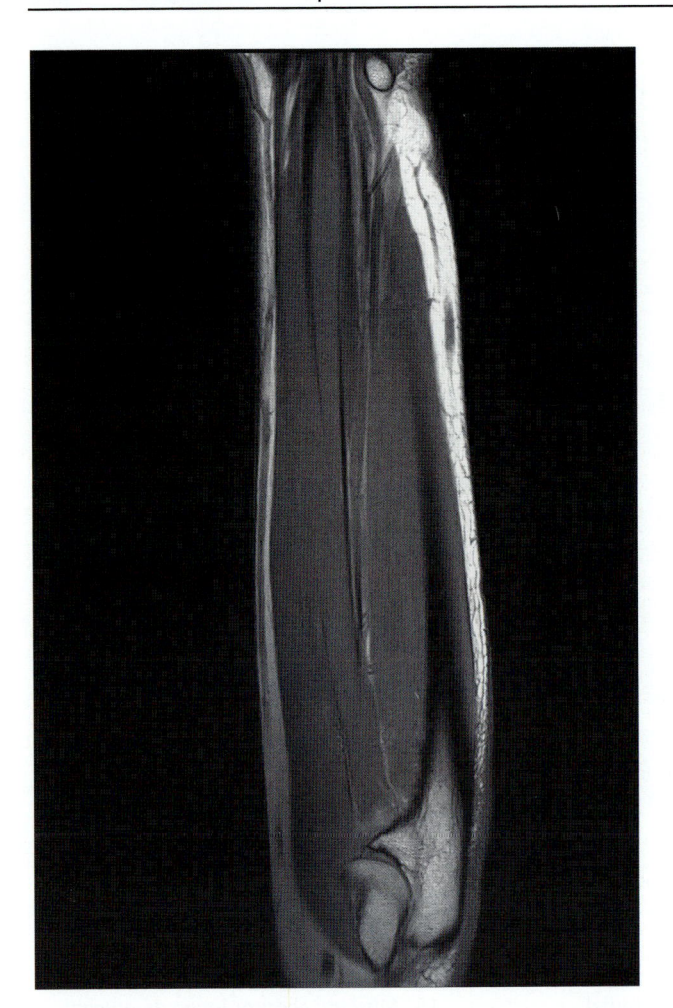

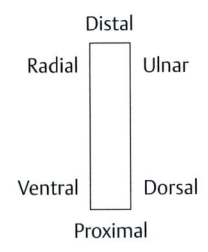

Distal

Radial | Ulnar

Ventral | Dorsal

Proximal

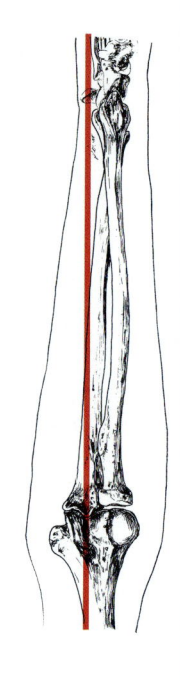

Antebraço, Sagital 143

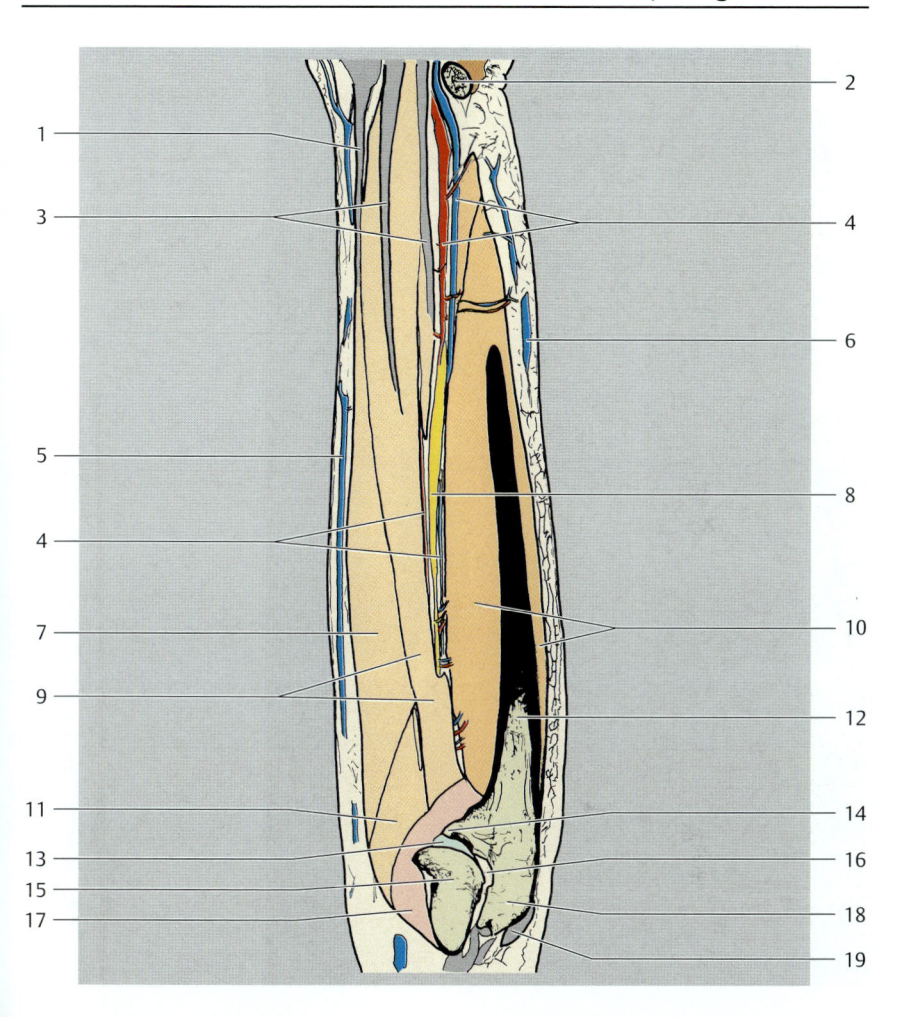

1 Músculo flexor radial do carpo (tendão)
2 Pisiforme
3 Músculo e tendão flexores superficiais dos dedos
4 Artéria e veia lunares
5 Veia cefálica
6 Veia basílica
7 Músculo flexor radial do carpo
8 Nervo ulnar
9 Músculo flexor superficial dos dedos
10 Músculo flexor profundo dos dedos
11 Músculo pronador redondo
12 Ulna (diáfise)
13 Articulação umeroulnar
14 Processo coronoide
15 Úmero (tróclea)
16 Incisura troclear
17 Músculo braquial
18 Olécrano
19 Músculo tríceps braquial (anexo de tendão)

144 Extremidade Superior

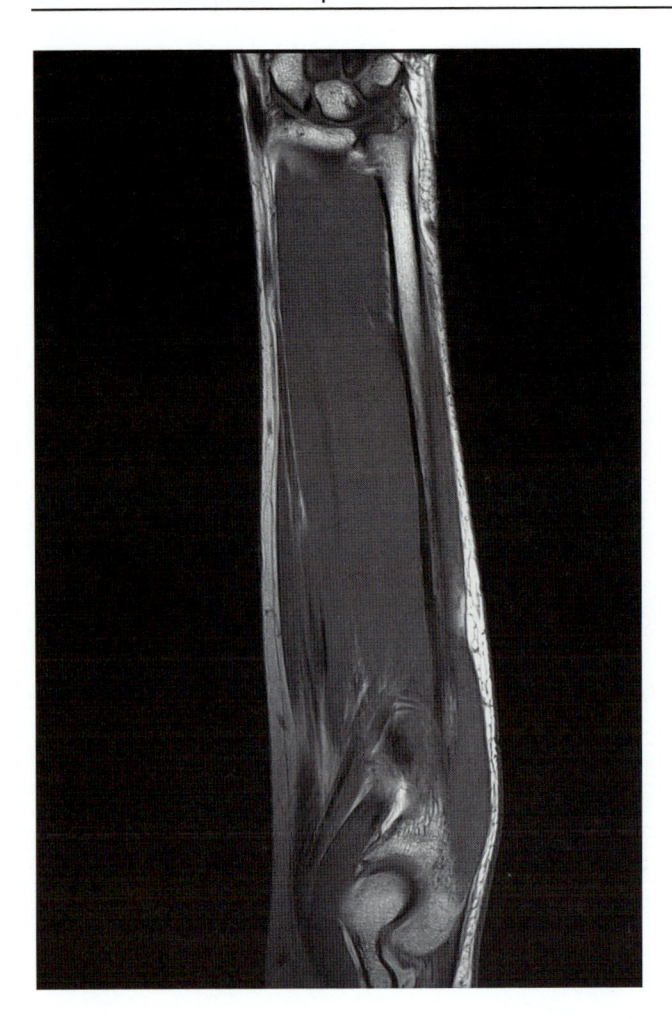

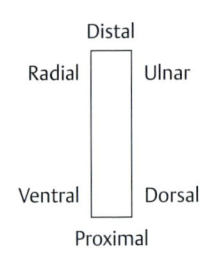

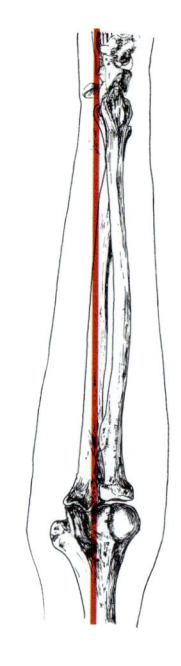

1 Capitato
2 Hamato
3 Escafoide
4 Piramidal
5 Semilunar
6 Fibrocartilagem triangular
7 Rádio
8 Ulna

Antebraço, Sagital

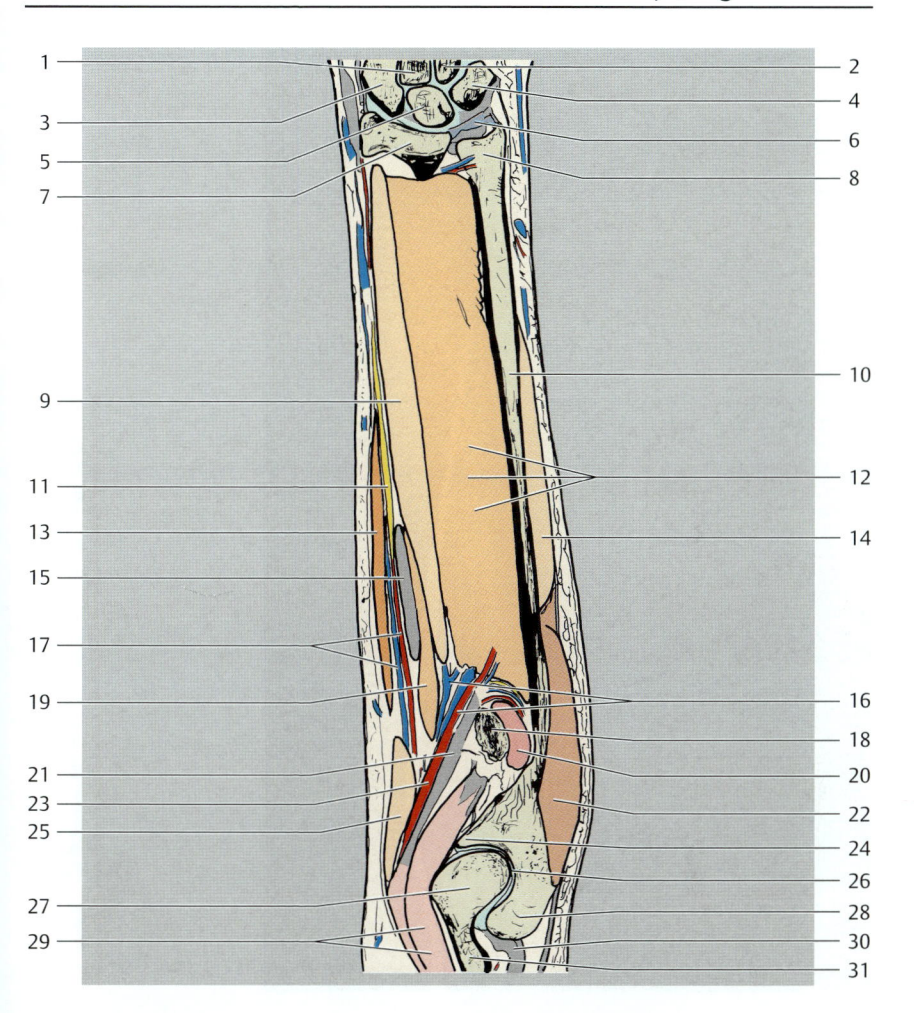

9 Músculo flexor superficial dos dedos
10 Ulna (diáfise)
11 Nervo mediano
12 Músculo flexor profundo dos dedos
13 Músculo braquiorradial
14 Músculo flexor ulnar do carpo
15 Músculo pronador redondo (tendão)
16 Artéria e veia ulnares
17 Artéria e veia radiais
18 Tuberosidade radial
19 Músculo flexor do polegar
20 Músculo supinador
21 Músculo bíceps braquial (tendão)
22 Músculo ancôneo
23 Artéria braquial
24 Processo coronoide
25 Músculo pronador redondo
26 Articulação umeroulnar
27 Úmero (tróclea)
28 Olécrano
29 Músculo braquial
30 Músculo tríceps braquial (tendão)
31 Úmero (diáfise)

146 Extremidade Superior

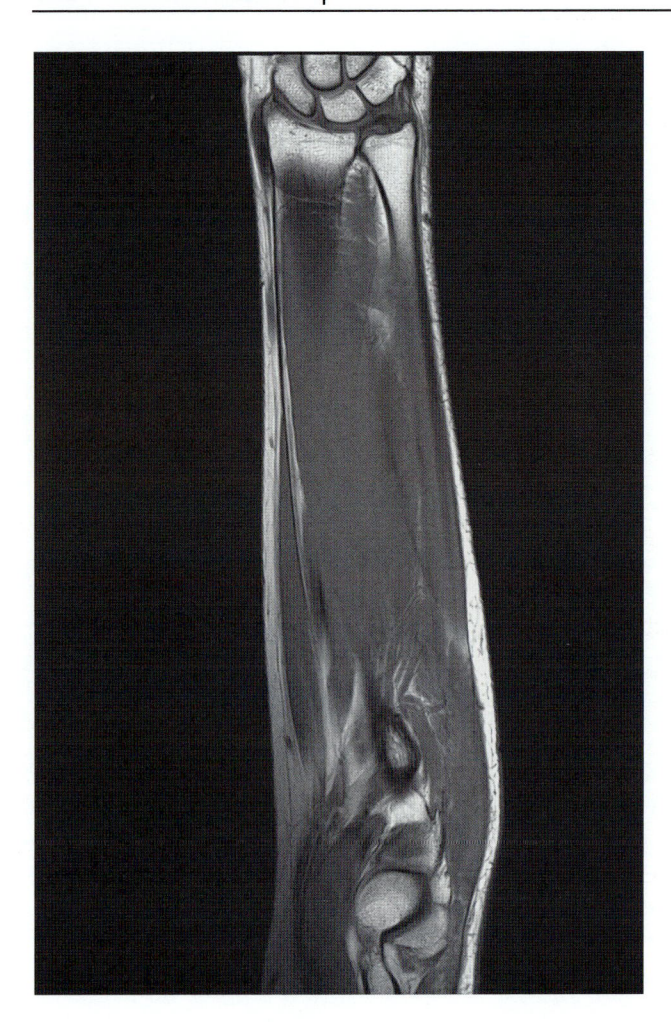

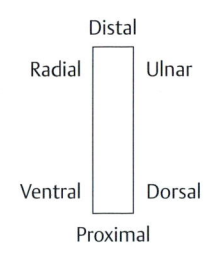

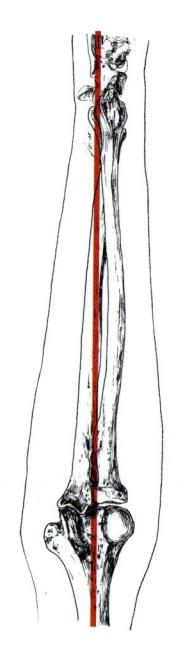

Distal
Radial | Ulnar
Ventral | Dorsal
Proximal

1 Capitato
2 Hamato
3 Escafoide
4 Piramidal
5 Semilunar
6 Disco do complexo fibrocartilaginoso
7 Músculo abdutor longo do polegar
 + músculo braquiorradial (tendões)
8 Ligamento colateral ulnar da articulação do punho
9 Rádio
10 Fibrocartilagem triangular
11 Veia cefálica
12 Ulna
13 Músculo extensor ulnar do carpo
14 Músculo pronador quadrado

Antebraço, Sagital

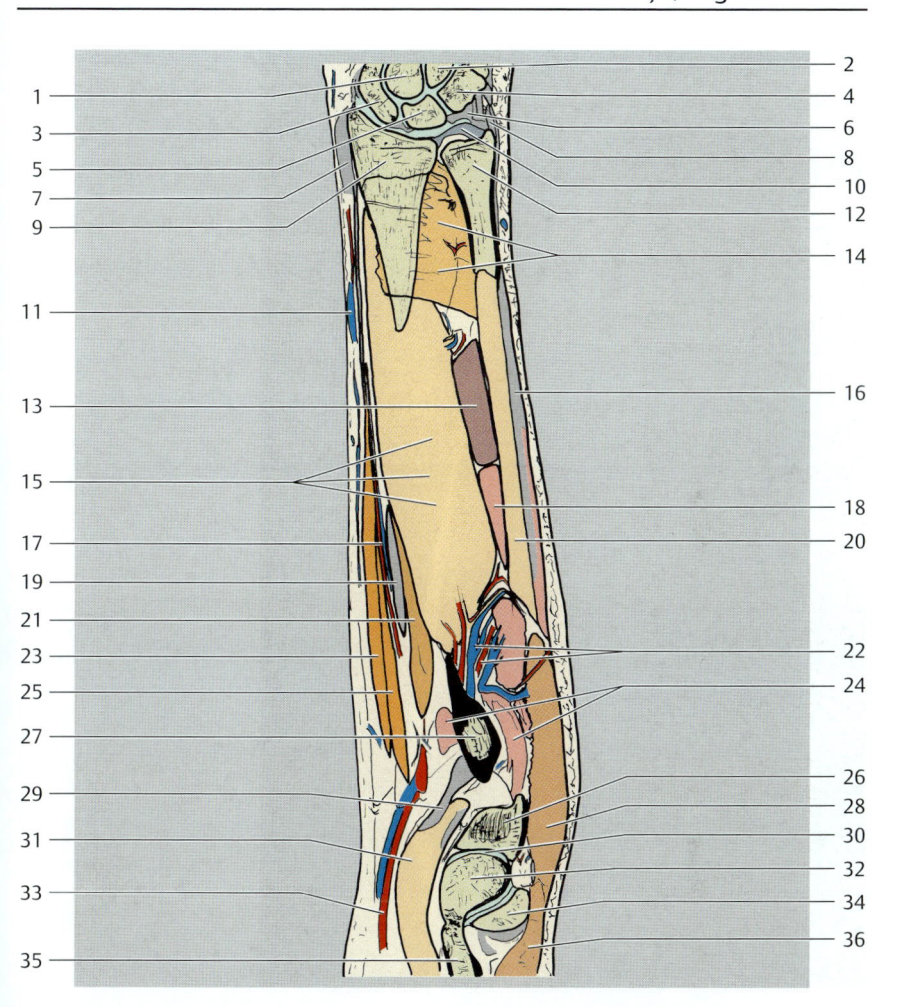

15 Músculo flexor superficial dos dedos
16 Músculo extensor do indicador (+ tendão)
17 Artéria e veia radiais
18 Músculo extensor longo do polegar
19 Músculo pronador redondo (tendão)
20 Músculo flexor ulnar do carpo
21 Músculo flexor longo do polegar
22 Artéria e veia lunares
23 Músculo braquiorradial
24 Músculo supinador
25 Músculo extensor radial longo do carpo
26 Articulação radioulnar
27 Tuberosidade radial
28 Músculo ancôneo
29 Músculo bíceps braquial (tendão)
30 Articulação umeroulnar
31 Músculo braquial
32 Úmero (tróclea)
33 Artéria braquial
34 Olécrano
35 Úmero (diáfise)
36 Músculo tríceps braquial (+ tendão)

148 Extremidade Superior

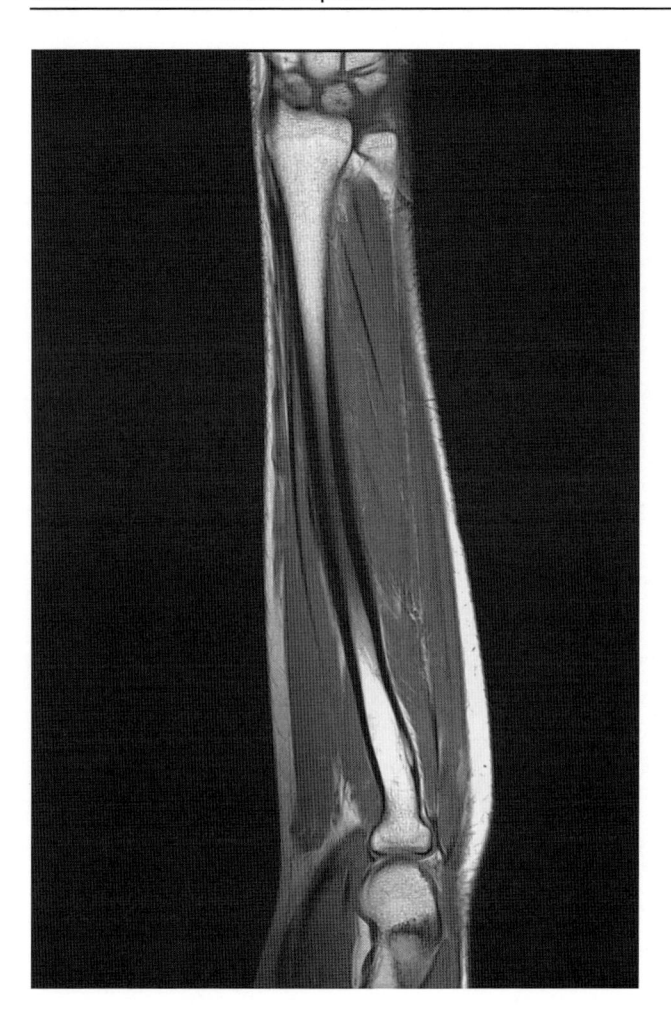

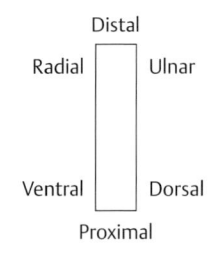

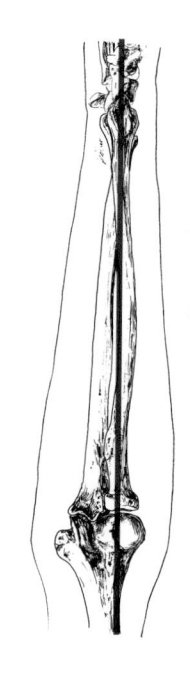

Distal
Radial | Ulnar
Ventral | Dorsal
Proximal

1 Trapezoide
2 Hamato
3 Capitato
4 Piramidal
5 Escafoide
6 Ulna
7 Semilunar
8 Músculo extensor do indicador
9 Rádio

Antebraço, Sagital   **149**

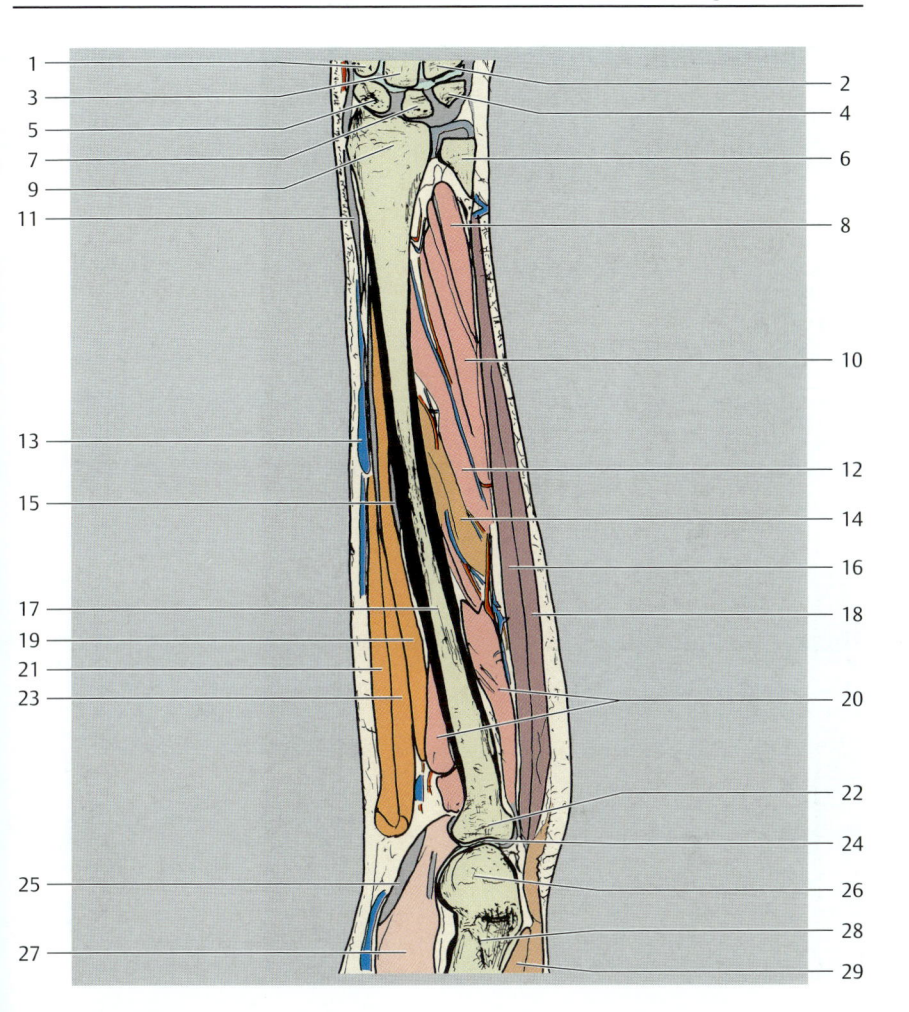

10 Músculo extensor curto do polegar
11 Músculo flexor longo do polegar (tendão)
12 Músculo extensor longo do polegar
13 Veia cefálica
14 Músculo abdutor longo do polegar
15 Músculo pronador redondo (tendão)
16 Músculo extensor do dedo mínimo
17 Rádio (diáfise)
18 Músculo extensor ulnar do carpo
19 Músculo extensor curto radial do carpo
20 Músculo supinador
21 Músculo braquiorradial
22 Rádio (cabeça)
23 Músculo extensor radial longo do carpo
24 Articulação umerorradial
25 Músculo bíceps braquial (tendão)
26 Úmero (capítulo)
27 Músculo braquial
28 Úmero (diáfise)
29 Músculo tríceps braquial

150 Extremidade Superior

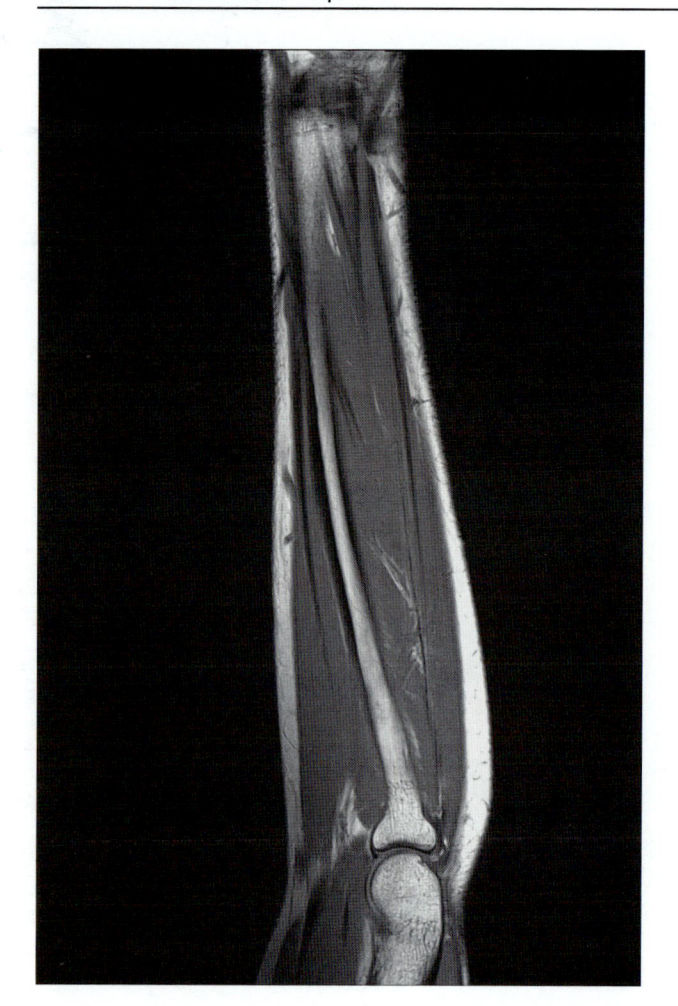

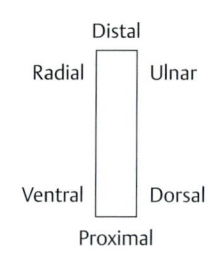

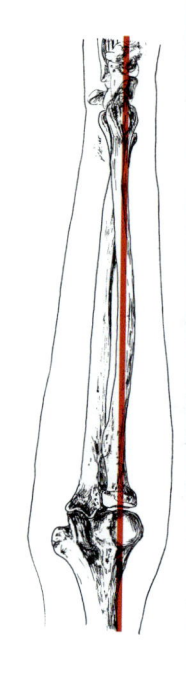

Distal
Radial | Ulnar
Ventral | Dorsal
Proximal

1 Cápsula articular + ligamento radiocarpal dorsal
2 Músculo extensor do dedo mínimo (tendão)
3 Rádio
4 Ulna
5 Músculo extensor longo do polegar (+ tendão)
6 Músculo extensor do indicador (+ tendão)

Antebraço, Sagital 151

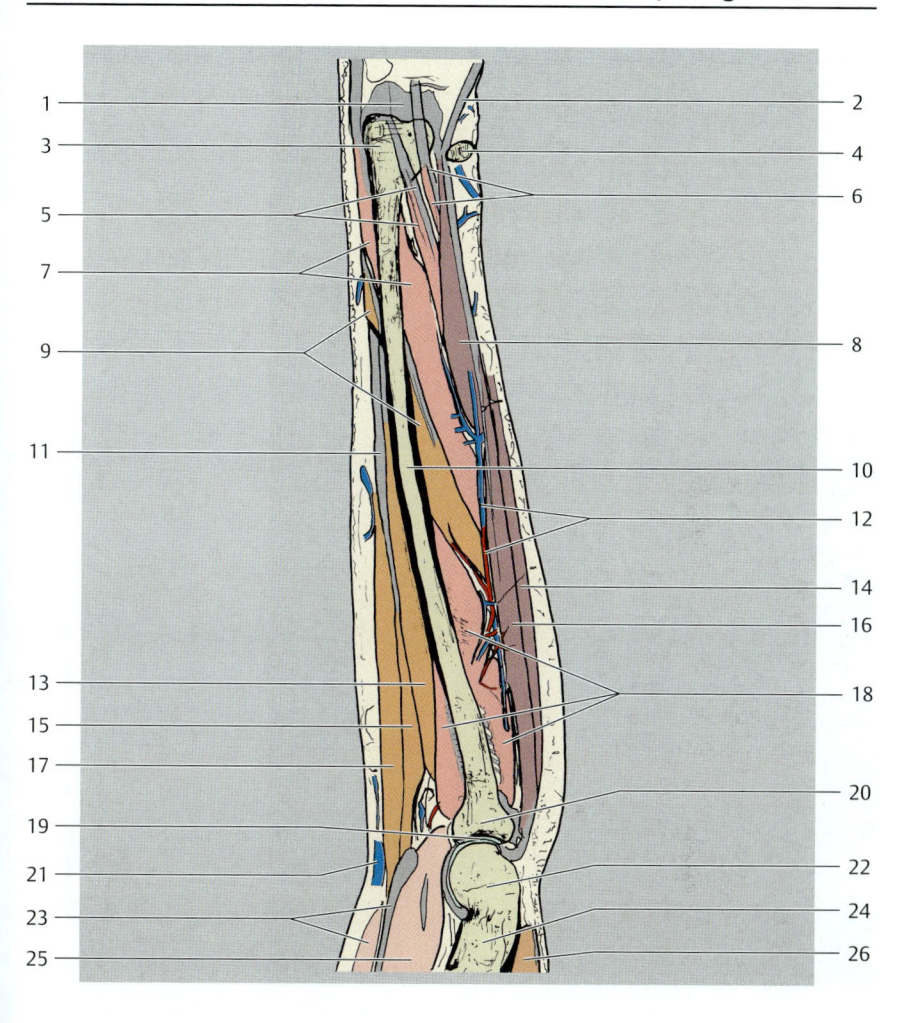

7 Músculo extensor curto do polegar	16 Músculo extensor do dedo mínimo
8 Músculo extensor dos dedos	17 Músculo braquiorradial
9 Músculo abdutor longo do polegar	18 Músculo supinador
10 Rádio (diáfise)	19 Articulação umerorradial
11 Músculo extensor longo radial do carpo (tendão)	20 Rádio (cabeça)
12 Artéria e veia interósseas posteriores	21 Veia cubital mediana
13 Músculo extensor radial curto do carpo	22 Úmero (capítulo)
	23 Músculo bíceps braquial (+ tendão)
14 Músculo extensor ulnar do carpo	24 Úmero (diáfise)
15 Músculo extensor longo radial do carpo	25 Músculo braquial
	26 Músculo tríceps braquial (+ tendão)

152 Extremidade Superior

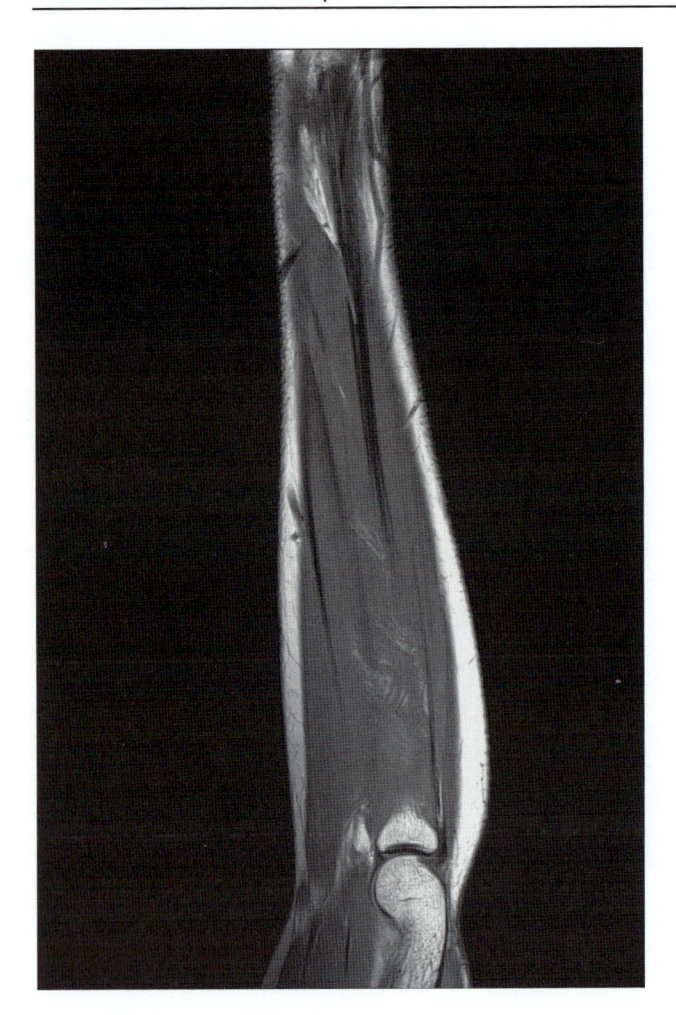

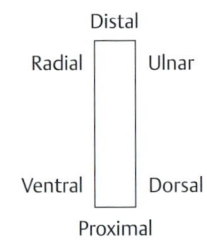

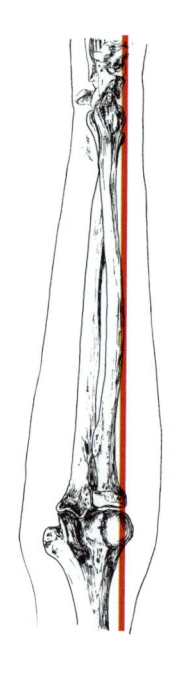

Antebraço, Sagital 153

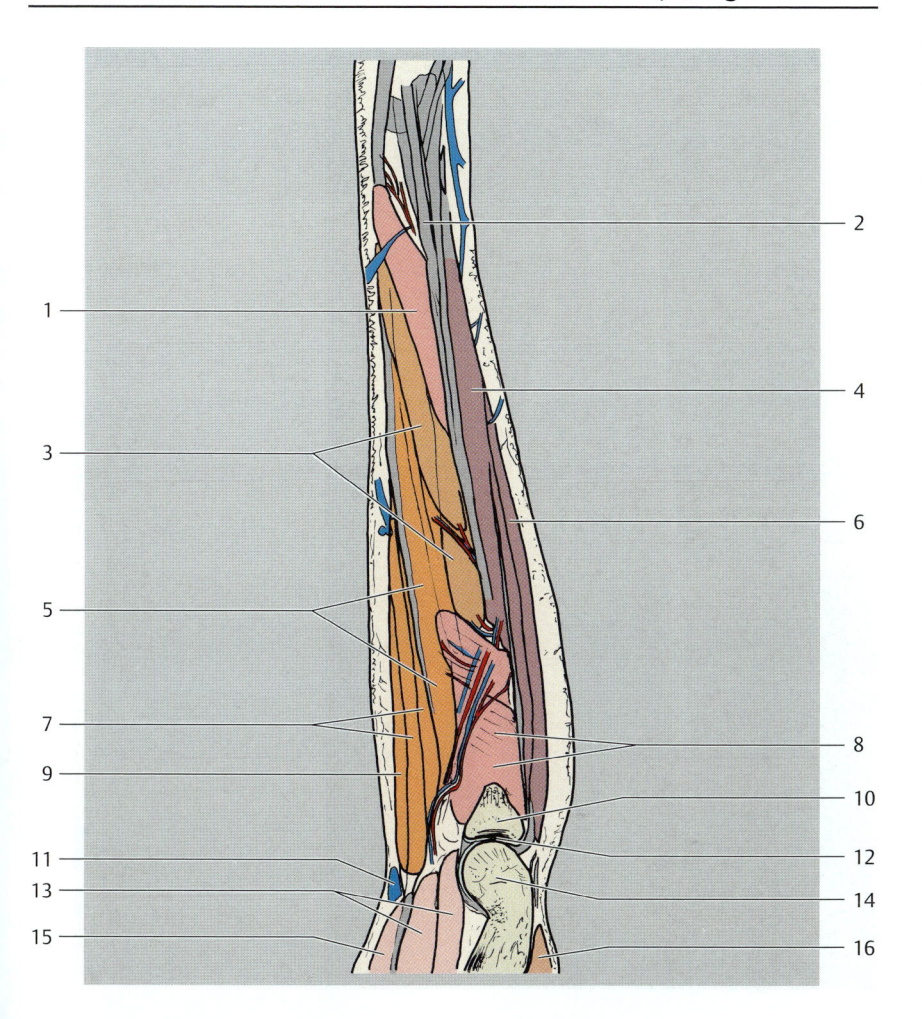

1 Músculo extensor curto do polegar
2 Músculo extensor dos dedos (tendão)
3 Músculo abdutor longo do polegar
4 Músculo extensor dos dedos (+ tendão)
5 Músculo extensor radial curto do carpo
6 Músculo extensor do dedo mínimo
7 Músculo extensor radial longo do carpo
8 Músculo supinador
9 Músculo braquiorradial
10 Rádio (cabeça)
11 Veia cubital mediana
12 Articulação umerorradial
13 Músculo braquial
14 Úmero (capítulo)
15 Músculo bíceps braquial (+ tendão)
16 Músculo tríceps braquial

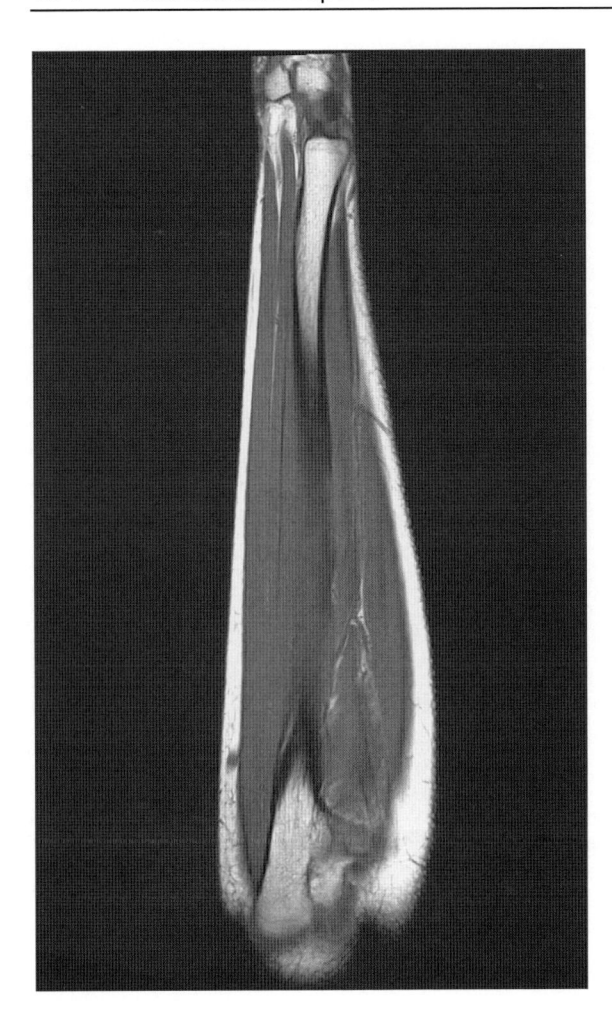

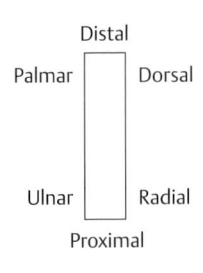

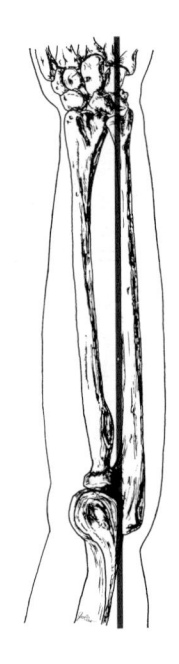

1 Músculo abdutor do dedo mínimo
2 Piramidal
3 Pisiforme
4 Processo estiloide da ulna
5 Ligamento palmar ulnocarpal
6 Ulna
7 Nervo ulnar

Antebraço, Coronal

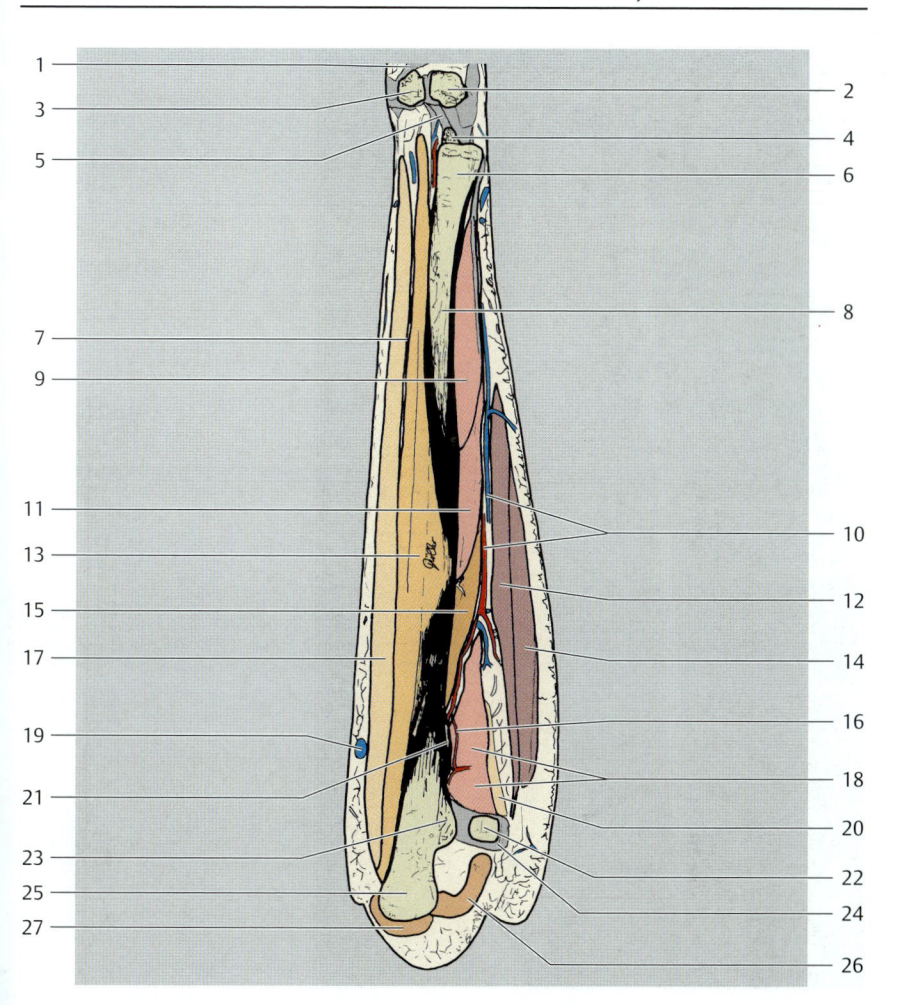

8 Ulna (diáfise)
9 Músculo extensor do indicador
10 Artéria e veia interósseas posteriores
11 Músculo extensor curto do polegar
12 Músculo extensor do dedo mínimo
13 Músculo flexor profundo dos dedos
14 Músculo extensor dos dedos
15 Músculo abdutor longo do polegar
16 Artéria e veia interósseas recorrentes
17 Músculo flexor ulnar do carpo
18 Músculo supinador
19 Veia basílica
20 Músculo extensor ulnar do carpo
21 Músculo braquial (anexo)
22 Rádio (cabeça)
23 Tuberosidade radial
24 Ligamento anular
25 Olécrano
26 Músculo ancôneo
27 Músculo tríceps braquial

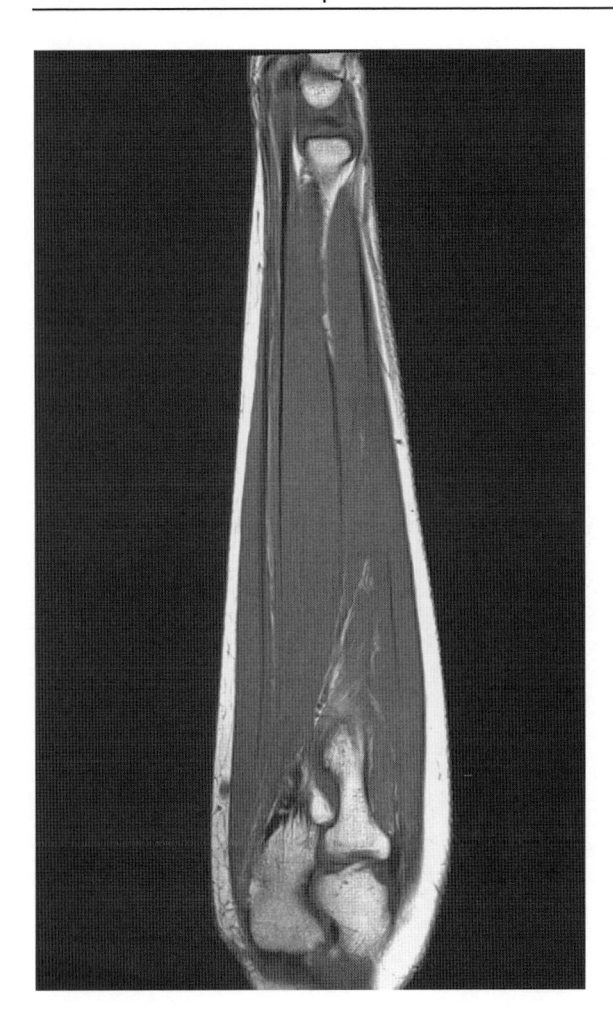

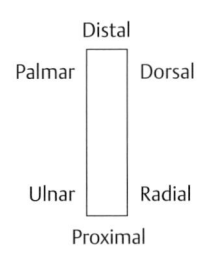

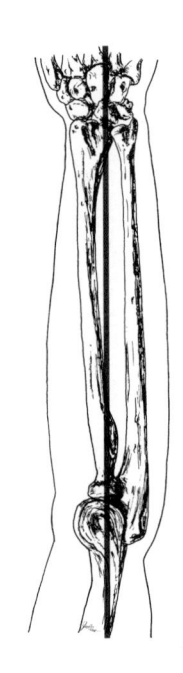

1 Veia ulnar
2 Hamato
3 Piramidal
5 Nervo ulnar
6 Músculo extensor do dedo mínimo (tendão)
7 Músculo pronador quadrado
8 Ulna
9 Artéria e veia interósseas anteriores
10 Músculo extensor do dedo mínimo
11 Músculo extensor do indicador

Antebraço, Coronal 157

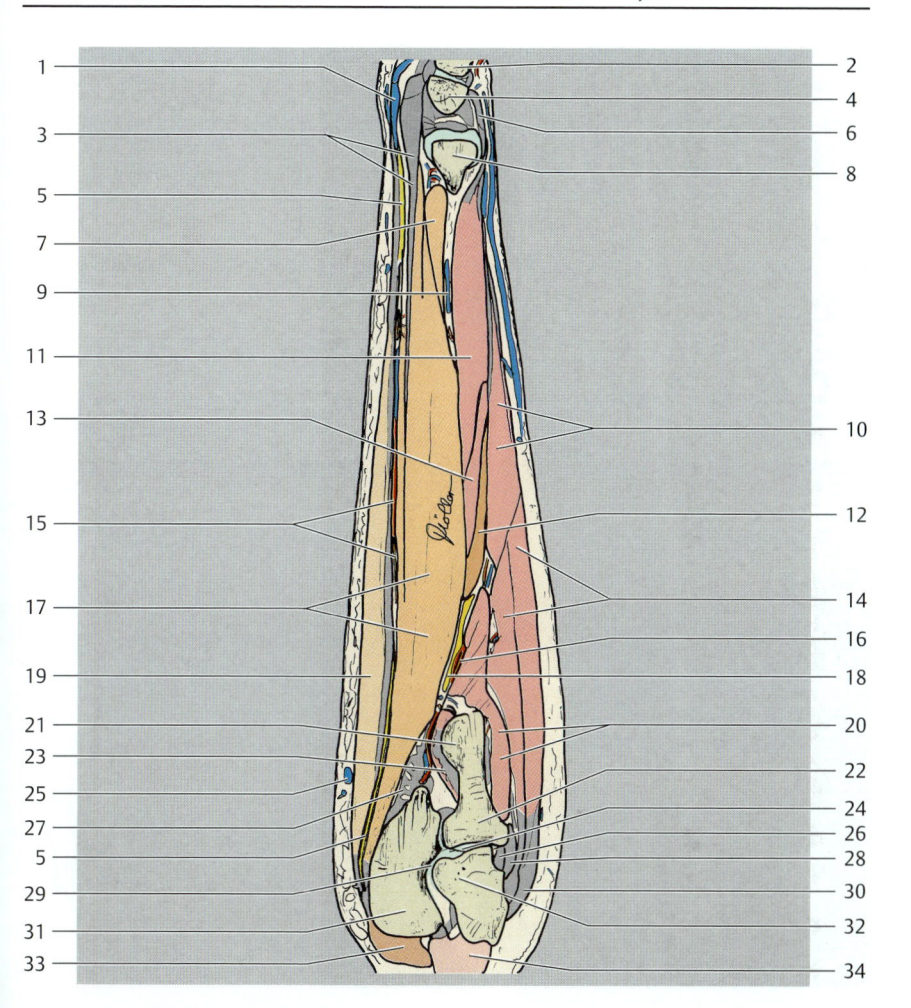

12 Músculo abdutor longo do polegar	23 Músculo bíceps braquial (+ tendão)
13 Músculo extensor curto do polegar	24 Articulação umerorradial
14 Músculo extensor dos dedos (+ tendão)	25 Veia basílica
	26 Ligamento anular
15 Artéria e veia ulnares	27 Músculo braquial (anexo)
16 Artéria e veia interósseas	28 Ligamento colateral radial
17 Músculo flexor profundo dos dedos	29 Articulação umeroulnar
18 Nervo mediano	30 Tendão extensor comum (anexo)
19 Músculo flexor ulnar do carpo	31 Olécrano
20 Músculo supinador	32 Úmero (capítulo)
21 Tuberosidade radial	33 Músculo tríceps braquial (+ tendão)
22 Rádio (cabeça)	34 Músculo braquial

Palmar — Distal — Dorsal
Ulnar — Proximal — Radial

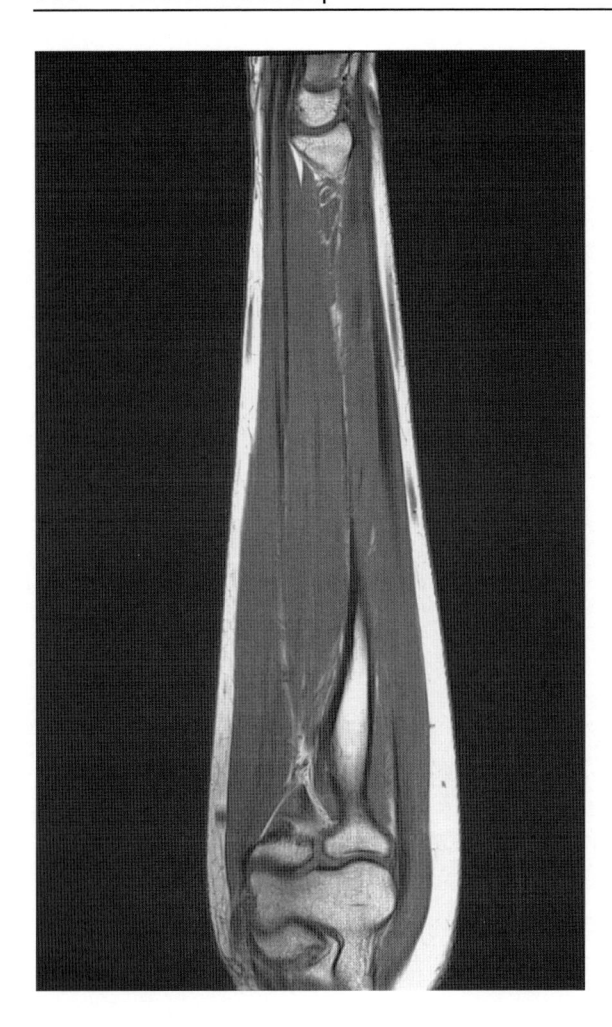

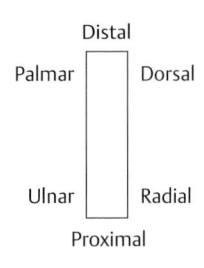

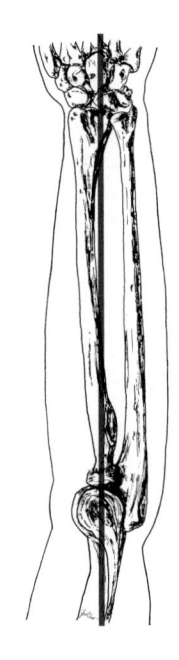

1. Nervo mediano
2. Capitato
3. Articulação do punho
4. Semilunar
5. Músculo flexor profundo dos dedos (tendão)
6. Rádio
7. Músculo flexor superficial dos dedos (tendão)
8. Músculo extensor do indicador
9. Músculo pronador quadrado
10. Artéria e veia interósseas posteriores

Antebraço, Coronal

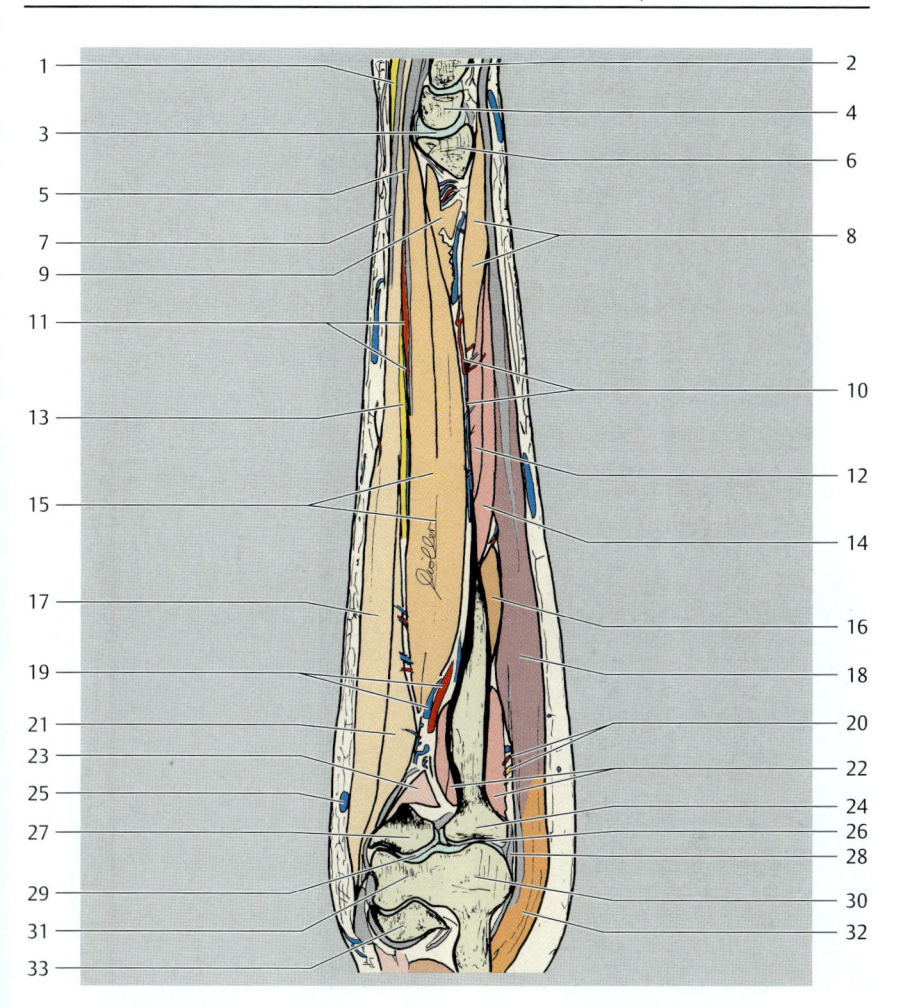

11 Artéria e veia ulnares
12 Músculo extensor curto do polegar
13 Nervo ulnar
14 Músculo extensor longo do polegar
15 Músculo flexor profundo dos dedos
16 Músculo abdutor longo do polegar
17 Músculo flexor ulnar do carpo
18 Músculo extensor dos dedos
19 Artéria e veia interósseas anteriores
20 Nervo radial (ramo profundo) e artéria radial recorrente
21 Músculo flexor superficial dos dedos
22 Músculo supinador
23 Músculo braquial
24 Rádio (cabeça)
25 Veia basílica
26 Articulação umerorradial
27 Olécrano
28 Ligamento colateral radial
29 Articulação umeroulnar
30 Úmero (capítulo)
31 Úmero (tróclea)
32 Músculo extensor radial curto do carpo
33 Processo coronoide

160   Extremidade Superior

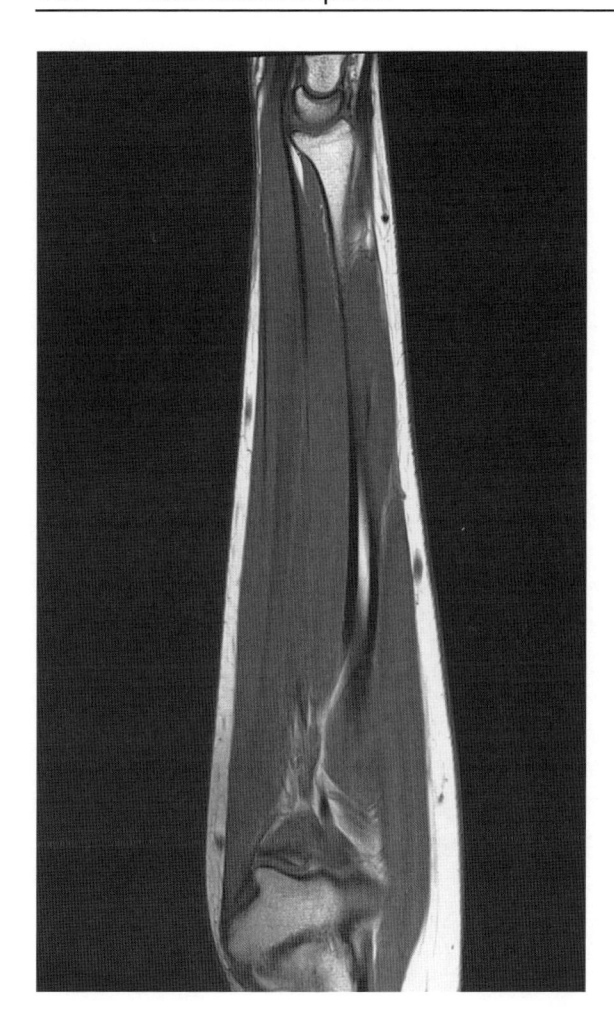

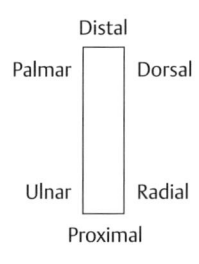

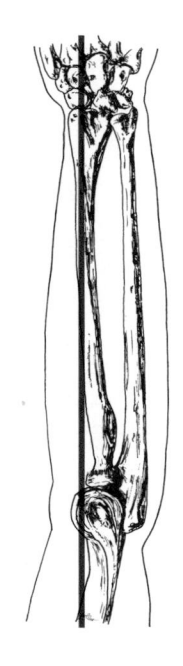

1 Capitato
2 Músculo extensor dos dedos (tendão)
3 Músculo flexor superficial dos dedos (tendão)
4 Semilunar
5 Articulação do punho
6 Rádio
7 Músculo flexor profundo dos dedos (tendão)
8 Artéria e veia interósseas anteriores
9 Músculo pronador quadrado
10 Músculo extensor curto do polegar

Antebraço, Coronal

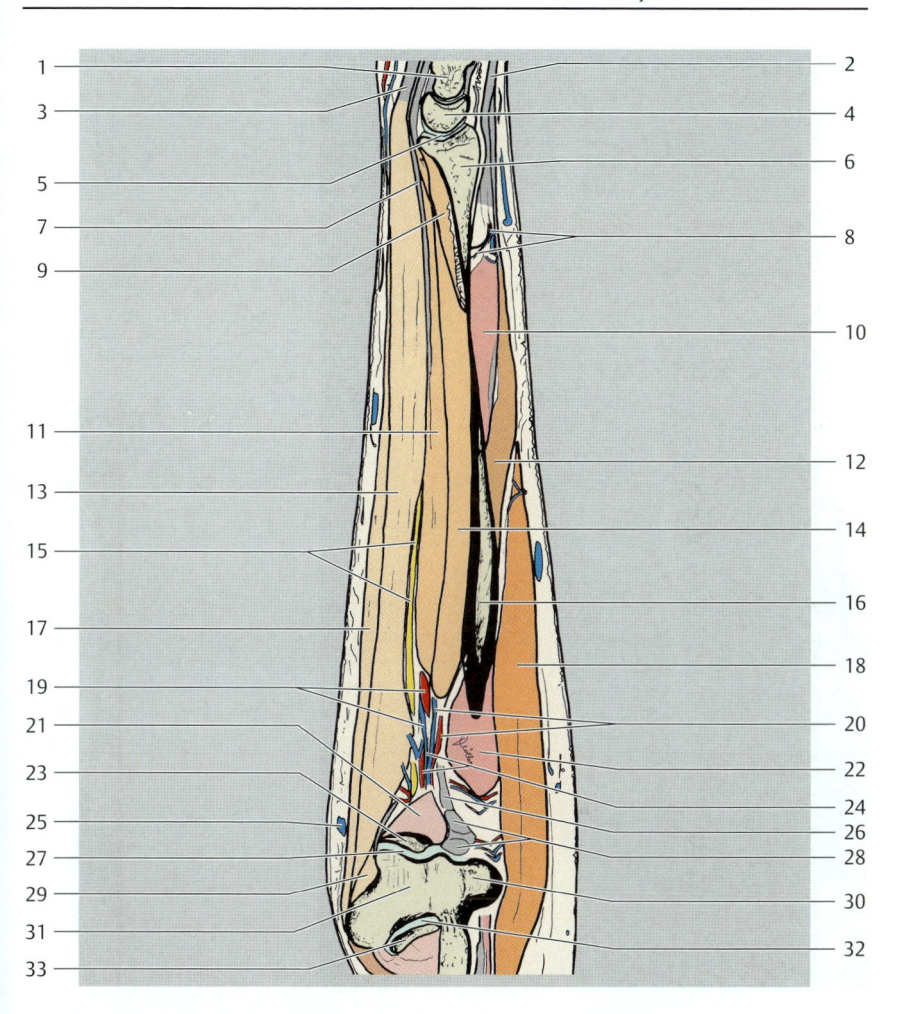

11 Músculo flexor profundo dos dedos
12 Músculo abdutor do polegar
13 Músculo flexor superficial dos dedos
14 Músculo flexor longo do polegar
15 Nervo mediano
16 Rádio (diáfise)
17 Músculo palmar longo
18 Músculos extensores radiais longo e curto do carpo
19 Artéria e veia ulnares
20 Artéria e veia interósseas posteriores
21 Músculo braquial
22 Músculo supinador
23 Olécrano
24 Artéria e veia radiais
25 Veia basílica
26 Músculo bíceps braquial (tendão)
27 Articulação umeroulnar
28 Ligamento anular
29 Músculo pronador redondo
30 Úmero (capítulo)
31 Úmero (tróclea)
32 Fossa do olécrano
33 Processo coronoide

Extremidade Superior

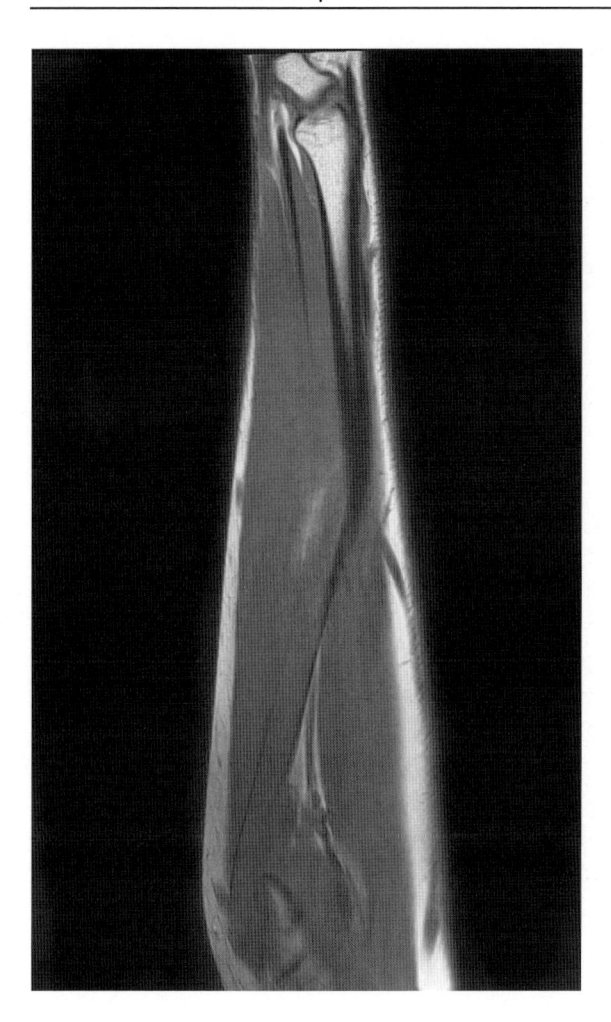

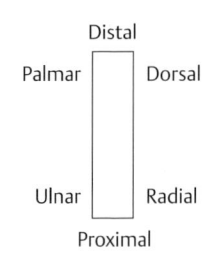

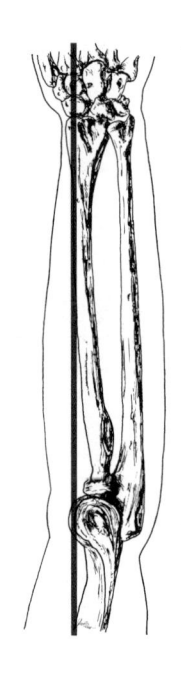

Distal
Palmar | Dorsal
Ulnar | Radial
Proximal

Antebraço, Coronal 163

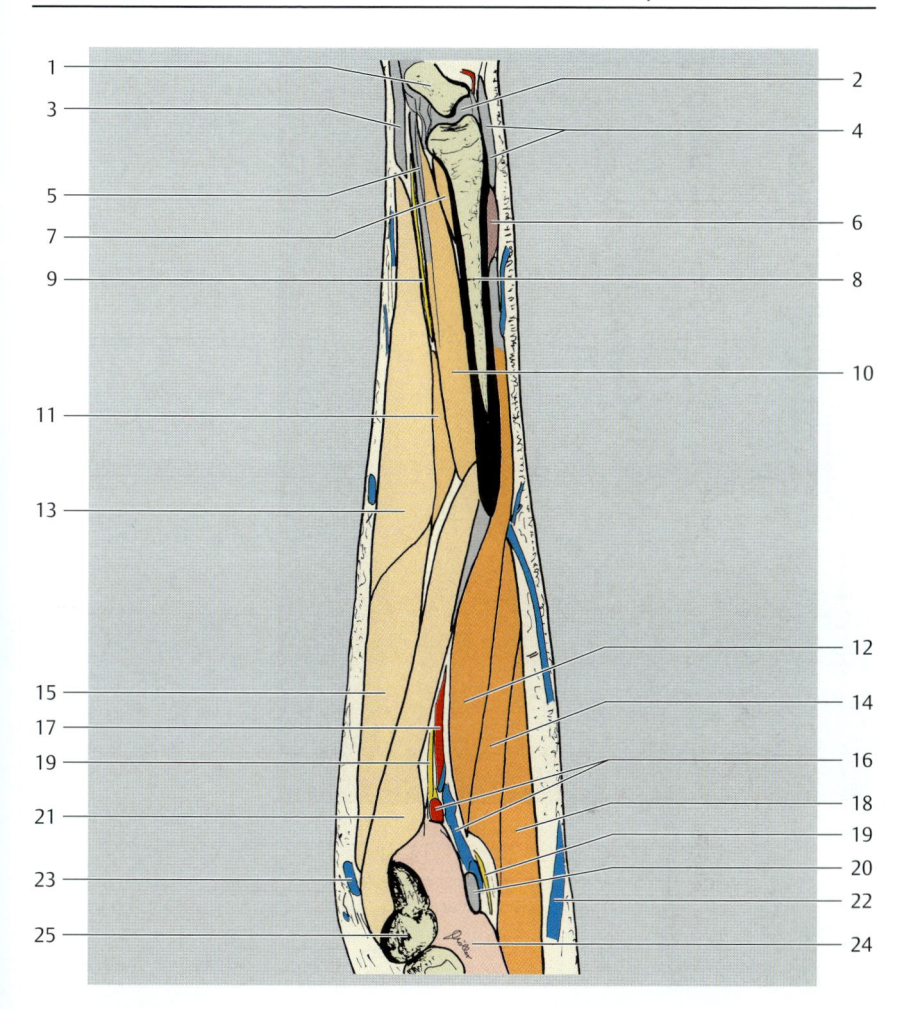

1 Escafoide
2 Articulação do punho
3 Músculo flexor radial do carpo (tendão)
4 Músculo extensor radial curto do carpo (tendão)
5 Músculo flexor longo do polegar (tendão)
6 Músculo extensor dos dedos
7 Músculo pronador quadrado
8 Rádio (diáfise)
9 Nervo mediano
10 Músculo flexor longo do polegar
11 Músculo flexor profundo dos dedos
12 Músculo extensor radial curto do carpo
13 Músculo flexor superficial dos dedos
14 Músculo extensor radial longo do carpo
15 Músculo flexor radial do carpo
16 Artéria e veia braquiais
17 Artéria e veia radiais
18 Músculo braquiorradial
19 Nervo radial
20 Músculo bíceps braquial (tendão)
21 Músculo pronador redondo
22 Veia cefálica
23 Veia basílica
24 Músculo braquial
25 Epicôndilo medial

164 Extremidade Superior

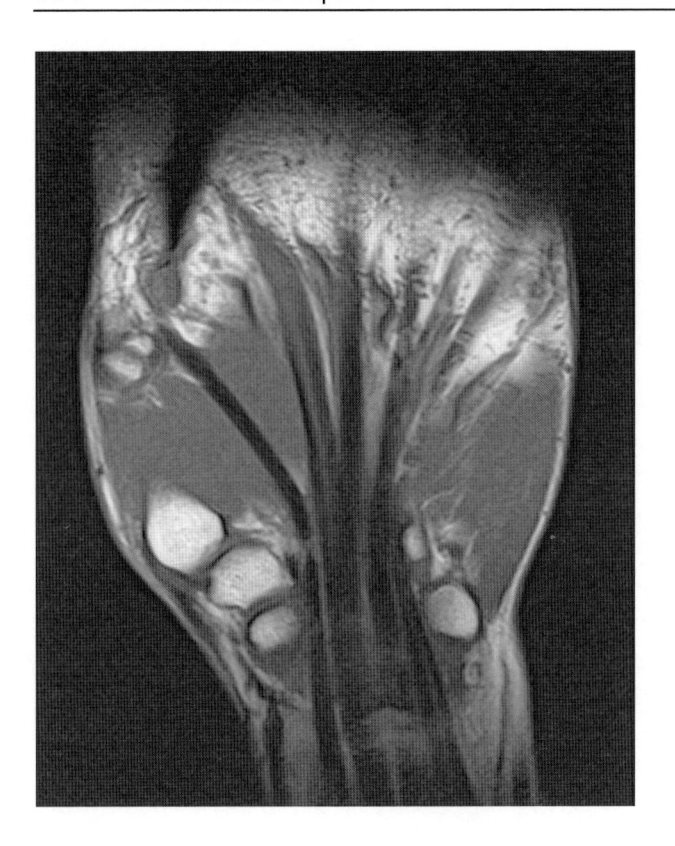

Distal
Radial ☐ Ulnar
Proximal

Mão, Coronal

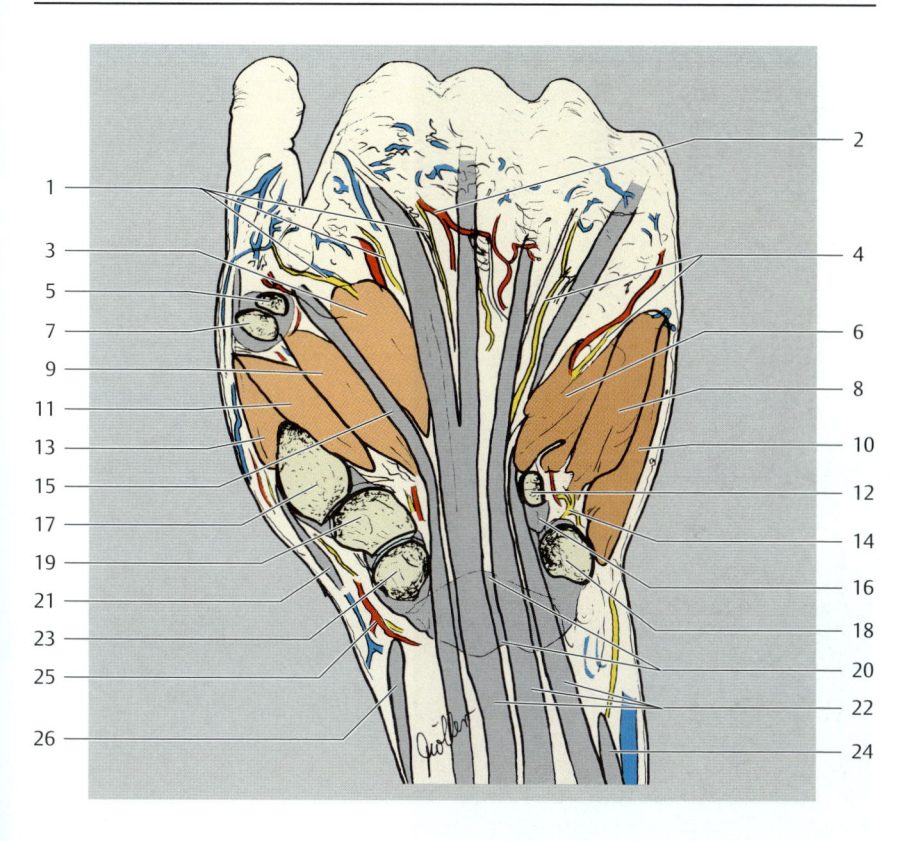

1 Nervos palmares digitais próprios (do nervo mediano)
2 Artérias palmares digitais próprias
3 Músculo adutor do polegar (cabeça transversa)
4 Nervos palmares digitais próprios (do nervo ulnar)
5 1ª falange proximal (base)
6 Músculo oponente do dedo mínimo
7 1º metacarpo (cabeça)
8 Músculo flexor do dedo mínimo
9 Músculo flexor curto do polegar (cabeça profunda)
10 Músculo abdutor do dedo mínimo
11 Músculo abdutor do polegar
12 Hamato (gancho)
13 Músculo oponente do polegar
14 Nervo ulnar (ramo profundo)
15 Músculo flexor longo do polegar (tendão)
16 Ligamento piso-hamato
17 1º metacarpo (base)
18 Pisiforme
19 Trapézio
20 Ligamento palmar radiocarpal
21 Músculo abdutor longo do polegar (anexo de tendão)
22 Músculo flexor profundo dos dedos (tendões)
23 Escafoide
24 Músculo flexor ulnar do carpo (tendão)
25 Artéria radial (ramo palmar superficial)
26 Músculo braquiorradial (tendão)

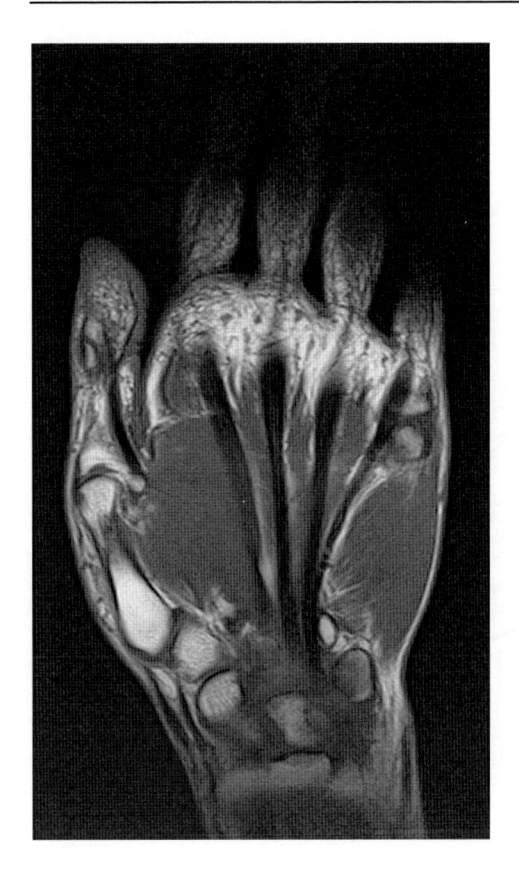

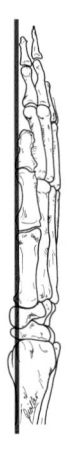

Distal

Radial Ulnar

Proximal

1 1ª falange distal
2 Artérias e nervos palmares digitais próprios
3 1ª falange proximal (cabeça)
4 Músculos lumbricais
5 Músculo flexor longo do polegar (tendão)

Mão, Coronal

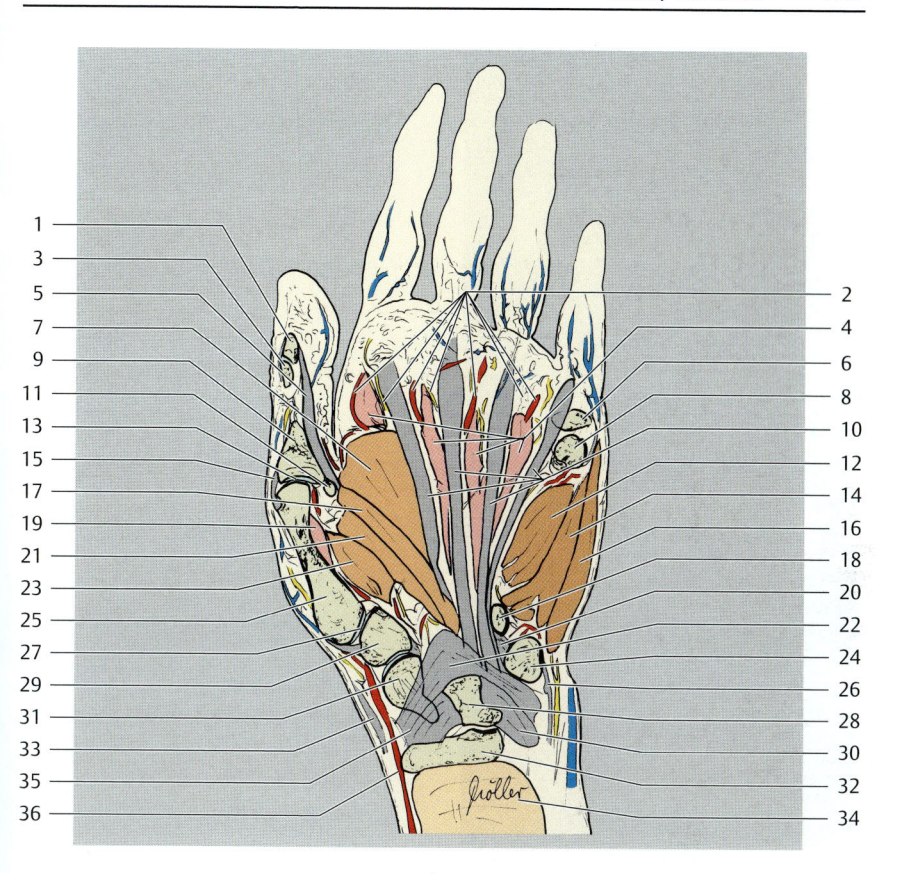

6	5ª falange proximal (base)
7	Músculo adutor do polegar (cabeça transversa)
8	5º metacarpo (cabeça)
9	1ª falange proximal (base)
10	Músculo flexor profundo dos dedos (tendões)
11	Osso sesamoide
12	Músculo oponente do dedo mínimo
13	1ª articulação metacarpofalângica
14	Músculo flexor do dedo mínimo
15	Cápsula articular
16	Músculo abdutor do dedo mínimo
17	Músculo adutor do polegar (cabeça oblíqua)
18	Hamato (gancho)
19	Músculo interósseo
20	Ligamento piso-hamato
21	Músculo flexor curto do polegar
22	Ligamento radiocarpal
23	Músculo oponente do polegar
24	Pisiforme
25	1º metacarpo
26	Ligamento colateral ulnar da articulação do punho
27	1ª articulação carpometacarpal
28	Semilunar
29	Trapézio
30	Ligamento palmar ulnocarpal
31	Escafoide
32	Rádio
33	Músculo extensor curto do polegar (tendão)
34	Músculo pronador quadrado
35	Ligamento palmar radiocarpal
36	Artéria radial

Extremidade Superior

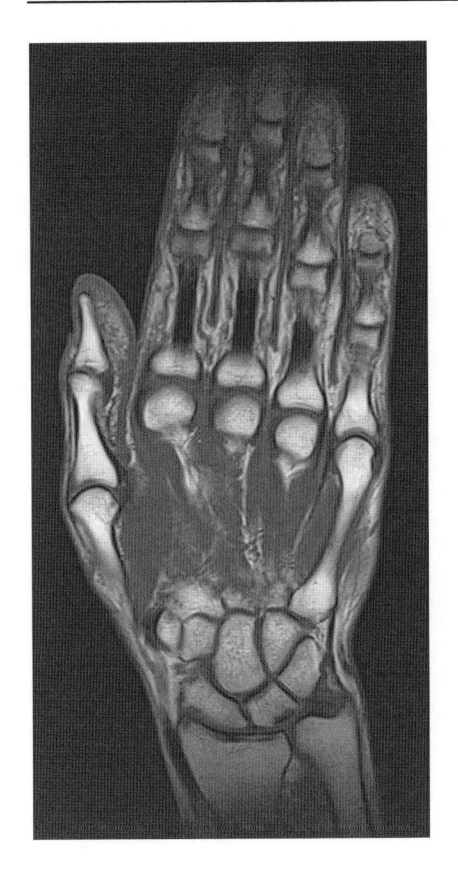

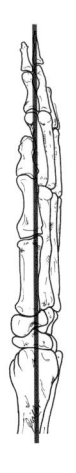

Distal

Radial ☐ Ulnar

Proximal

1 2ª falange distal
2 Articulação interfalângica distal
3 Falange média (base)
4 Nervos e artérias palmares digitais próprios
5 Falange proximal (cabeça)
6 Músculo flexor dos dedos (tendão)
7 1ª falange distal
8 Articulação interfalângica proximal
9 2º metacarpo (cabeça)
10 Ligamento colateral

Mão, Coronal

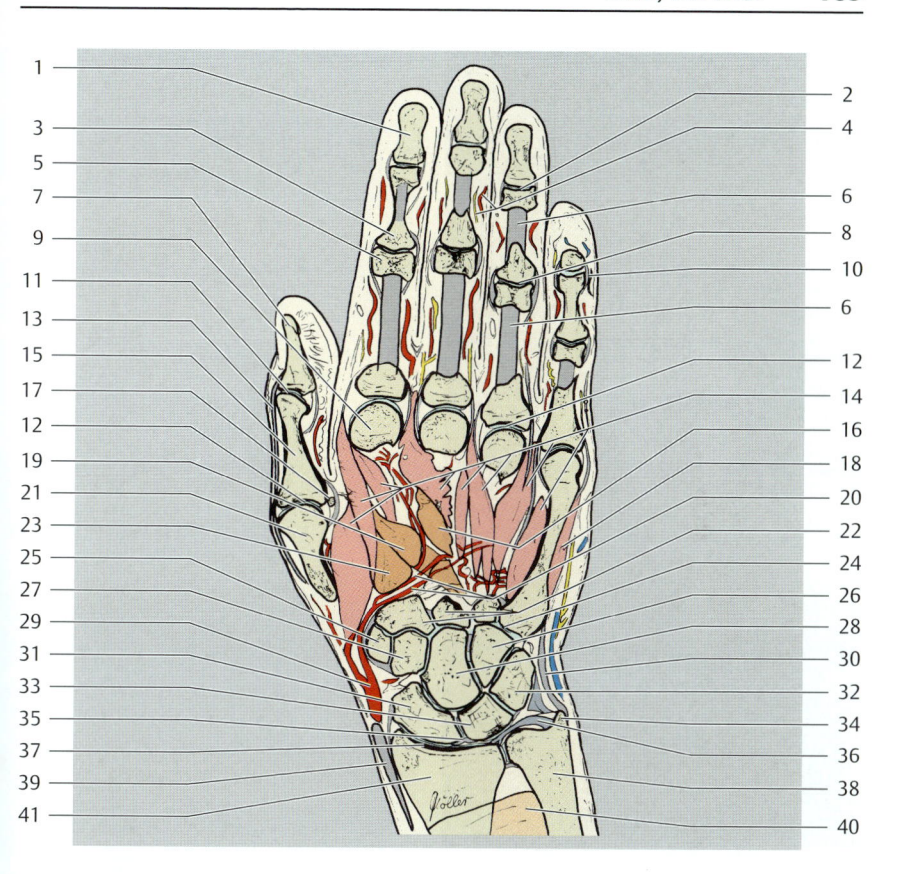

11 1ª articulação interfalângica
12 Articulação metacarpofalângica
13 Músculo extensor longo do polegar (tendão)
14 Músculos interósseos
15 1ª falange proximal
16 Músculo adutor do polegar (cabeça transversa)
17 Osso sesamoide
18 Músculo abdutor do dedo mínimo
19 Músculo adutor do polegar (cabeça oblíqua)
20 Arco palmar profundo e arco palmar do carpo
21 1º metacarpo (cabeça)
22 Metacarpos (bases)
23 Músculo flexor curto do polegar
24 Articulação carpometacarpal
25 Trapézio
26 Hamato
27 Trapezoide
28 Capitato
29 Artéria radial
30 Ligamento colateral ulnar da articulação do punho
31 Escafoide
32 Piramidal
33 Semilunar
34 Processo estiloide da ulna
35 Ligamento interósseo (escafolunar)
36 Complexo fibrocartilaginoso triangular (CFT)
37 Articulação do punho
38 Ulna
39 Músculo braquiorradial (tendão)
40 Músculo pronador quadrado
41 Rádio

Extremidade Superior

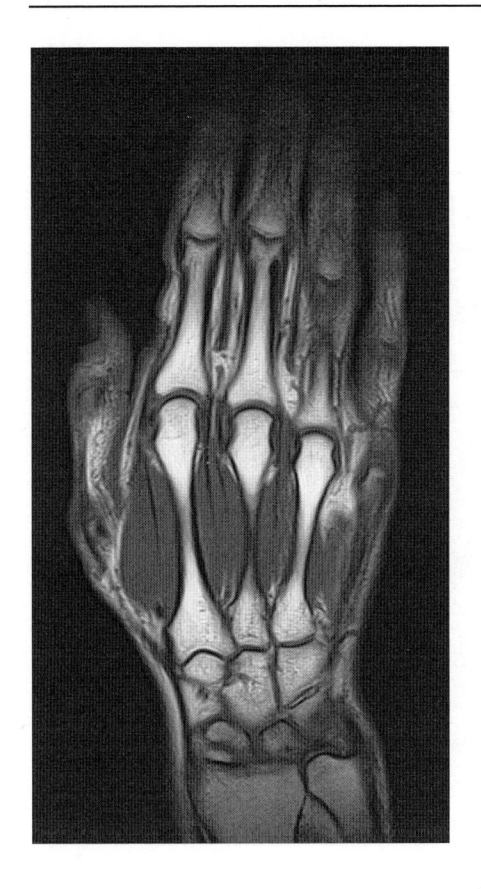

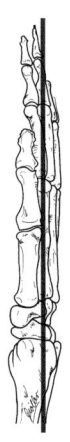

Distal

Radial ☐ Ulnar

Proximal

1 Falange média (base)
2 Artérias e nervos digitais dorsais
3 Ligamento colateral
4 Articulação interfalângica proximal
5 Falange proximal (cabeça)
6 Articulação metacarpofalângica
7 Falange proximal (diáfise)
8 Músculos interósseos
9 Falange proximal (base)
10 Veia metacarpal dorsal
11 Metacarpo (cabeça)
12 Cápsula articular

Mão, Coronal

13 Metacarpo (diáfise)	28 Ligamento radiocarpal dorsal
14 Artérias metacarpais dorsais	29 Ligamento intercarpal interósseo
15 Artéria e nervo metacarpais dorsais do polegar	30 Ligamento colateral ulnar da articulação do punho
16 Músculo extensor dos dedos (tendão)	31 Capitato
17 1º metacarpo (cabeça)	32 Disco articular ulnar
18 Artérias metacarpais dorsais (ramos perfurantes)	33 Músculo extensor longo radial do carpo (tendão)
19 Músculo extensor longo do polegar (tendão)	34 Processo estiloide da ulna
20 Articulação carpometacarpal	35 Ligamento colateral radial da articulação do punho
21 Ligamentos metacarpais interósseos	36 Músculo extensor ulnar do carpo (tendão)
22 Hamato	37 Escafoide
23 Artéria radial (ramo carpal dorsal)	38 Ulna
24 Piramidal	39 Rádio
25 2º metacarpo (base)	40 Membrana interóssea
26 Semilunar	41 Músculo braquiorradial (tendão)
27 Trapezoide	

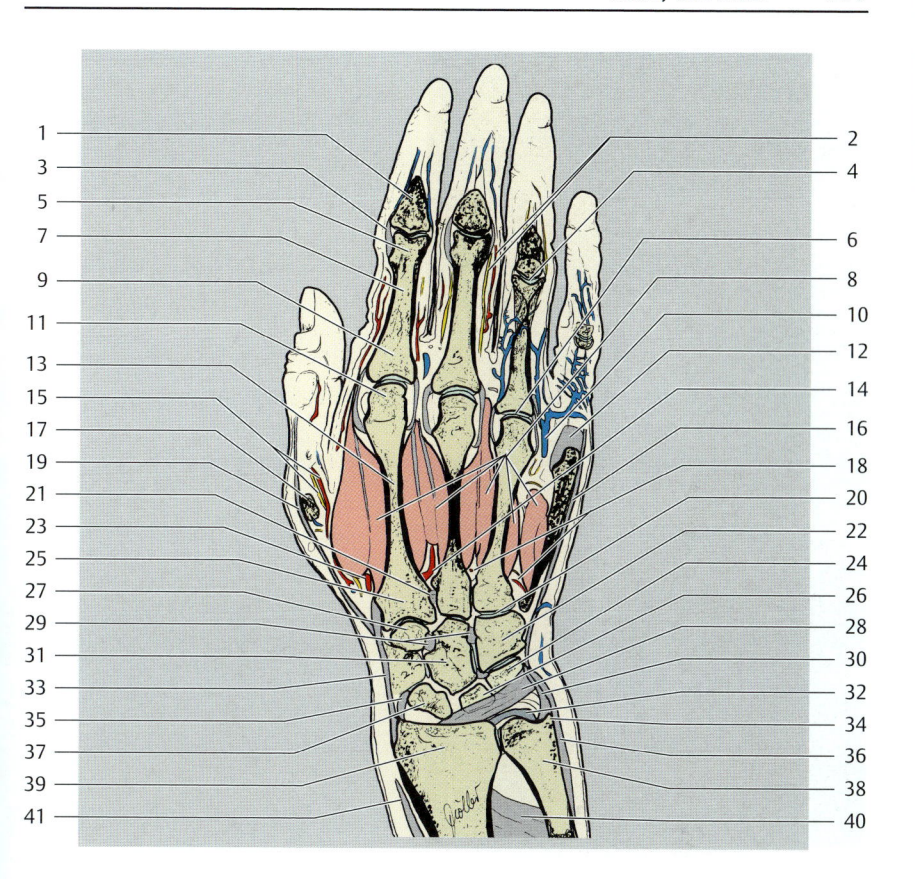

172 Extremidade Superior

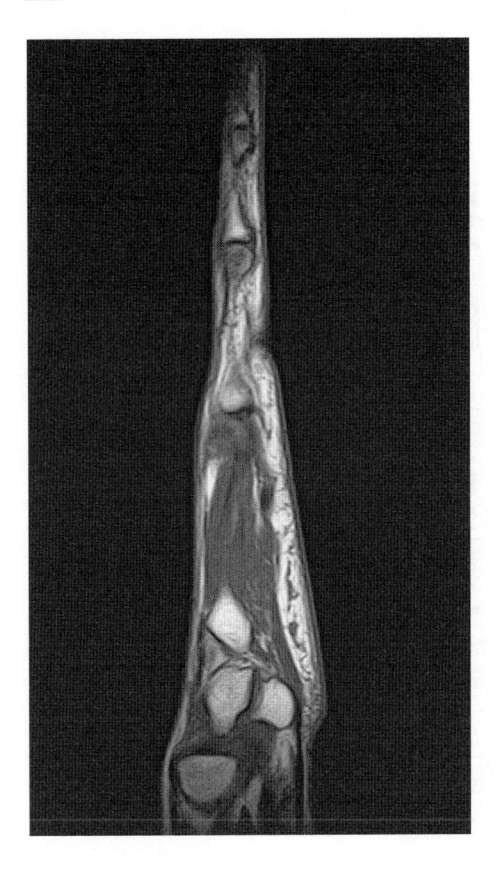

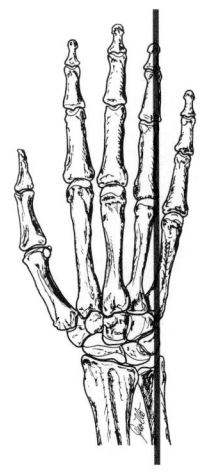

Distal

Dorsal ☐ Palmar

Proximal

1 Falange distal
2 Articulação interfalângica distal
3 Cápsula articular
4 Falange média (cabeça)
5 Falange média (base)
6 Ligamento colateral palmar
7 Articulação interfalângica proximal
8 Músculo flexor dos dedos (tendão)
9 Falange proximal (cabeça)

Mão, Sagital

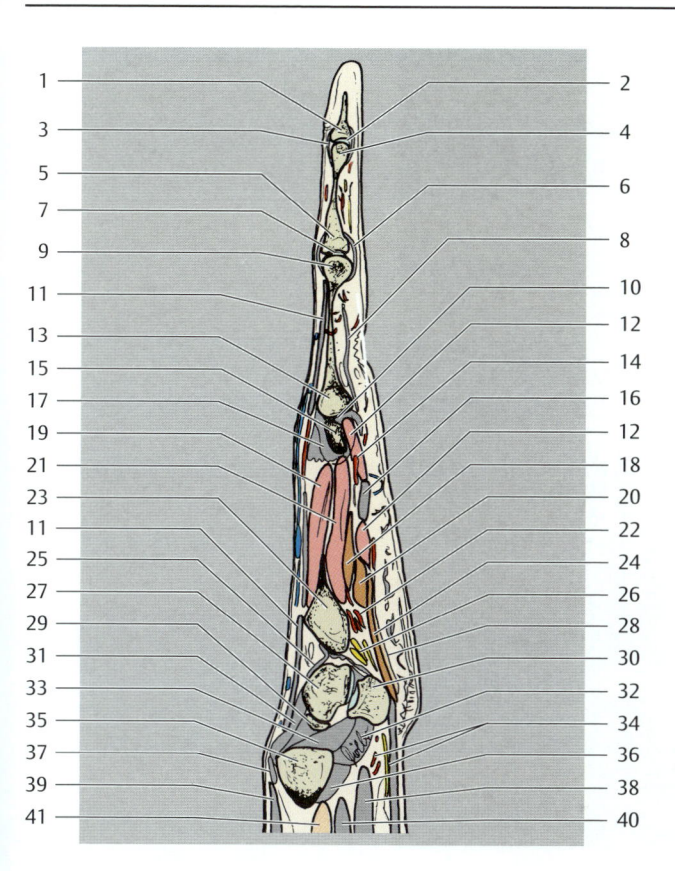

10 Articulação metacarpofalângica
11 Músculo extensor dos dedos (tendão)
12 Músculos lumbricais
13 Falange proximal (base)
14 Artéria metacarpal palmar
15 Metacarpo (cabeça)
16 Músculo flexor do dedo mínimo (tendão)
17 Ligamento colateral e anexo de músculos interósseos
18 Músculo oponente do dedo mínimo
19 Músculo interósseo dorsal
20 Músculo flexor curto do dedo mínimo
21 Músculo interósseo palmar
22 Arco palmar profundo
23 5º metacarpo (base)
24 Músculo abdutor do dedo mínimo
25 Ligamento carpometacarpal dorsal
26 Nervo ulnar (ramo profundo)
27 Piramidal
28 Músculo palmar curto
29 Semilunar
30 Pisiforme
31 Ligamento radiocarpal dorsal
32 Ligamento ulnocarpal palmar
33 Complexo de fibrocartilagem triangular (+ equivalente de disco)
34 Artéria e nervo lunares
35 Ulna
36 Ligamento radioulnar palmar
37 Ligamento radioulnar dorsal
38 Músculo flexor profundo dos dedos (tendão)
39 Músculo extensor ulnar do carpo (tendão)
40 Músculo extensor superficial dos dedos (tendão)
41 Músculo pronador quadrado

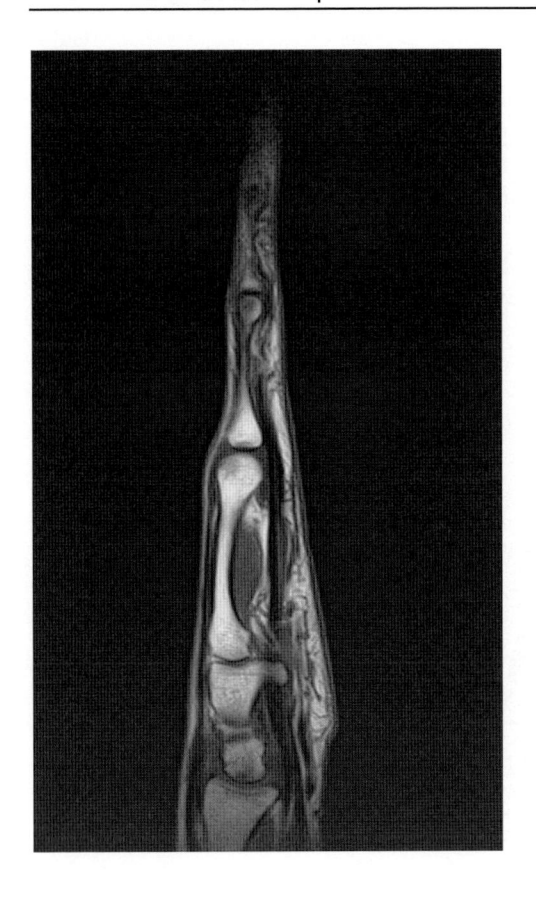

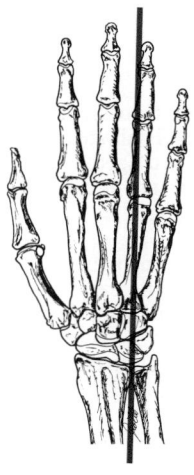

Distal

Dorsal ☐ Palmar

Proximal

1 Ligamento colateral
2 Falange média (cabeça)
3 Veia digital dorsal
4 Veia digital palmar
5 Falange média (base)
6 Ligamento (colateral) palmar
7 Articulação interfalângica proximal
8 Artéria e nervo digitais palmares
9 Falange proximal (cabeça)
10 Músculo flexor superficial dos dedos

Mão, Sagital

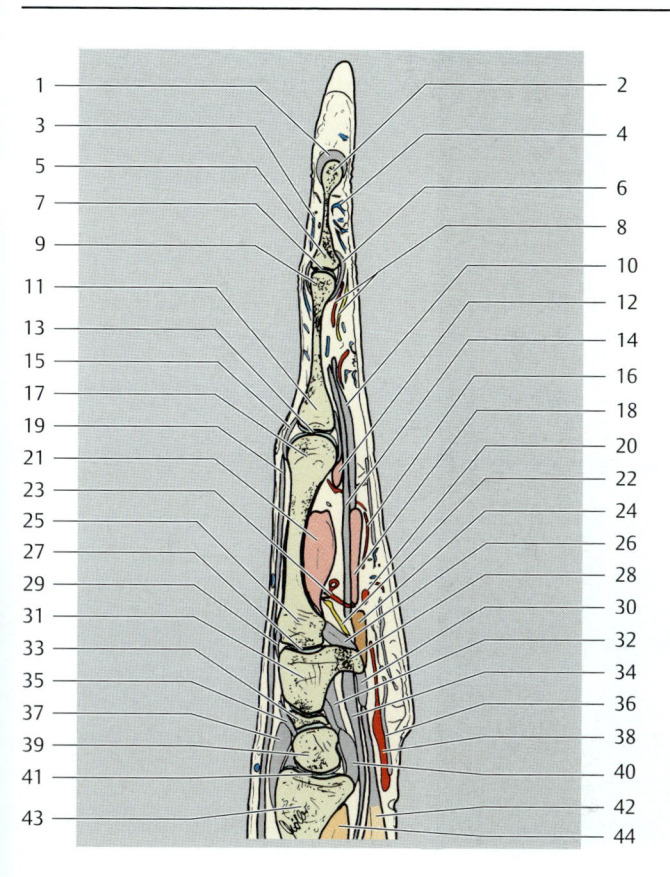

11 Falange proximal (base)
12 Músculo interósseo palmar
13 Articulação metacarpofalângica
14 Músculo flexor profundo dos dedos (tendão)
15 Cápsula articular
16 Artéria digital palmar
17 Metacarpo (cabeça)
18 Músculo lumbrical
19 Músculo extensor dos dedos (tendão)
20 Arco palmar superficial
21 Músculo interósseo palmar
22 Nervo ulnar (ramo profundo)
23 Arco palmar profundo
24 Músculo flexor curto do dedo mínimo
25 Metacarpo (base)
26 Ligamento carpometacarpal palmar
27 Articulação carpometacarpal
28 Hamato (gancho)
29 Ligamento carpometacarpal dorsal
30 Retináculo flexor
31 Hamato
32 Ligamento intercarpal palmar
33 Piramidal
34 Músculo flexor dos dedos (tendão)
35 Ligamento intercarpal dorsal
36 Ligamento carpal palmar
37 Ligamento radiocarpal dorsal
38 Artéria ulnar
39 Semilunar
40 Ligamento ulnocarpal palmar
41 Articulação radiocarpal
42 Músculo flexor ulnar do carpo
43 Rádio
44 Músculo pronador quadrado

176 Extremidade Superior

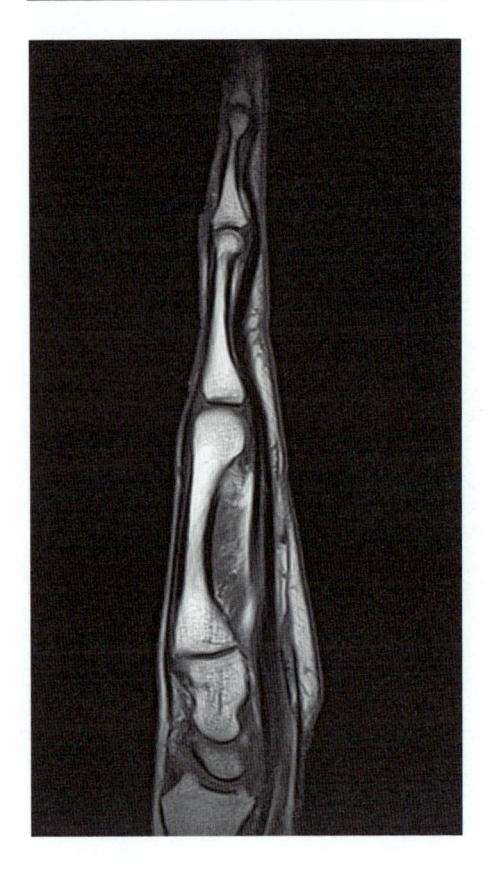

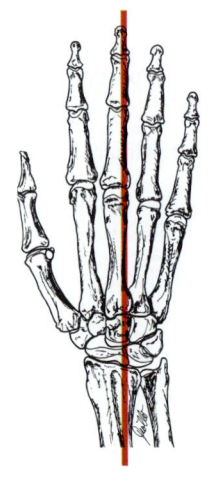

1 Falange distal
2 Falange média (cabeça)
3 Articulação interfalângica distal
4 Ligamento palmar
5 Cápsula articular
6 Artéria digital palmar
7 Falange média (base)
8 Músculo flexor dos dedos (tendão)
9 Articulação interfalângica proximal

Mão, Sagital

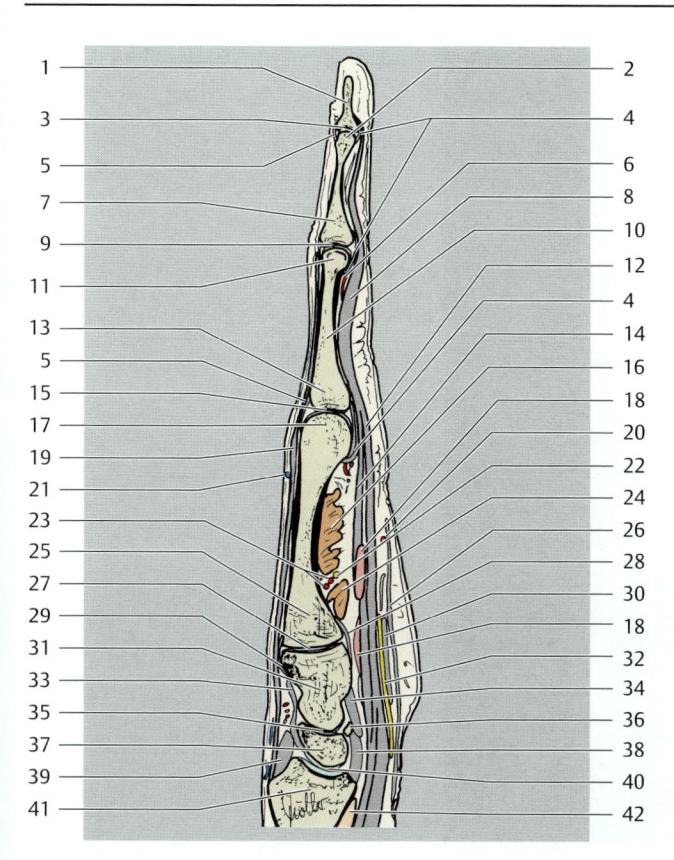

10 Falange proximal (diáfise)
11 Falange proximal (cabeça)
12 Músculo flexor superficial dos dedos (tendão)
13 Falange proximal (base)
14 Músculo flexor profundo dos dedos (tendão)
15 Articulação metacarpofalângica
16 Músculo adutor do polegar (cabeça transversa)
17 Metacarpo (cabeça)
18 Músculos lumbricais
19 Músculo extensor dos dedos (tendão)
20 Arco palmar superficial
21 Veia digital palmar
22 Nervo ulnar (ramo profundo)
23 Arco palmar profundo
24 Músculo adutor do polegar (cabeça profunda)
25 Metacarpo (base)
26 Aponeurose palmar
27 Articulação carpometacarpal
28 Ligamento carpometacarpal palmar
29 Ligamento carpometacarpal dorsal
30 Retináculo flexor
31 Capitato
32 Nervo mediano
33 Ligamento intercarpal dorsal
34 Ligamento intercarpal palmar
35 Articulação (escafocapitato) intercarpal
36 Semilunar
37 Escafoide
38 Ligamento radiocarpal palmar
39 Ligamento radiocarpal dorsal
40 Articulação do punho
41 Rádio
42 Músculo pronador quadrado

178 Extremidade Superior

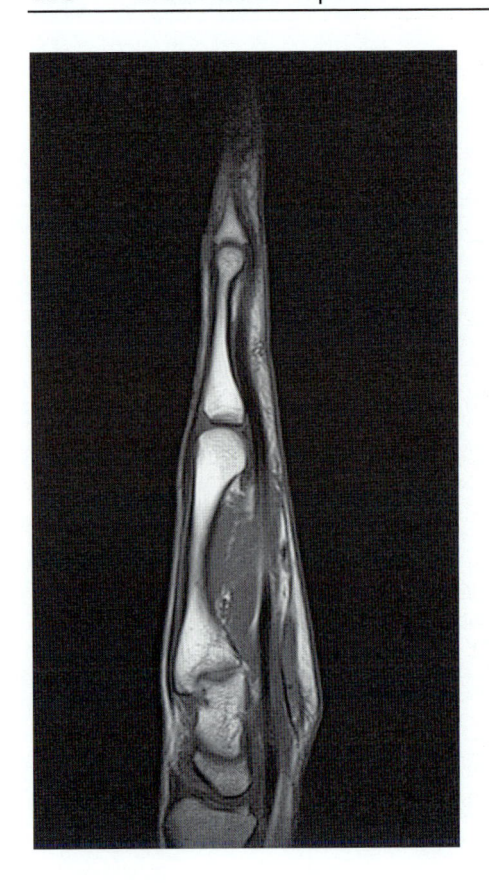

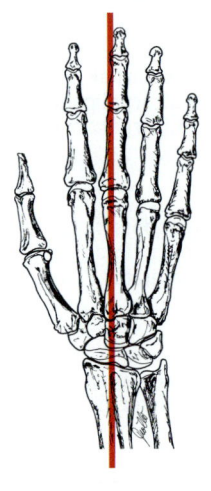

Distal
Dorsal ☐ Palmar
Proximal

1 Ligamento colateral (articulação interfalângica distal)
2 Articulação interfalângica proximal
3 Falange média (base)
4 Ligamento palmar
5 Falange proximal (cabeça)
6 Músculo flexor dos dedos (tendão)
7 Cápsula articular
8 Articulação metacarpofalângica

Mão, Sagital

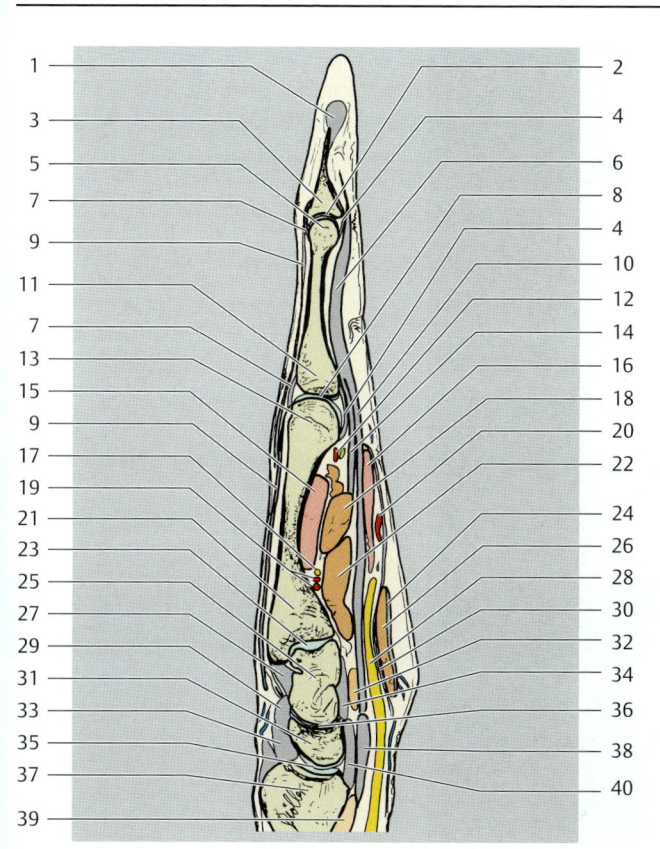

9	Músculo extensor dos dedos (tendão)
10	Músculo flexor superficial dos dedos (tendão)
11	Falange proximal (base)
12	Artérias palmares comuns
13	Metacarpo (cabeça)
14	Músculo flexor profundo dos dedos (tendão)
15	Músculo interósseo
16	Músculos lumbricais
17	Nervo ulnar (ramo profundo)
18	Músculo adutor do polegar (cabeça transversa)
19	Arco palmar profundo
20	Arco palmar superficial
21	Metacarpo (base)
22	Músculo adutor do polegar (cabeça oblíqua)
23	Articulação carpometacarpal
24	Aponeurose palmar
25	Capitato
26	Músculo abdutor curto do polegar
27	Ligamento carpometacarpal dorsal
28	Nervo médio
29	Ligamento intercarpal dorsal
30	Retináculo flexor
31	Escafoide
32	Músculo flexor do polegar (cabeça profunda)
33	Ligamento radiocarpal distal
34	Ligamento intercarpal palmar
35	Articulação radiocarpal
36	Articulação intercarpal (escafocapitato)
37	Rádio
38	Músculo flexor longo do polegar (tendão)
39	Músculo pronador quadrado
40	Ligamento radiocarpal palmar

180 Extremidade Superior

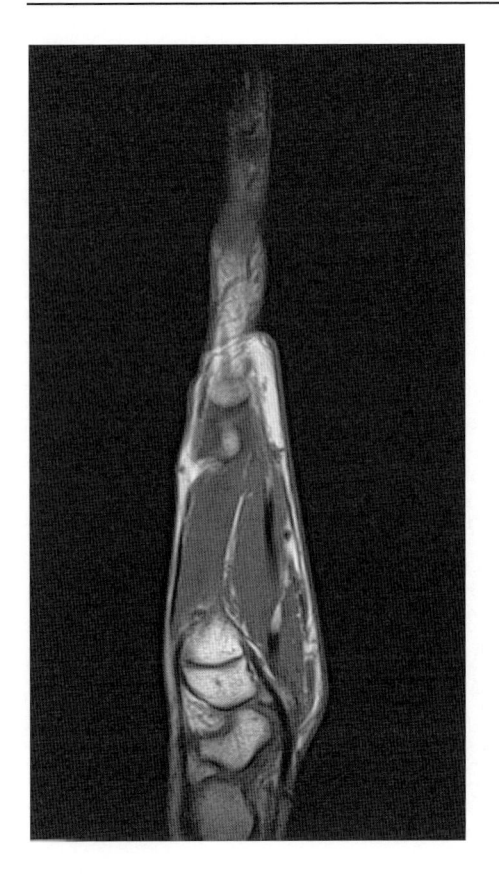

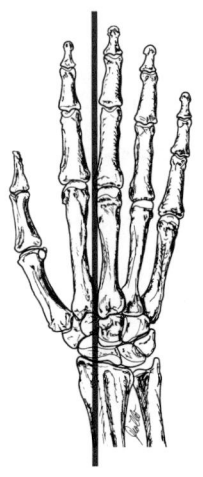

Distal

Dorsal ▢ Palmar

Proximal

1 Veia digital dorsal
2 Artéria digital palmar comum
3 Falange proximal (base)
4 Músculos lumbricais
5 Ligamento colateral (articulação metacarpofalângica)
6 Músculo adutor do polegar (cabeça transversa)
7 Metacarpo (cabeça)

Mão, Sagital

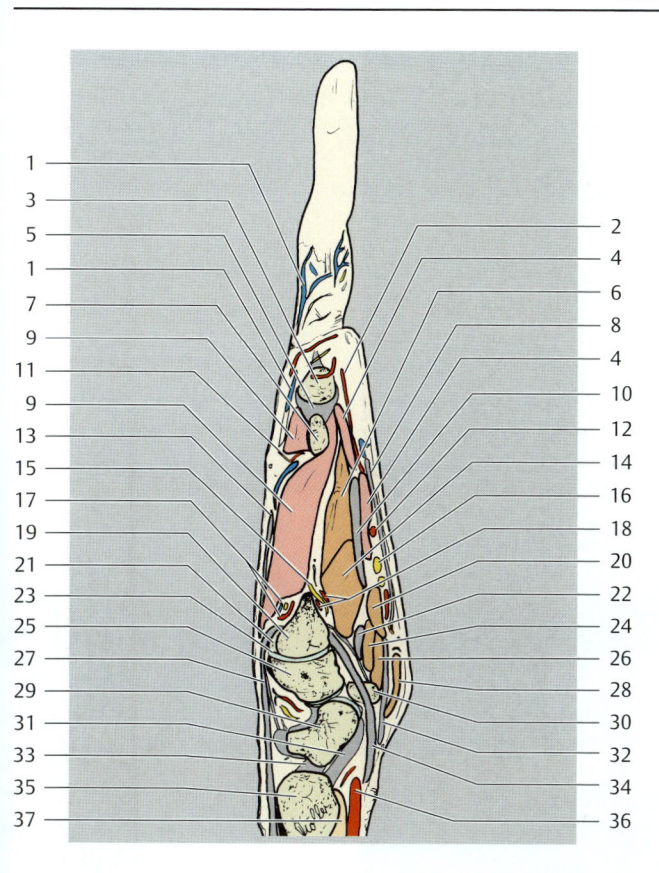

8 Aponeurose palmar
9 Músculo interósseo
10 Músculo flexor dos dedos (tendão)
11 Artéria digital dorsal
12 Arco palmar superficial
13 Músculo extensor dos dedos (tendão)
14 Músculo adutor do polegar (cabeça oblíqua)
15 Nervo ulnar (ramo profundo)
16 Nervo digital palmar comum (do nervo mediano)
17 Artérias e nervos digitais dorsais
18 Arco palmar profundo
19 2º metacarpo (base)
20 Músculo flexor curto do polegar (cabeça superficial)
21 3º metacarpo (base)
22 Músculo flexor longo do polegar (tendão)
23 Articulação carpometacarpal
24 Músculo flexor curto do polegar (cabeça profunda)
25 Trapezoide
26 Músculo oponente do polegar
27 Músculo extensor curto radial do carpo
28 Músculo abdutor curto do polegar
29 Escafoide
30 Hamato (gancho)
31 Ligamento radiocarpal palmar
32 Retináculo flexor
33 Ligamento colateral radial da articulação do punho
34 Músculo flexor radial do carpo (tendão)
35 Rádio
36 Artéria radial
37 Músculo pronador quadrado

Extremidade Superior

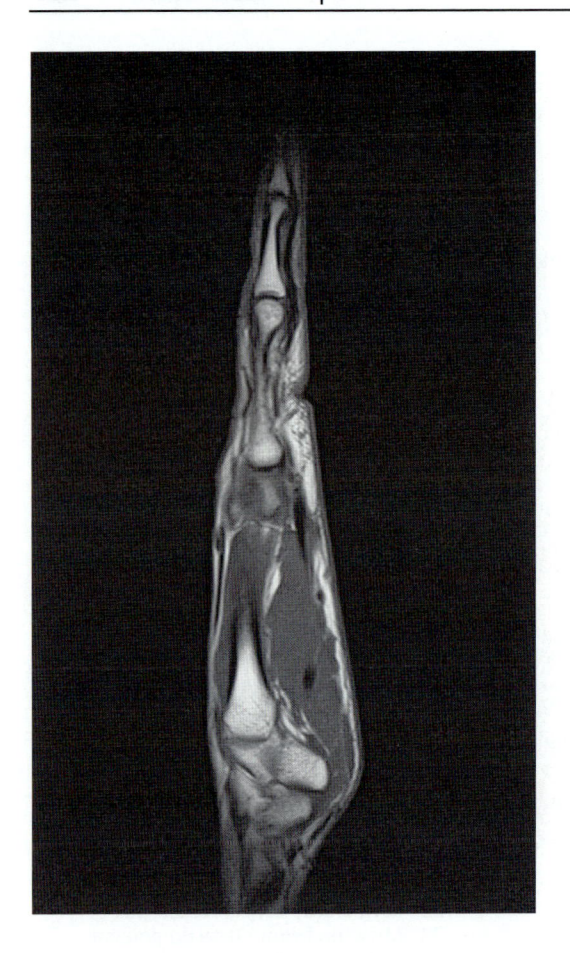

Distal

Dorsal ☐ Palmar

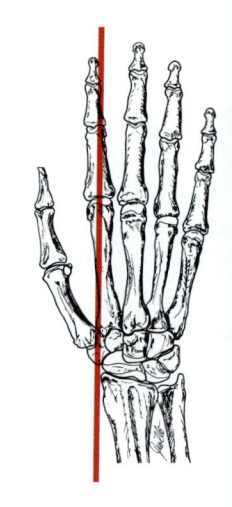

Proximal

1. Falange distal
2. Ligamento (colateral) palmar
3. Articulação interfalângica distal
4. Músculo flexor dos dedos (tendão)
5. Falange média (cabeça)
6. Artéria digital palmar própria
7. Músculo extensor dos dedos (tendão)
8. Nervo digital palmar próprio
9. Falange média (base)
10. Músculo flexor dos dedos (tendão)
11. Ligamento colateral
12. Músculo lumbrical
13. Falange proximal (cabeça)
14. Músculo adutor do polegar (cabeça transversa)
15. Artéria digital dorsal própria
16. Artéria digital palmar comum
17. Falange proximal (base)
18. Arco palmar superficial
19. Metacarpo (cabeça)
20. Nervo mediano
21. Ligamento colateral
22. Músculo adutor do polegar (cabeça oblíqua)
23. Artéria digital (ramo perfurante)
24. Artéria metacarpal comum
25. Veia digital dorsal

Mão, Sagital

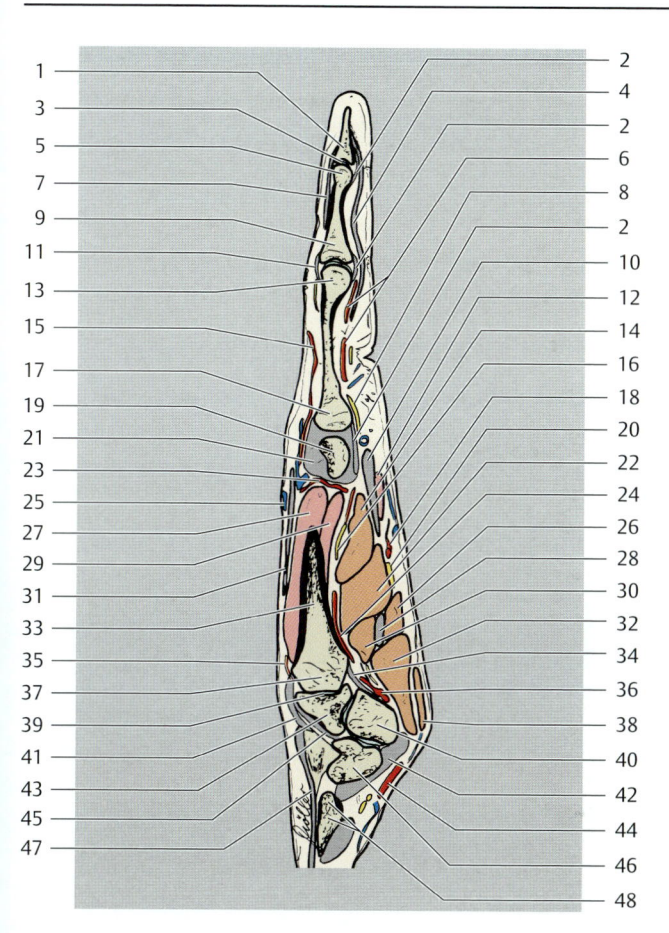

26 Músculo flexor curto do polegar (cabeça superficial)
27 Músculo interósseo dorsal
28 Músculo flexor longo do polegar (tendão)
29 Músculo interósseo palmar
30 Músculo flexor curto do polegar (cabeça profunda)
31 2º músculo extensor dos dedos (tendão)
32 Músculo oponente do polegar
33 2º metacarpo (diáfise)
34 Ligamento carpometacarpal palmar
35 Artéria metacarpal dorsal
36 Arco palmar profundo
37 2º metacarpo (base)
38 Músculo abdutor curto do polegar
39 Articulação carpometacarpal
40 Trapézio (tubérculo)
41 Ligamento carpometacarpal dorsal
42 Ligamento colateral radial da articulação do punho
43 Piramidal
44 Artéria radial (ramo superficial)
45 Ligamento intercarpal dorsal
46 Escafoide
47 Músculo extensor radial do carpo (tendão)
48 Rádio com processo do estiloide

Código de Cores: **Extremidade Inferior**

- Artérias
- Nervos
- Veias
- Ossos
- Tecido adiposo
- Cartilagem
- Tendão
- Menisco, *labrum* etc.
- Fluido
- Intestino

Músculos do Quadril e da Coxa:
Sartório
Tensor da fáscia lata
Ilíaco
Iliopsoas
Psoas
Glúteo máximo, médio e mínimo
Reto do abdome
Músculos oblíquos externo e interno do abdome
Piriforme
Músculos gêmeos
Quadrado do fêmur
Obturador interno
Semitendíneo
Semimembranoso
Bíceps femoral

Músculos Adutores:
Obturador externo
Pectíneo
Adutor longo, curto e magno
Grácil

Quadríceps:
Reto femoral
Vastos lateral, medial e intermediário

Poplíteo

Músculos da Perna:
Grupo extensor:
Tibial anterior
Extensor longo dos dedos
Extensor longo do hálux

Grupo fibular:
Fibular curto
Fibular longo

Grupo flexor:
Tibial posterior
Flexor longo dos dedos
Flexor longo do hálux

Tríceps sural:
Gastrocnêmio
Sóleo
Plantar

Músculos do Pé:
Extensor curto dos dedos
Extensor curto do hálux

Interósseos dorsal e plantar
Flexor curto dos dedos
Quadrado plantar
Músculos lumbricais

Músculos do Hálux:
Flexor curto do hálux
Abdutor do hálux
Adutor do hálux

Músculos do Dedo Mínimo (5º):
Abdutor do dedo mínimo
Flexor do dedo mínimo
Oponente do dedo mínimo

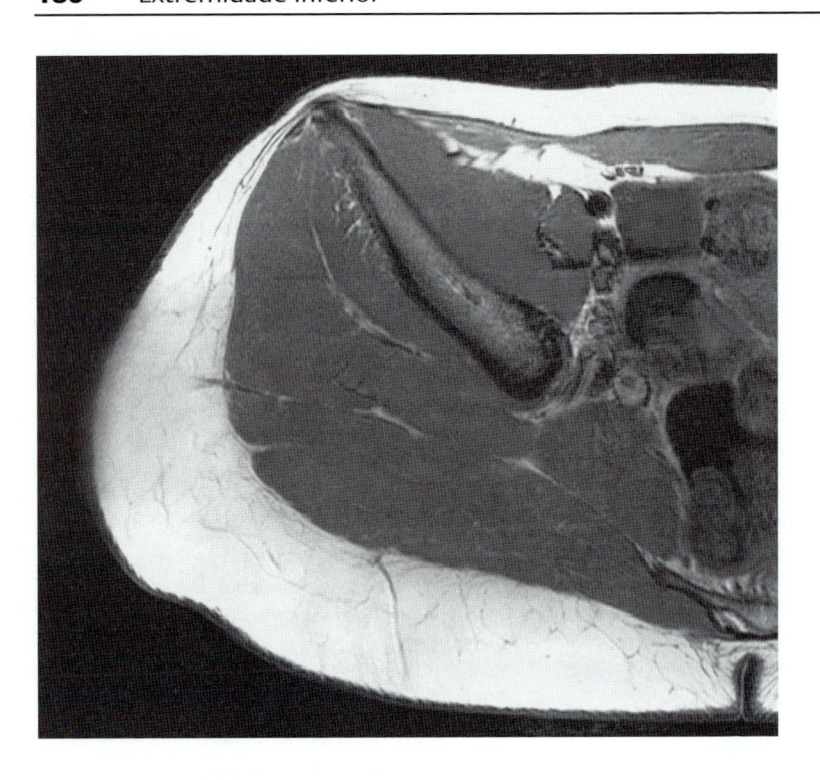

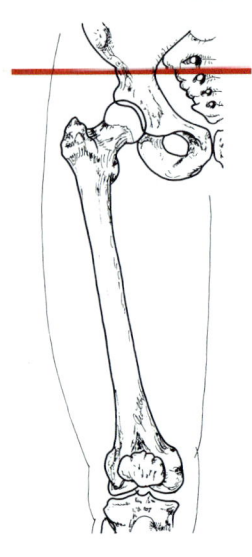

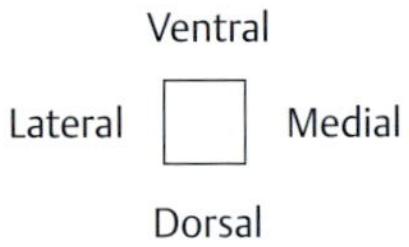

186 Extremidade Inferior

Ventral

Lateral ☐ Medial

Dorsal

Perna, Axial **187**

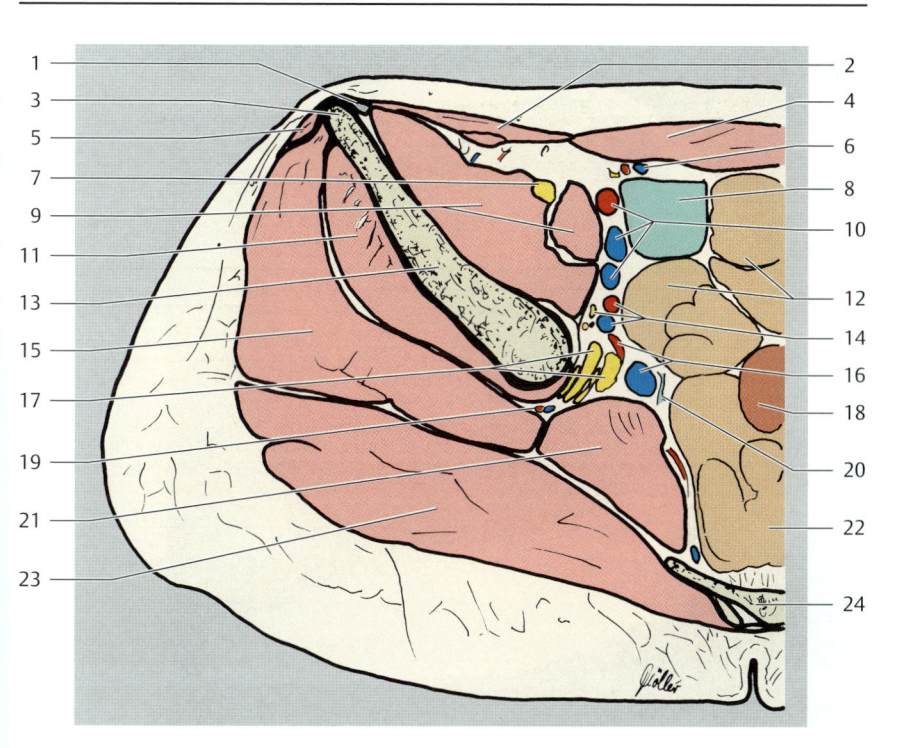

1 Ligamento inguinal	13 Ílio
2 Músculo oblíquo interno do abdome e músculo transverso do abdome	14 Artéria, veia e nervo obturadores
3 Espinha ilíaca anterossuperior	15 Músculo glúteo médio
4 Músculo reto do abdome	16 Artéria e veia ilíacas internas
5 Músculo tensor da fáscia lata	17 Plexo sacral
6 Artéria e veia epigástricas inferiores	18 Útero
7 Nervo femoral	19 Artéria e veia glúteas superiores
8 Bexiga urinária	20 Ureter
9 Músculo iliopsoas	21 Músculo piriforme
10 Artéria e veias ilíacas externas	22 Cólon sigmoide
11 Músculo glúteo mínimo	23 Músculo glúteo máximo
12 Intestino delgado	24 Sacro

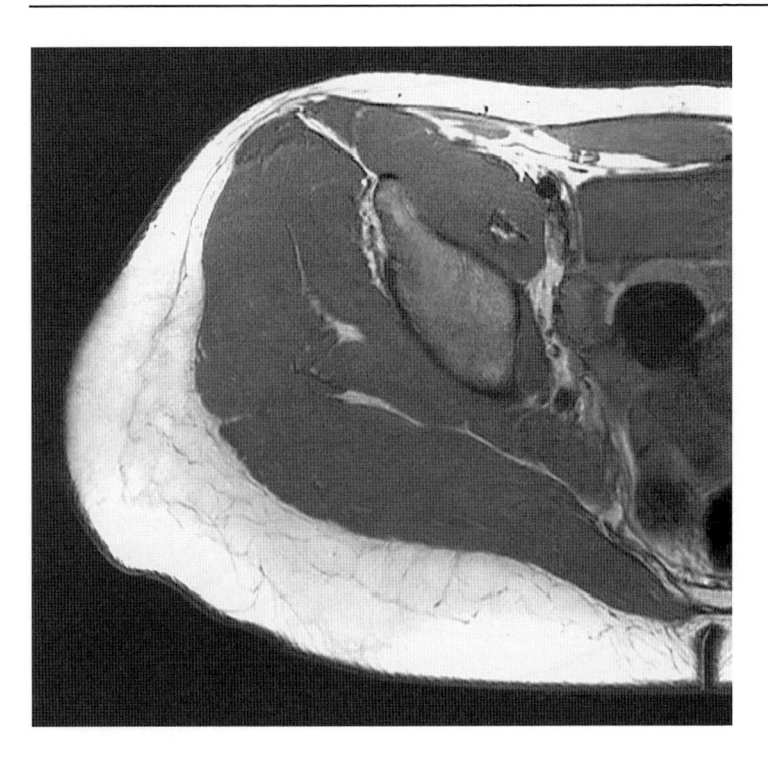

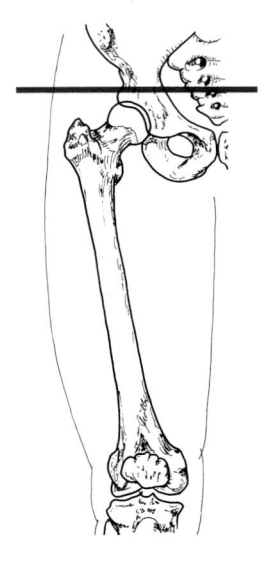

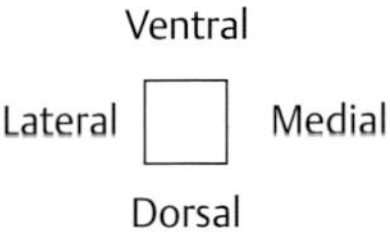

188 Extremidade Inferior

Ventral

Lateral ☐ Medial

Dorsal

Perna, Axial **189**

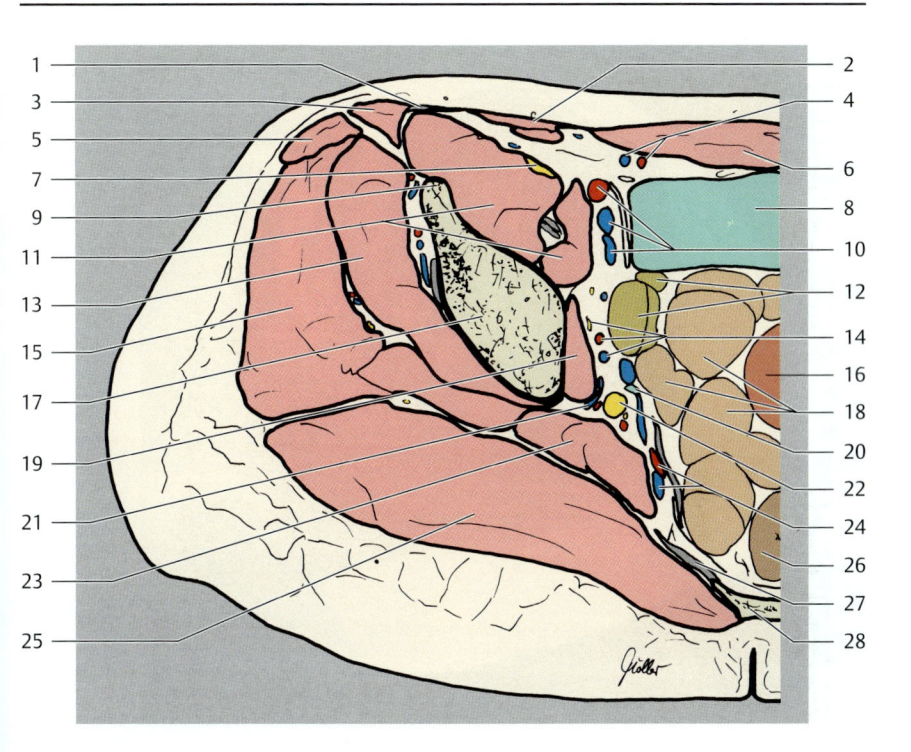

1 Ligamento inguinal
2 Músculo oblíquo interno do abdome + músculo transverso abdominal
3 Músculo sartório
4 Artéria e veia epigástricas inferiores
5 Músculo tensor da fáscia lata
6 Músculo reto do abdome
7 Nervo femoral
8 Bexiga urinária
9 Espinha ilíaca anteroinferior
10 Artéria e veias ilíacas externas
11 Músculo iliopsoas
12 Ovário e tuba uterina
13 Músculo glúteo mínimo
14 Artéria, veia e nervo obturadores
15 Músculo glúteo médio
16 Útero
17 Ílio
18 Intestino delgado
19 Músculo obturador interno
20 Ureter
21 Artéria e veia glúteas superiores
22 Plexo lombossacral
23 Músculo piriforme
24 Artéria e veia ilíacas internas
25 Músculo glúteo máximo
26 Reto
27 Ligamento sacrotuberal
28 Sacro

190 Extremidade Inferior

Ventral

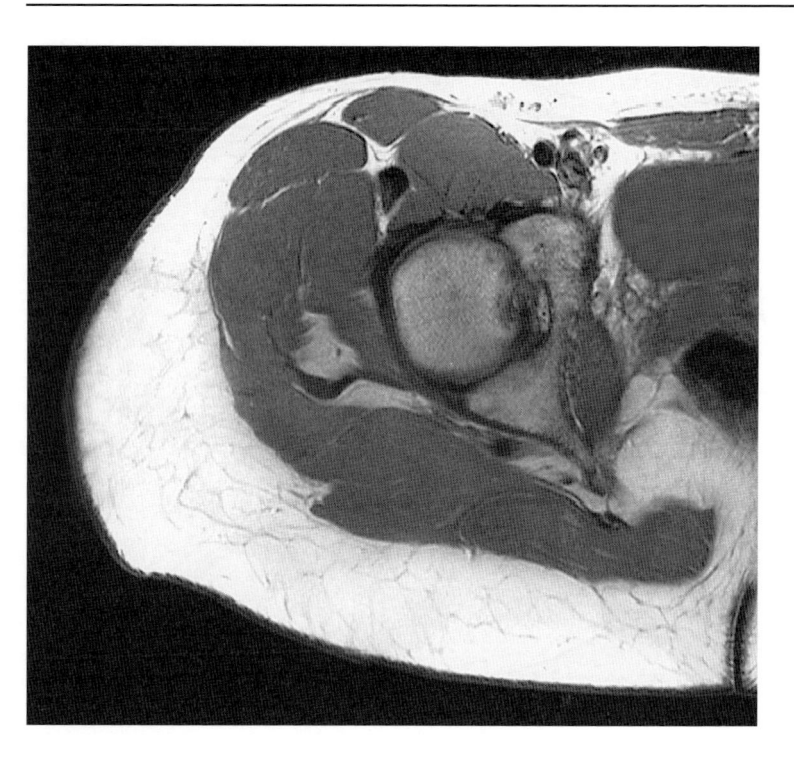

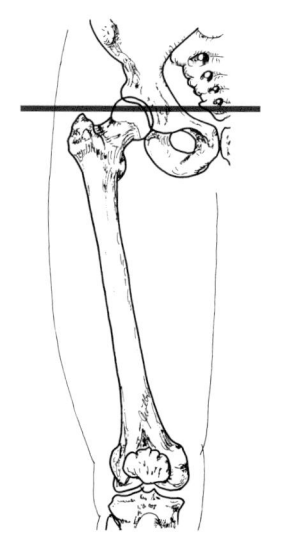

Lateral Medial

Dorsal

Perna, Axial

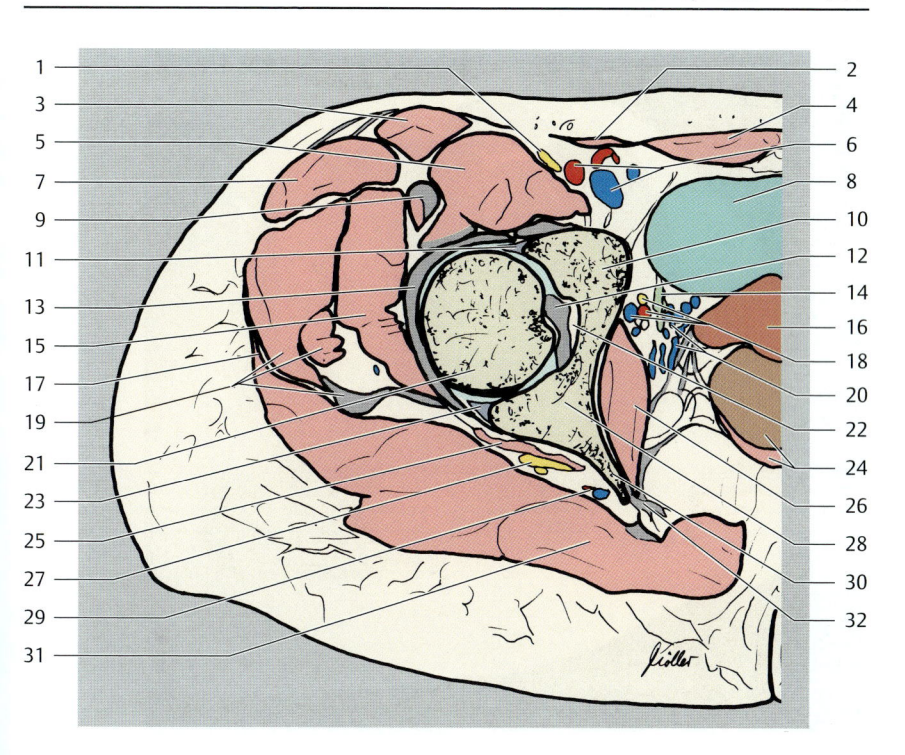

1 Nervo femoral
2 Músculo oblíquo interno do abdome + músculo transverso abdominal
3 Músculo sartório
4 Músculo reto do abdome
5 Músculo iliopsoas
6 Artéria e veia ilíacas externas
7 Músculo tensor da fáscia lata
8 Bexiga urinária
9 Músculo reto femoral (tendão)
10 Púbis (ramo superior)
11 *Labrum* acetabular anterior
12 Ligamento da cabeça do fêmur
13 Ligamento iliofemoral
14 Ureter
15 Músculo glúteo mínimo
16 Útero
17 Trato iliotibial
18 Artéria, veia e nervo obturadores
19 Músculo glúteo médio (+ tendão)
20 Plexo venoso uterino
21 Cabeça do fêmur
22 Fossa acetabular
23 *Labrum* acetabular posterior
24 Músculo reto e levantador do ânus
25 Músculo piriforme
26 Músculo obturador interno
27 Nervo ciático
28 Ísquio
29 Artéria e veia glúteas superiores
30 Espinha do ísquio
31 Músculo glúteo máximo
32 Ligamento sacrotuberal

192 Extremidade Inferior

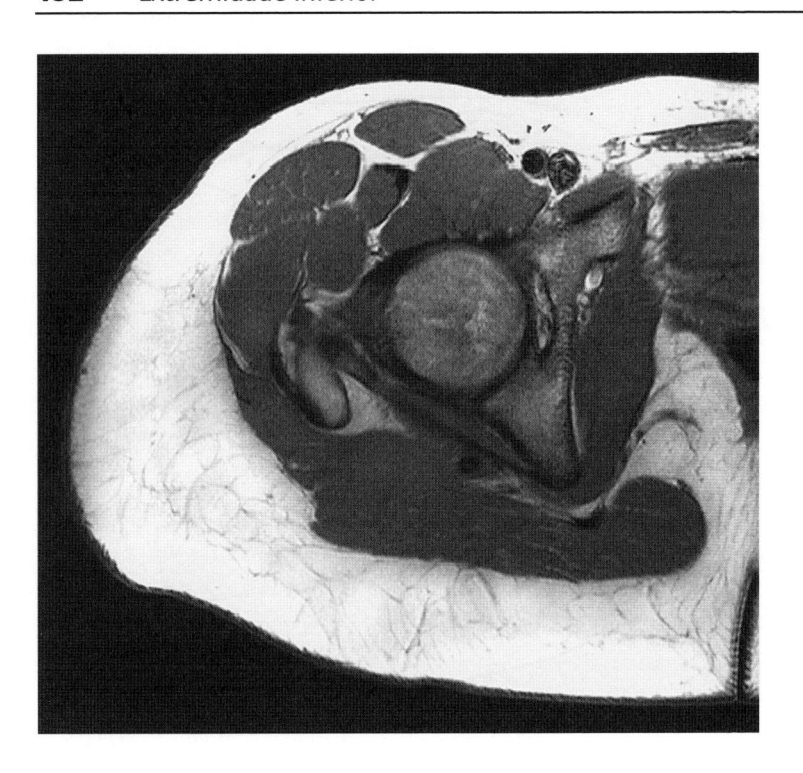

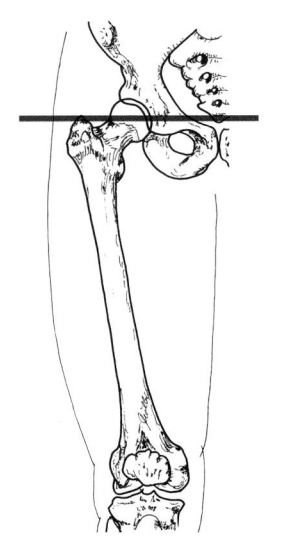

Perna, Axial

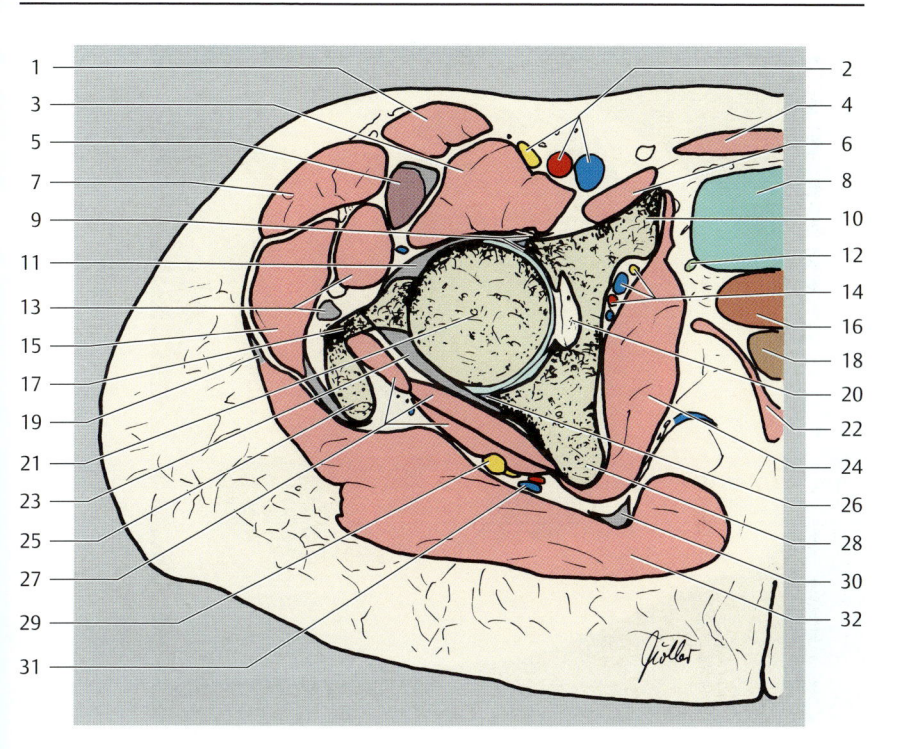

1 Músculo sartório	18 Reto
2 Artéria, veia e nervos femorais	19 Trato iliotibial
3 Músculo iliopsoas	20 Fossa acetabular
4 Músculo reto do abdome	21 Cabeça do fêmur
5 Músculo reto femoral (+ tendão)	22 Músculo levantador do ânus
6 Músculo pectíneo	23 Ligamento isquiofemoral e cápsula ligamentosa
7 Músculo tensor da fáscia lata	
8 Bexiga urinária	24 Músculo obturador interno
9 *Labrum* acetabular anterior	25 Trocanter maior
10 Púbis (ramo superior)	26 *Labrum* acetabular posterior
11 Ligamento iliofemoral	27 Músculo gêmeo inferior
12 Ureter	28 Ísquio
13 Músculo glúteo mínimo (+ tendão)	29 Nervo ciático
14 Artéria, veia e nervo obturadores	30 Ligamento sacrotuberal
15 Músculo glúteo médio (+ tendão)	31 Artéria e nervo glúteos superiores
16 Vagina	32 Músculo glúteo máximo
17 Colo do fêmur	

194 Extremidade Inferior

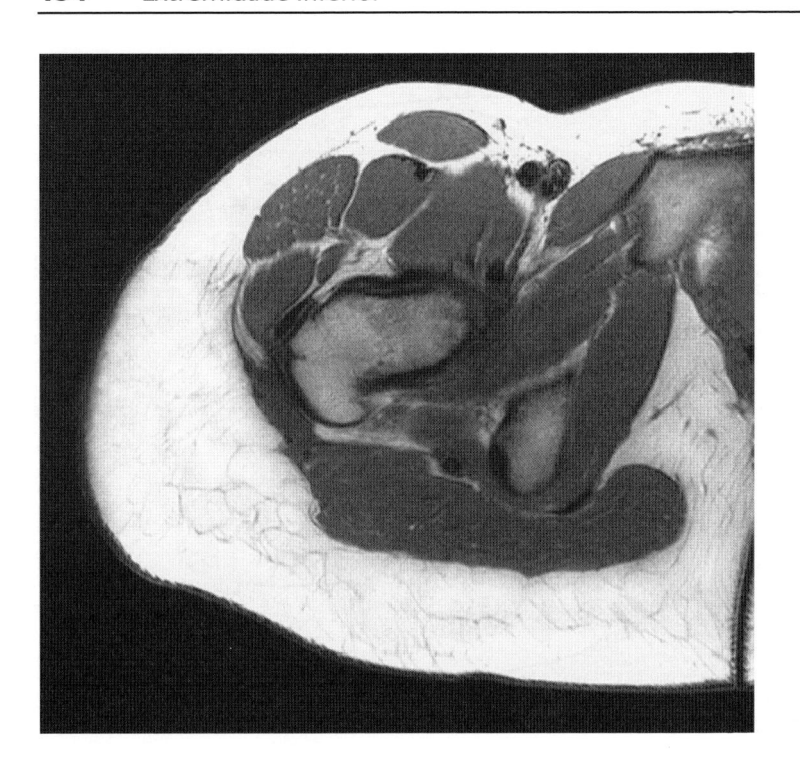

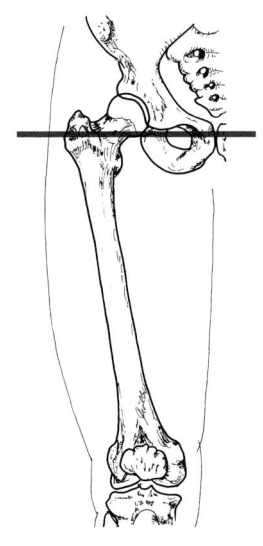

Ventral

Lateral ▢ Medial

Dorsal

Perna, Axial

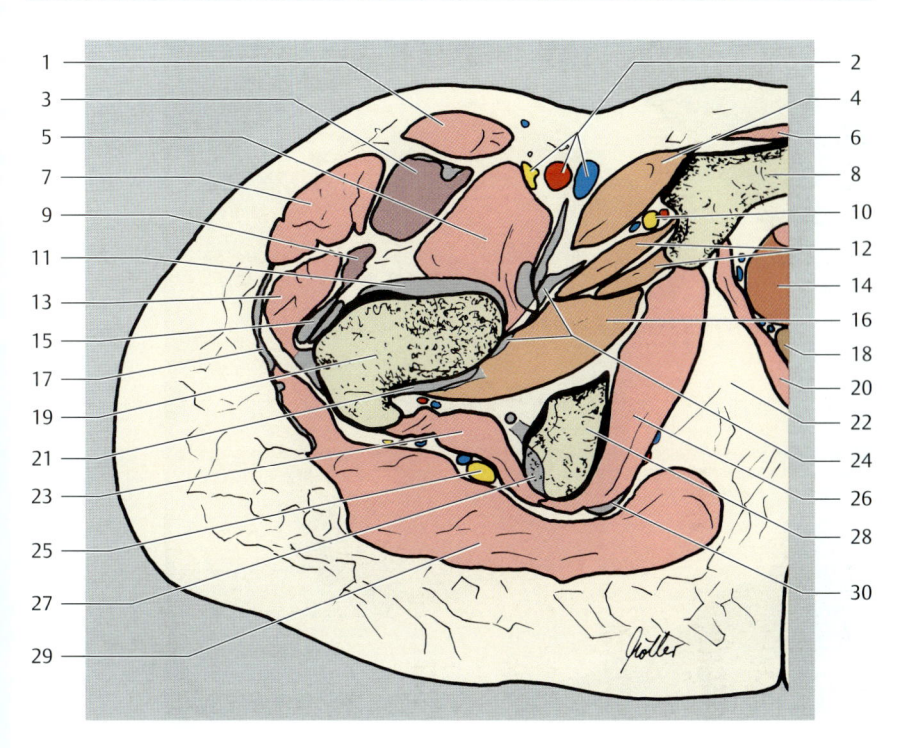

1 Músculo sartório
2 Artéria, veia e nervo femorais
3 Músculo reto femoral (+ tendão)
4 Músculo pectíneo
5 Músculo iliopsoas
6 Músculo reto do abdome
7 Músculo tensor da fáscia lata
8 Púbis (ramo inferior)
9 Músculo vasto lateral
10 Nervo obturador (ramo anterior)
11 Ligamento iliofemoral
12 Músculo adutor curto
13 Músculo glúteo médio (+ tendão)
14 Vagina e uretra
15 Músculo glúteo mínimo (tendão)
16 Músculo obturador externo
17 Trato iliotibial
18 Reto
19 Fêmur
20 Músculo levantador do ânus
21 Ligamento isquiofemoral
22 Fossa isquiorretal
23 Músculo quadrado do fêmur
24 Ligamento pubofemoral
25 Nervo ciático
26 Músculo obturador interno
27 Anexo de tendão dos músculos dorsais da coxa
28 Tuberosidade isquiática
29 Músculo glúteo máximo
30 Ligamento sacrotuberal

196 Extremidade Inferior

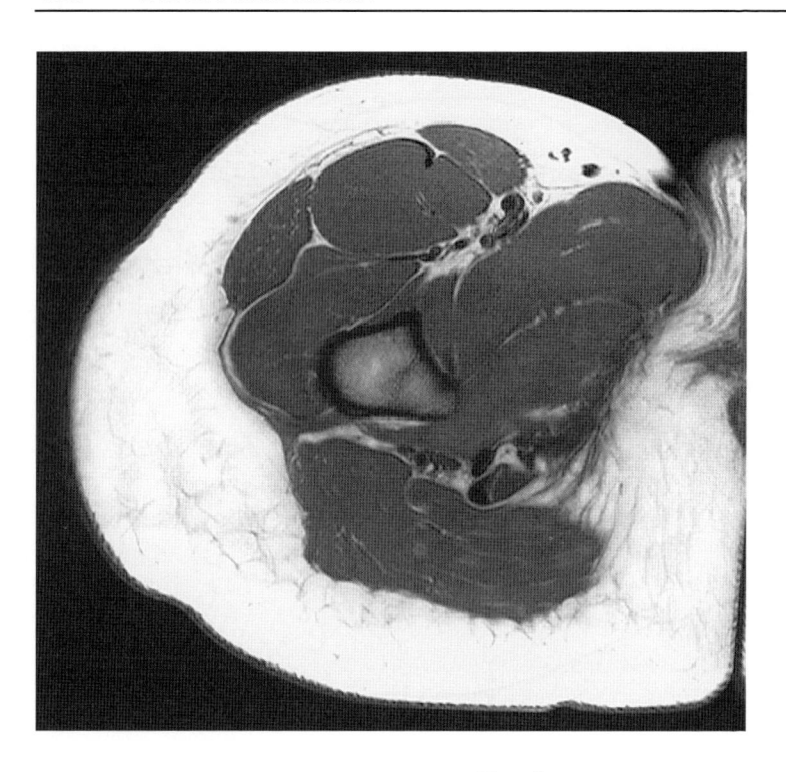

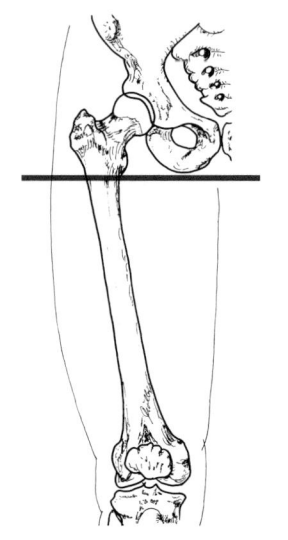

Ventral

Lateral ☐ Medial

Dorsal

Perna, Axial

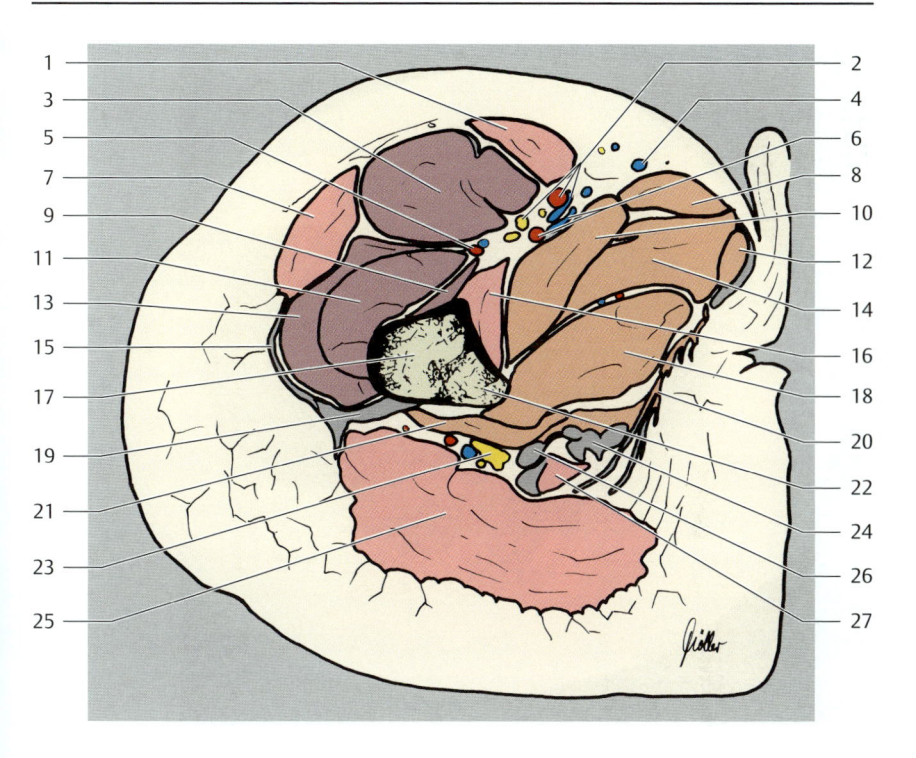

1 Músculo sartório
2 Artéria, veia e nervo femorais
3 Músculo reto femoral
4 Veia safena magna
5 Artéria e veia circunflexas femorais
6 Artéria e veia femorais profundas
7 Músculo tensor da fáscia lata
8 Músculo adutor longo
9 Músculo vasto medial
10 Músculo pectíneo
11 Músculo vasto intermédio
12 Músculo grácil
13 Músculo vasto lateral
14 Músculo adutor curto
15 Trato iliotibial
16 Músculo iliopsoas
17 Fêmur
18 Músculo adutor magno
19 Septo intermuscular lateral do fêmur
20 Músculo obturador interno
21 Músculo quadrado do fêmur
22 Trocanter menor
23 Nervo ciático
24 Músculo semimembranoso (tendão)
25 Músculo glúteo máximo
26 Músculo bíceps femoral (tendão)
27 Músculo semitendíneo (tendão)

198 Extremidade Inferior

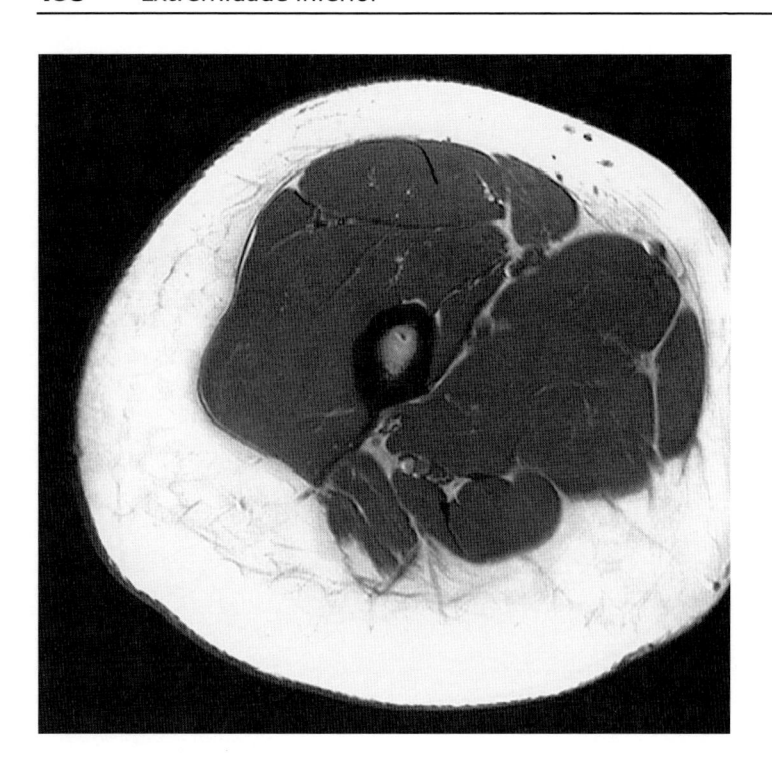

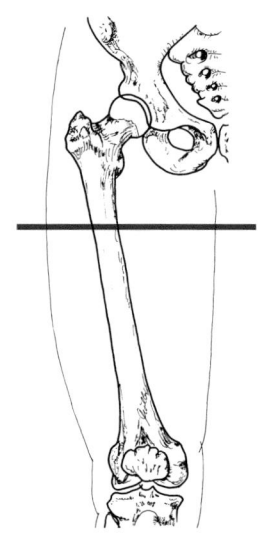

Ventral

Lateral ☐ Medial

Dorsal

Perna, Axial

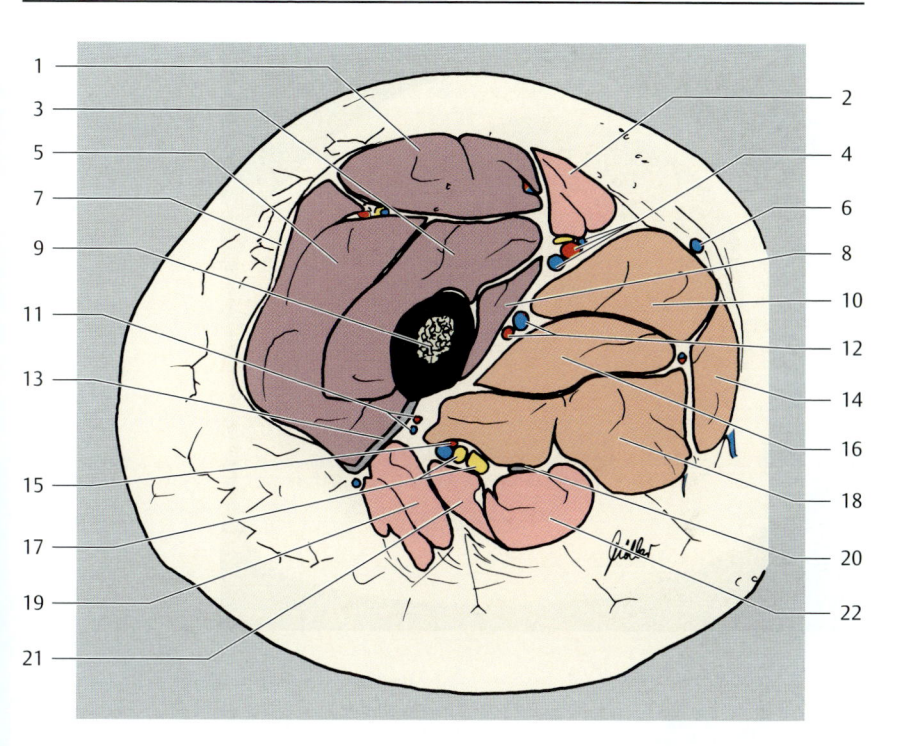

1 Músculo reto femoral
2 Músculo sartório
3 Músculo vasto intermédio
4 Artéria, veia e nervo femorais
5 Músculo vasto lateral
6 Veia safena magna
7 Trato iliotibial
8 Músculo vasto medial
9 Fêmur
10 Músculo adutor longo
11 Artéria perfurante da artéria profunda da coxa (+ veia)
12 Artéria e veia profundas da coxa
13 Septo intermuscular lateral do fêmur
14 Músculo grácil
15 Artéria e veia para o nervo ciático
16 Músculo adutor curto
17 Nervo ciático
18 Músculo adutor magno
19 Músculo glúteo máximo
20 Músculo semimembranoso (tendão)
21 Músculo bíceps femoral
22 Músculo semitendíneo

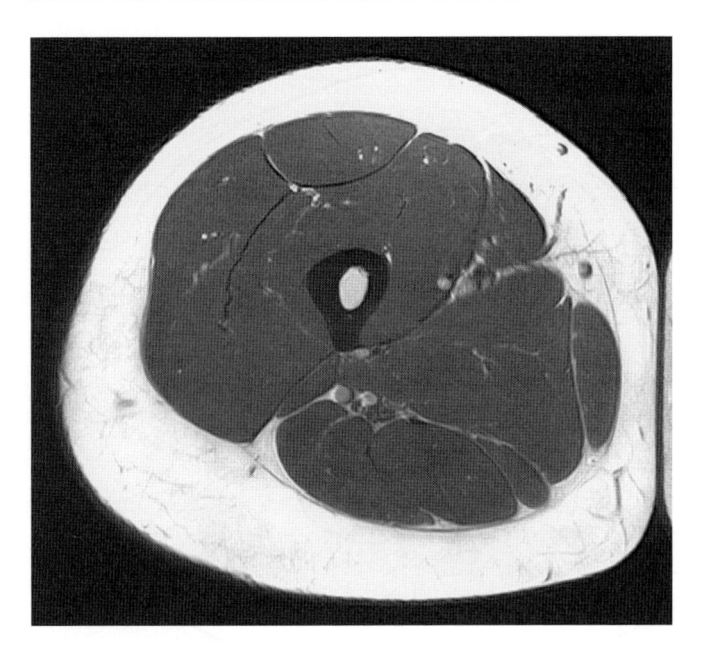

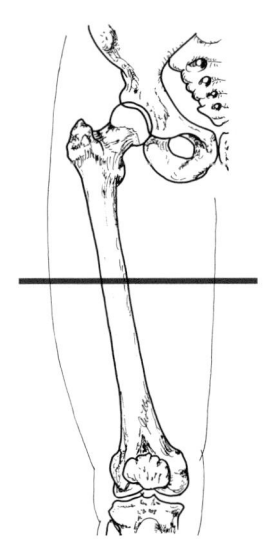

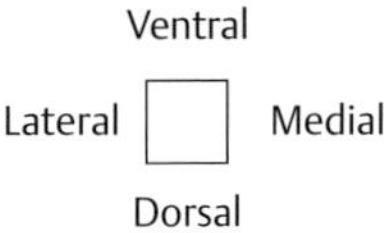

Extremidade Inferior

Ventral

Lateral ☐ Medial

Dorsal

Perna, Axial

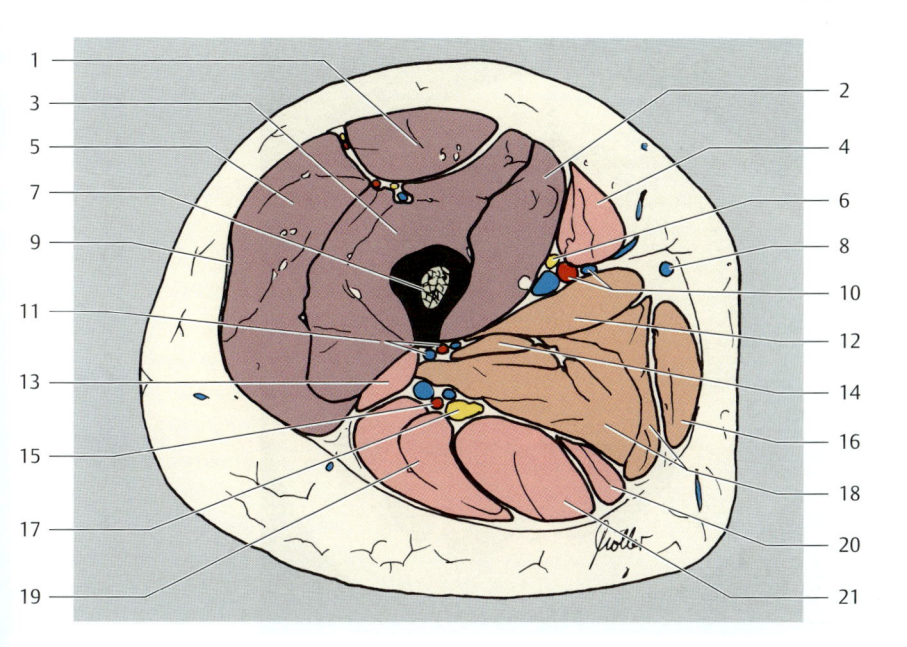

1 Músculo reto femoral
2 Músculo vasto medial
3 Músculo vasto intermédio
4 Músculo sartório
5 Músculo vasto lateral
6 Nervo safeno
7 Fêmur
8 Veia safena magna
9 Trato iliotibial
10 Artéria e veia femorais
11 Artéria e veia profundas da coxa
12 Músculo adutor longo
13 Músculo bíceps femoral (cabeça curta)
14 Músculo adutor curto
15 Artéria para o nervo ciático
16 Músculo grácil
17 Nervo ciático
18 Músculo adutor magno
19 Músculo bíceps femoral (cabeça longa)
20 Músculo semimembranoso
21 Músculo semitendíneo

202 Extremidade Inferior

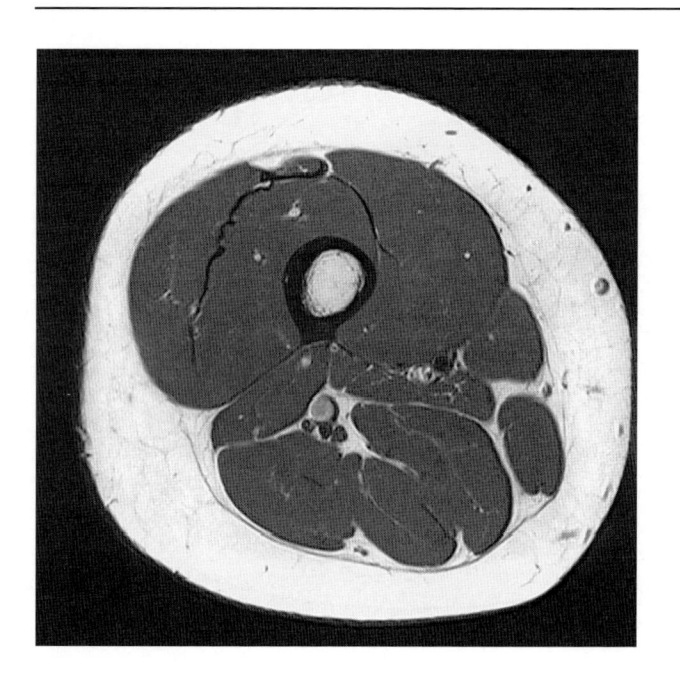

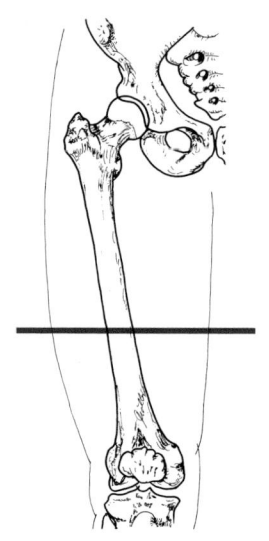

Ventral

Lateral ☐ Medial

Dorsal

Perna, Axial **203**

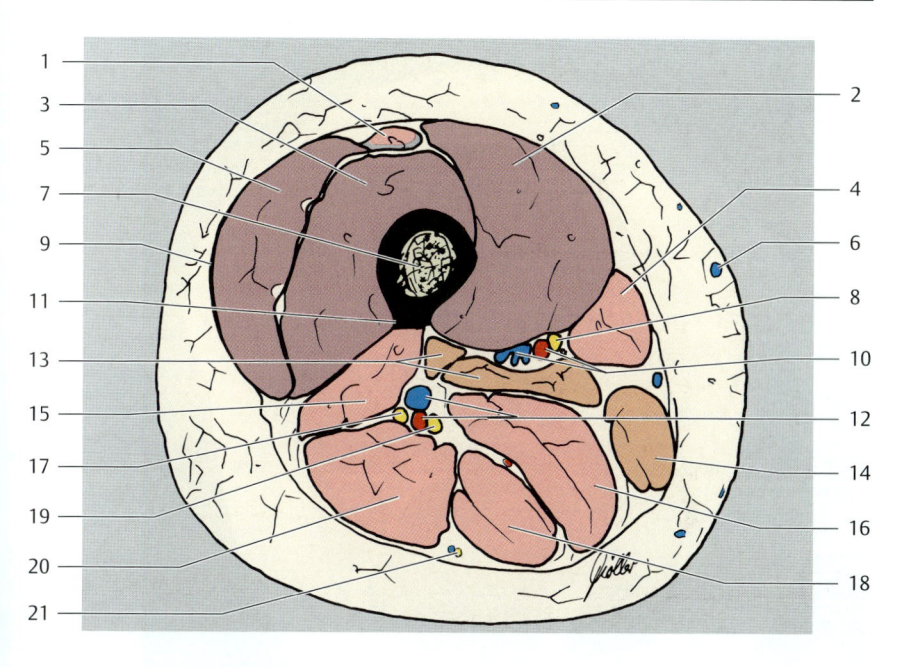

1 Músculo reto femoral (+ tendão)
2 Músculo vasto medial
3 Músculo vasto intermédio
4 Músculo sartório
5 Músculo vasto lateral
6 Veia safena magna
7 Fêmur
8 Nervo safeno
9 Trato iliotibial
10 Artéria e veia femorais
11 Linha áspera
12 Artéria e veia perfurantes da artéria e veia profundas da coxa
13 Músculo adutor magno
14 Músculo grácil
15 Músculo bíceps femoral (cabeça curta)
16 Músculo semimembranoso
17 Nervo fibular (peroneiro) comum
18 Músculo semitendíneo
19 Nervo tibial
20 Músculo bíceps femoral (cabeça longa)
21 Nervo cutâneo femoral posterior

Extremidade Inferior

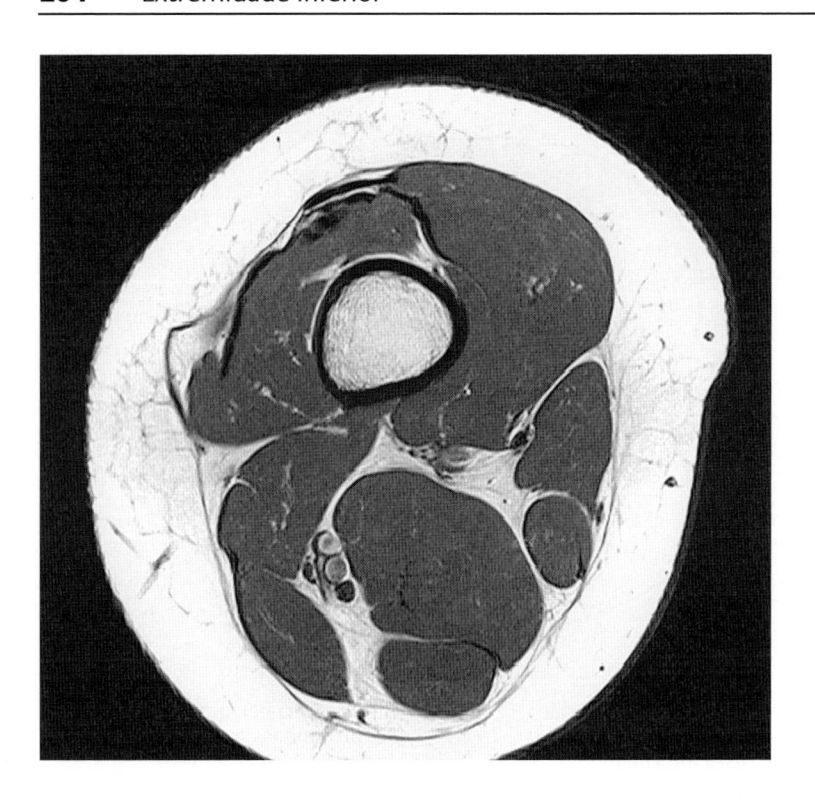

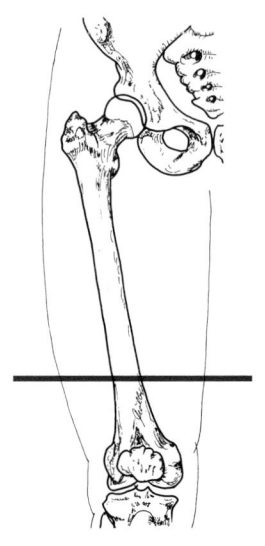

Ventral

Lateral ☐ Medial

Dorsal

Perna, Axial

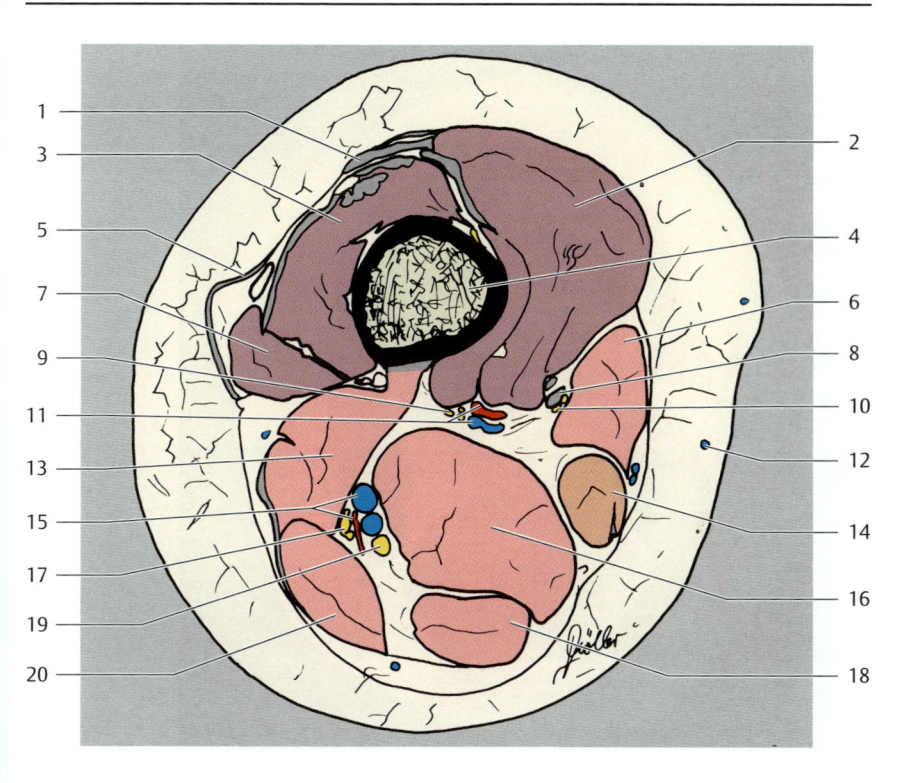

1 Músculo reto femoral (tendão)
2 Músculo vasto medial
3 Músculo vasto intermédio
4 Fêmur
5 Trato iliotibial
6 Músculo sartório
7 Músculo vasto lateral
8 Músculo adutor magno (tendão)
9 Ramo muscular do nervo femoral
10 Nervo safeno
11 Artéria e veia femorais
12 Veia safena magna
13 Músculo bíceps femoral (cabeça curta)
14 Músculo grácil
15 Artéria e veia perfurantes da artéria e veia profundas da coxa
16 Músculo semimembranoso
17 Nervo fibular (peroneiro) comum
18 Músculo semitendíneo
19 Nervo tibial
20 Músculo bíceps femoral (cabeça longa)

Extremidade Inferior

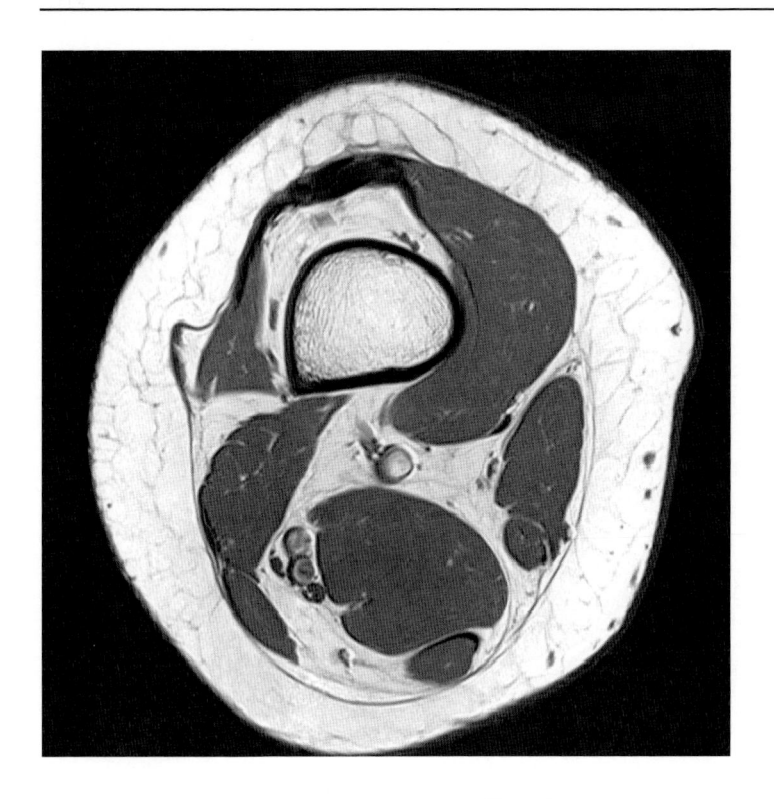

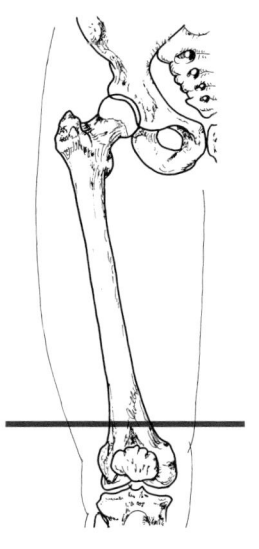

Ventral
Lateral ☐ Medial
Dorsal

Perna, Axial

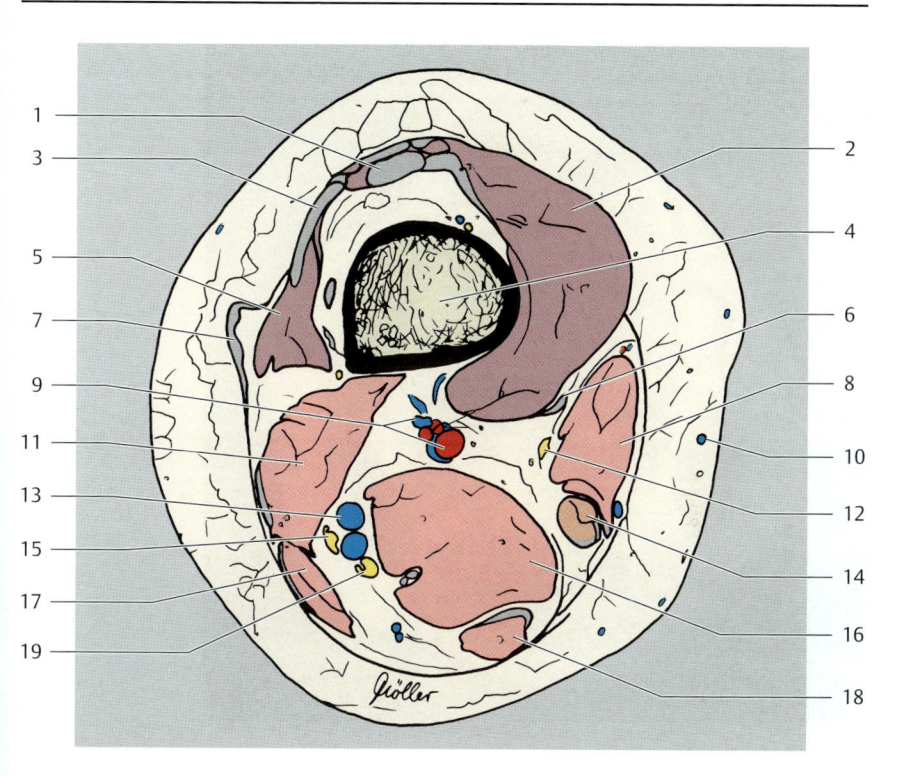

1 Músculo reto femoral (tendão)
2 Músculo vasto medial
3 Músculo vasto intermédio (+ tendão)
4 Fêmur
5 Músculo vasto lateral
6 Músculo adutor magno (tendão)
7 Trato iliotibial
8 Músculo sartório
9 Artéria e veia femorais
10 Veia safena magna
11 Músculo bíceps femoral (cabeça curta)
12 Nervo safeno
13 Veia perfurante da veia profunda da coxa
14 Músculo grácil
15 Nervo fibular (peroneiro) comum
16 Músculo semimembranoso
17 Músculo bíceps femoral (cabeça longa)
18 Músculo semitendíneo
19 Nervo tibial

208 Extremidade Inferior

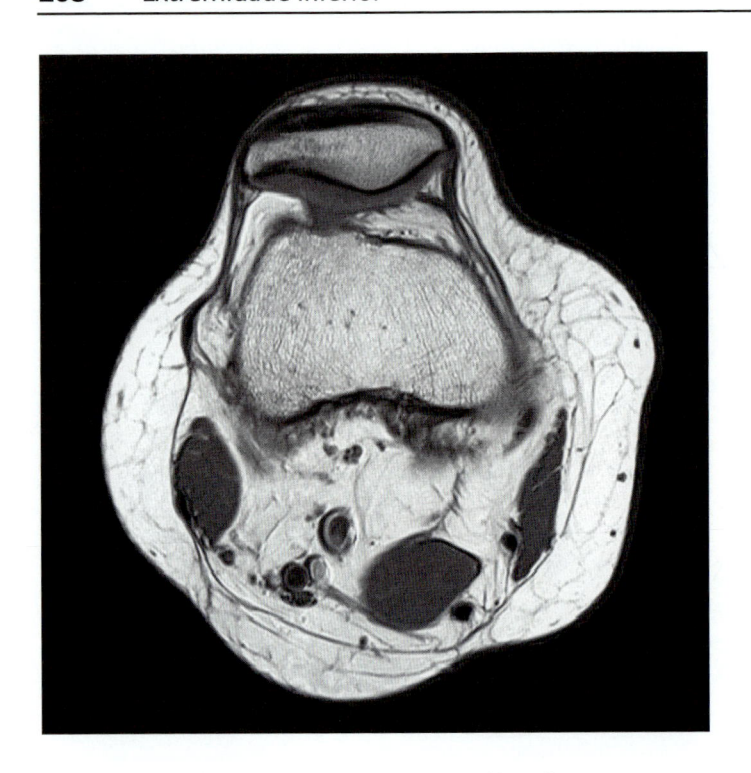

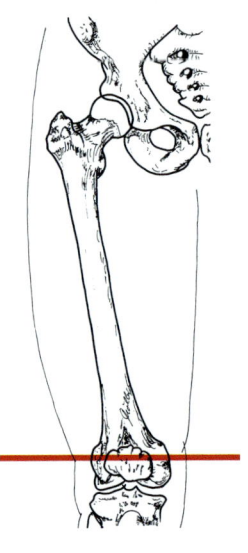

Ventral

Lateral ☐ Medial

Dorsal

Perna, Axial

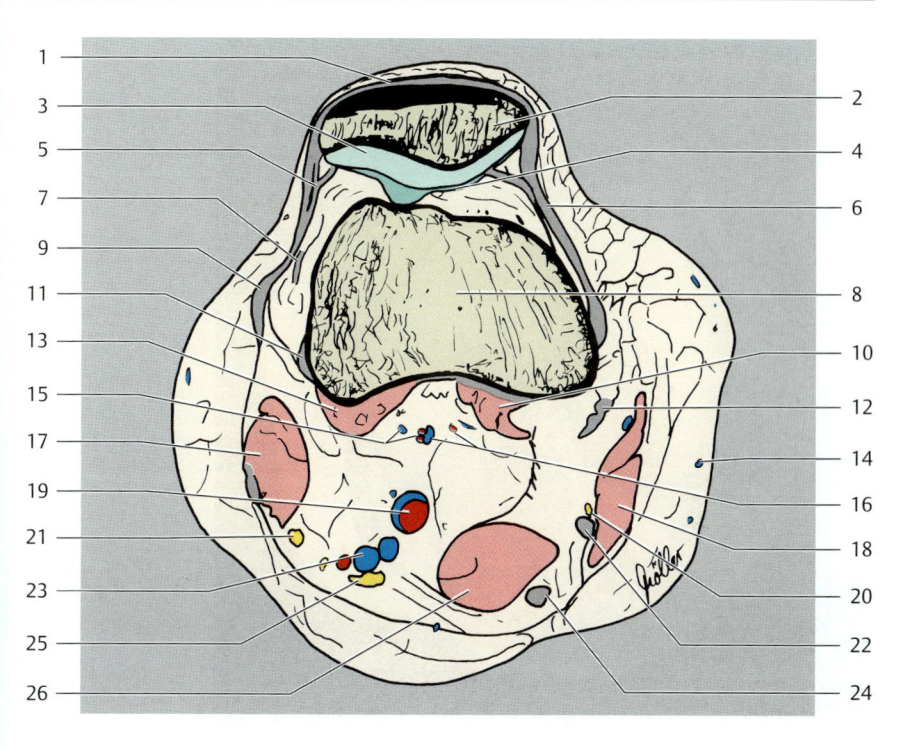

1 Ligamento da patela
2 Patela
3 Cartilagem patelar
4 Articulação femoropatelar
5 Retináculo lateral da patela
6 Retináculo medial da patela
7 Músculo vasto lateral (tendão)
8 Fêmur
9 Trato iliotibial
10 Músculo gastrocnêmio (cabeça medial, tendão)
11 Músculo poplíteo (tendão)
12 Músculo adutor magno (tendão)
13 Músculo gastrocnêmio (cabeça lateral)
14 Veia safena magna
15 Artéria e veia geniculares laterais superiores
16 Artéria e veia geniculares mediais superiores
17 Músculo bíceps femoral (+ tendão)
18 Músculo sartório
19 Artéria e veia poplíteas
20 Nervo safeno
21 Nervo fibular (peroneiro) comum
22 Músculo grácil (tendão)
23 Artéria perfurante da artéria profunda da coxa (+ veia)
24 Músculo semimembranoso (tendão)
25 Nervo tibial
26 Músculo semitendíneo

210 Extremidade Inferior

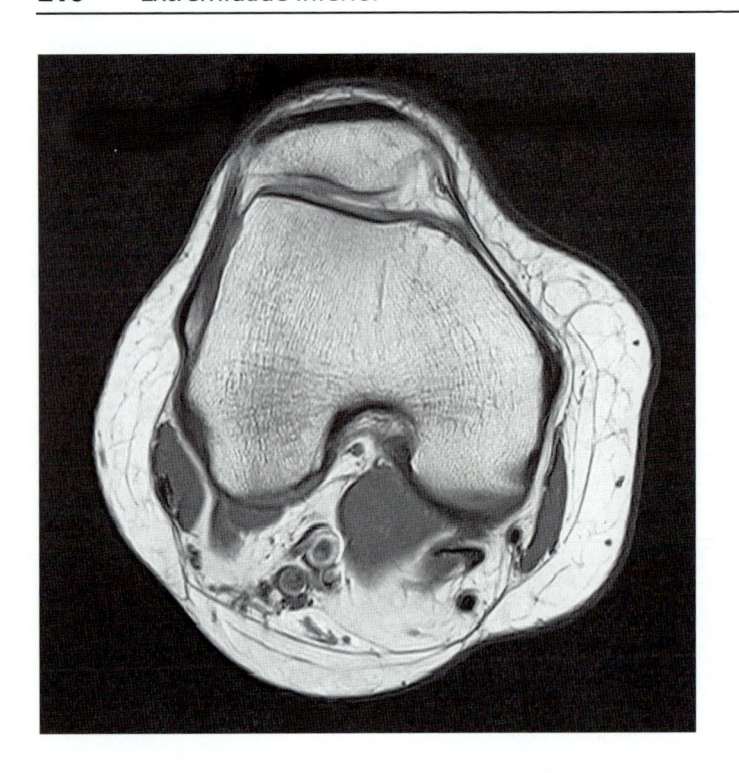

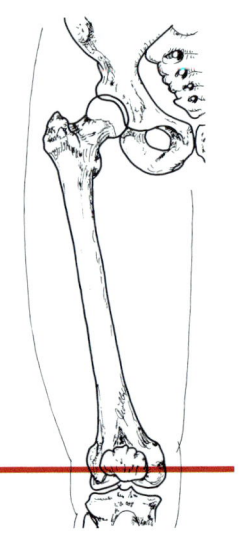

Ventral
Lateral ▢ Medial
Dorsal

Perna, Axial **211**

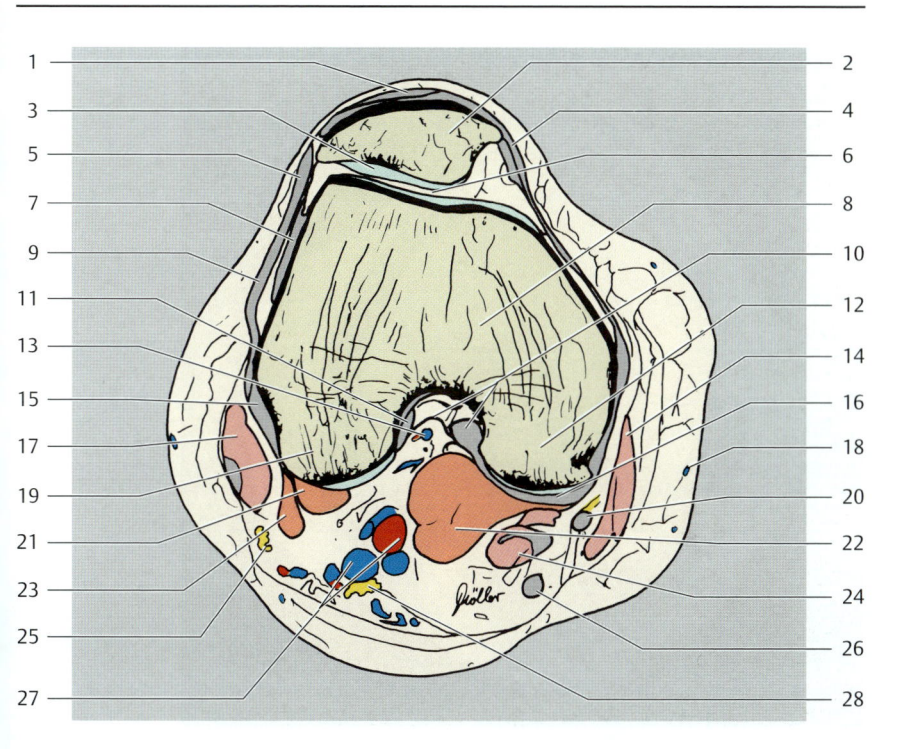

1 Ligamento da patela
2 Patela
3 Cartilagem patelar
4 Retináculo medial da patela
5 Retináculo lateral da patela
6 Articulação femoropatelar
7 Ligamento colateral lateral
8 Fêmur
9 Trato iliotibial
10 Cápsula articular e ligamento cruzado posterior (anexo)
11 Ligamento cruzado anterior (anexo)
12 Côndilo medial do fêmur
13 Artéria genicular média
14 Músculo sartório
15 Músculo poplíteo (tendão)
16 Cápsula articular e ligamento poplíteo oblíquo
17 Músculo bíceps femoral (+ tendão)
18 Veia safena magna
19 Côndilo medial do fêmur
20 Músculo grácil (tendão)
21 Músculo plantar
22 Músculo gastrocnêmio (cabeça medial)
23 Músculo gastrocnêmio (cabeça lateral)
24 Músculo semimembranoso (+ tendão)
25 Nervo fibular (peroneiro) comum
26 Músculo semitendíneo (tendão)
27 Artéria e veia poplíteas
28 Nervo tibial

212 Extremidade Inferior

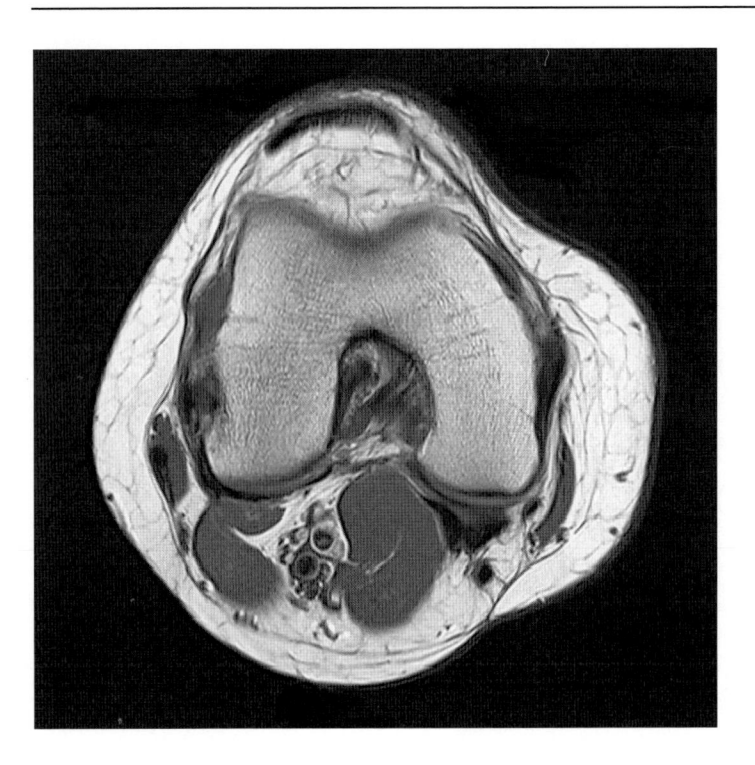

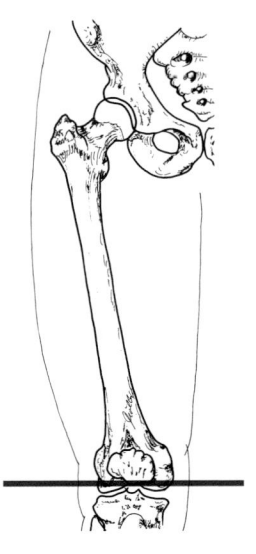

Ventral
Lateral ☐ Medial
Dorsal

Perna, Axial

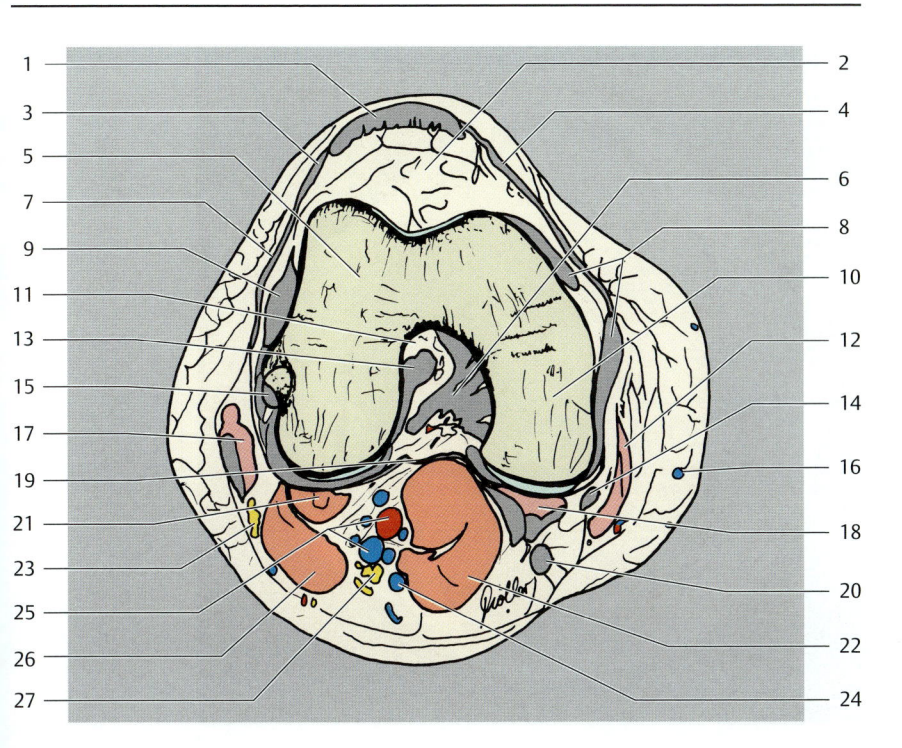

1 Ligamento da patela
2 Corpo adiposo infrapatelar
3 Retináculo lateral da patela
4 Retináculo medial da patela
5 Côndilo lateral do fêmur
6 Ligamento cruzado posterior
7 Trato iliotibial
8 Ligamento colateral medial
9 Ligamento colateral lateral
10 Côndilo medial do fêmur
11 Fossa intercondilar
12 Músculo sartório
13 Ligamento cruzado anterior
14 Músculo grácil (tendão)
15 Músculo poplíteo (tendão)
16 Veia safena magna
17 Músculo bíceps femoral (+ tendão)
18 Músculo semimembranoso (+ tendão)
19 Ligamento poplíteo oblíquo e cápsula articular
20 Músculo semitendíneo (tendão)
21 Músculo plantar
22 Músculo gastrocnêmio (cabeça medial)
23 Nervo fibular (peroneiro) comum
24 Veia poplítea
25 Artéria e veia poplíteas
26 Músculo gastrocnêmio (cabeça lateral)
27 Nervo tibial

214 Extremidade Inferior

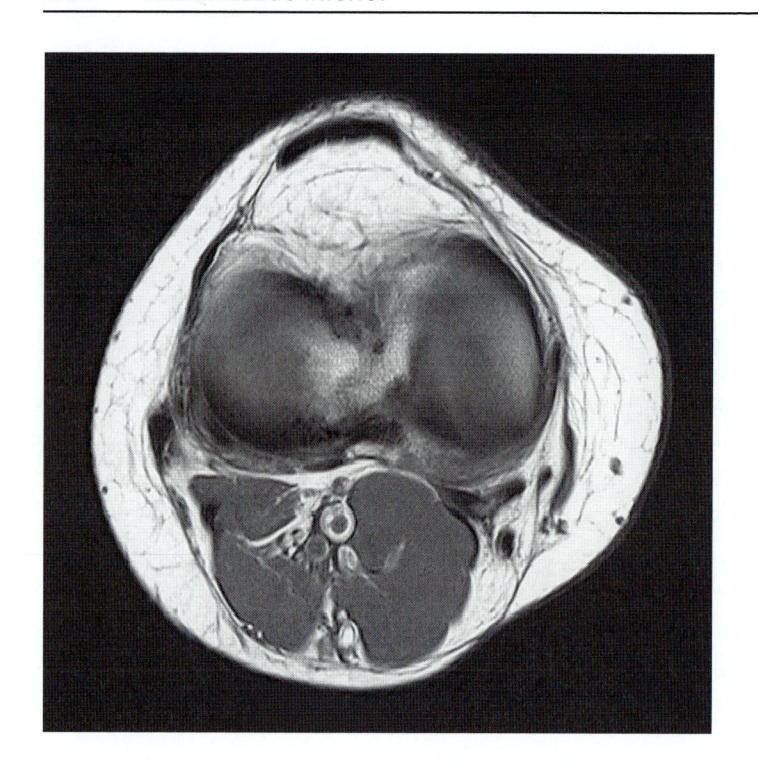

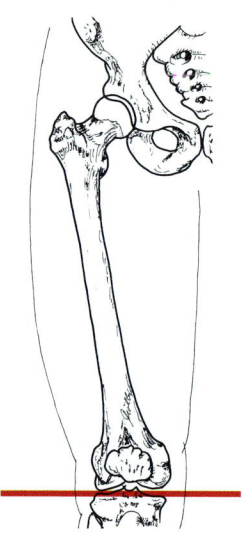

Ventral

Lateral ☐ Medial

Dorsal

Perna, Axial

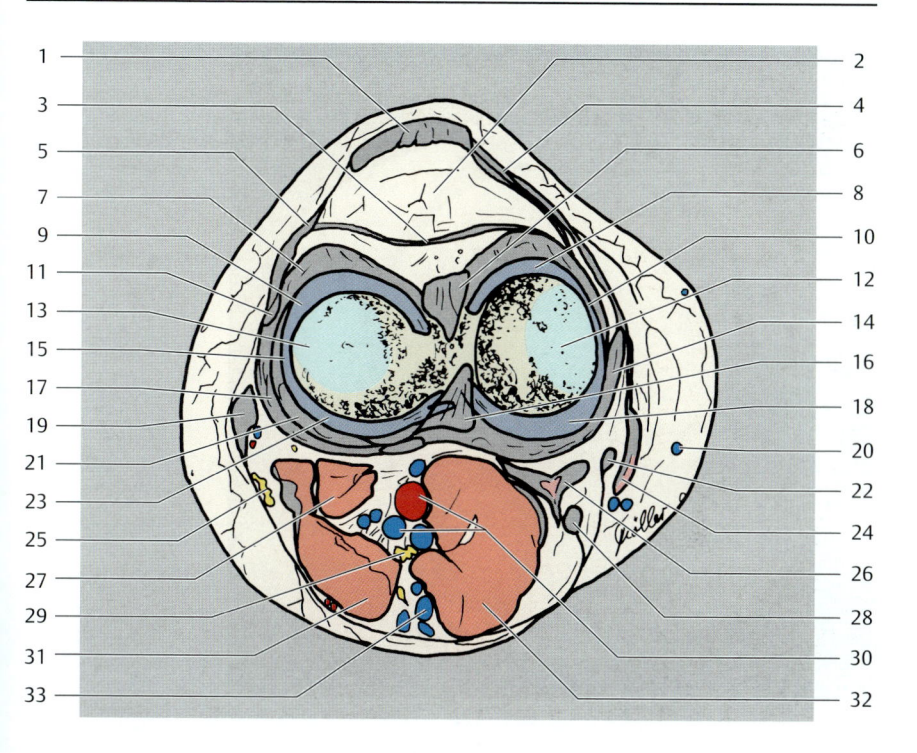

1	Ligamento da patela
2	Corpo adiposo infrapatelar
3	Retináculo patelar transverso
4	Retináculo medial da patela
5	Retináculo lateral da patela
6	Ligamento cruzado anterior
7	Cápsula articular
8	Menisco medial (corno anterior)
9	Menisco lateral (corno anterior)
10	Menisco medial (parte intermediária)
11	Trato iliotibial
12	Côndilo medial do fêmur com cartilagem articular
13	Côndilo lateral do fêmur com cartilagem articular
14	Ligamento colateral medial
15	Menisco lateral (porção intermediária)
16	Ligamento cruzado posterior
17	Ligamento colateral lateral
18	Menisco medial (corno posterior)
19	Músculo bíceps femoral (tendão)
20	Veia safena magna
21	Músculo poplíteo (tendão)
22	Músculo grácil (tendão)
23	Menisco lateral (corno posterior)
24	Músculo sartório (+ tendão)
25	Nervo fibular (peroneiro) comum
26	Músculo semimembranoso (+ tendão)
27	Músculo plantar
28	Músculo semitendíneo (tendão)
29	Nervo tibial
30	Artéria e veia poplíteas
31	Músculo gastrocnêmio (cabeça lateral, tendão)
32	Músculo gastrocnêmio (cabeça medial, tendão)
33	Veia poplítea

216 Extremidade Inferior

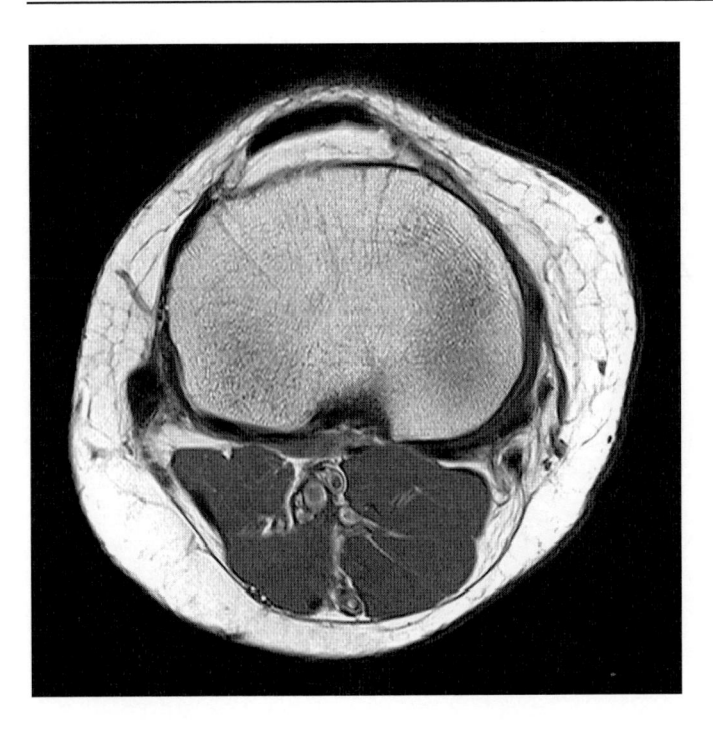

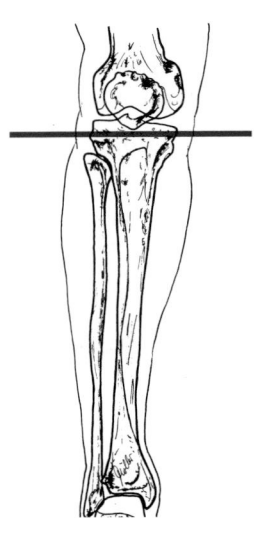

Anterior
(Ventral)

Ventral — Medial

Posterior
(Dorsal)

Perna, Axial

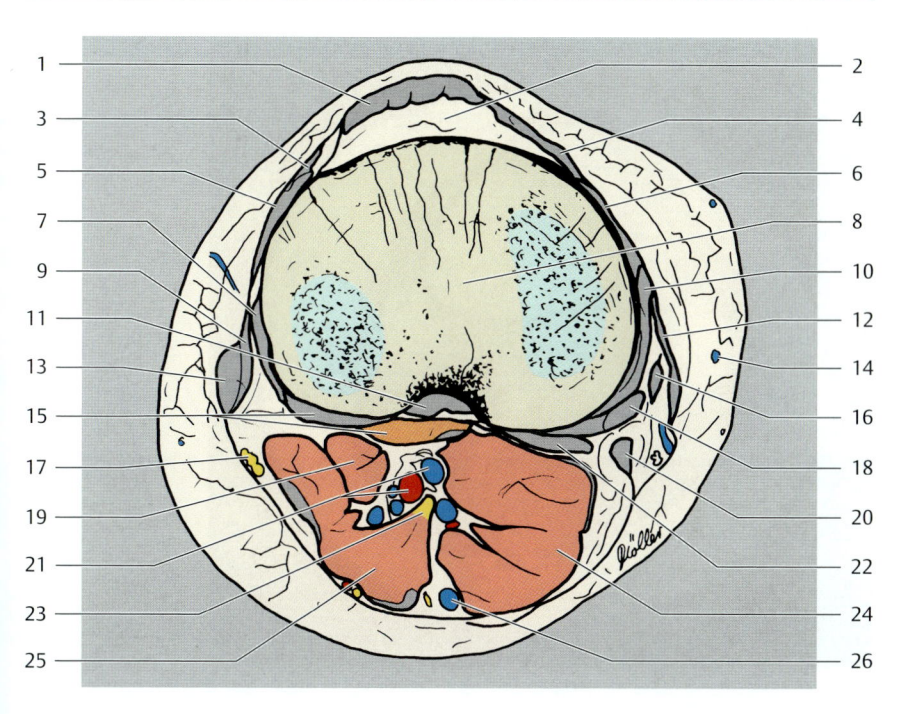

1 Ligamento da patela
2 Corpo adiposo infrapatelar
3 Retináculo lateral da patela
4 Retináculo medial da patela
5 Trato iliotibial
6 Cápsula articular
7 Ligamento colateral lateral
8 Cabeça da tíbia
9 Ligamento colateral fibular
10 Ligamento medial
11 Ligamento cruzado posterior
12 Músculo sartório (tendão)
13 Músculo bíceps femoral (tendão)
14 Veia safena magna
15 Músculo poplíteo (+ tendão)
16 Músculo grácil (tendão)
17 Nervo fibular (peroneiro) comum
18 Músculo semimembranoso (+ tendão)
19 Músculo plantar
20 Músculo semitendíneo (tendão)
21 Artéria e veia poplíteas
22 Ligamento poplíteo oblíquo e cápsula articular
23 Nervo tibial
24 Músculo gastrocnêmio (cabeça medial, tendão)
25 Músculo gastrocnêmio (cabeça lateral, tendão)
26 Veia poplítea

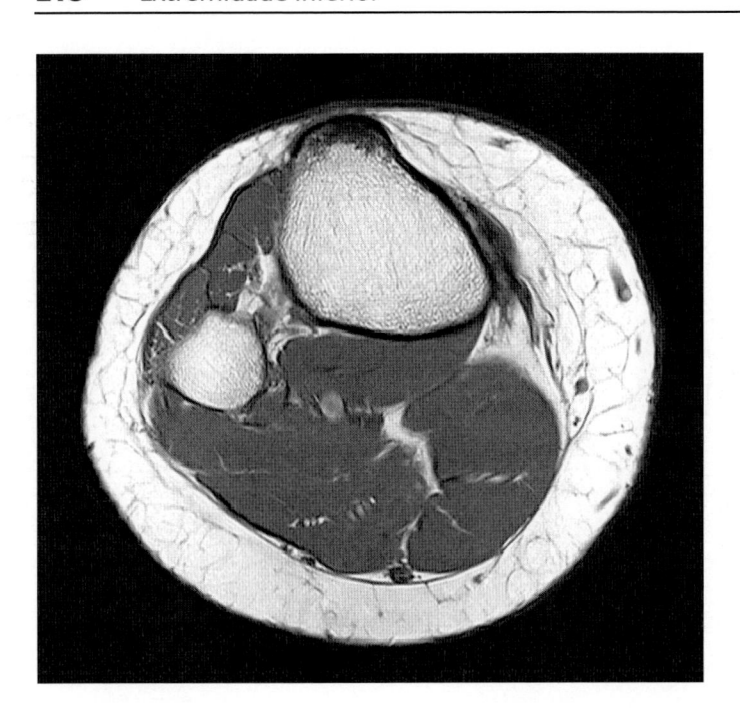

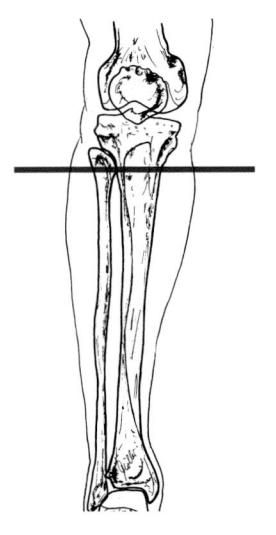

218 Extremidade Inferior

Anterior

Lateral ☐ Medial

Posterior

Perna, Axial

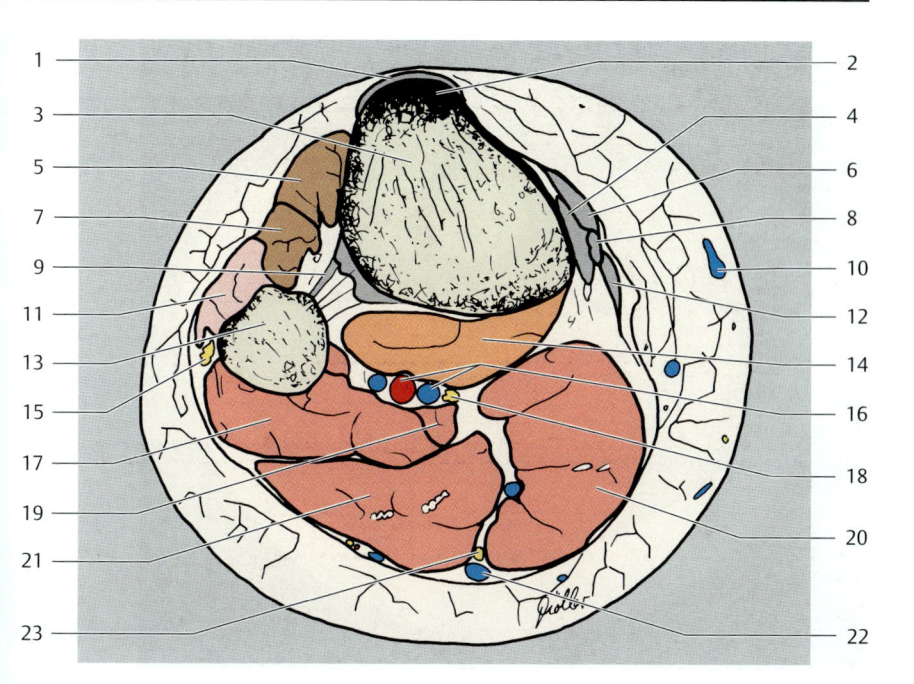

1 Ligamento da patela
2 Tuberosidade da tíbia
3 Tíbia
4 Retináculo medial da patela
5 Músculo tibial anterior
6 Músculo sartório (tendão)
7 Músculo extensor longo dos dedos
8 Músculo grácil (tendão)
9 Membrana interóssea da perna
10 Veia safena magna
11 Músculo fibular (peroneiro) longo
12 Músculo semitendíneo (tendão)
13 Cabeça da fíbula
14 Músculo poplíteo
15 Nervo fibular (peroneiro) comum
16 Artéria e veia poplíteas
17 Músculo plantar
18 Nervo tibial
19 Músculo sóleo
20 Músculo gastrocnêmio (cabeça medial)
21 Músculo gastrocnêmio (cabeça lateral)
22 Veia poplítea
23 Nervo cutâneo sural medial

220 Extremidade Inferior

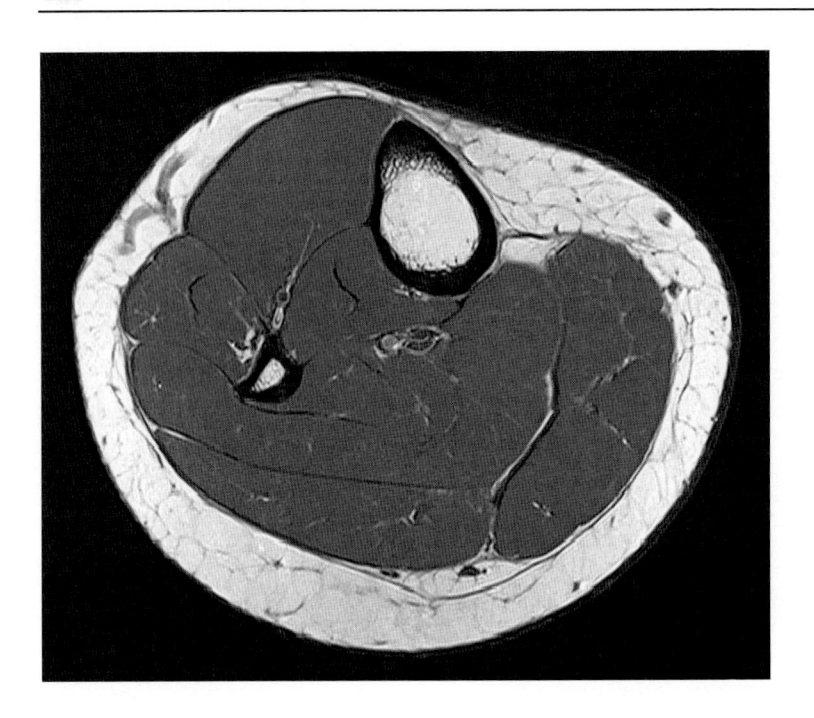

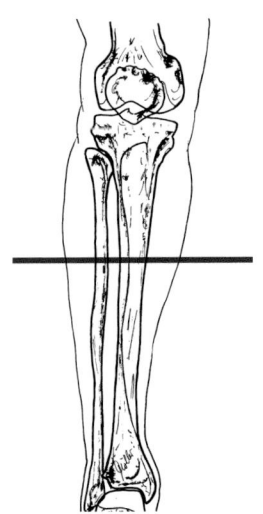

Anterior

Lateral ☐ Medial

Posterior

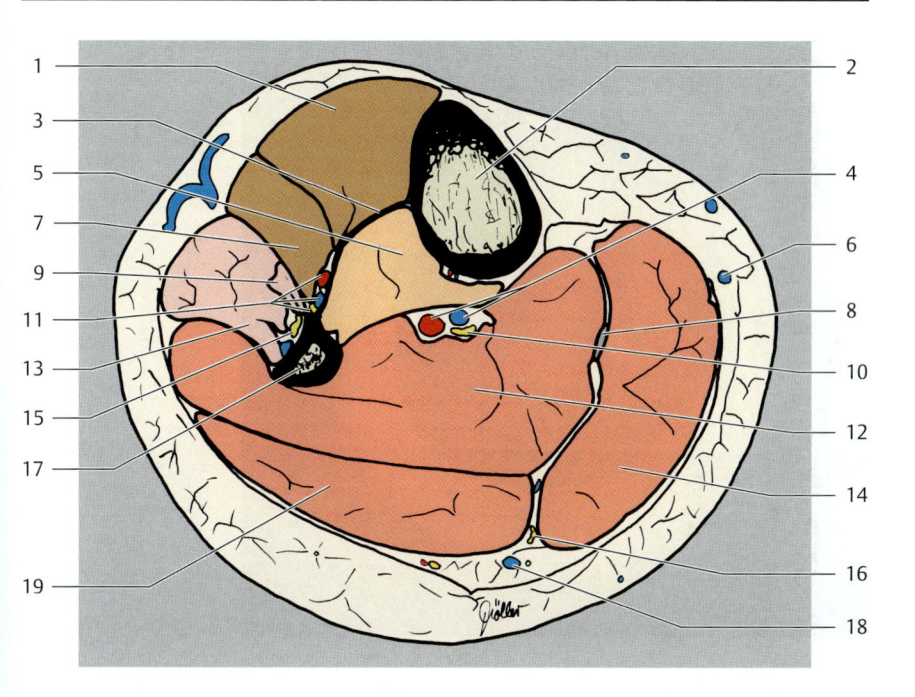

Perna, Axial

1 Músculo tibial anterior
2 Tíbia
3 Membrana interóssea da perna
4 Tronco tibiofibular (das artéria e veia tibiais posteriores e fibulares)
5 Músculo tibial posterior
6 Veia safena magna
7 Músculo extensor longo dos dedos
8 Músculo plantar (tendão)
9 Nervo fibular (peroneiro) curto
10 Nervo tibial
11 Artéria e veia tibiais anteriores e nervo fibular (peroneiro) profundo
12 Músculo sóleo
13 Músculo fibular (peroneiro) longo
14 Músculo gastrocnêmio (cabeça medial)
15 Nervo fibular (peroneiro) superficial
16 Nervo cutâneo sural medial
17 Fíbula
18 Veia safena pequena
19 Músculo gastrocnêmio (cabeça lateral)

222 Extremidade Inferior

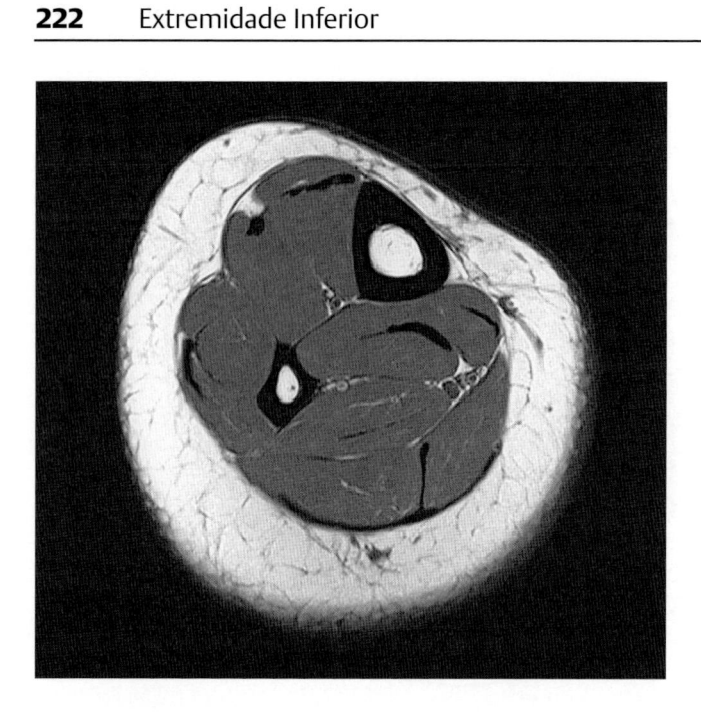

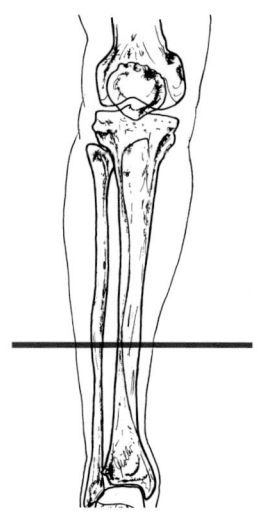

Anterior

Lateral ☐ Medial

Posterior

Perna, Axial

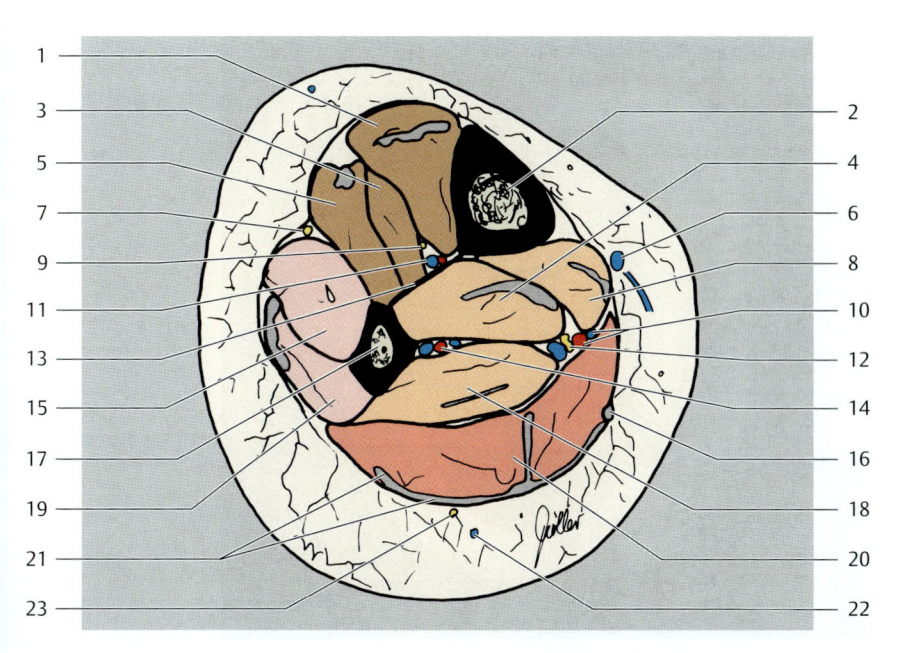

1 Músculo tibial anterior (+ tendão)
2 Tíbia
3 Músculo extensor longo do hálux
4 Músculo tibial posterior
5 Músculo extensor longo dos dedos (+ tendão)
6 Veia safena magna
7 Nervo fibular (peroneiro) superficial
8 Músculo flexor longo dos dedos (+ tendão)
9 Nervo fibular (peroneiro) profundo
10 Artéria e veia tibiais posteriores
11 Artéria e veia tibiais anteriores
12 Nervo tibial
13 Membrana interóssea da perna
14 Artéria e veia fibulares (peroneiras)
15 Músculo fibular (peroneiro) curto
16 Músculo plantar (tendão)
17 Fíbula
18 Músculo flexor longo do hálux
19 Músculo fibular (peroneiro) longo (+ tendão)
20 Músculo sóleo
21 Músculo gastrocnêmio (tendão)
22 Veia safena pequena
23 Nervo cutâneo sural medial

224 Extremidade Inferior

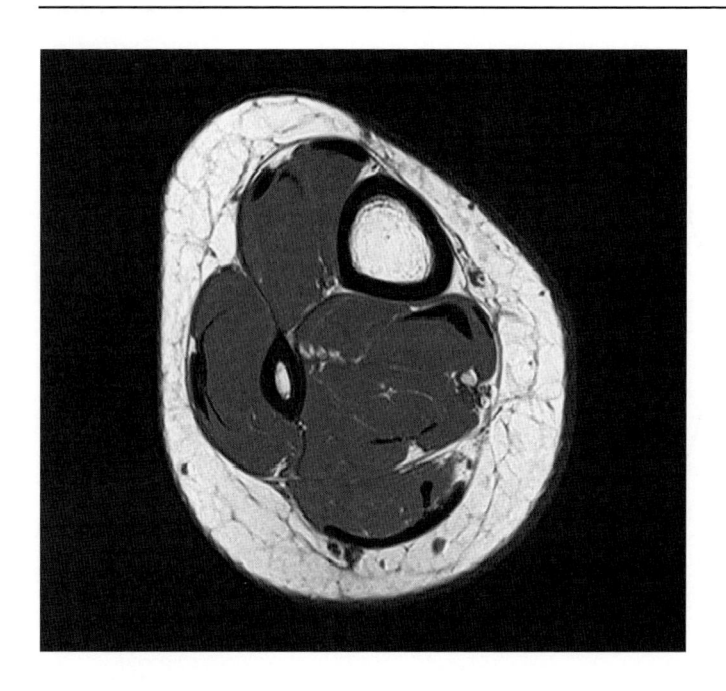

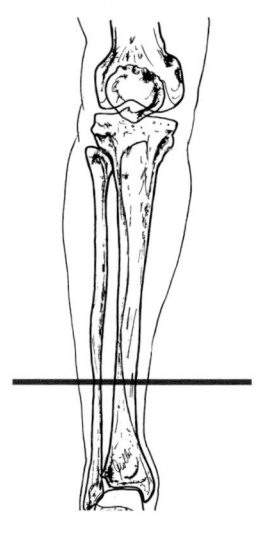

Anterior

Lateral ☐ Medial

Posterior

Perna, Axial

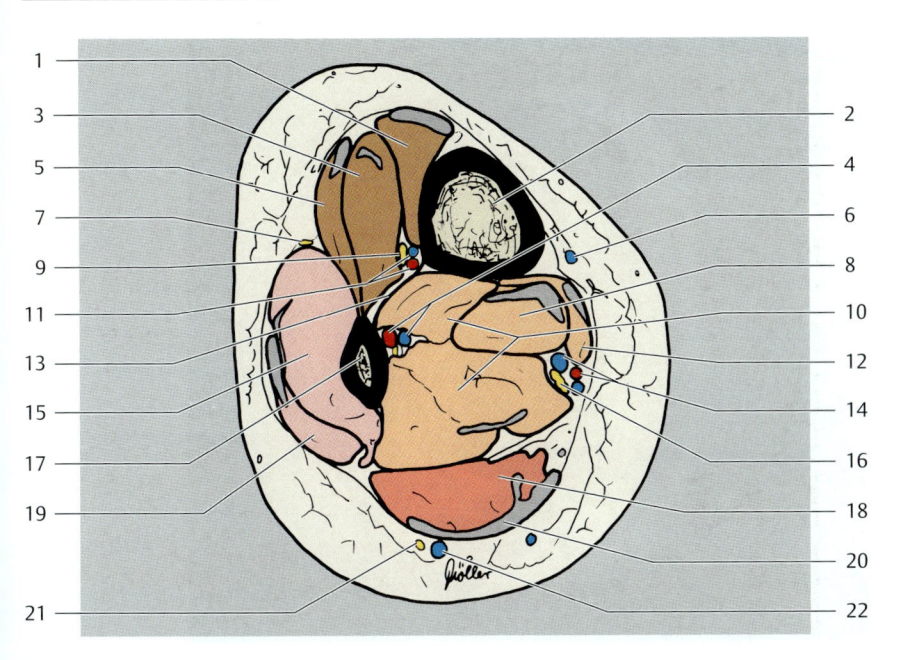

1. Músculo tibial anterior (+ tendão)
2. Tíbia
3. Músculo extensor longo do hálux
4. Artéria e veia fibulares (peroneiras)
5. Músculo extensor longo dos dedos (+ tendão)
6. Veia safena magna
7. Nervo fibular (peroneiro) superficial
8. Músculo tibial posterior (+ tendão)
9. Nervo fibular (peroneiro) profundo
10. Músculo flexor longo do hálux
11. Artéria e veia tibiais anteriores
12. Músculo flexor longo dos dedos (+ tendão)
13. Membrana interóssea da perna
14. Artéria e veia tibiais posteriores
15. Músculo fibular (peroneiro) curto
16. Nervo tibial
17. Fíbula
18. Músculo sóleo
19. Músculo fibular (peroneiro) longo (+ tendão)
20. Músculo gastrocnêmio (tendão + tendão do músculo plantar)
21. Nervo sural
22. Veia safena pequena

226 Extremidade Inferior

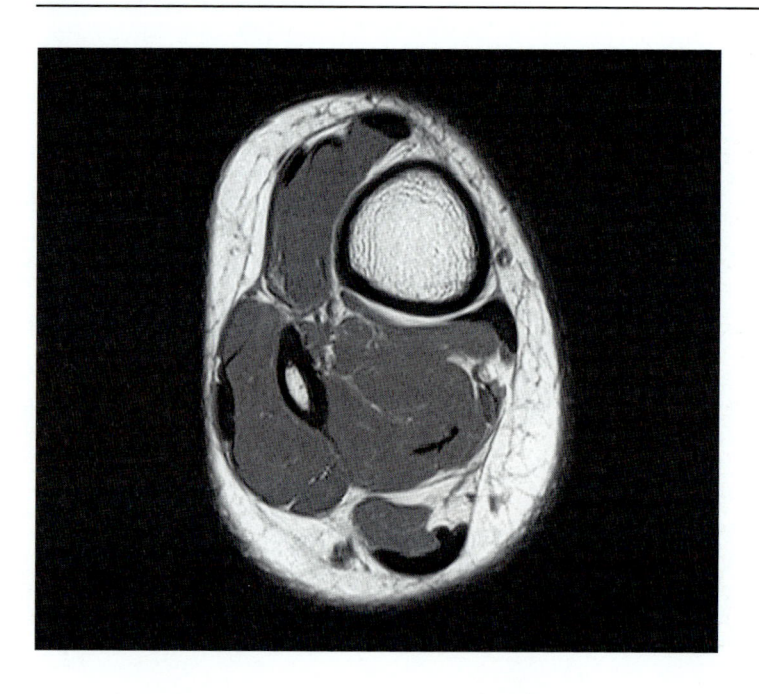

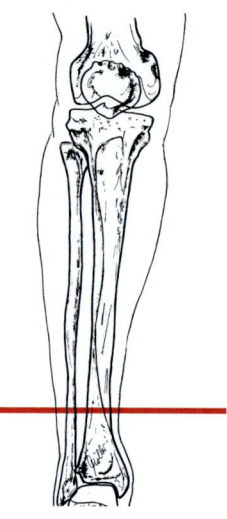

Anterior

Lateral □ Medial

Posterior

Perna, Axial

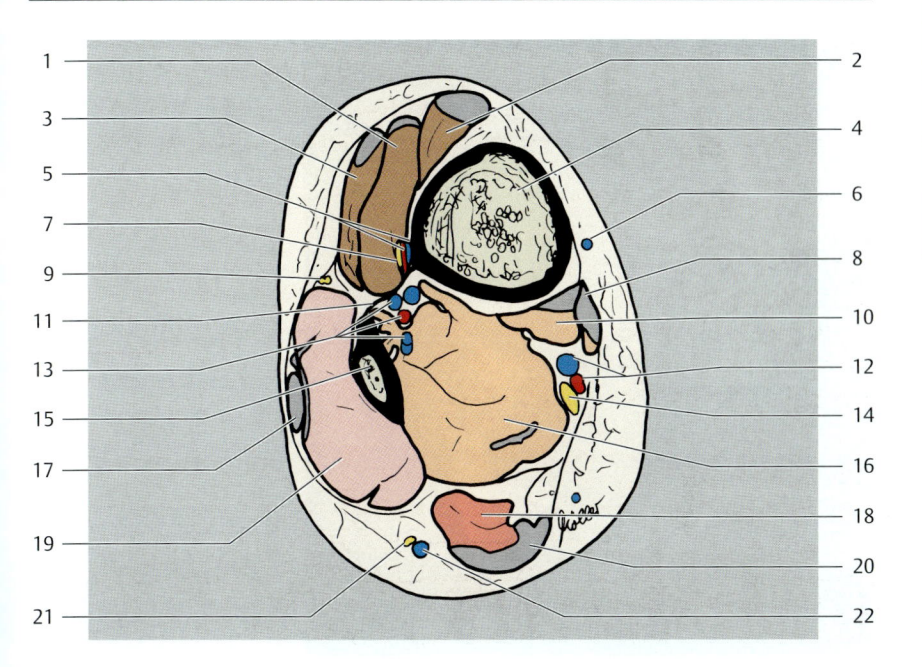

1. Músculo extensor longo do hálux (+ tendão)
2. Músculo tibial anterior (+ tendão)
3. Músculo extensor longo dos dedos (+ tendão)
4. Tíbia
5. Artéria e veia tibiais anteriores
6. Veia safena magna
7. Nervo fibular (peroneiro) profundo
8. Músculo flexor longo dos dedos (+ tendão)
9. Nervo fibular (peroneiro) superficial
10. Músculo tibial posterior (+ tendão)
11. Membrana interóssea da perna
12. Artéria e veia tibiais posteriores
13. Artéria e veias fibulares (peroneiras)
14. Nervo tibial
15. Fíbula
16. Músculo flexor longo do hálux
17. Músculo fibular (peroneiro) longo (tendão)
18. Músculo sóleo
19. Músculo fibular (peroneiro) curto
20. Músculo gastrocnêmio (tendão, + tendão do músculo plantar)
21. Nervo sural
22. Veia safena pequena

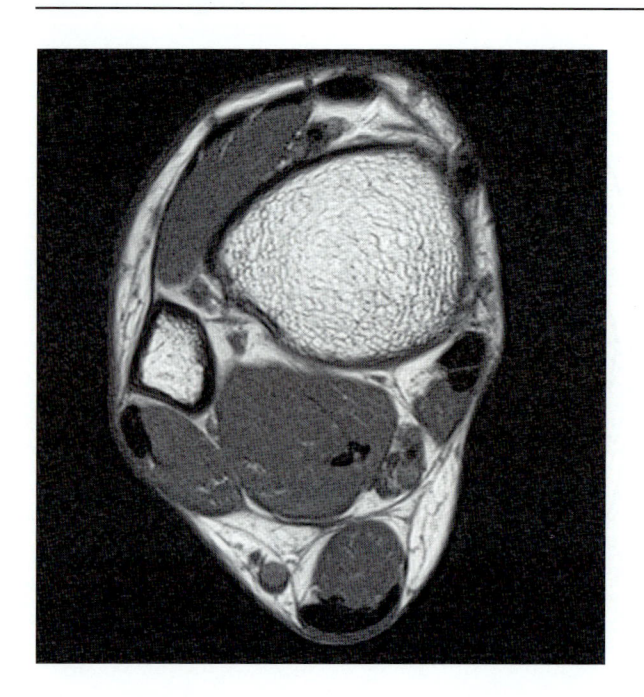

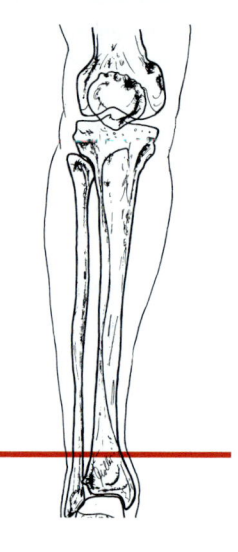

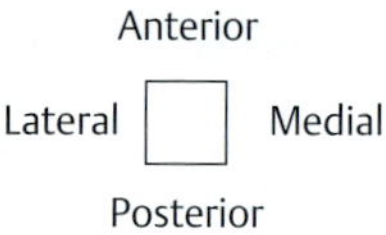

Extremidade Inferior

Anterior

Lateral ☐ Medial

Posterior

Perna, Axial

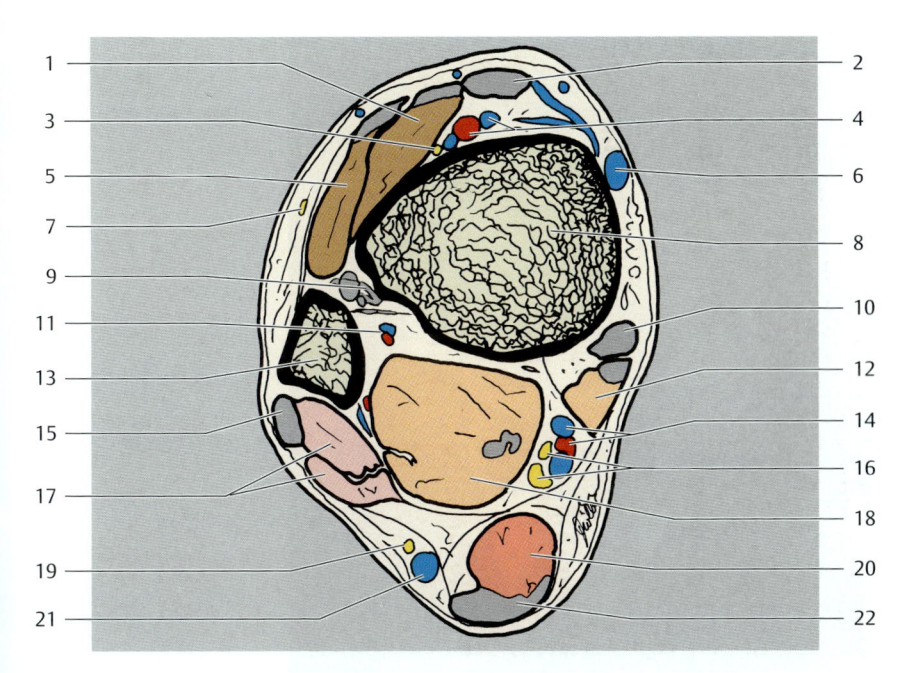

1 Músculo extensor longo do hálux (+ tendão)
2 Músculo tibial anterior (tendão)
3 Nervo fibular (peroneiro) profundo
4 Artéria e veia tibiais anteriores
5 Músculo extensor longo dos dedos (+ tendão)
6 Veia safena magna
7 Nervo fibular (peroneiro) superficial
8 Tíbia
9 Membrana interóssea da perna
10 Músculo tibial posterior (tendão)
11 Artéria e veia fibulares (peroneiras)
12 Músculo flexor longo dos dedos (+ tendão)
13 Fíbula
14 Artéria e veia tibiais posteriores
15 Músculo fibular (peroneiro) longo (tendão)
16 Nervo tibial
17 Músculo fibular (peroneiro) curto
18 Músculo flexor longo do hálux
19 Nervo sural
20 Músculo sóleo
21 Veia safena pequena
22 Tendões dos músculos tríceps sural e plantar

230 Extremidade Inferior

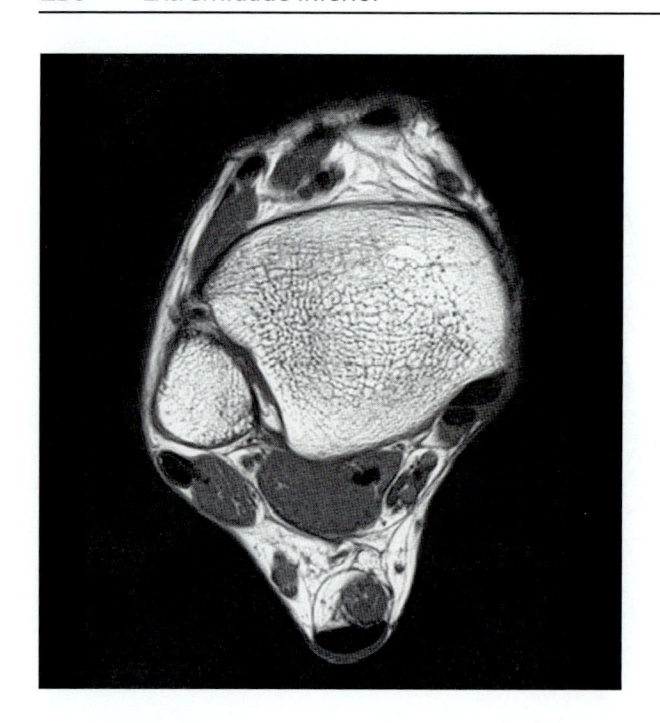

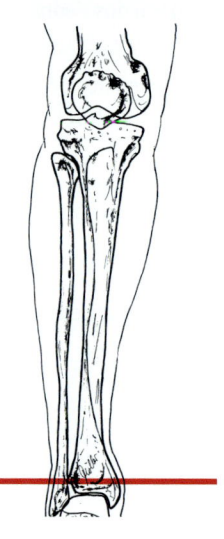

Perna, Axial

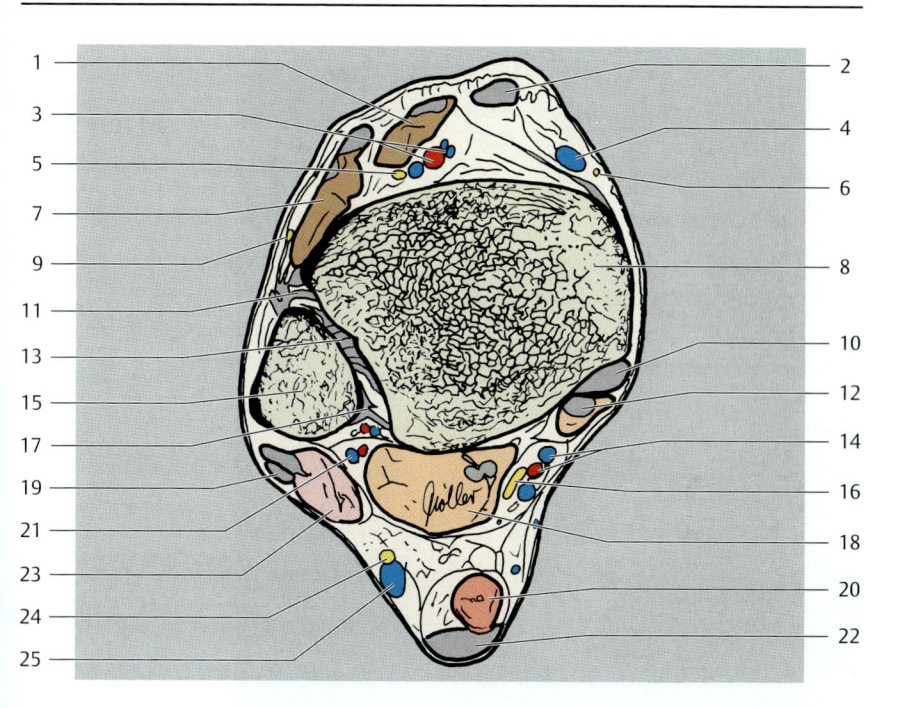

1 Músculo extensor longo do hálux (+ tendão)
2 Músculo tibial anterior (tendão)
3 Artéria e veia tibiais anteriores
4 Veia safena magna
5 Nervo fibular (peroneiro) profundo
6 Nervo safeno
7 Músculo extensor longo dos dedos (+ tendão)
8 Tíbia
9 Nervo fibular (peroneiro) superficial
10 Músculo tibial posterior (tendão)
11 Ligamento tibiofibular anterior
12 Músculo flexor longo dos dedos (+ tendão)
13 Articulação tibiofibular inferior
14 Artéria e veia tibiais posteriores
15 Fíbula
16 Nervo tibial
17 Ligamento tibiofibular posterior
18 Músculo flexor longo do hálux (+ tendão)
19 Músculo fibular (peroneiro) longo (tendão)
20 Músculo sóleo
21 Artéria e veia fibulares (peroneiras)
22 Tendões dos músculos tríceps sural e plantar
23 Músculo fibular (peroneiro) curto (+ tendão)
24 Nervo sural
25 Veia safena pequena

232 Extremidade Inferior

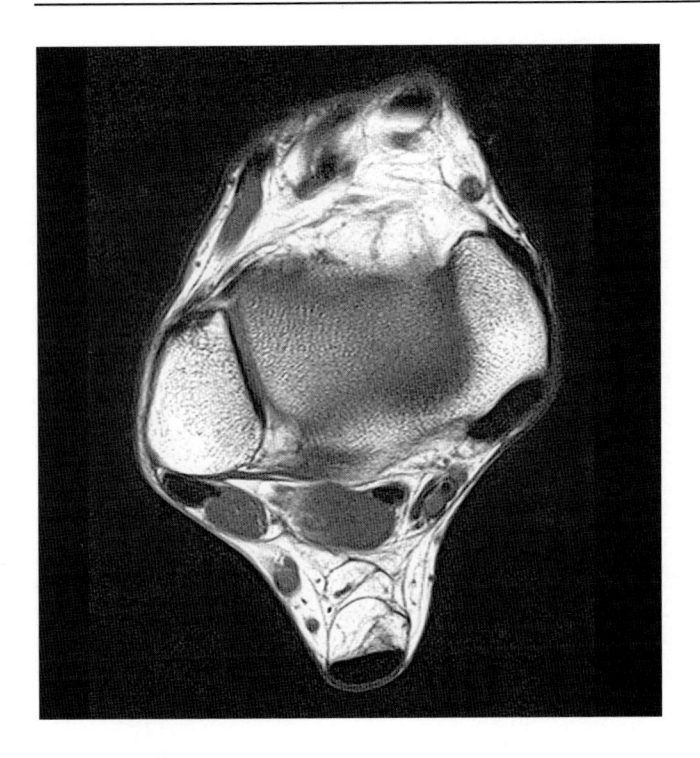

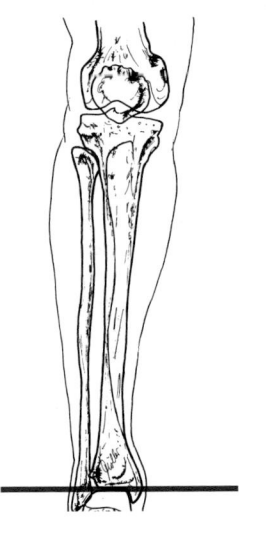

Anterior

Lateral Medial

Posterior

Perna, Axial

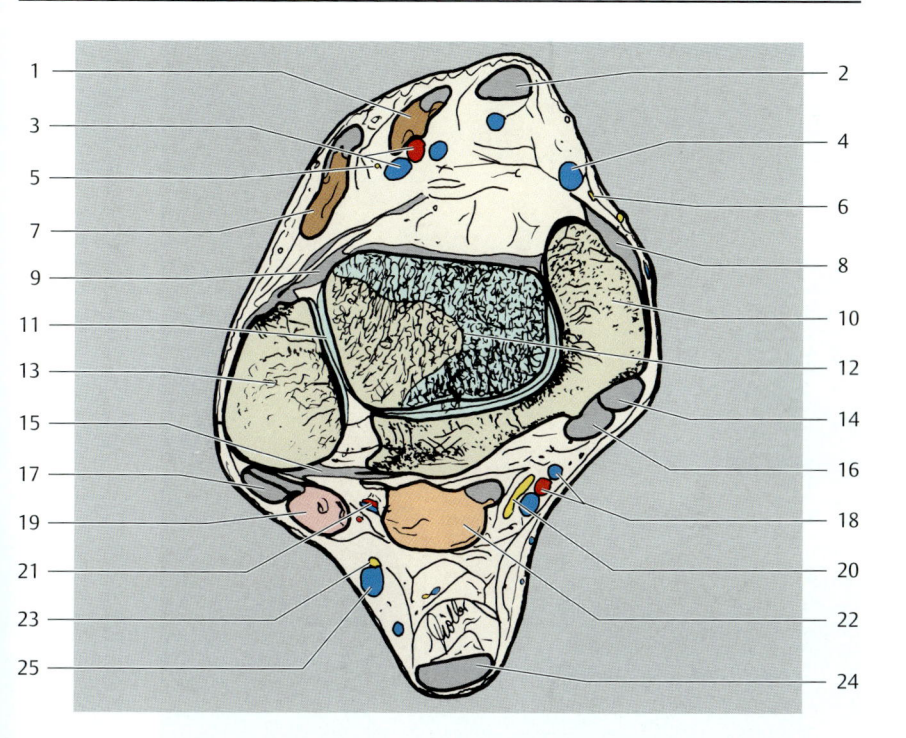

1 Músculo extensor longo do hálux
  (+ tendão)
2 Músculo tibial anterior (tendão)
3 Artéria e veia tibiais anteriores
4 Veia safena magna
5 Nervo fibular (peroneiro) profundo
6 Nervo safeno
7 Músculo extensor longo dos dedos
  (+ tendão)
8 Ligamento deltoide (partes
  tibionavicular e tibiotalar anterior)
9 Ligamento tibiofibular anterior
10 Maléolo medial (tíbia)
11 Sindesmose tibiofibular
12 Articulação do tornozelo
13 Maléolo lateral (fíbula)
14 Músculo tibial posterior (tendão)
15 Ligamento tibiofibular posterior
16 Músculo flexor longo dos dedos
  (tendão)
17 Músculo fibular (peroneiro) longo
  (tendão)
18 Artéria e veia tibiais posteriores
19 Músculo fibular (peroneiro) curto
  (+ tendão)
20 Nervo tibial
21 Artéria e veia fibulares (peroneiras)
22 Músculo flexor longo do hálux
  (+ tendão)
23 Nervo sural
24 Tendões dos músculos tríceps
  sural e plantar
25 Veia safena pequena

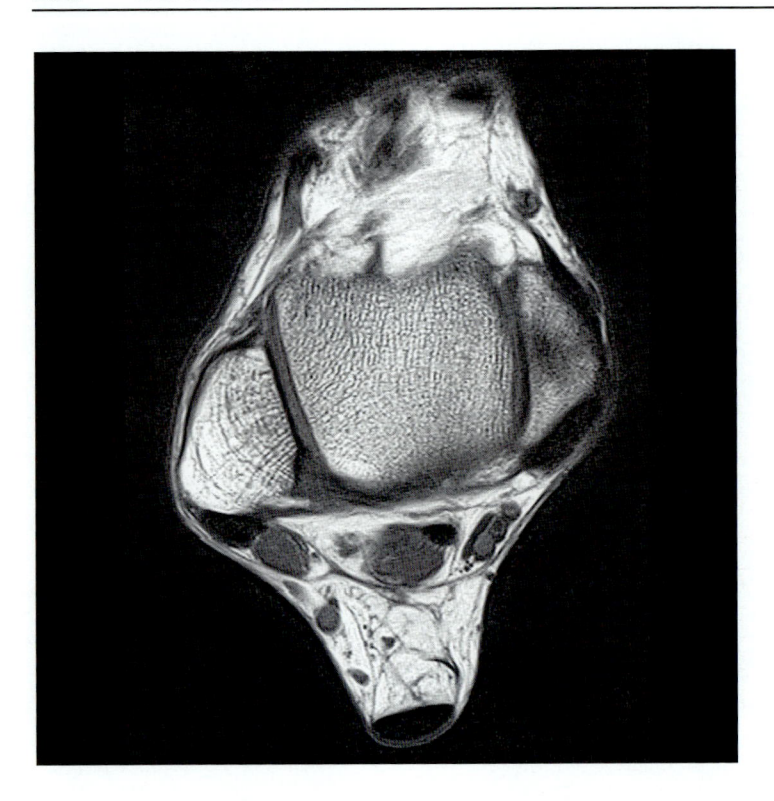

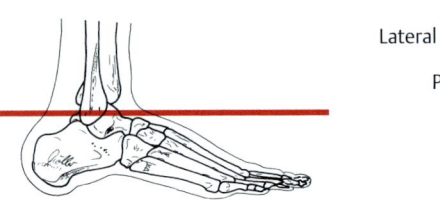

Anterior

Lateral Medial

Posterior

Perna, Axial

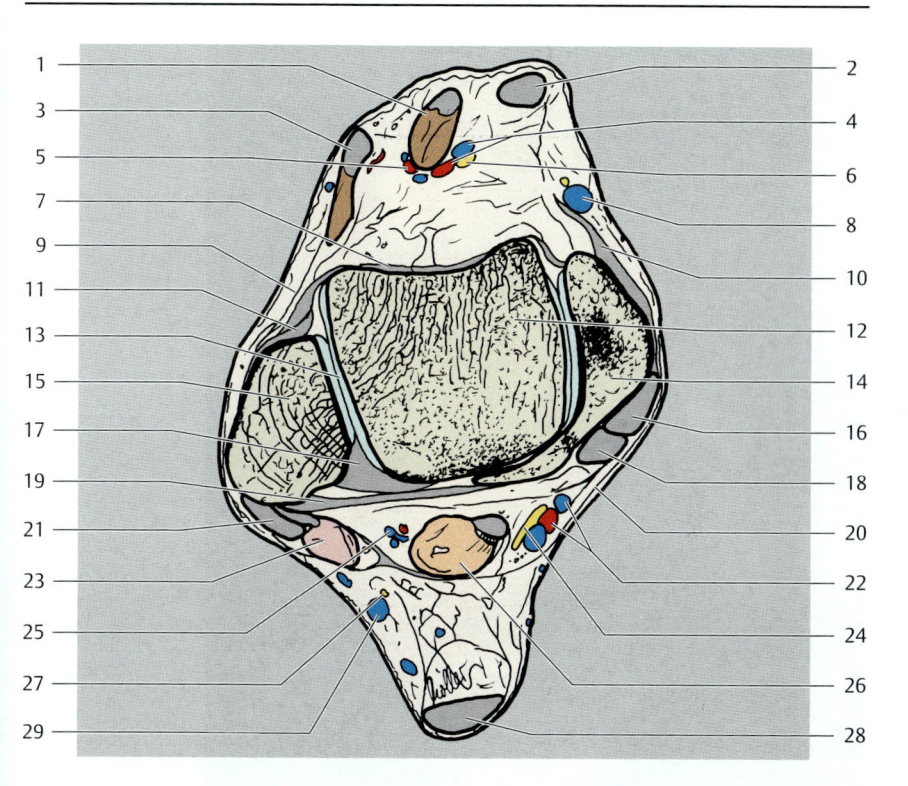

1. Músculo extensor longo do hálux (tendão)
2. Músculo tibial anterior (tendão)
3. Músculo extensor longo dos dedos (tendão)
4. Artéria dorsal do pé (+ veia)
5. Artéria tarsal lateral
6. Nervo fibular profundo
7. Ligamento dorsal talonavicular e cápsula articular
8. Veia safena magna
9. Retináculo extensor
10. Ligamento deltoide (partes tibionavicular e tibiotalar anterior)
11. Ligamento talofibular anterior
12. Tálus
13. Articulação do tornozelo
14. Maléolo medial (tíbia)
15. Maléolo lateral (fíbula)
16. Músculo tibial posterior (tendão)
17. Ligamento talofibular posterior
18. Músculo longo flexor dos dedos (tendão)
19. Ligamento tibiofibular posterior
20. Retináculo flexor
21. Músculo fibular (peroneiro) longo (tendão)
22. Artéria e veia tibiais posteriores
23. Músculo fibular (peroneiro) curto (+ tendão)
24. Nervo tibial
25. Artéria e veia fibulares (peroneiras)
26. Músculo flexor longo do hálux (+ tendão)
27. Nervo sural
28. Tendão do calcâneo (de Aquiles)
29. Veia safena pequena

Extremidade Inferior

Anterior

Lateral □ Medial

Posterior

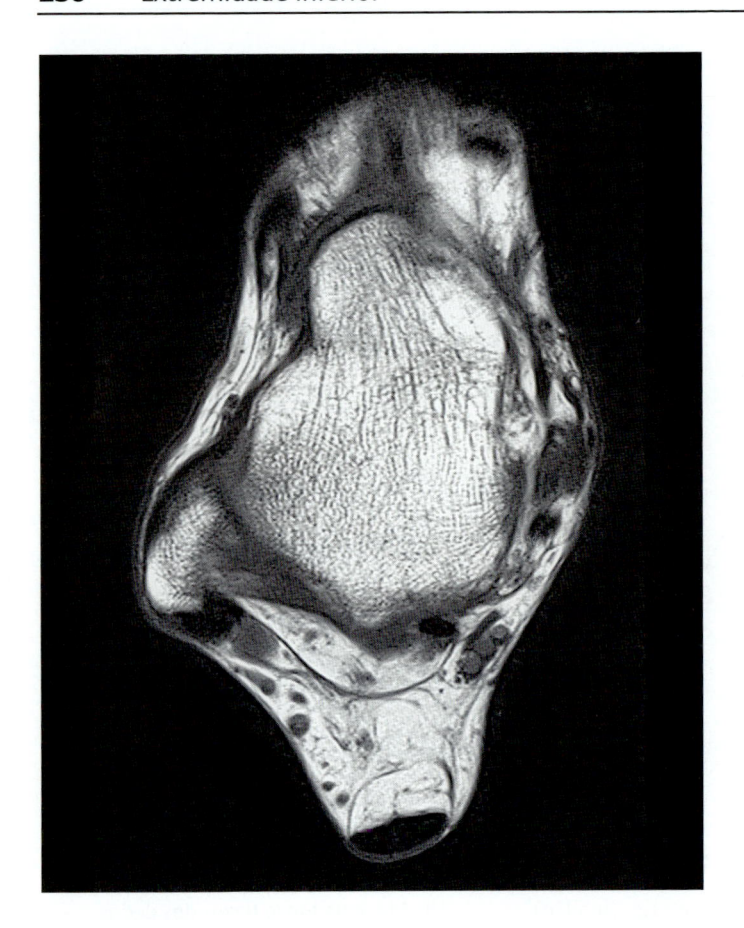

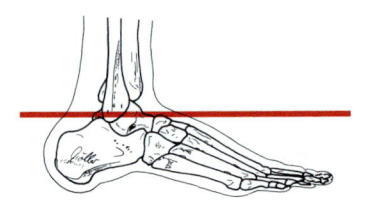

1 Músculo extensor longo do hálux (tendão)
2 Músculo tibial anterior (tendão)
3 Artéria dorsal do pé
4 Ligamento talonavicular dorsal
5 Músculo extensor longo dos dedos (+ tendão)

Perna, Axial

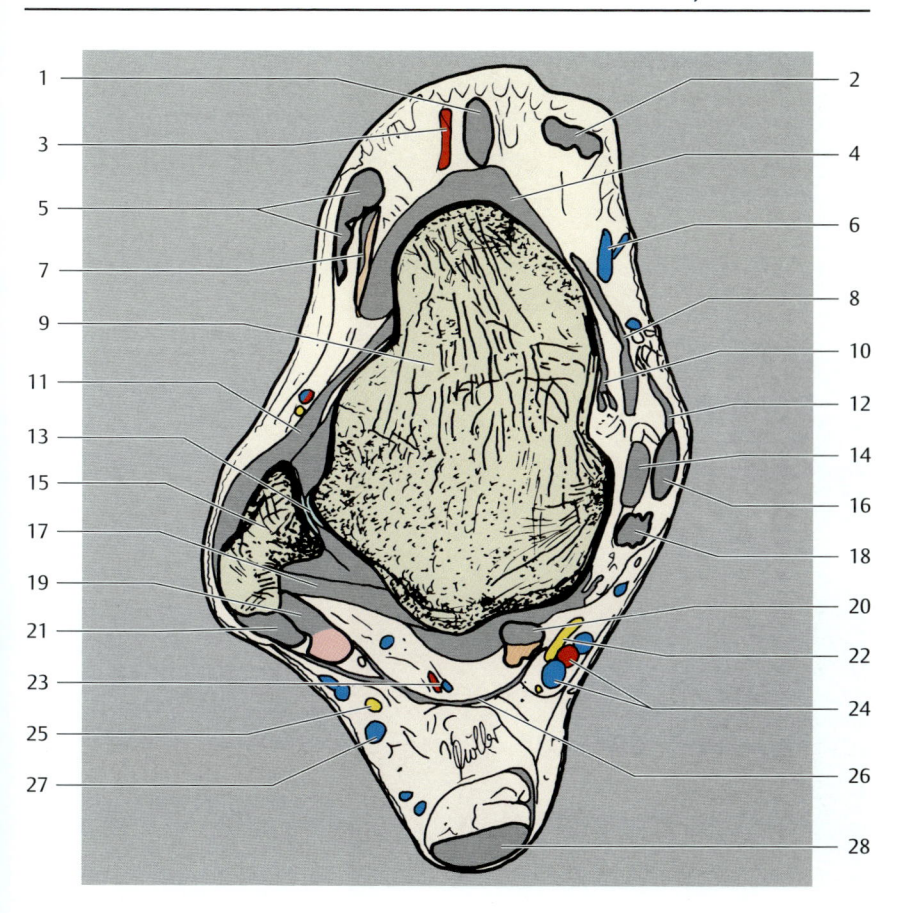

6 Veia safena magna
7 Músculo extensor curto dos dedos (+ tendão)
8 Ligamento deltoide (parte tibionavicular)
9 Tálus
10 Ligamento deltoide (parte tibiotalar anterior)
11 Ligamento talofibular anterior
12 Retináculo flexor
13 Articulação do tornozelo
14 Ligamento deltoide (parte tibiotalar posterior)
15 Maléolo lateral (fíbula)
16 Músculo tibial posterior (tendão)
17 Ligamento talofibular posterior
18 Músculo flexor longo dos dedos (tendão)
19 Músculo fibular (peroneiro) curto (+ tendão)
20 Músculo flexor longo do hálux (+ tendão)
21 Músculo fibular (peroneiro) longo (tendão)
22 Nervo tibial
23 Artéria e veia fibulares (peroneiras)
24 Artéria e veia tibiais posteriores
25 Nervo sural
26 Retináculo superior dos músculos fibulares
27 Veia safena pequena
28 Tendão do calcâneo (de Aquiles)

238 Extremidade Inferior

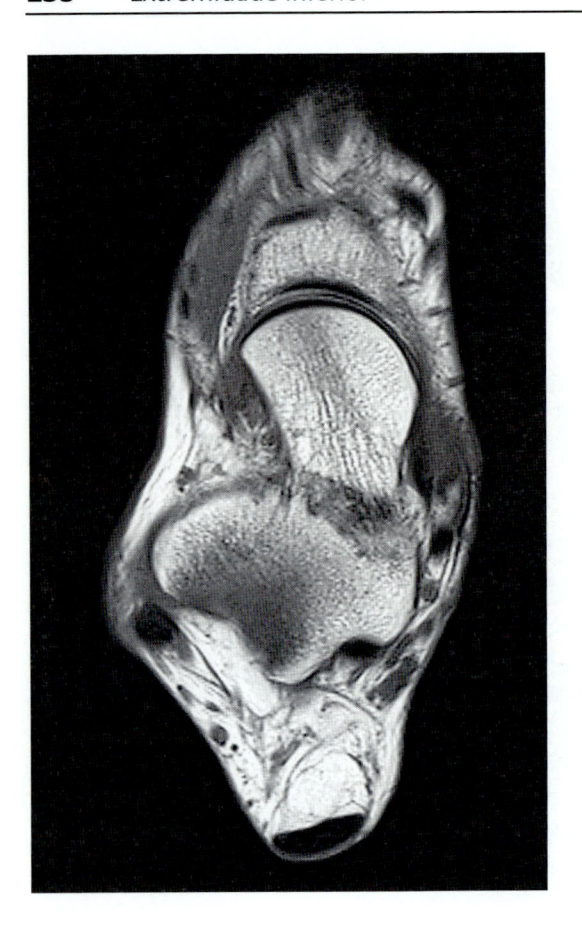

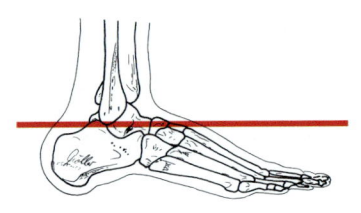

Anterior

Lateral Medial

Posterior

1 Artéria dorsal do pé
2 Músculo extensor longo do hálux (tendão)
3 Ligamentos dorsais do tarso
4 Músculo tibial anterior (tendão)
5 Músculo extensor longo dos dedos (tendão)

Perna, Axial

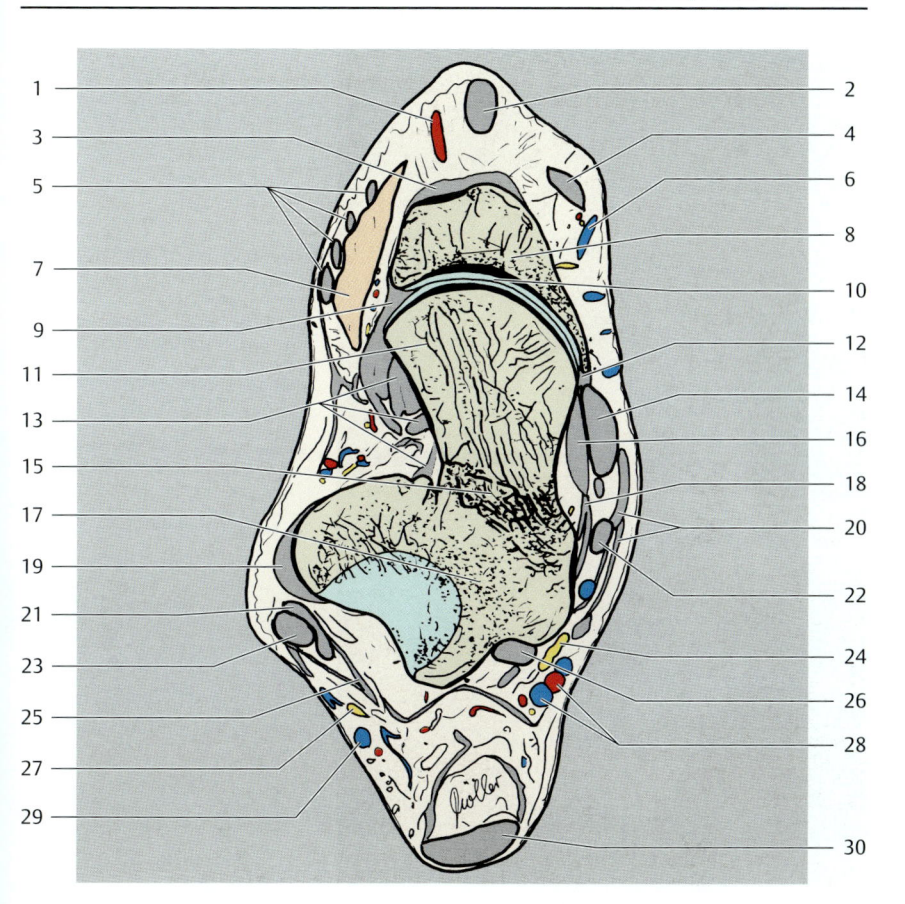

6 Veia safena magna
7 Músculo extensor curto dos dedos
8 Navicular
9 Ligamento talonavicular dorsal
10 Articulação talonavicular
11 Cabeça do tálus
12 Ligamento deltoide (parte tibionavicular)
13 Ligamento talocalcâneo interósseo
14 Músculo tibial posterior (tendão)
15 Colo do tálus
16 Ligamento deltoide (parte tibiocalcânea)
17 Tálus (corpo)
18 Ligamento deltoide (parte tibiotalar posterior)
19 Ligamento calcaneofibular
20 Retináculo flexor
21 Músculo fibular (peroneiro) curto (tendão)
22 Músculo flexor longo dos dedos (tendão)
23 Músculo fibular (peroneiro) longo (tendão)
24 Nervo tibial
25 Retináculo fibular (peroneiro) superior
26 Músculo flexor longo do hálux (tendão)
27 Nervo sural
28 Artéria e veia tibiais posteriores
29 Veia safena pequena
30 Tendão do calcâneo (tendão de Aquiles)

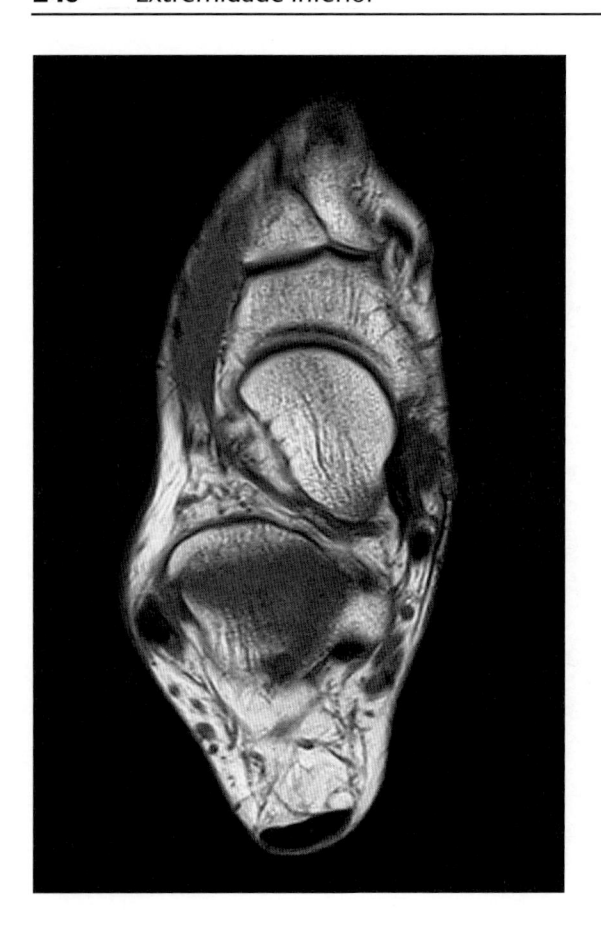

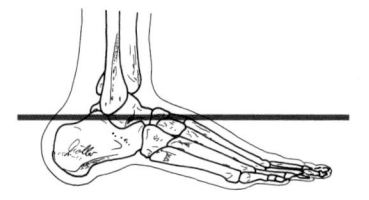

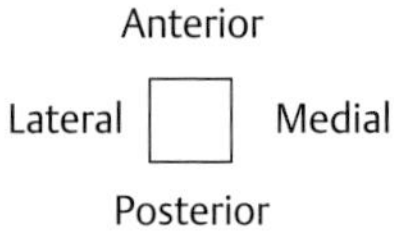

1 Artéria dorsal do pé
2 Músculo extensor longo do hálux (tendão)
3 Cuneiforme intermediário
4 Cuneiforme medial
5 Músculo extensor longo dos dedos (tendões)

Perna, Axial

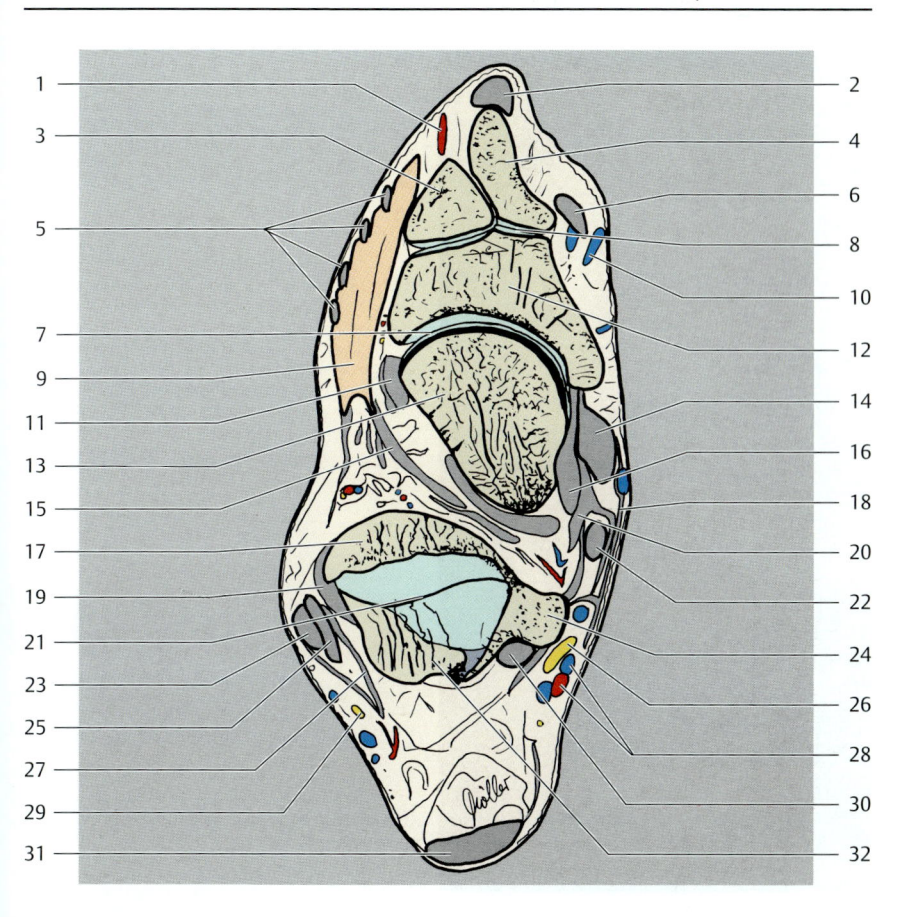

6 Músculo tibial anterior (tendão)
7 Articulação talonavicular
8 Articulação cuneonavicular
9 Músculo extensor curto dos dedos
10 Veia safena magna
11 Ligamento bifurcado
12 Navicular
13 Tálus (cabeça)
14 Músculo tibial posterior (tendão)
15 Ligamento talocalcâneo interósseo
16 Ligamento deltoide (partes tibiocalcânea e tibionavicular)
17 Tálus (corpo)
18 Retináculo flexor
19 Ligamento calcaneofibular
20 Ligamento talocalcâneo (medial)
21 Articulação (talocalcânea) subtalar
22 Músculo flexor longo dos dedos (tendão)
23 Músculo fibular (peroneiro) longo (tendão)
24 Tálus (processo posterior)
25 Músculo fibular (peroneiro) curto (tendão)
26 Nervo tibial
27 Retináculo peroneiro
28 Artéria e veia tibiais posteriores
29 Nervo cutâneo dorsal lateral
30 Músculo flexor longo do hálux (tendão)
31 Tendão do calcâneo (tendão de Aquiles)
32 Calcâneo

242 Extremidade Inferior

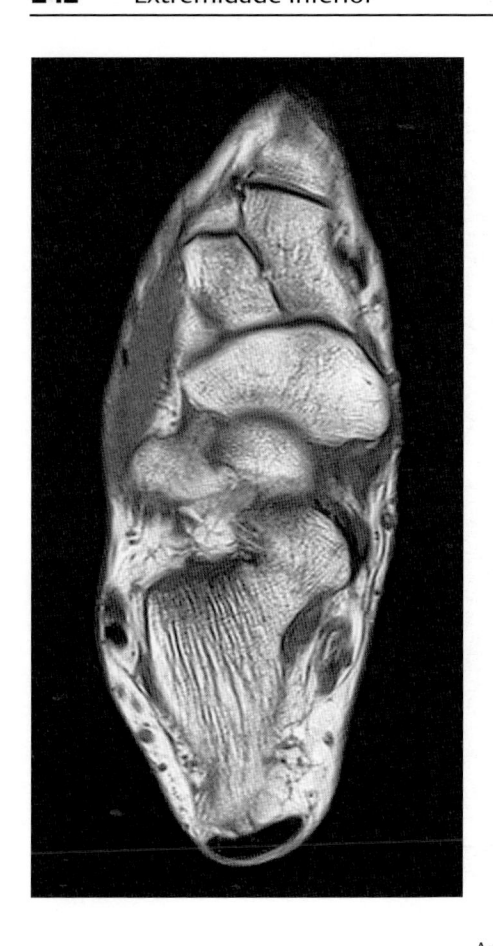

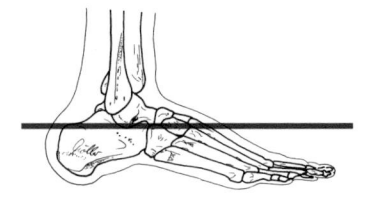

Anterior

Lateral ☐ Medial

Posterior

1 Músculo extensor longo do hálux (tendão)
2 1º metatarso (base)
3 Artéria dorsal do pé
4 Primeira articulação tarsometatarsal
5 2º metatarso (base)

Perna, Axial

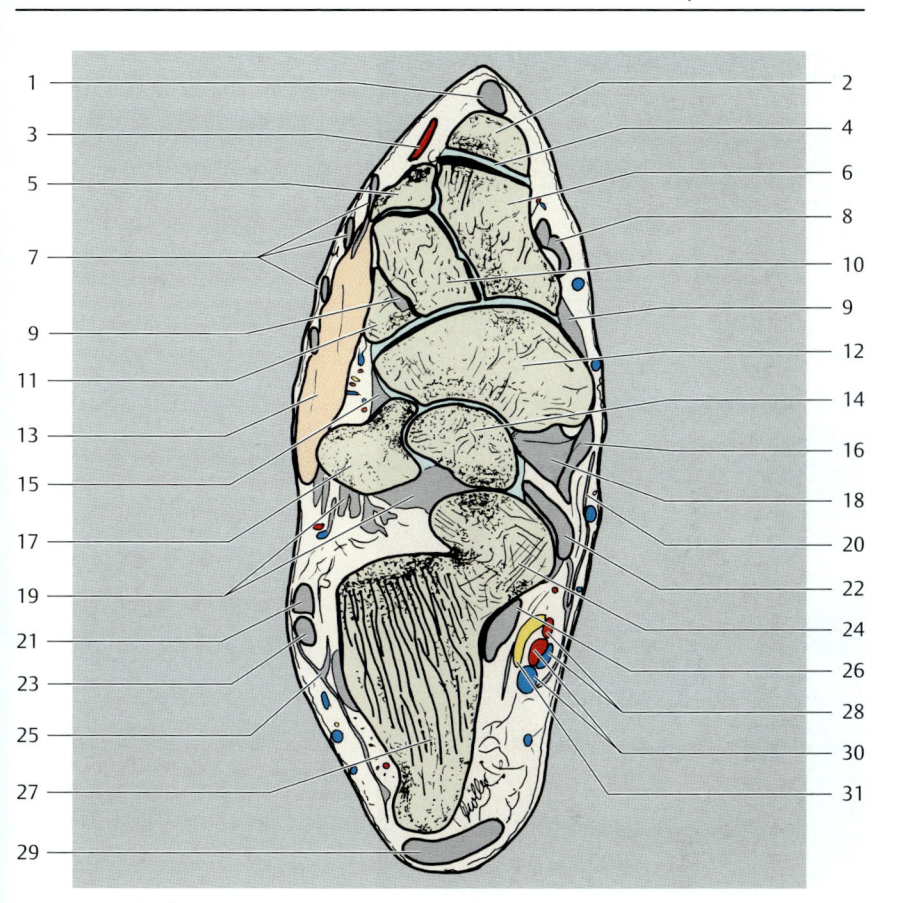

6 Cuneiforme medial
7 Músculo extensor longo dos dedos (tendões)
8 Músculo tibial anterior (tendão)
9 Ligamentos dorsais do tarso
10 Cuneiforme intermediário
11 Cuneiforme lateral
12 Navicular
13 Músculo extensor curto dos dedos
14 Tálus (cabeça)
15 Ligamento bifurcado
16 Ligamento deltoide (parte tibionavicular)
17 Calcâneo
18 Músculo tibial posterior (tendão)
19 Ligamento talocalcâneo interósseo
20 Retináculo flexor
21 Músculo fibular (peroneiro) curto (tendão)
22 Músculo flexor longo dos dedos (tendão)
23 Músculo fibular (peroneiro) longo (tendão)
24 Calcâneo (prateleira do tálus)
25 Retináculo peroneiro
26 Músculo flexor longo do hálux (tendão)
27 Tuberosidade do calcâneo
28 Artéria e veia plantares mediais
29 Tendão do calcâneo (tendão de Aquiles)
30 Artéria e veia plantares laterais
31 Nervo tibial

244 Extremidade Inferior

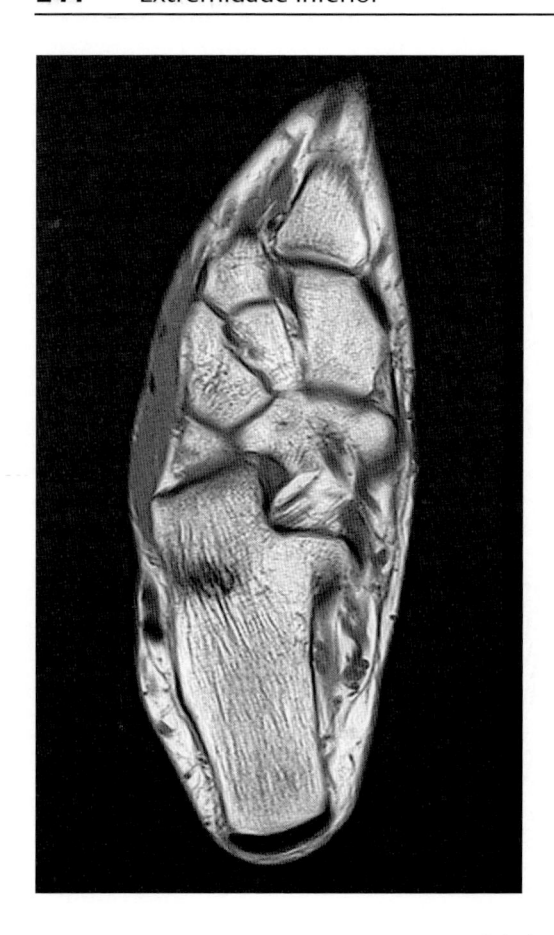

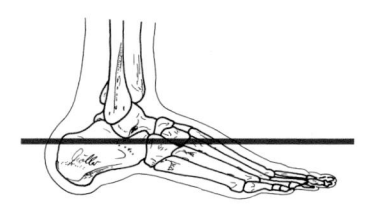

Anterior

Lateral ☐ Medial

Posterior

1 Músculo extensor longo do hálux (tendão)
2 1º metatarso (base)
3 Artéria dorsal do pé
4 2º metatarso (base)
5 Músculos interósseos dorsais
6 Ligamentos cuneometatarsais interósseos

Perna, Axial

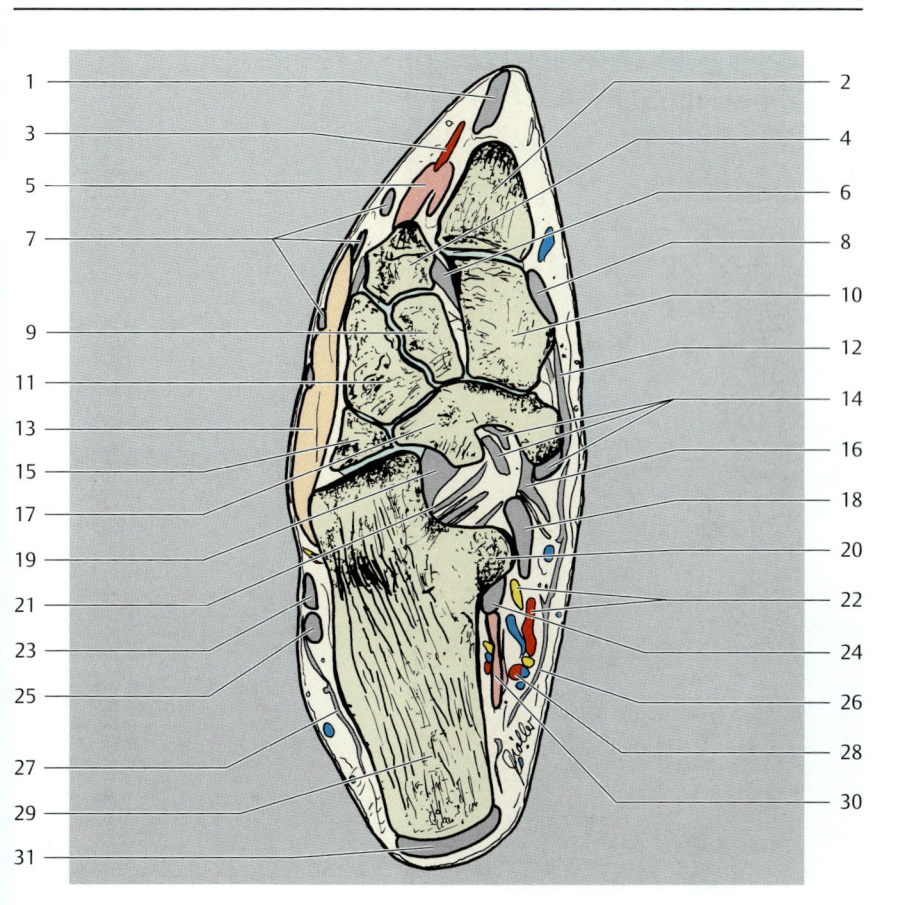

7 Músculo extensor longo dos dedos (tendões)
8 Músculo tibial anterior (tendão)
9 Cuneiforme intermediário
10 Cuneiforme medial
11 Cuneiforme lateral
12 Ligamentos tarsais dorsais
13 Músculo extensor curto dos dedos
14 Músculo tibial posterior (tendão)
15 Cuboide
16 Ligamento calcaneonavicular plantar (ligamento mola)
17 Navicular
18 Músculo flexor longo dos dedos (tendão)
19 Ligamento calcaneonavicular plantar (ligamento mola)
20 Calcâneo (prateleira do tálus)
21 Ligamento plantar longo
22 Artéria, veia e nervo plantares mediais
23 Músculo fibular (peroneiro) curto (tendão)
24 Músculo flexor longo do hálux (tendão)
25 Músculo fibular (peroneiro) longo (tendão)
26 Retináculo flexor
27 Retináculo peroneiro
28 Artéria e veia plantares laterais
29 Calcâneo (tuberosidade do calcâneo)
30 Músculo quadrado plantar
31 Tendão do calcâneo (tendão de Aquiles)

246 Extremidade Inferior

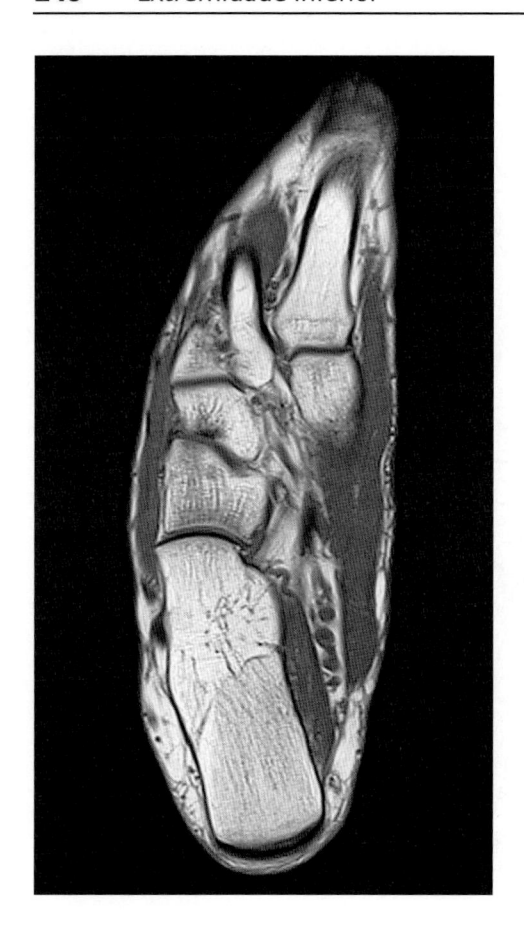

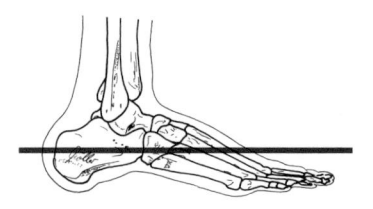

Anterior

Lateral ☐ Medial

Posterior

Perna, Axial

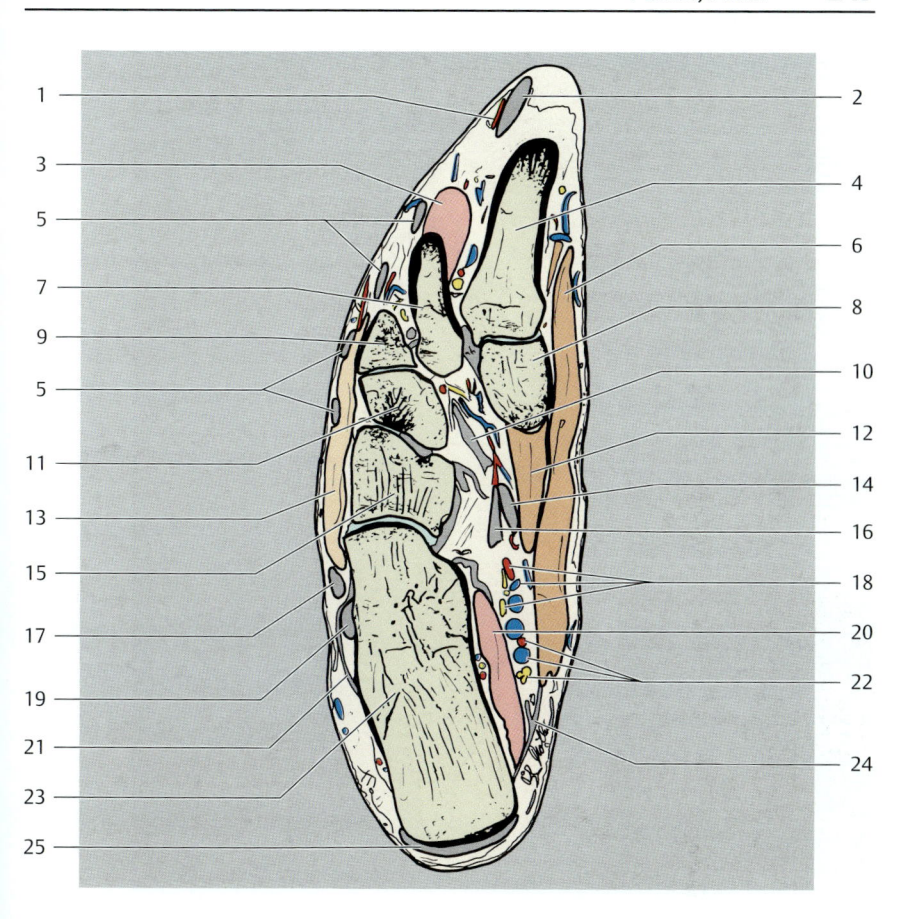

1 Artéria dorsal do pé
2 Músculo extensor longo do hálux (tendão)
3 Músculos interósseos dorsais
4 1º metatarso (base)
5 Músculo extensor longo dos dedos (tendões)
6 Músculo abdutor do hálux
7 2º metatarso (base)
8 Cuneiforme medial
9 3º metatarso (base)
10 Músculo tibial posterior (tendão)
11 Cuneiforme lateral
12 Músculo flexor curto do hálux
13 Músculo extensor curto dos dedos
14 Músculo flexor longo do hálux (tendão)
15 Cuboide
16 Músculo flexor longo dos dedos (tendão)
17 Músculo fibular (peroneiro) curto (tendão)
18 Artéria, veia e nervo plantares mediais
19 Músculo fibular (peroneiro) curto (tendão)
20 Músculo quadrado plantar
21 Retináculo fibular (peroneiro) inferior
22 Artéria, veia e nervo plantares laterais
23 Calcâneo
24 Retináculo flexor
25 Tendão do calcâneo (tendão de Aquiles) (anexo)

248 Extremidade Inferior

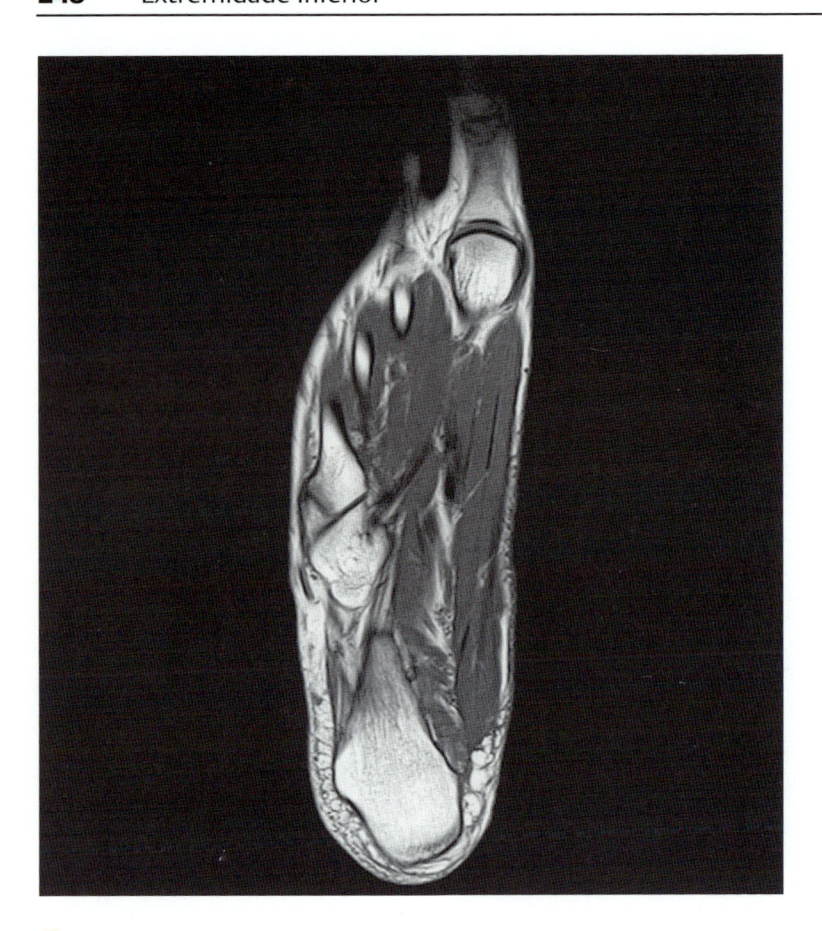

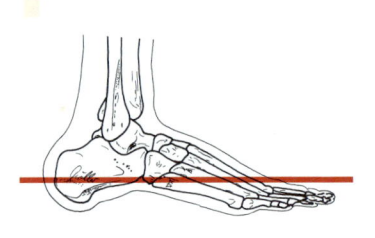

1 Músculo extensor longo dos dedos (tendões)
2 1ª falange proximal
3 Músculos interósseos dorsal e plantar
4 Articulação metacarpofalângica

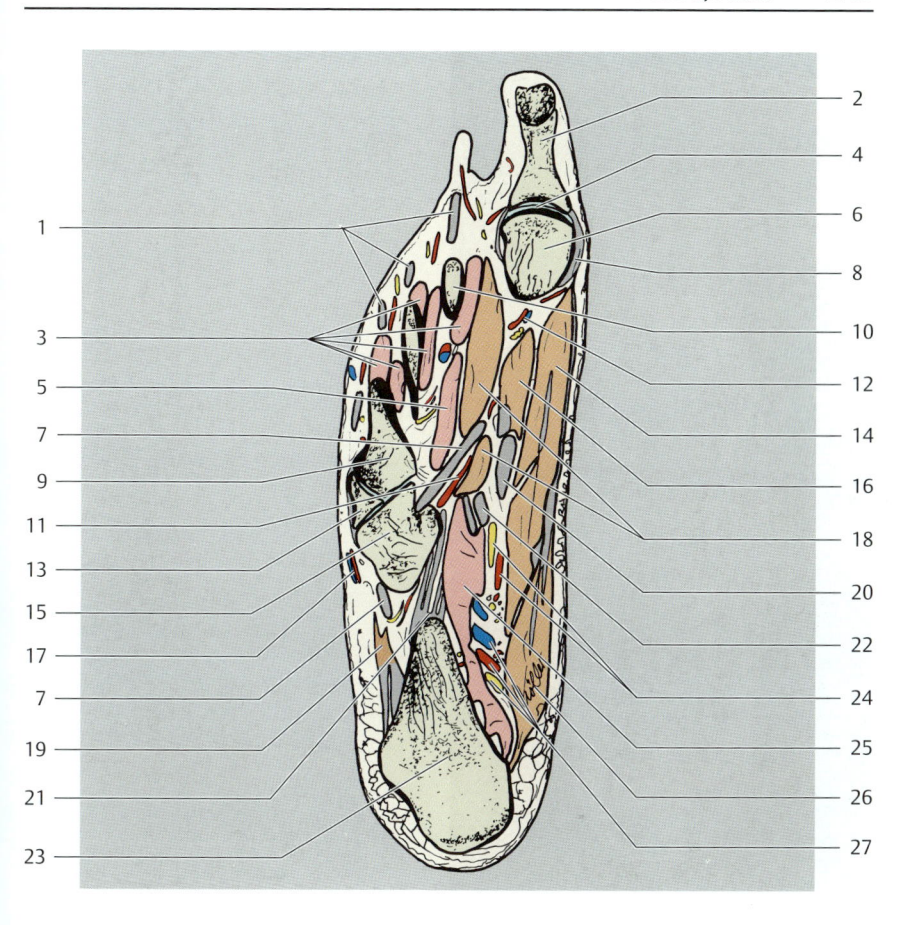

5 Músculo adutor curto do hálux (cabeça oblíqua)
6 1º metatarso (cabeça)
7 Músculo fibular (peroneiro) longo (tendão)
8 Cápsula articular
9 4º metatarso (base)
10 2º metatarso
11 Arco plantar
12 Artéria, veia e nervo plantares metatarsais
13 Cuneiforme lateral
14 Músculo flexor curto do hálux (cabeça medial)
15 Cuboide
16 Músculo flexor curto do hálux (cabeça lateral)
17 Quinta artéria, veia e nervo plantares digitais
18 Músculo adutor curto do hálux
19 Músculo abdutor do dedo mínimo
20 Músculo flexor longo do hálux (tendão)
21 Ligamento plantar longo
22 Músculo flexor longo dos dedos (tendão)
23 Calcâneo (tuberosidade do calcâneo)
24 Artéria e nervo plantares mediais
25 Músculo quadrado plantar
26 Músculo abdutor do hálux
27 Artéria, veia e nervo plantares laterais

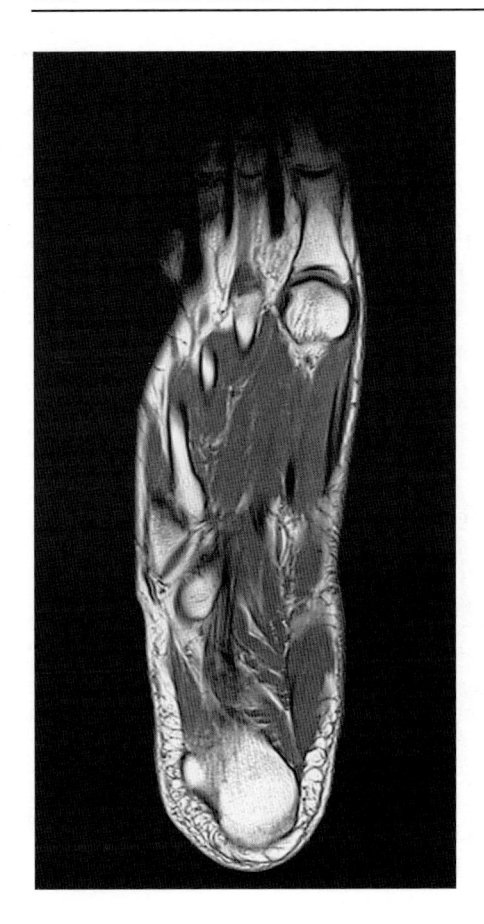

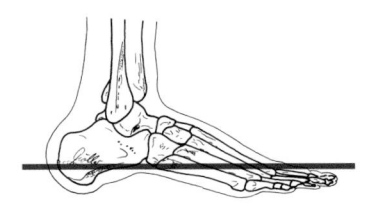

Anterior
Lateral   Medial
Posterior

1 Músculo extensor longo dos dedos (tendão)
2 Primeira falange distal
3 Artérias plantares dos dedos
4 Primeira falange proximal

Perna, Axial **251**

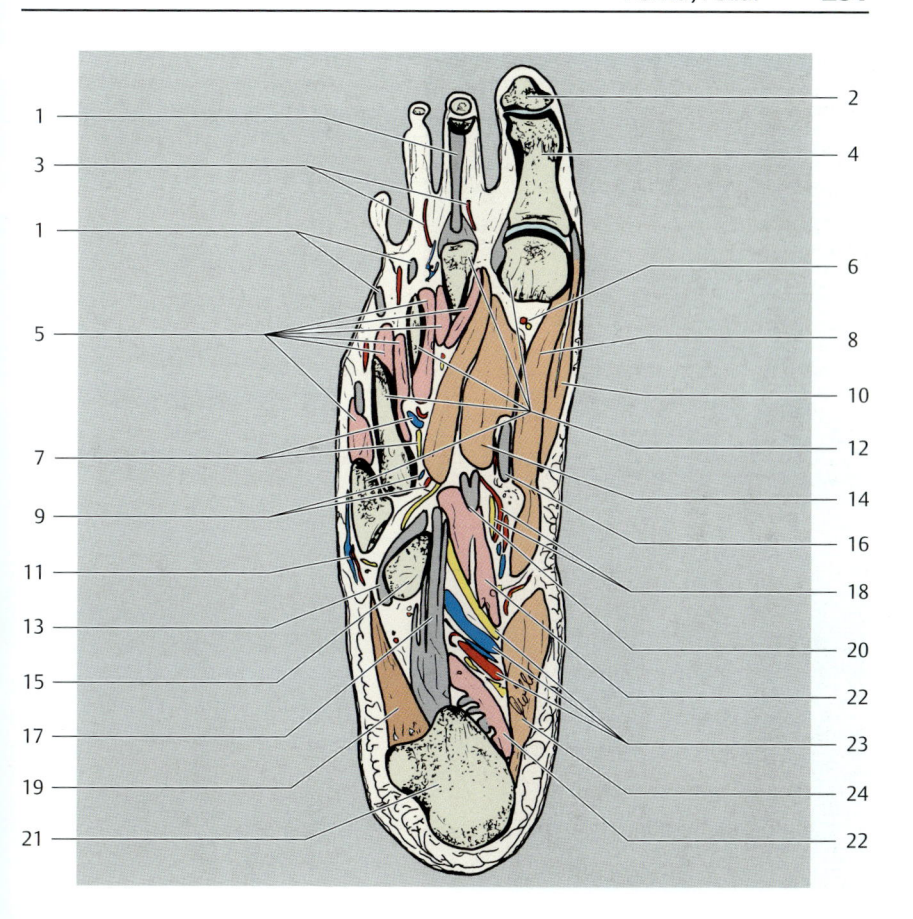

5 Músculos interósseos dorsal e plantar
6 Artéria plantar metatarsal e nervo plantar medial do hálux
7 Artéria, veia e nervo plantares laterais (ramo superficial)
8 Músculo flexor curto do hálux (cabeça medial)
9 Artéria e veia plantares laterais (ramo profundo)
10 Músculo abdutor do hálux (tendão)
11 Quinta artéria, veia e nervo plantares dos dedos
12 Metatarsos
13 Músculo fibular (peroneiro) longo (tendão)
14 Músculo flexor curto do hálux (cabeça lateral)
15 Cuboide
16 Músculo flexor longo do hálux (tendão)
17 Ligamento plantar longo
18 Artéria, veia e nervo plantares mediais
19 Músculo abdutor do dedo mínimo
20 Músculo flexor longo dos dedos (tendão)
21 Calcâneo (tuberosidade do calcâneo)
22 Músculo quadrado plantar
23 Artéria, veia e nervo plantares laterais
24 Músculo abdutor do hálux

252 Extremidade Inferior

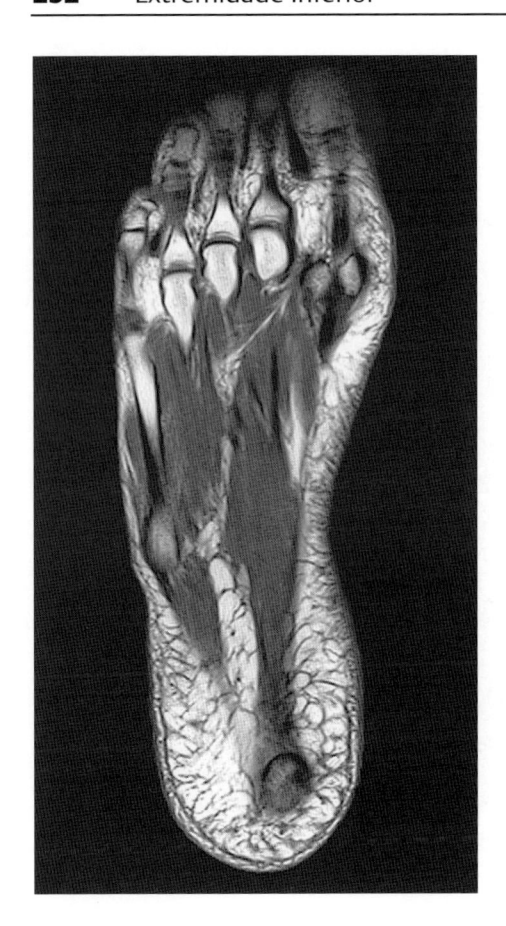

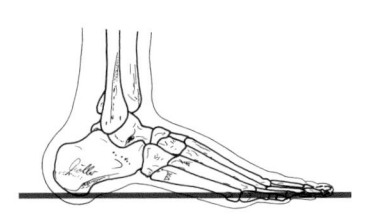

Anterior

Lateral Medial

Posterior

Perna, Axial 253

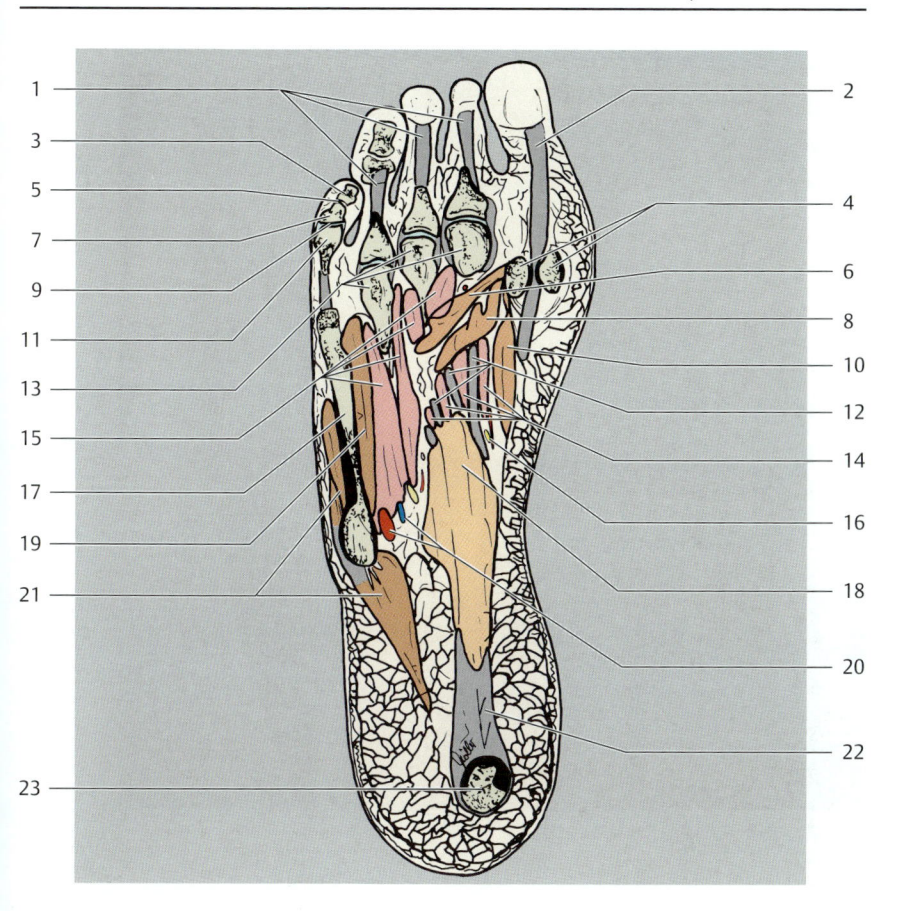

1 Músculos flexores dos dedos (tendões)
2 Músculo flexor longo do hálux (tendão)
3 5ª falange distal
4 Ossos sesamoides
5 5ª articulação interfalângica distal (AID)
6 Músculo adutor do hálux (cabeça transversal)
7 5ª falange medial
8 Músculo adutor do hálux (cabeça oblíqua)
9 5ª articulação interfalângica proximal (AIP)
10 Músculo flexor curto do hálux
11 5ª falange proximal
12 Músculo flexor longo dos dedos (tendões)
13 Ossos metatarsais (cabeças)
14 Músculos lumbricais
15 Músculos interósseos dorsal e plantar
16 Artéria, veia e nervo plantares mediais (ramos profundo)
17 5º metatarso
18 Músculo flexor curto dos dedos
19 Músculo flexor curto do dedo mínimo
20 Artéria e veia plantares laterais
21 Músculo abdutor do dedo mínimo
22 Aponeurose plantar
23 Calcâneo (tuberosidade do calcâneo)

254 Extremidade Inferior

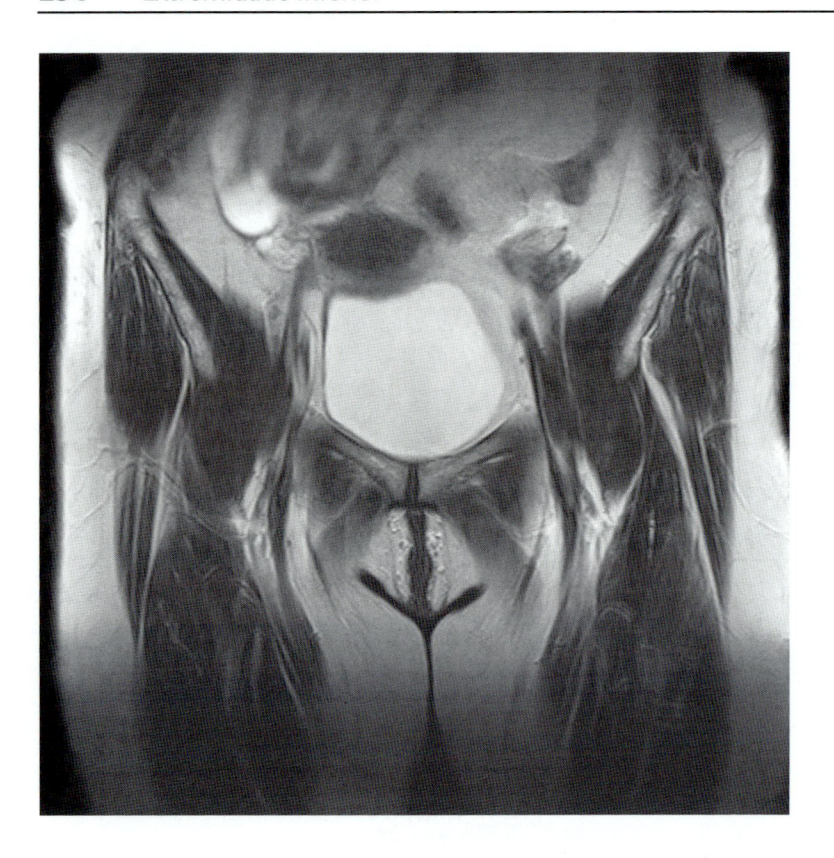

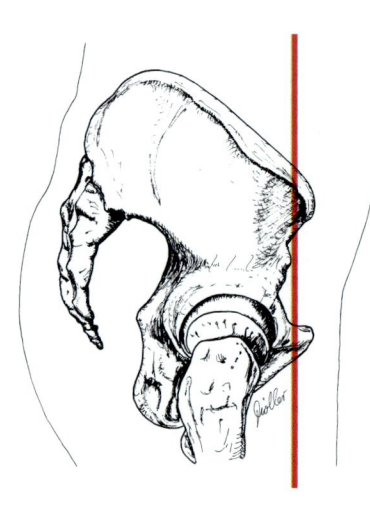

Cranial
(Proximal)

Direita   Esquerda

Caudal
(Distal)

Quadril, Coronal

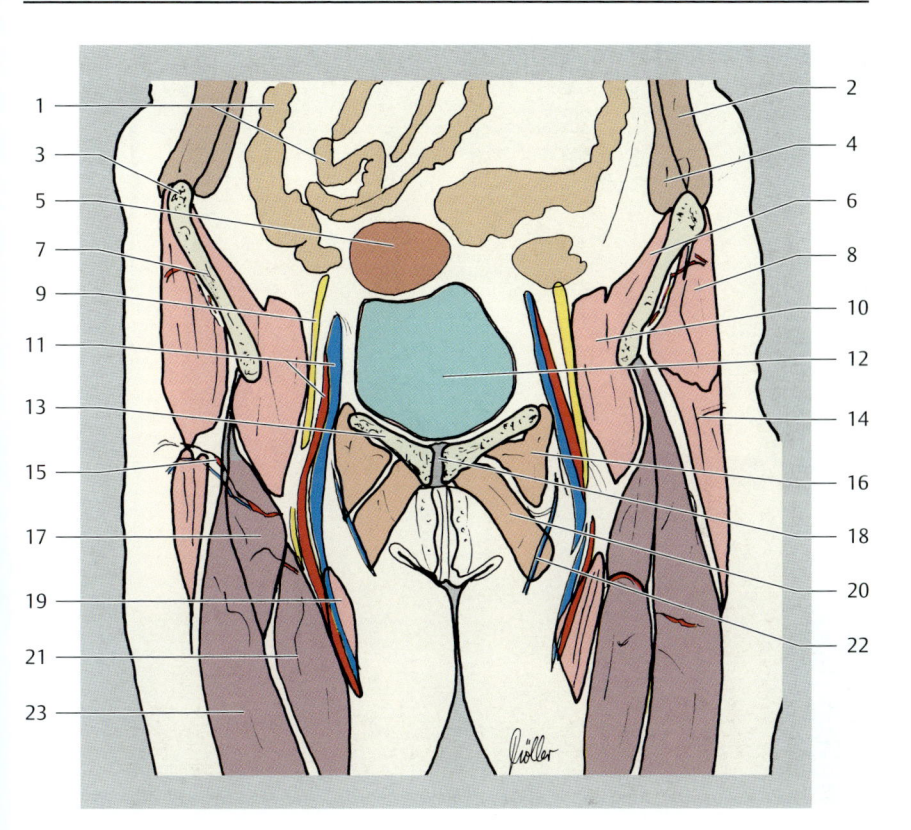

1. Intestino delgado
2. Músculos abdominais oblíquos externo e interno
3. Espinha ilíaca superior anterior
4. Músculo transverso do abdome
5. Útero
6. Músculo ilíaco
7. Ílio
8. Músculo glúteo médio
9. Nervo femoral
10. Músculo iliopsoas
11. Artéria e veia femorais
12. Bexiga urinária
13. Púbis
14. Músculo tensor da fáscia lata
15. Artéria circunflexa femoral lateral (ramo ascendente)
16. Músculo pectíneo
17. Músculo reto femoral
18. Sínfise púbica
19. Músculo sartório
20. Músculo adutor longo
21. Músculo vasto medial
22. Veia safena magna
23. Músculo vasto lateral

256 Extremidade Inferior

Cranial (Proximal)

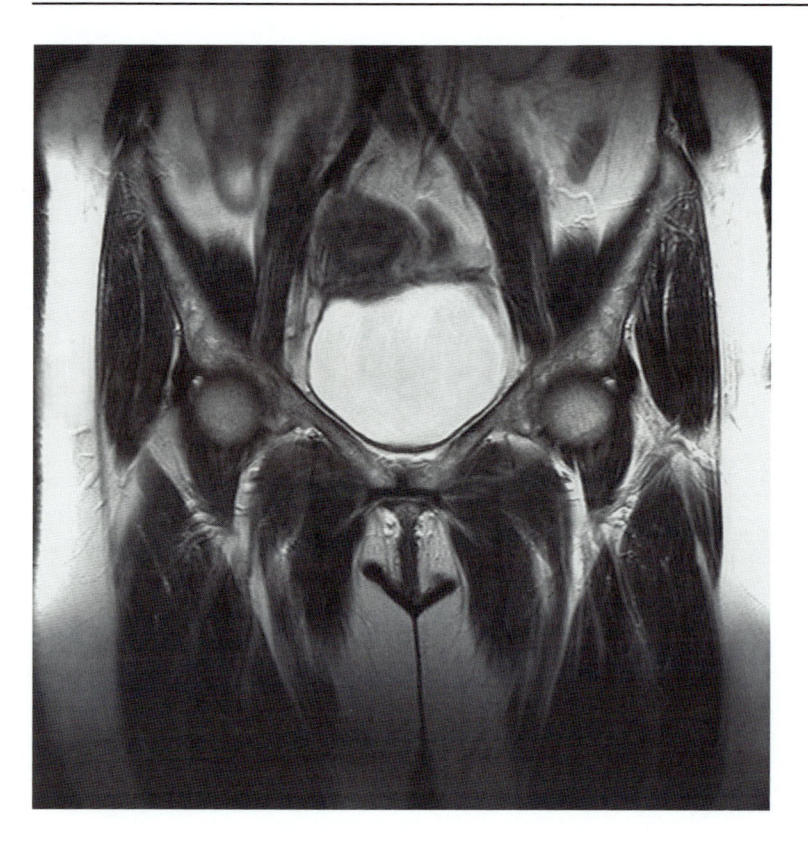

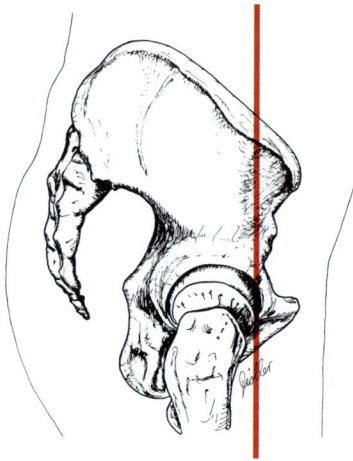

Direita　Esquerda

Caudal (Distal)

1 Veia cava inferior
2 Aorta (bifurcação)
3 Intestino delgado
4 Músculo oblíquo interno do abdome
5 Artéria ilíaca comum (direita)
6 Músculo transverso do abdome

Quadril, Coronal

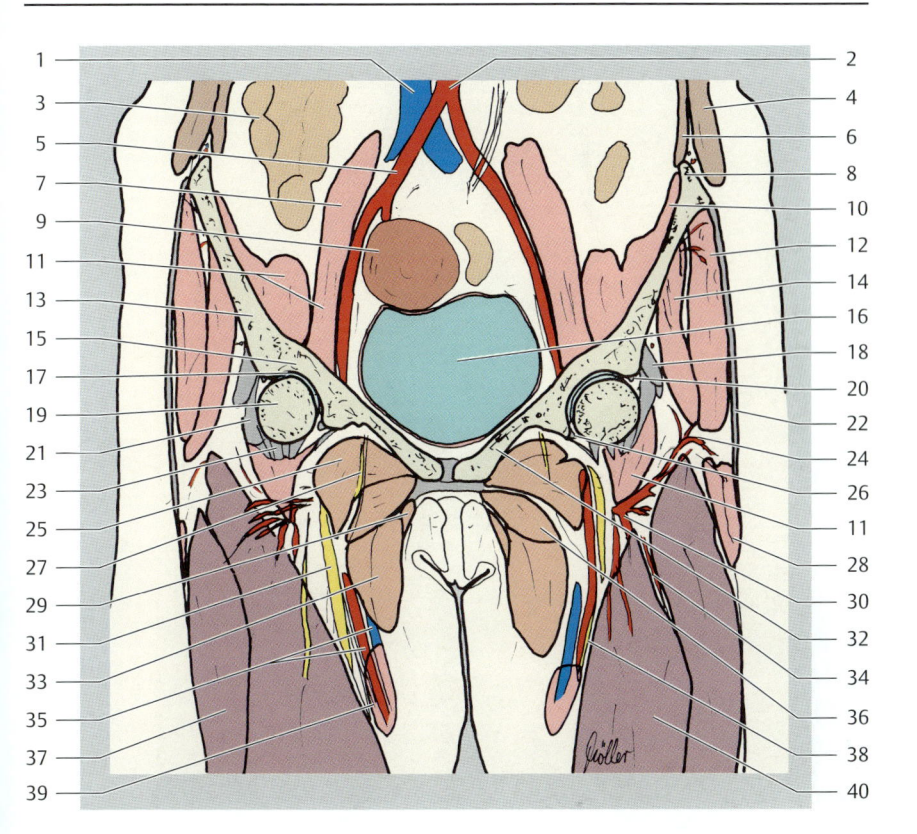

7 Músculo psoas
8 Espinha ilíaca superior anterior
9 Útero
10 Músculo ilíaco
11 Músculo iliopsoas
12 Músculo glúteo médio
13 Ílio
14 Músculo glúteo mínimo
15 Teto do acetábulo
16 Bexiga urinária
17 Articulação do quadril
18 Músculo reto femoral (tendão)
19 Cabeça do fêmur
20 *Labrum* acetabular superior
21 Ligamento iliofemoral (parte transversa)
22 Trato iliotibial
23 Ligamento iliofemoral (parte descendente)
24 Artéria circunflexa femoral lateral (ramo ascendente)
25 Músculo pectíneo
26 *Labrum* acetabular inferior
27 Nervo obturador
28 Músculo tensor da fáscia lata
29 Músculo grácil
30 Artéria profunda da coxa
31 Nervo femoral
32 Púbis
33 Músculo adutor longo
34 Artéria circunflexa femoral lateral (ramo descendente)
35 Artéria e veia femorais (superficiais)
36 Músculo adutor curto
37 Músculo vasto lateral
38 Nervo safeno
39 Músculo sartório
40 Músculo vasto intermédio

258 Extremidade Inferior

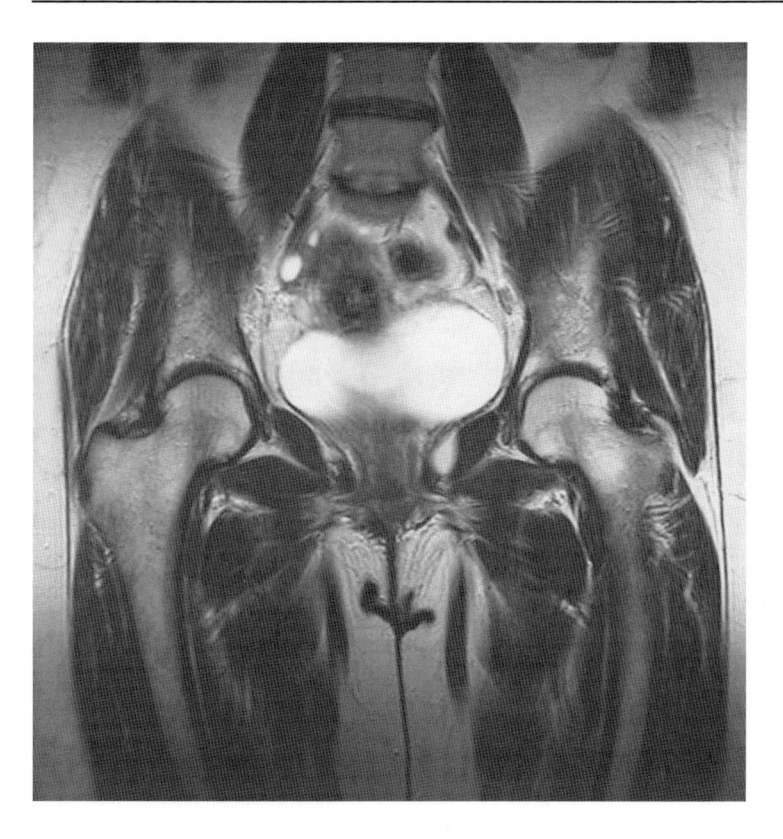

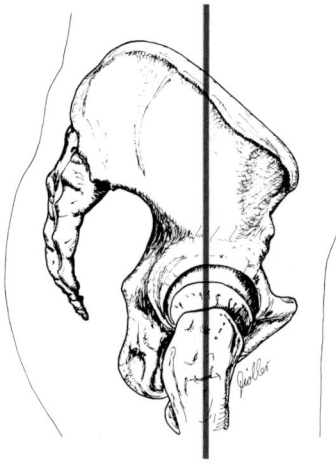

Cranial (Proximal)

Direita ☐ Esquerda

Caudal (Distal)

1 Músculos oblíquos externo e interno do abdome
2 4ª vértebra lombar
3 Músculo psoas
4 Espinha ilíaca superior anterior
5 Músculo ilíaco

Quadril, Coronal

6 Plexo sacral, artéria e veia ilíacas internas (esquerdas)
7 Músculo glúteo médio
8 Nervo obturador
9 Ovário e útero
10 Bexiga urinária
11 Músculo glúteo mínimo
12 Articulação do quadril
13 Teto do acetábulo
14 *Labrum* acetabular inferior
15 Cabeça do fêmur
16 *Labrum* acetabular superior
17 Trato iliotibial
18 Ligamento iliofemoral
19 Trocanter maior
20 Músculo obturador interno
21 Fêmur (colo)
22 Músculo levantador do ânus
23 Vagina
24 Músculo obturador externo
25 Artéria circunflexa femoral medial
26 Músculo iliopsoas
27 Púbis
28 Nervo obturador
29 Músculo transverso profundo do períneo
30 Artéria e veia circunflexas femorais laterais (ramo descendente) e nervo femoral (ramo cutâneo anterior)
31 Músculo pectíneo
32 Fêmur (diáfise)
33 Músculo grácil
34 Artéria e veia profundas da coxa
35 Músculo adutor curto
36 Músculo vasto intermédio
37 Músculo adutor longo
38 Músculo vasto lateral
39 Artéria e veia femorais (superficiais) e nervo safeno
40 Músculo vasto medial

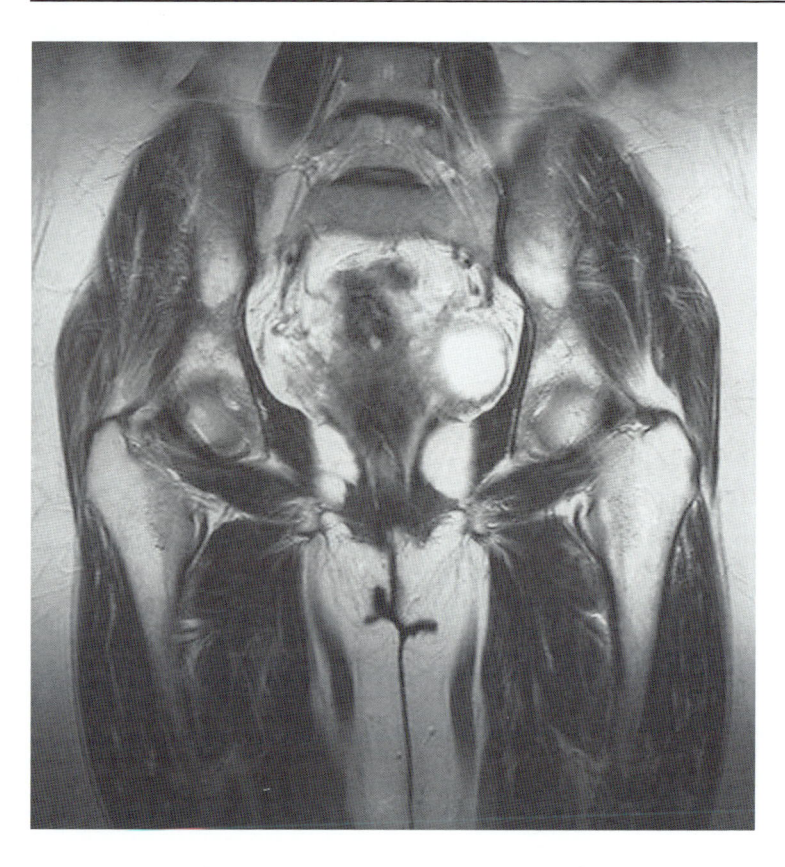

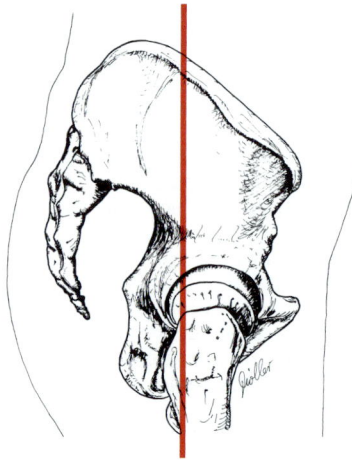

1 Plexo lombar
2 Músculo psoas
3 Crista ilíaca
4 Artéria e veia glúteas superiores
5 Músculo ilíaco
6 Sacro

Quadril, Coronal

7 Plexo sacral
8 Articulação sacroilíaca
9 Ílio
10 Músculo glúteo médio
11 Útero
12 Artéria e veia glúteas inferiores
13 Vagina
14 Cólon sigmoide
15 Teto do acetábulo
16 Músculo glúteo mínimo
17 Zona orbicular
18 Músculo glúteo máximo
19 Trocanter maior
20 Bexiga urinária
21 Músculo levantador do ânus
22 Ligamento isquiofemoral
23 Crista intertrocantérica
24 Cabeça do fêmur
25 Músculo obturador externo
26 Músculo obturador interno
27 Trocanter menor
28 Artéria e veia circunflexas femorais mediais
29 Músculo adutor mínimo
30 Músculo transverso profundo do períneo
31 Púbis (ramo inferior)
32 Fêmur (diáfise)
33 Músculo adutor curto
34 Artéria e veia femorais profundas
35 Músculo adutor magno
36 Músculo vasto lateral
37 Músculo grácil
38 Músculo vasto intermédio
39 Músculo adutor curto

262 Extremidade Inferior

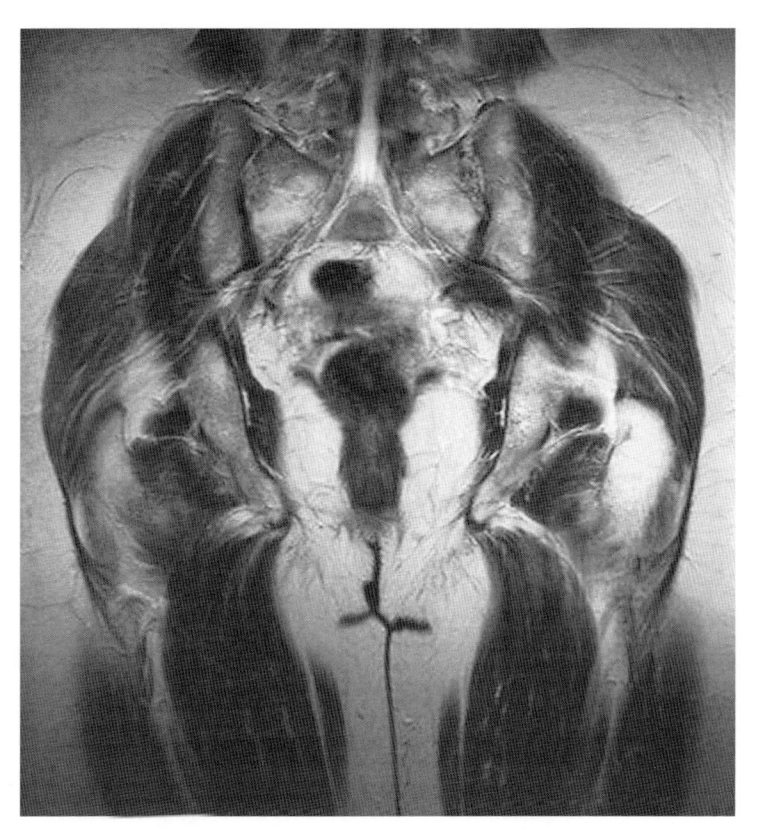

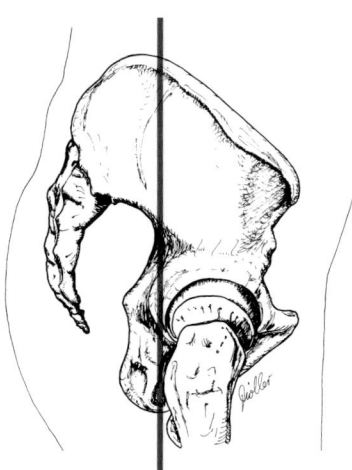

Cranial
(Proximal)

Direita Esquerda

Caudal
(Distal)

Quadril, Coronal

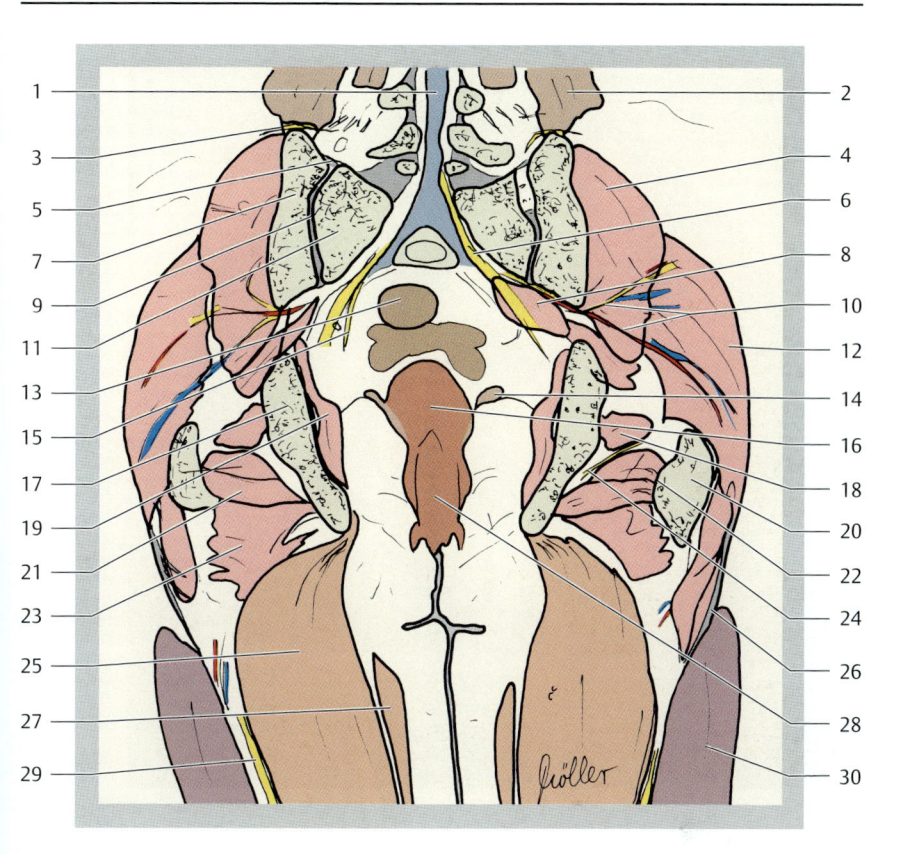

1 Canal espinal
2 Músculos oblíquos externo e interno do abdome
3 Nervos clúnios superiores
4 Músculo glúteo médio
5 Ligamento sacroilíaco
6 Nervo ciático
7 Ílio
8 Músculo piriforme
9 Articulação sacroilíaca
10 Artéria, veia e nervo glúteos inferiores
11 Sacro (massa lateral)
12 Músculo glúteo máximo
13 Cólon sigmoide
14 Músculo levantador do ânus
15 Nervo pudendo
16 Útero
17 Ísquio
18 Músculo gêmeo superior
19 Músculo obturador interno
20 Trocanter maior
21 Músculo gêmeo inferior
22 Crista intertrocantérica
23 Músculo quadrado femoral
24 Nervo muscular
25 Músculo adutor magno
26 Trato iliotibial
27 Músculo grácil
28 Vagina
29 Nervo ciático
30 Músculo vasto lateral

264 Extremidade Inferior

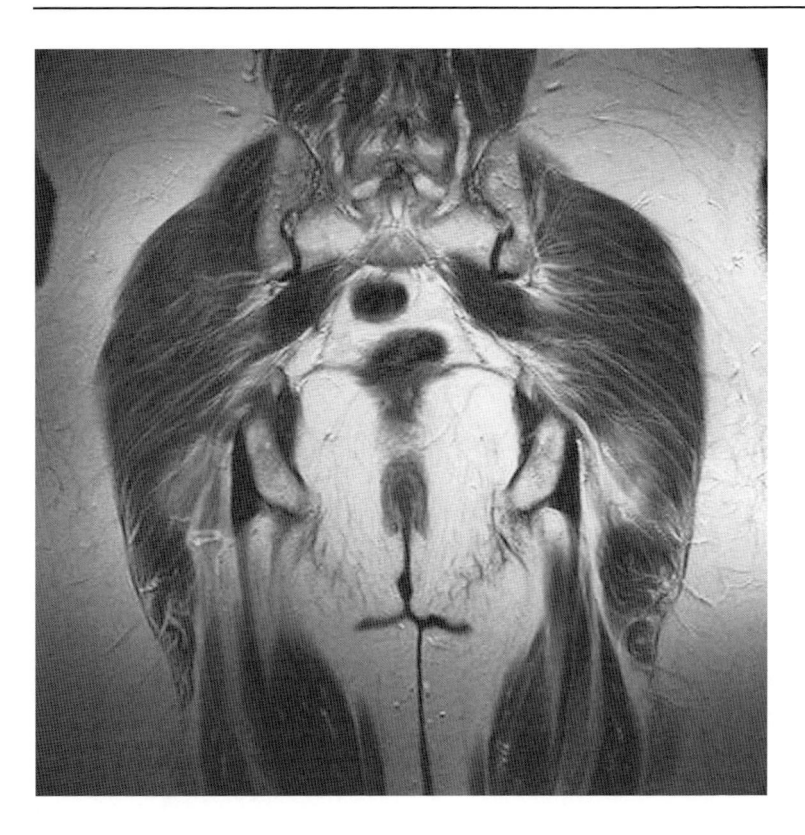

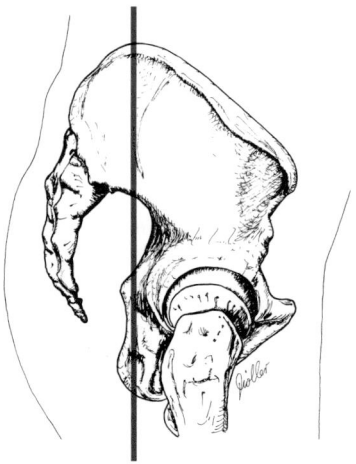

Cranial
(Proximal)

Direita ☐ Esquerda

Caudal
(Distal)

Quadril, Coronal

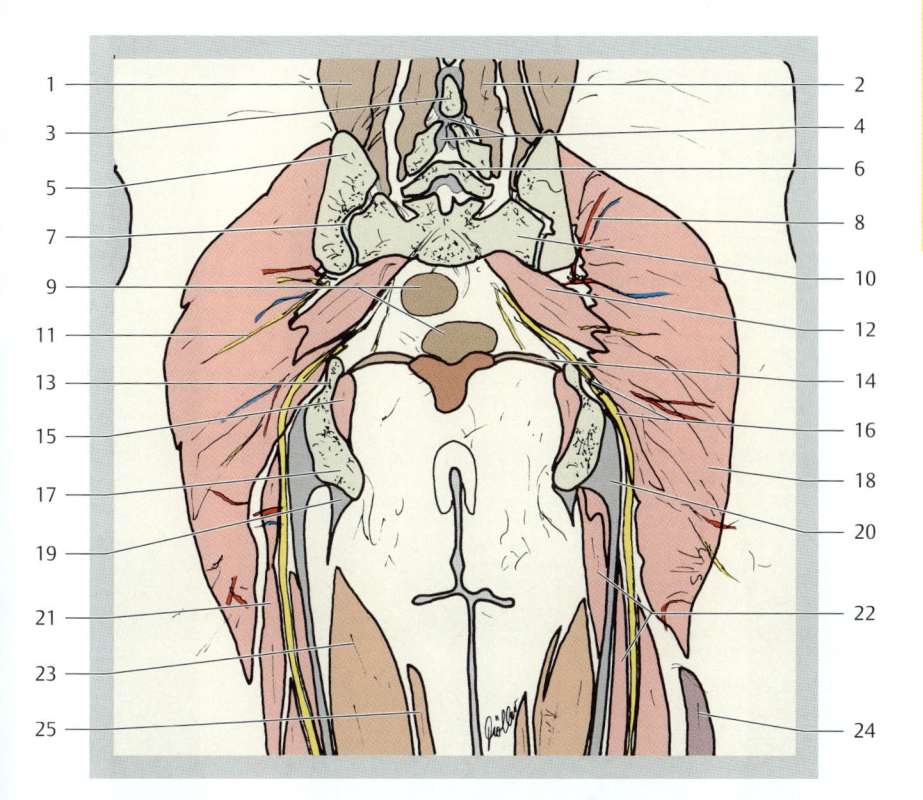

1 Músculo iliocostal do lombo
2 Músculo multífido
3 Processo espinhoso
4 Ligamento interespinal
5 Ílio
6 Arco vertebral
7 Articulação sacroilíaca
8 Artéria, veia e nervo glúteos superiores
9 Reto
10 Sacro (massa lateral)
11 Artéria, veia e nervo glúteos inferiores
12 Músculo piriforme
13 Espinha isquiática
14 Músculo levantador do ânus
15 Músculo obturador interno
16 Nervo ciático
17 Tuberosidade isquiática
18 Músculo glúteo máximo
19 Músculo adutor magno (anexo)
20 Músculos semitendíneo e bíceps femoral (anexo de tendão comum)
21 Músculo bíceps femoral (cabeça longa)
22 Músculo semitendíneo
23 Músculo adutor magno
24 Músculo vasto lateral
25 Músculo grácil

266 Extremidade Inferior

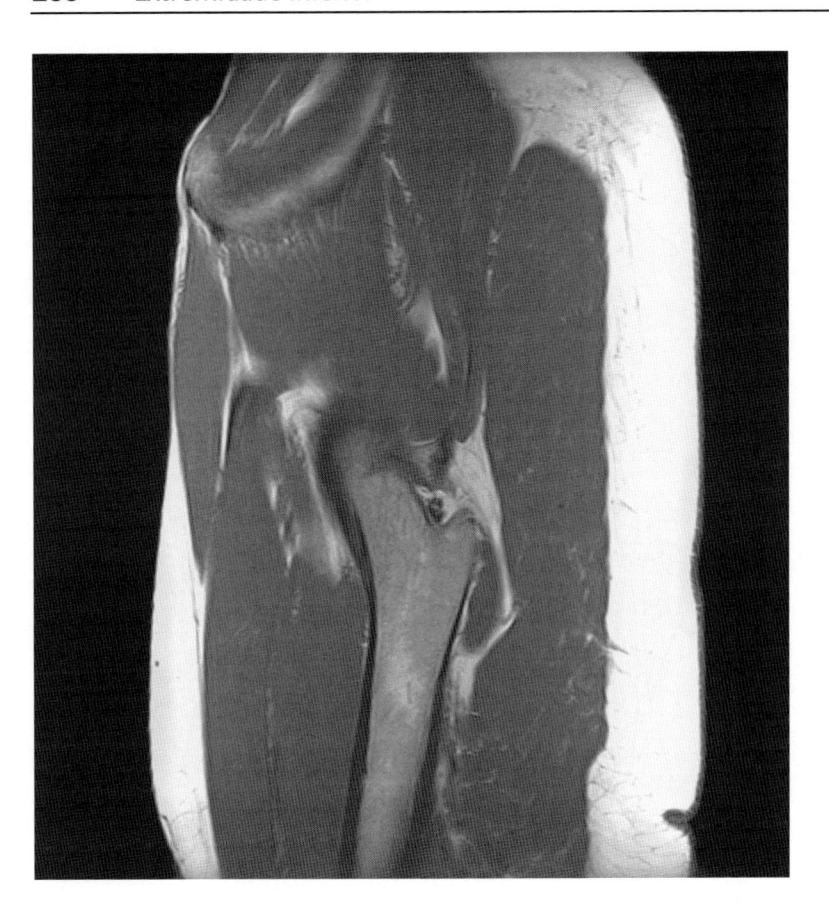

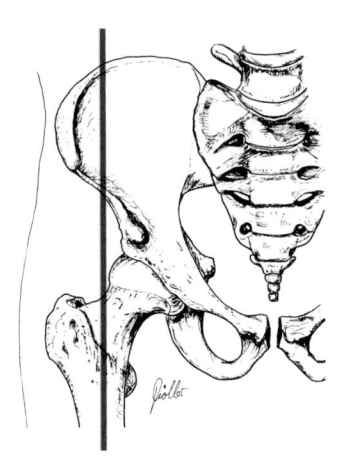

Proximal

Ventral Dorsal

Distal

Quadril, Sagital

1 Músculos abdominais oblíquos externo e interno
2 Ílio (asa)
3 Músculo transverso do abdome
4 Músculo glúteo médio
5 Músculo iliopsoas
6 Músculo glúteo mínimo
7 Espinha ilíaca superior anterior
8 Músculo glúteo máximo
9 Músculo sartório
10 Músculo obturador interno e músculos gêmeos
11 Fêmur (colo)
12 Trocanter maior
13 Músculo iliopsoas
14 Músculo quadrado femoral
15 Artéria e veia circunflexas femorais laterais
16 Fêmur (diáfise)
17 Músculo reto femoral
18 Músculo adutor magno (anexo de tendão)
19 Músculo vasto intermédio
20 Músculo vasto medial

268 Extremidade Inferior

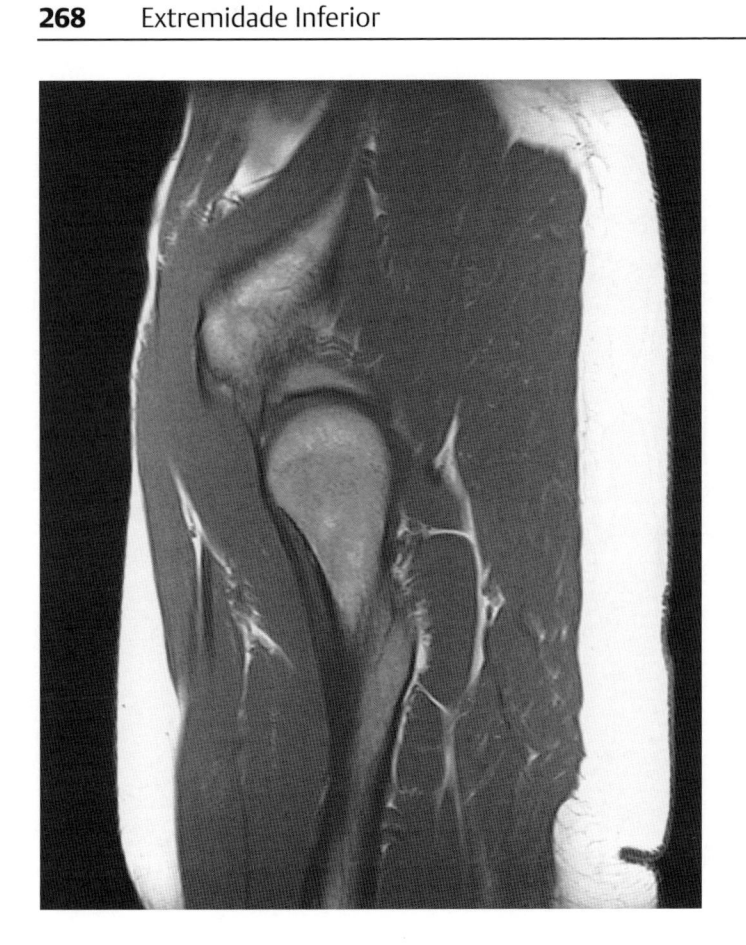

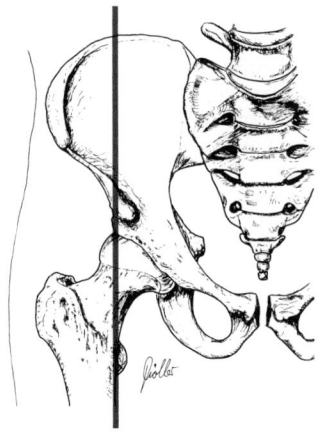

Proximal

Ventral ☐ Dorsal

Distal

Quadril, Sagital

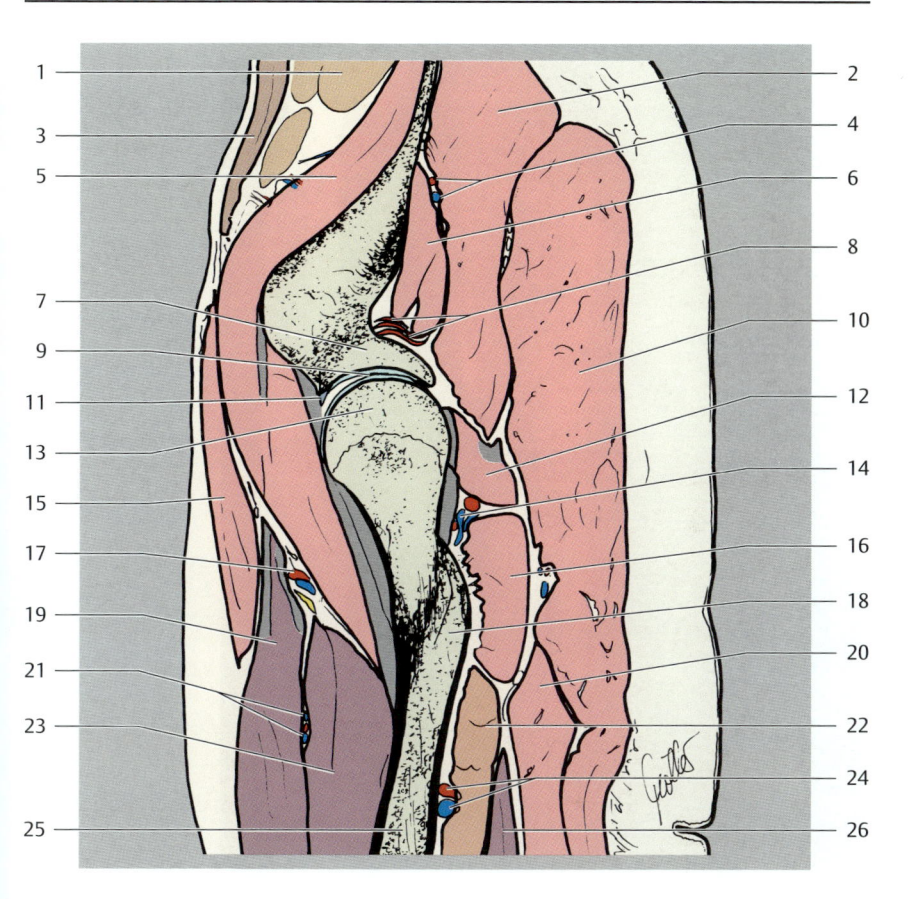

1. Intestino delgado
2. Músculo glúteo médio
3. Músculo reto do abdome
4. Artéria e veia glúteas superiores
5. Músculo iliopsoas
6. Músculo glúteo mínimo
7. Ílio (teto do acetábulo)
8. Artéria circunflexa ilíaca superficial
9. Articulação do quadril
10. Músculo glúteo máximo
11. *Labrum* acetabular superior
12. Músculo obturador interno e músculos gêmeos
13. Fêmur (cabeça)
14. Artéria circunflexa femoral medial
15. Músculo sartório
16. Músculo quadrado femoral
17. Artéria circunflexa femoral lateral (ramo ascendente)
18. Trocanter menor
19. Músculo reto femoral
20. Músculo bíceps femoral (cabeça longa)
21. Artéria circunflexa femoral lateral (ramo descendente)
22. Músculo adutor magno
23. Músculo vasto intermédio
24. Artéria e veia perfurantes
25. Fêmur (diáfise)
26. Músculo vasto lateral

270 Extremidade Inferior

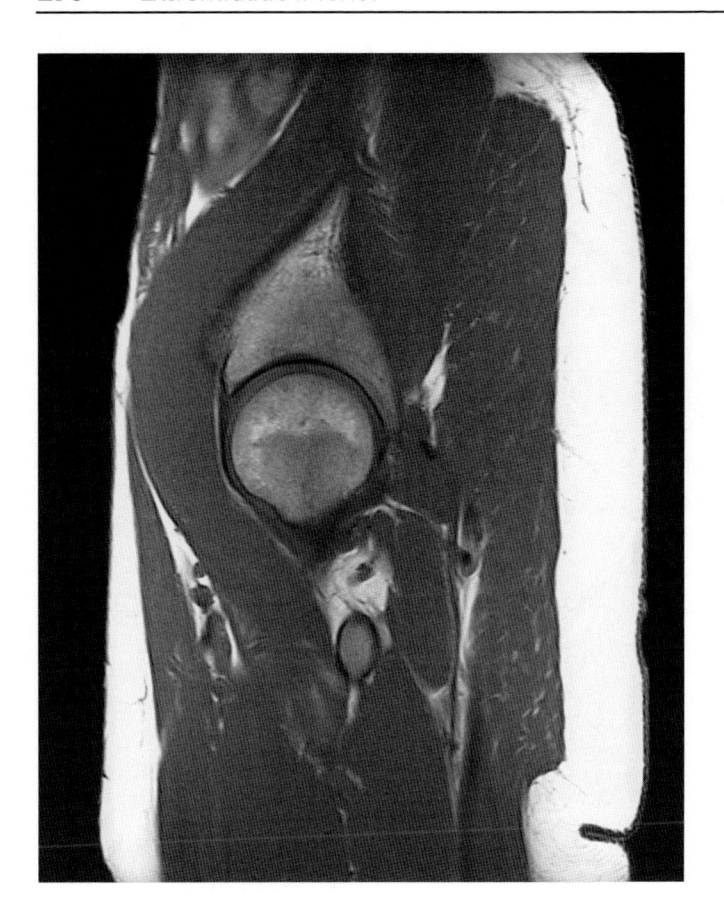

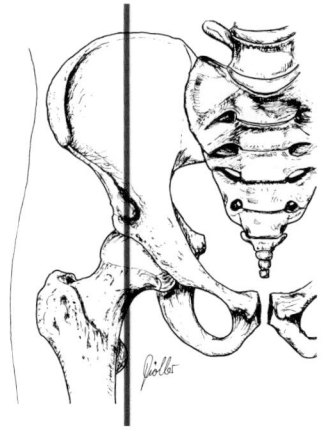

Proximal

Ventral Dorsal

Distal

Quadril, Sagital

1. Intestino delgado
2. Ílio
3. Músculo reto do abdome
4. Músculo glúteo médio
5. Músculo iliopsoas
6. Músculo glúteo mínimo
7. Ílio (teto do acetábulo)
8. Músculo glúteo máximo
9. Articulação do quadril
10. Músculo piriforme
11. *Labrum* acetabular superior
12. *Labrum* acetabular inferior
13. Fêmur (cabeça)
14. Músculo obturador interno e músculos gêmeos
15. Cápsula articular
16. Músculo adutor mínimo
17. Músculo obturador externo
18. Artéria e veia glúteas inferiores
19. Artéria e veia circunflexas femorais laterais (ramo ascendente)
20. Músculo quadrado femoral
21. Músculo sartório
22. Trocanter menor
23. Artéria e veia circunflexas femorais laterais (ramo descendente)
24. Nervo ciático
25. Músculo pectíneo
26. Músculo adutor magno
27. Músculo reto femoral
28. Músculo bíceps femoral
29. Músculo vasto medial

272 Extremidade Inferior

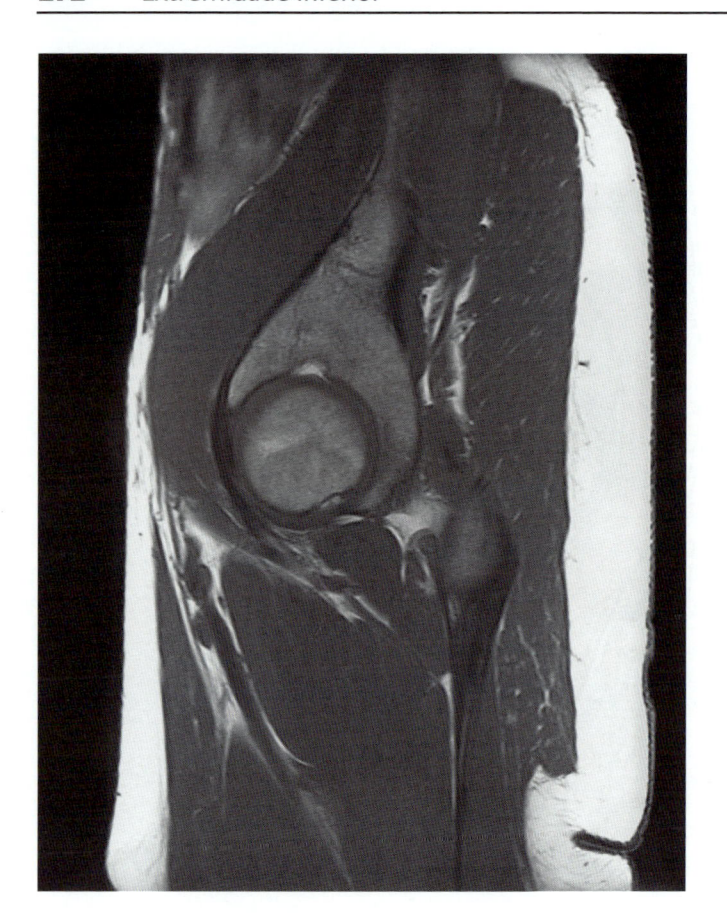

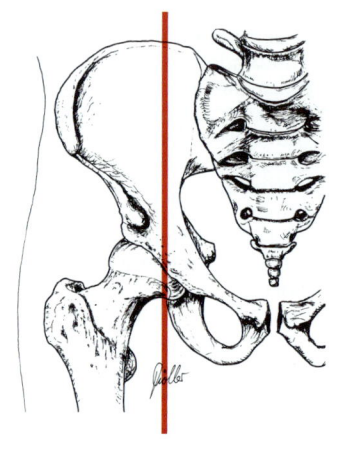

Proximal
Ventral ☐ Dorsal
Distal

1 Intestino delgado
2 Músculo glúteo médio
3 Músculo reto do abdome
4 Ílio
5 Músculo iliopsoas

Quadril, Sagital

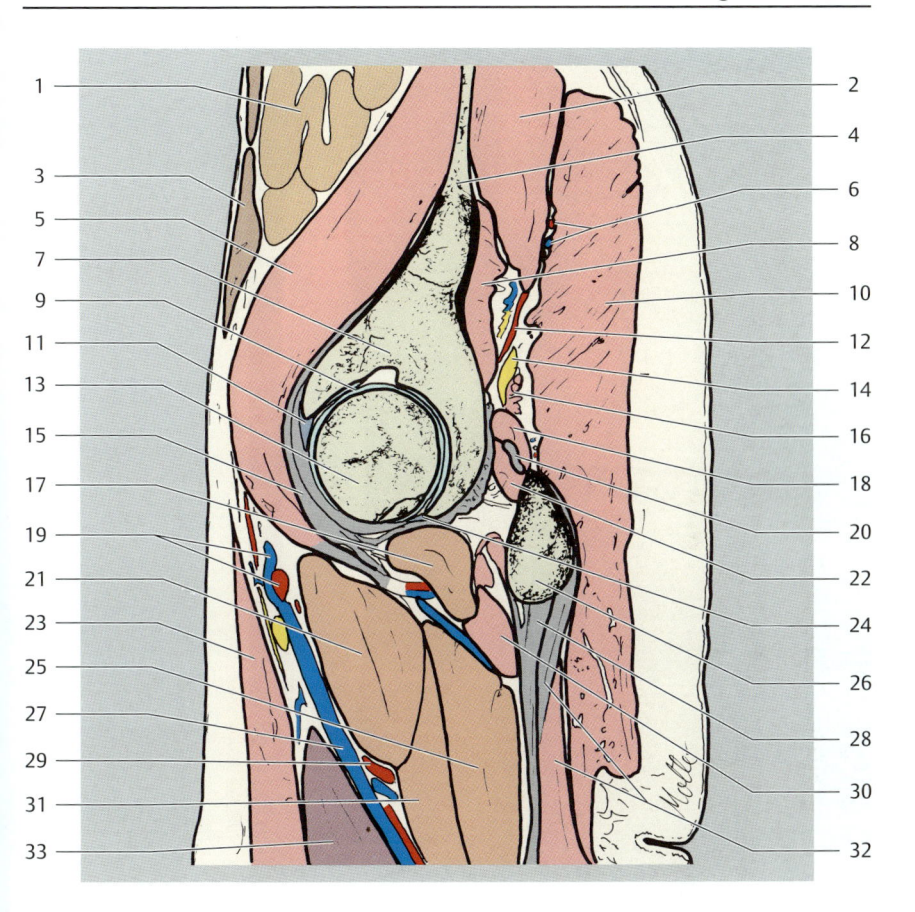

6 Artéria, veia e nervo glúteos superiores
7 Ílio (teto do acetábulo)
8 Músculo glúteo mínimo
9 Articulação do quadril
10 Músculo glúteo máximo
11 *Labrum* acetabular superior
12 Artéria e veia glúteas superiores e nervo glúteo inferior
13 Fêmur (cabeça)
14 Nervo ciático
15 Cápsula articular
16 Piriforme
17 Obturador externo
18 Músculo obturador interno e músculos gêmeos
19 Artéria e veia circunflexas femorais laterais (ramo ascendente)
20 Músculo obturador interno (tendão)
21 Músculo pectíneo
22 Músculo gêmeo inferior
23 Músculo sartório
24 *Labrum* acetabular inferior
25 Músculo adutor magno
26 Ísquio
27 Artéria e veia profundas da coxa
28 Músculos semimembranoso e semitendíneo (anexo de tendão)
29 Artérias perfurantes
30 Músculo quadrado femoral
31 Músculo adutor curto
32 Músculo bíceps femoral (+ tendão)
33 Músculo vasto medial

274 Extremidade Inferior

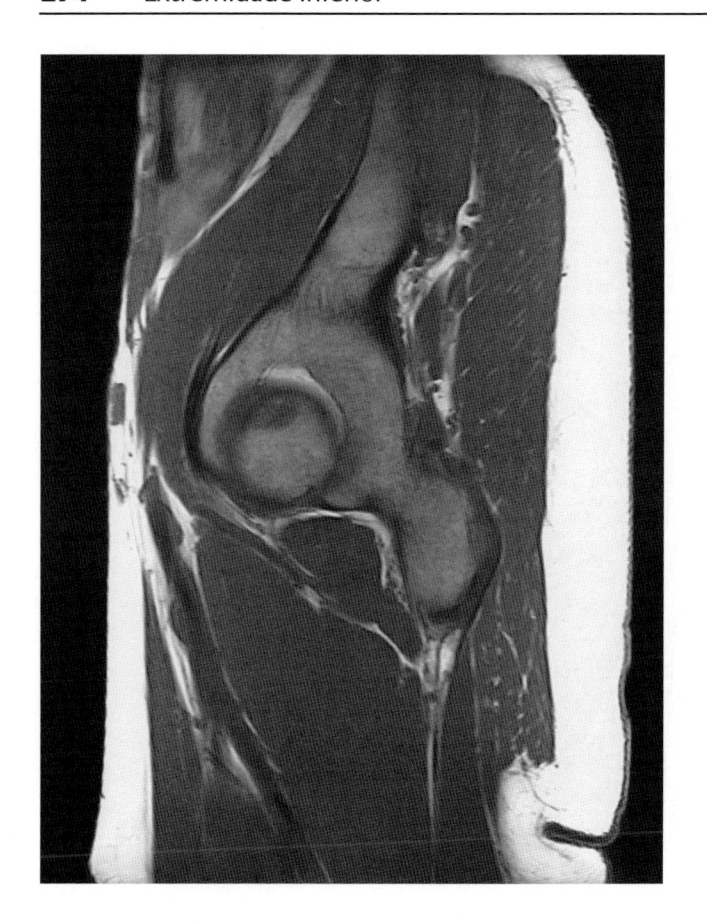

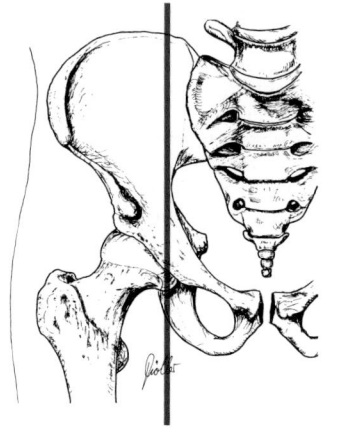

Proximal

Ventral ☐ Dorsal

Distal

Quadril, Sagital

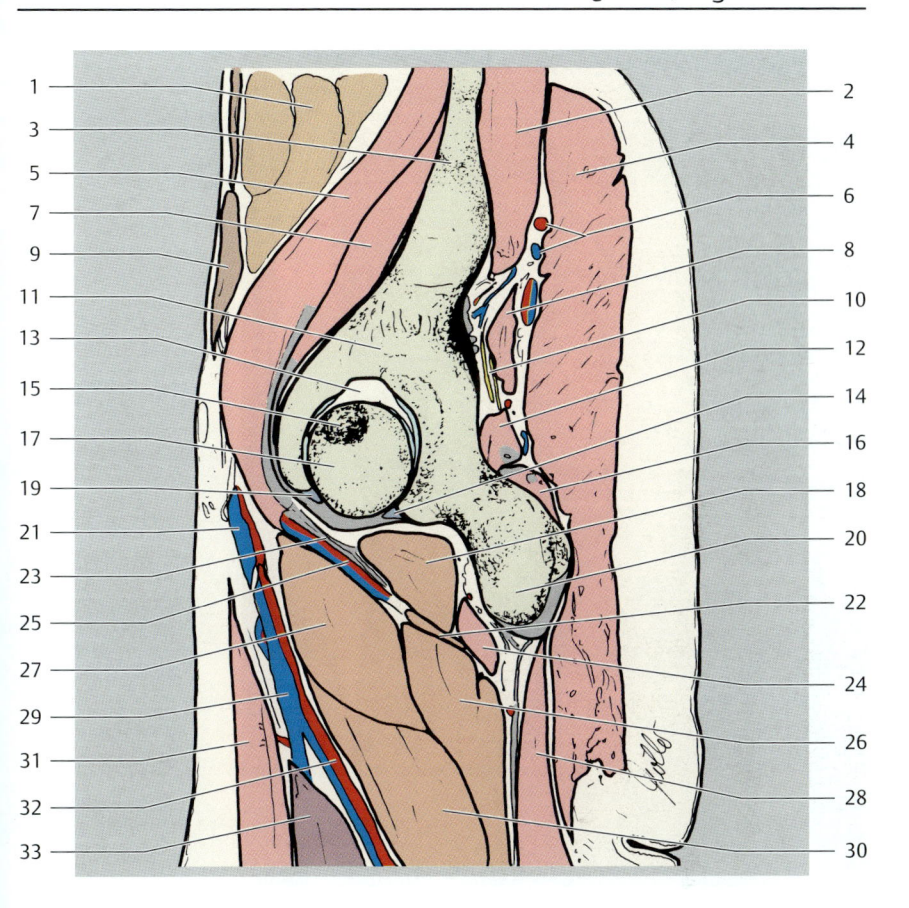

1 Intestino delgado
2 Músculo glúteo médio
3 Ílio
4 Músculo glúteo máximo
5 Músculo psoas
6 Artéria, veia e nervo glúteos superiores
7 Músculo ilíaco
8 Músculo piriforme
9 Músculo reto do abdome
10 Nervo ciático
11 Ílio (teto do acetábulo)
12 Músculo gêmeo superior
13 Fossa acetabular
14 *Labrum* acetabular inferior
15 Fóvea
16 Músculo gêmeo inferior
17 Fêmur (cabeça)
18 Músculo obturador externo
19 *Labrum* acetabular superior
20 Ísquio
21 Artéria e veia circunflexas femorais laterais
22 Músculo adutor mínimo
23 Ligamento isquiofemoral
24 Músculo quadrado femoral
25 Artéria circunflexa femoral lateral
26 Músculo adutor magno
27 Músculo pectíneo
28 Músculo bíceps femoral
29 Artéria e veia femorais (superficiais)
30 Músculo adutor curto
31 Músculo sartório
32 Artéria e veia profundas da coxa
33 Músculo vasto medial

Extremidade Inferior

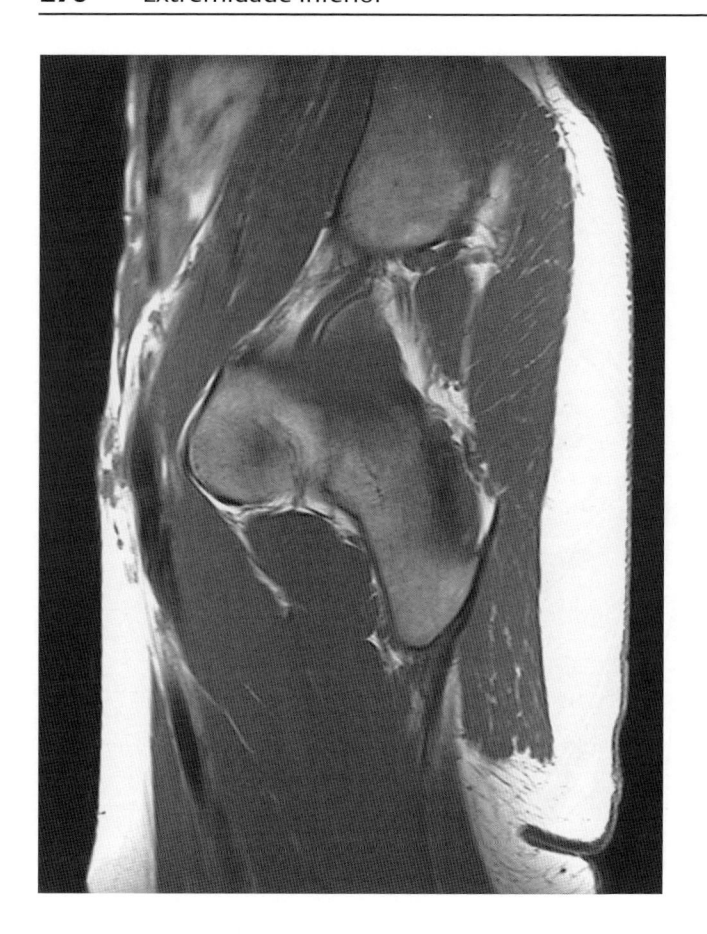

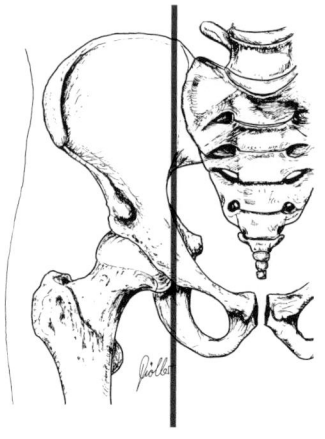

Proximal

Ventral   Dorsal

Distal

Quadril, Sagital

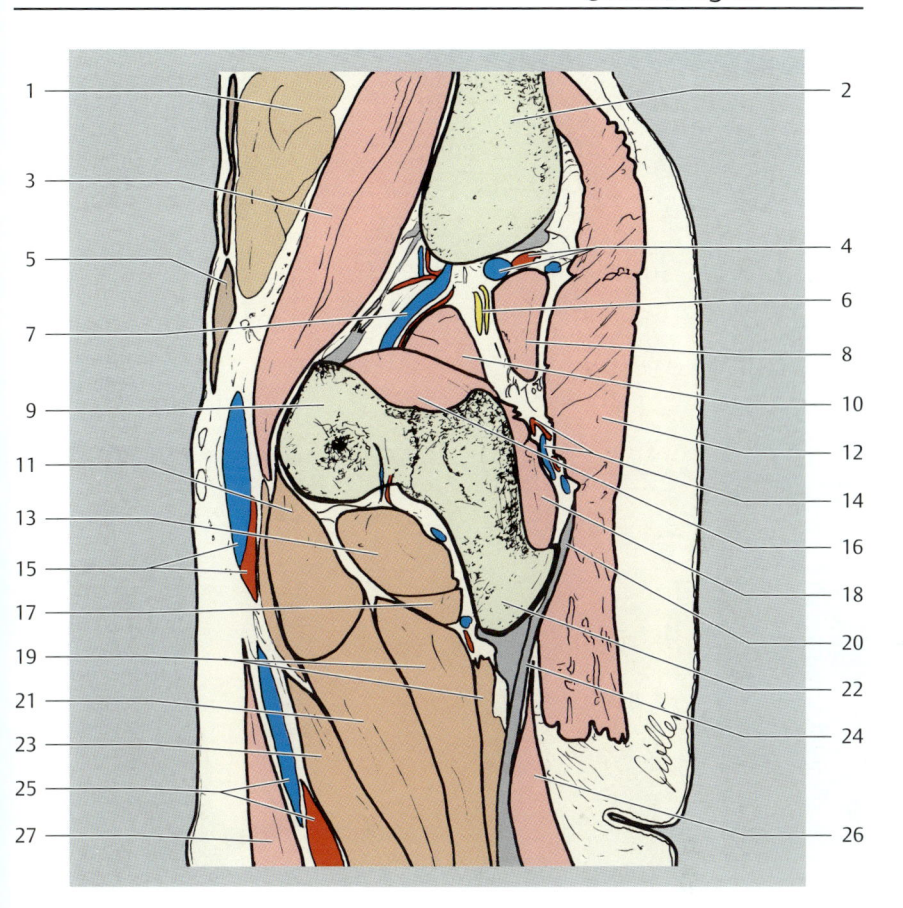

1 Intestino delgado
2 Ílio
3 Músculo iliopsoas
4 Artéria, veia e nervo glúteos superiores
5 Músculo reto do abdome
6 Nervo ciático
7 Artéria e veia ilíacas internas
8 Músculo piriforme
9 Ílio (soquete articular)
10 Músculo gêmeo superior
11 Músculo pectíneo
12 Músculo glúteo máximo
13 Músculo obturador externo
14 Artéria e veia glúteas inferiores
15 Artéria e veia femorais
16 Músculo obturador interno
17 Músculo adutor mínimo
18 Músculo gêmeo inferior
19 Músculo adutor magno
20 Ligamento sacrotuberal
21 Músculo adutor curto
22 Tuberosidade do ísquio
23 Músculo adutor longo
24 Músculo bíceps femoral (tendão comum)
25 Artéria e veia femorais (superficiais)
26 Músculo bíceps femoral
27 Músculo sartório

278 Extremidade Inferior

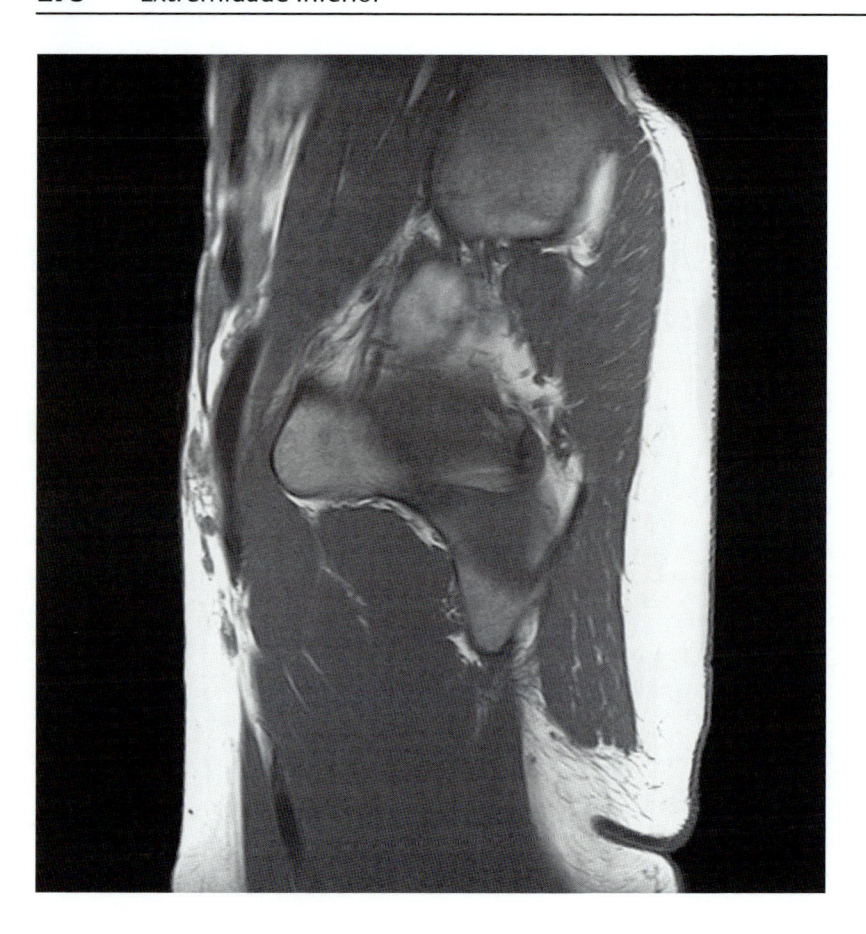

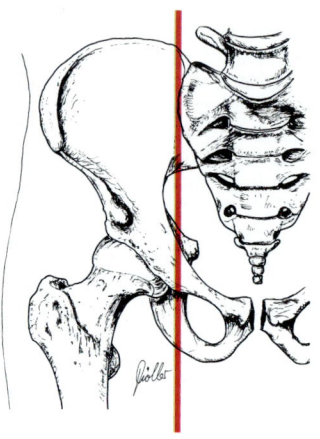

Proximal

Ventral Dorsal

Distal

Quadril, Sagital

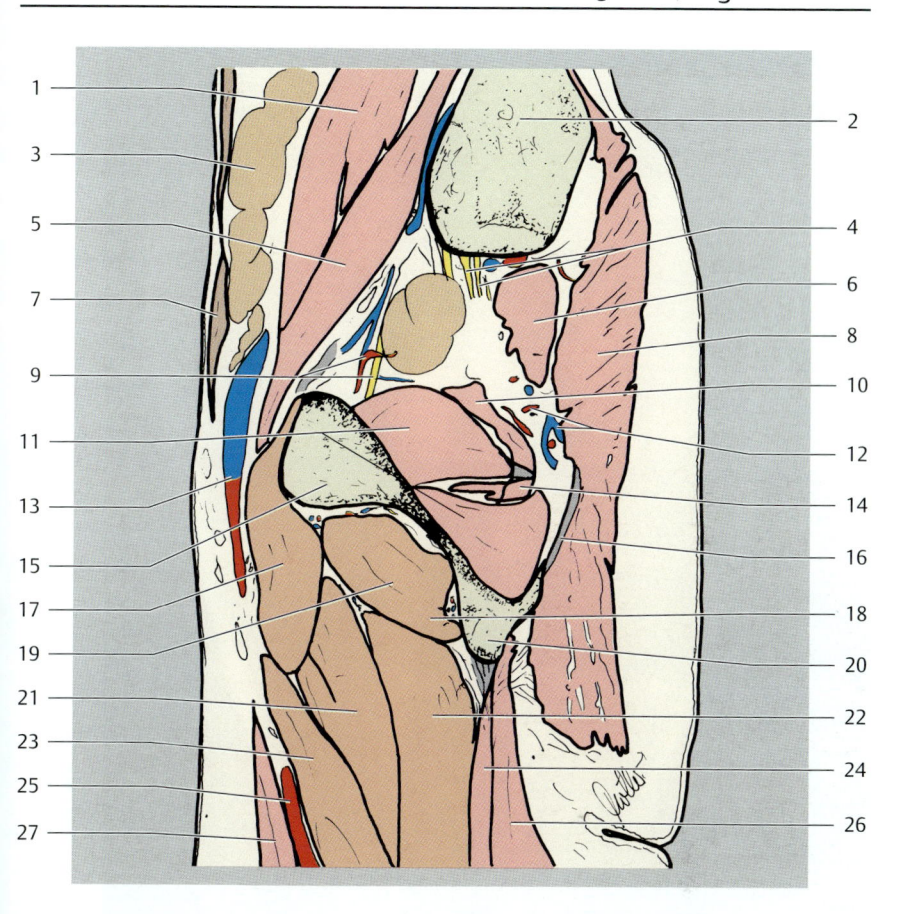

1 Músculo psoas
2 Ílio (asa)
3 Intestino delgado (íleo)
4 Plexo sacral
5 Músculo ilíaco
6 Músculo piriforme
7 Músculo reto do abdome
8 Músculo glúteo máximo
9 Artéria e nervo obturadores
10 Músculo gêmeo superior
11 Músculo obturador interno
12 Artéria e veia glúteas superiores e nervo glúteo inferior
13 Artéria e veia femorais
14 Músculo gêmeo inferior
15 Púbis
16 Ligamento sacrotuberal
17 Músculo pectíneo
18 Músculo adutor mínimo
19 Músculo obturador externo
20 Tuberosidade do ísquio
21 Músculo adutor curto
22 Músculo adutor magno
23 Músculo adutor longo
24 Músculo semimembranoso
25 Artéria femoral (superficial)
26 Músculo semitendíneo
27 Músculo sartório

Cranial

Distal

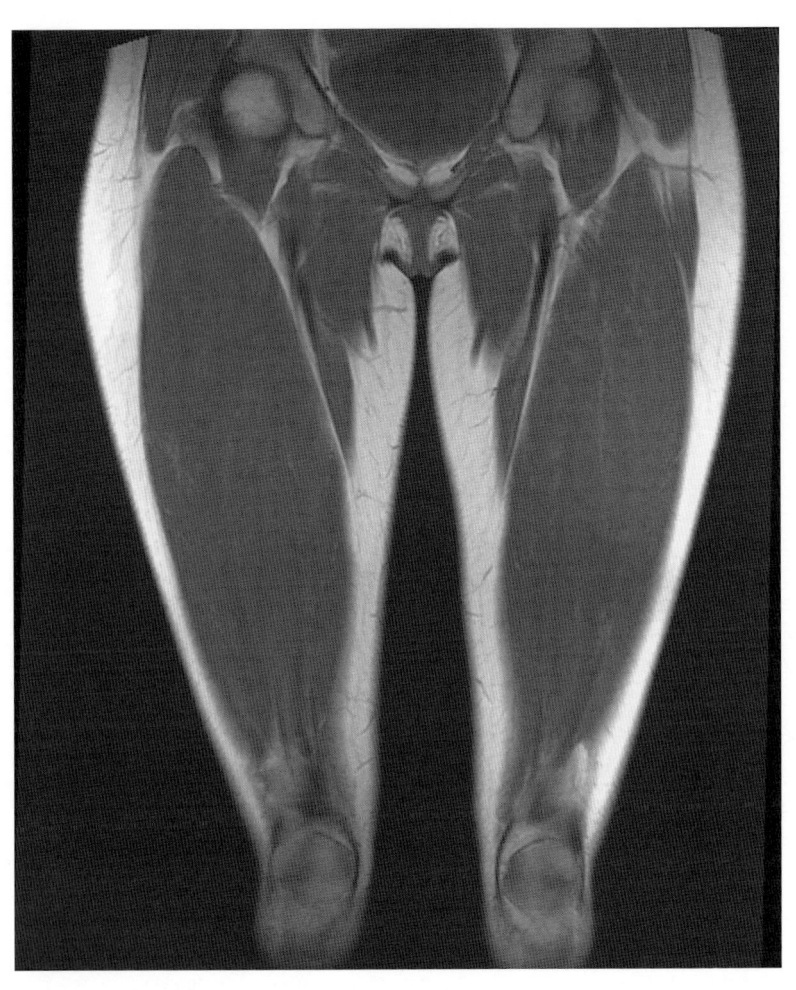

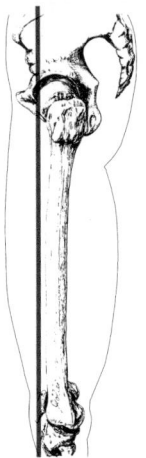

1 Músculo glúteo mínimo
2 Músculo glúteo médio
3 Teto do acetábulo
4 Ligamento iliofemoral
5 *Labrum* acetabular superior

Coxa, Coronal 281

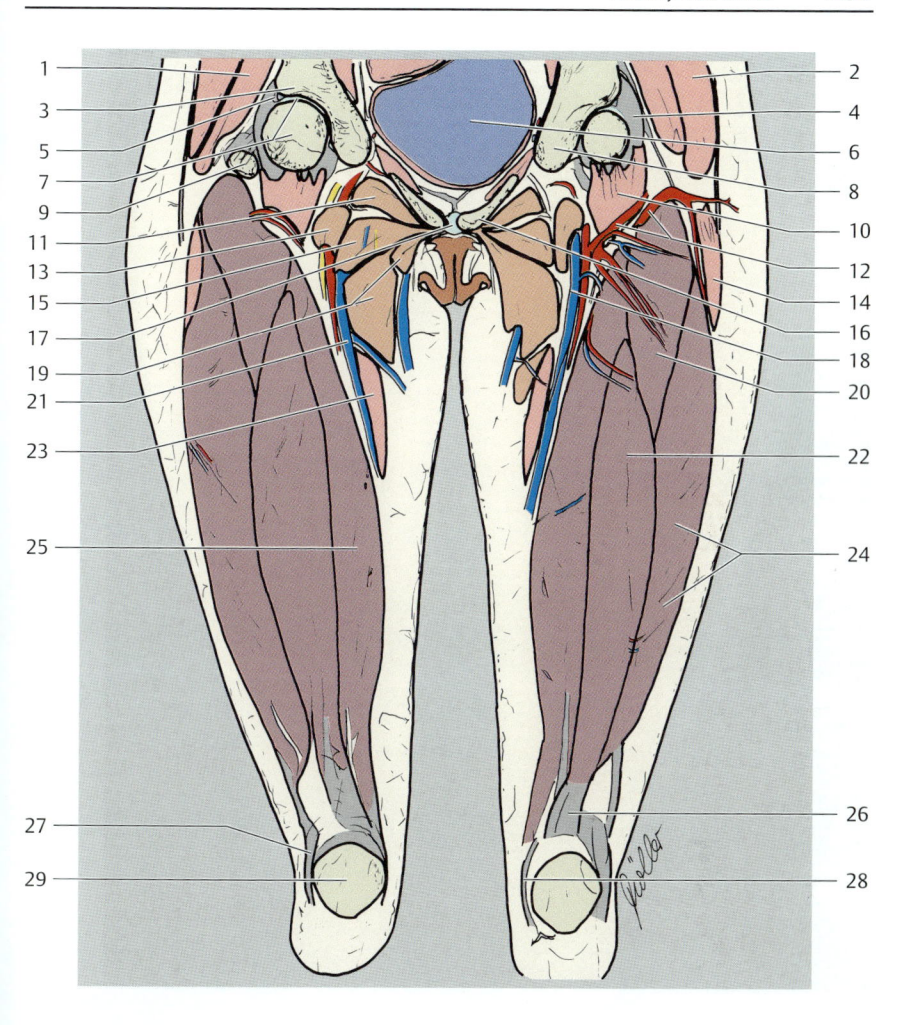

6 Bexiga urinária
7 Articulação do quadril + cabeça do fêmur
8 Púbis (corpo)
9 Trocanter maior
10 Músculo iliopsoas
11 Músculo obturador externo
12 Artéria e veia circunflexas femorais laterais
13 Músculo pectíneo
14 Músculo tensor da fáscia lata
15 Músculo adutor curto
16 Púbis (ramo superior)
17 Sínfise púbica
18 Artéria e veia femorais
19 Músculo adutor longo
20 Músculo reto femoral
21 Veia safena magna
22 Músculo vasto intermédio
23 Músculo sartório
24 Músculo vasto lateral
25 Músculo vasto medial
26 Tendão do quadríceps
27 Retináculo lateral da patela
28 Retináculo medial da patela
29 Patela

282 Extremidade Inferior

Cranial

Distal

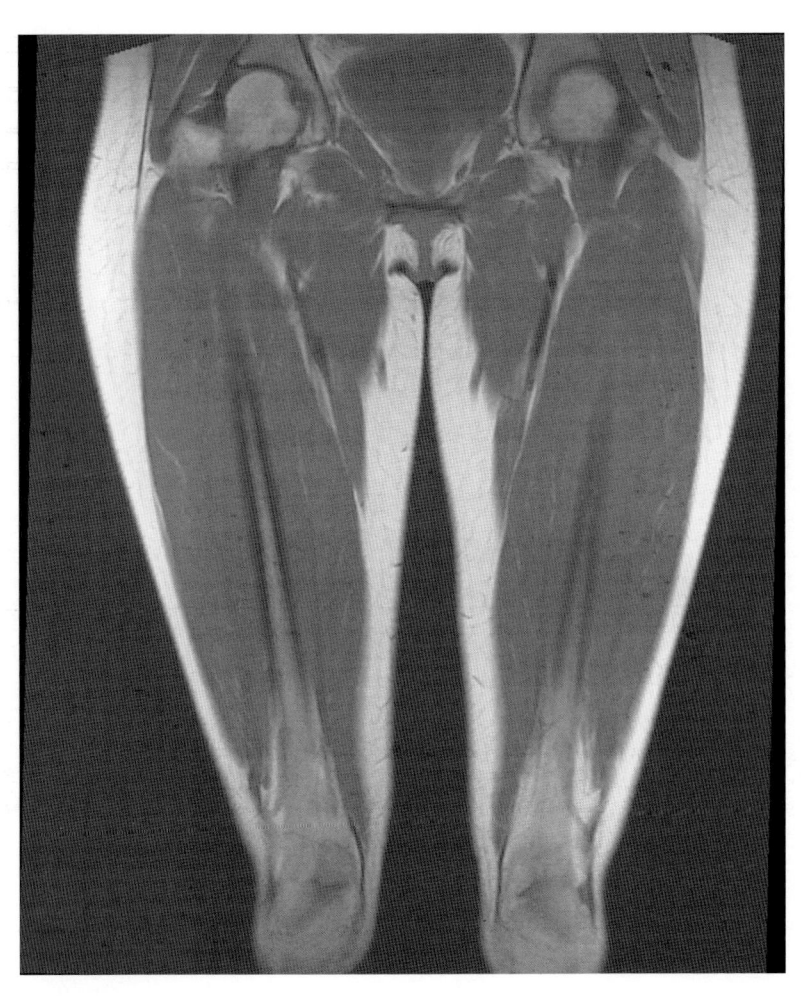

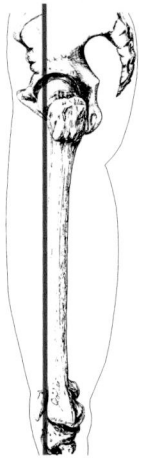

1 Músculo glúteo médio
2 Músculo glúteo mínimo
3 Teto do acetábulo
4 Bexiga urinária
5 Articulação do quadril
6 Cabeça do fêmur

Coxa, Coronal

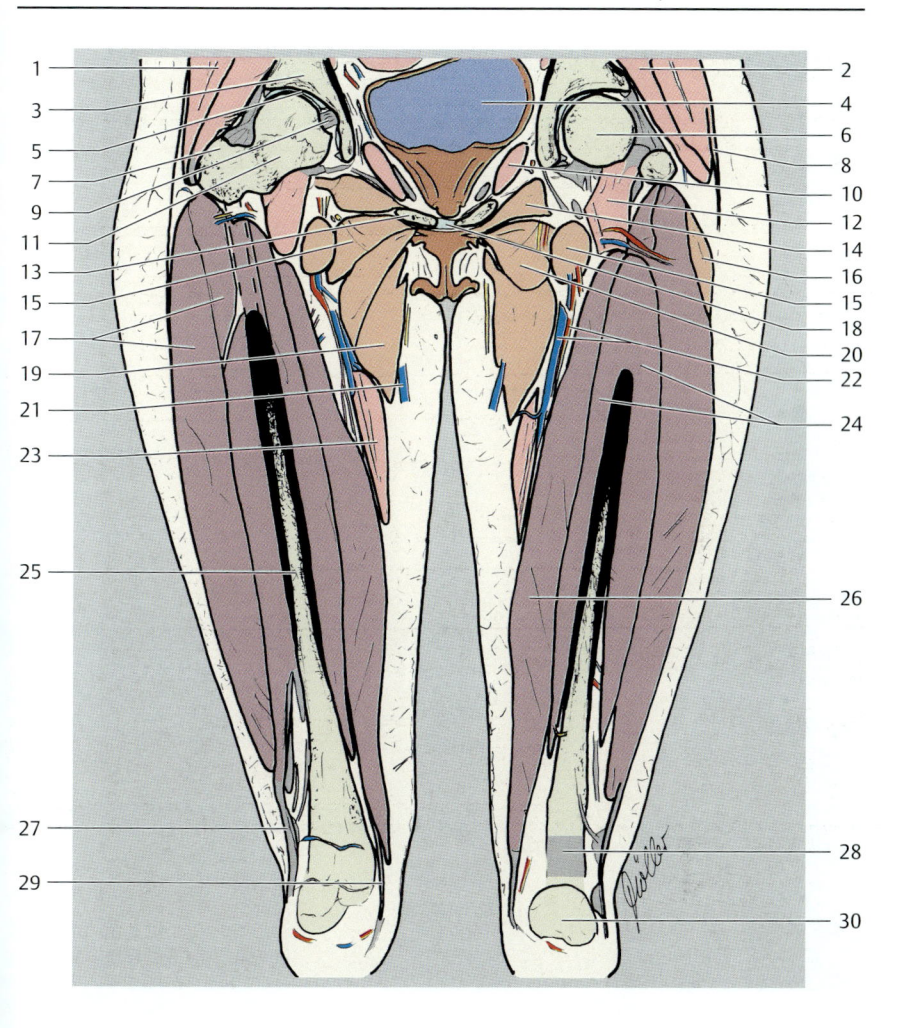

7	Trocanter maior
8	Trato iliotibial
9	Ligamento da cabeça do fêmur
10	Músculo obturador interno
11	Fêmur (colo)
12	Músculo iliopsoas
13	Púbis (ramo inferior)
14	Músculo obturador externo
15	Músculo pectíneo
16	Músculo tensor da fáscia lata
17	Músculo vasto lateral
18	Sínfise
19	Músculo adutor longo
20	Músculo adutor curto
21	Veia safena magna
22	Artéria e veia femorais
23	Músculo sartório
24	Músculo vasto intermédio
25	Fêmur (diáfise)
26	Músculo vasto medial
27	Retináculo lateral da patela
28	Tendão do quadríceps
29	Retináculo medial da patela
30	Patela

Cranial

Distal

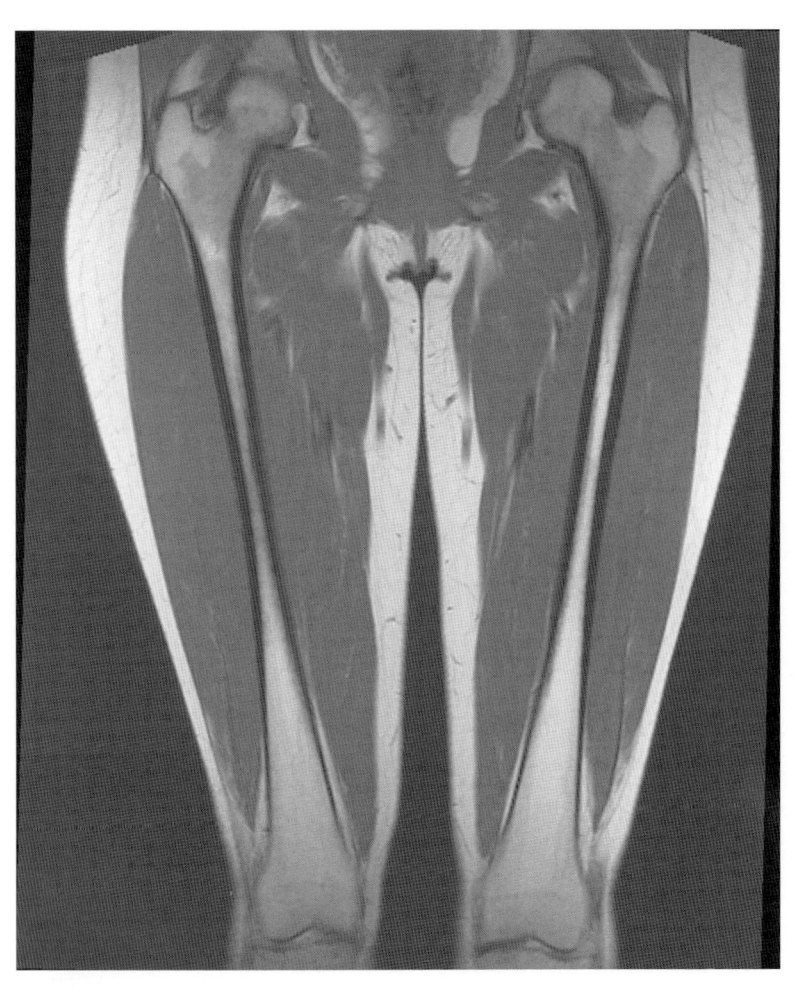

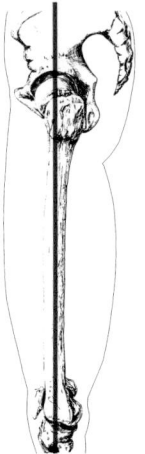

1 Músculo glúteo médio
2 Músculo glúteo mínimo
3 Teto do acetábulo
4 Articulação do quadril
5 Cabeça do fêmur
6 Ligamento da cabeça do fêmur

Coxa, Coronal

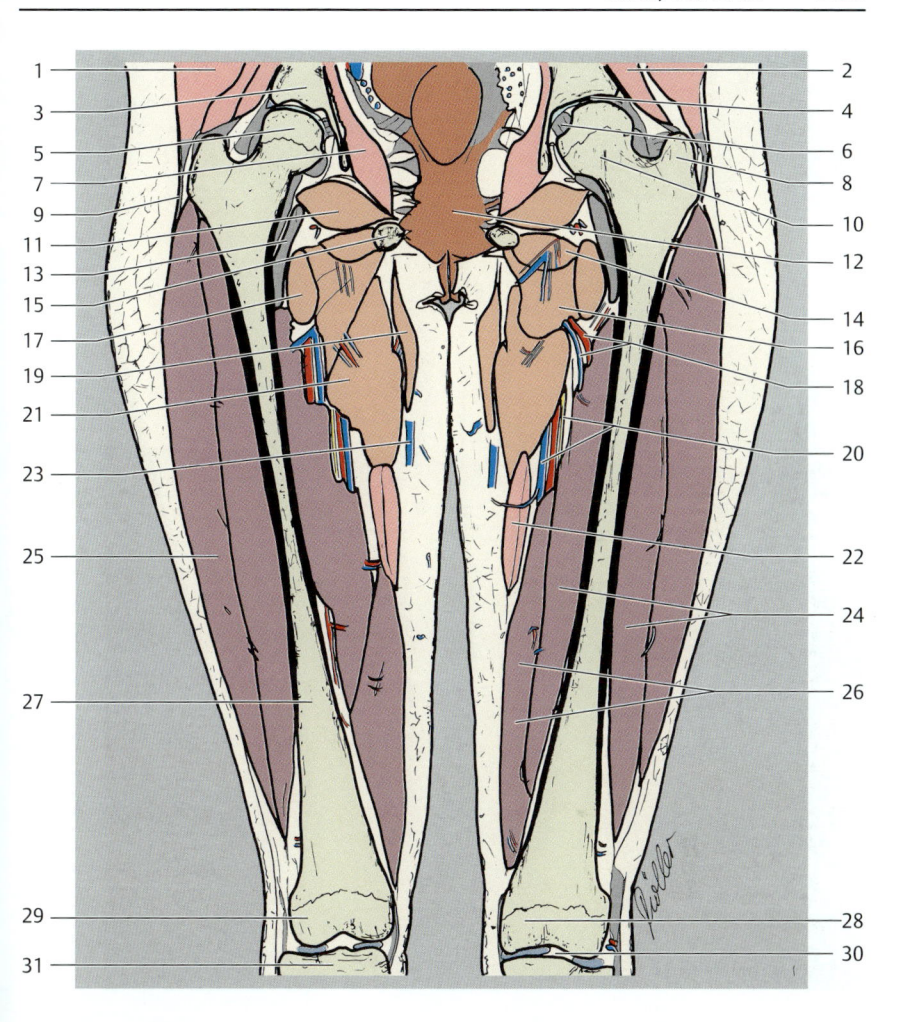

7 Músculo obturador interno
8 Trocanter maior
9 Trato iliotibial
10 Fêmur (colo)
11 Músculo obturador externo
12 Vagina
13 Músculo iliopsoas (tendão)
14 Músculo adutor mínimo
15 Púbis (ramo inferior)
16 Músculo adutor curto
17 Músculo pectíneo
18 Artéria e veia femorais profundas
19 Músculo grácil
20 Artéria e veia femorais e nervo safeno
21 Músculo adutor longo
22 Músculo sartório
23 Veia safena magna
24 Músculo vasto intermédio
25 Músculo vasto lateral
26 Músculo vasto medial
27 Fêmur (diáfise)
28 Côndilo medial do fêmur
29 Côndilo lateral do fêmur
30 Articulação do joelho
31 Cabeça da tíbia

286 Extremidade Inferior

Cranial

Distal

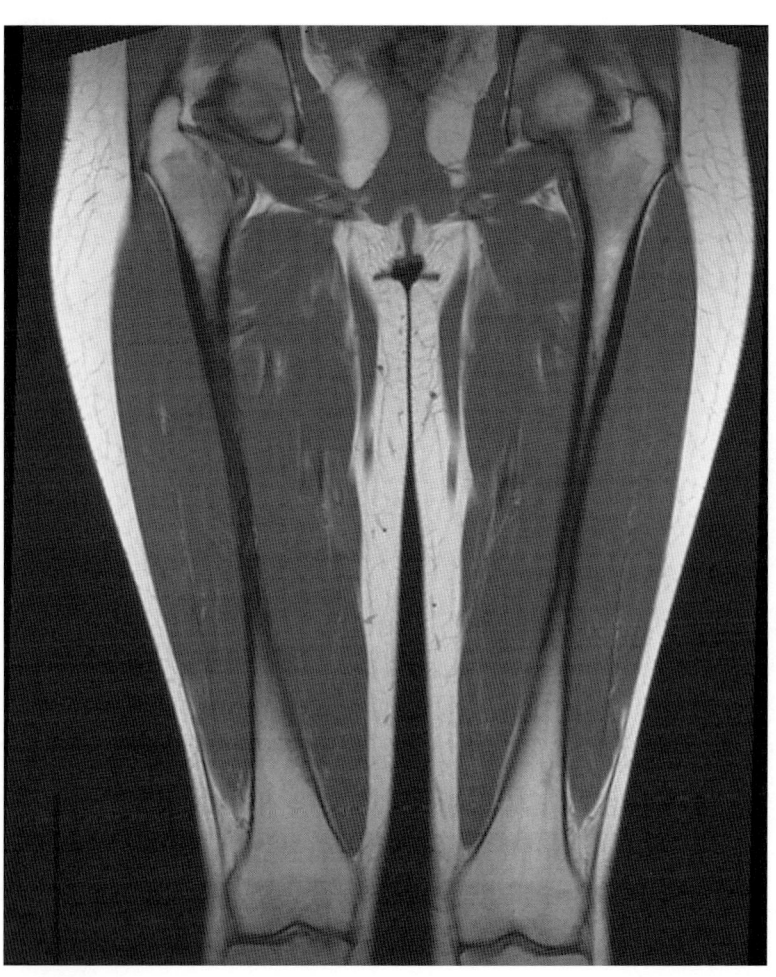

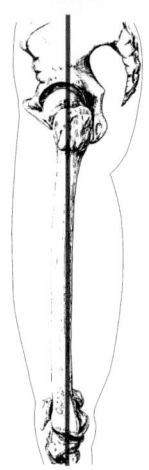

1 Músculo glúteo médio
2 Músculo glúteo mínimo
3 Músculo ilíaco
4 Teto do acetábulo
5 Músculo piriforme
6 Cabeça do fêmur
7 Músculos gêmeos superior + inferior
8 Trocanter maior
9 Músculo obturador interno
10 Fêmur (colo)
11 Trato iliotibial
12 Músculo obturador externo

Coxa, Coronal

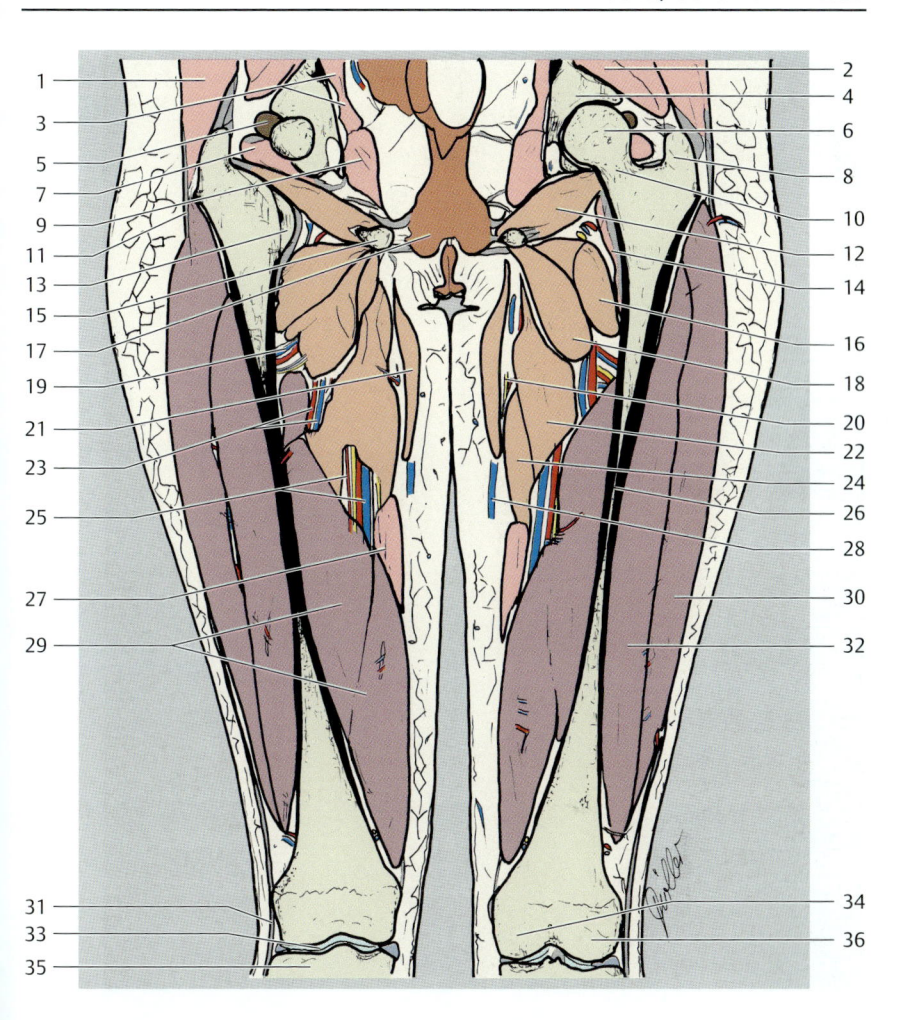

13	Trocanter menor
14	Músculo iliopsoas
15	Púbis (ramo inferior)
16	Músculo adutor mínimo
17	Vagina
18	Músculo adutor curto
19	Artéria e veia circunflexas femorais laterais
20	Nervo obturador
21	Músculo grácil
22	Músculo adutor magno
23	Artéria e veia femorais profundas
24	Músculo adutor longo
25	Artéria e veia femorais e nervo safeno
26	Fêmur (diáfise)
27	Músculo sartório
28	Veia safena magna
29	Músculo vasto medial
30	Músculo vasto lateral
31	Trato iliotibial
32	Músculo vasto intermédio
33	Articulação do joelho
34	Côndilo medial do fêmur
35	Cabeça da tíbia
36	Côndilo lateral do fêmur

Cranial

Distal

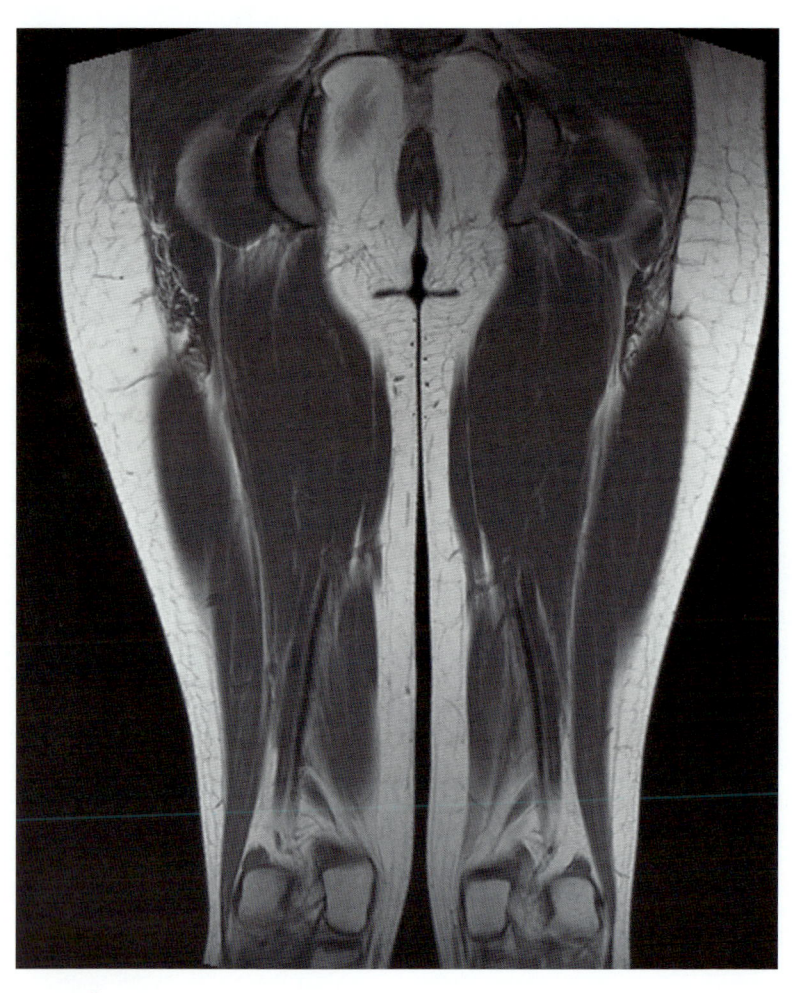

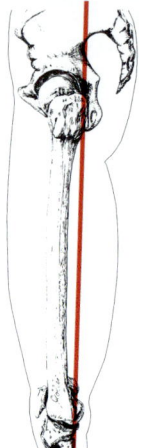

1 Músculo glúteo máximo
2 Músculo levantador do ânus
3 Músculo obturador interno
4 Músculo piriforme
5 Ísquio
6 Músculos gêmeos superior + inferior
7 Músculo do ânus e do esfíncter anal externo
8 Fossa isquioanal
9 Nervo ciático

Coxa, Coronal

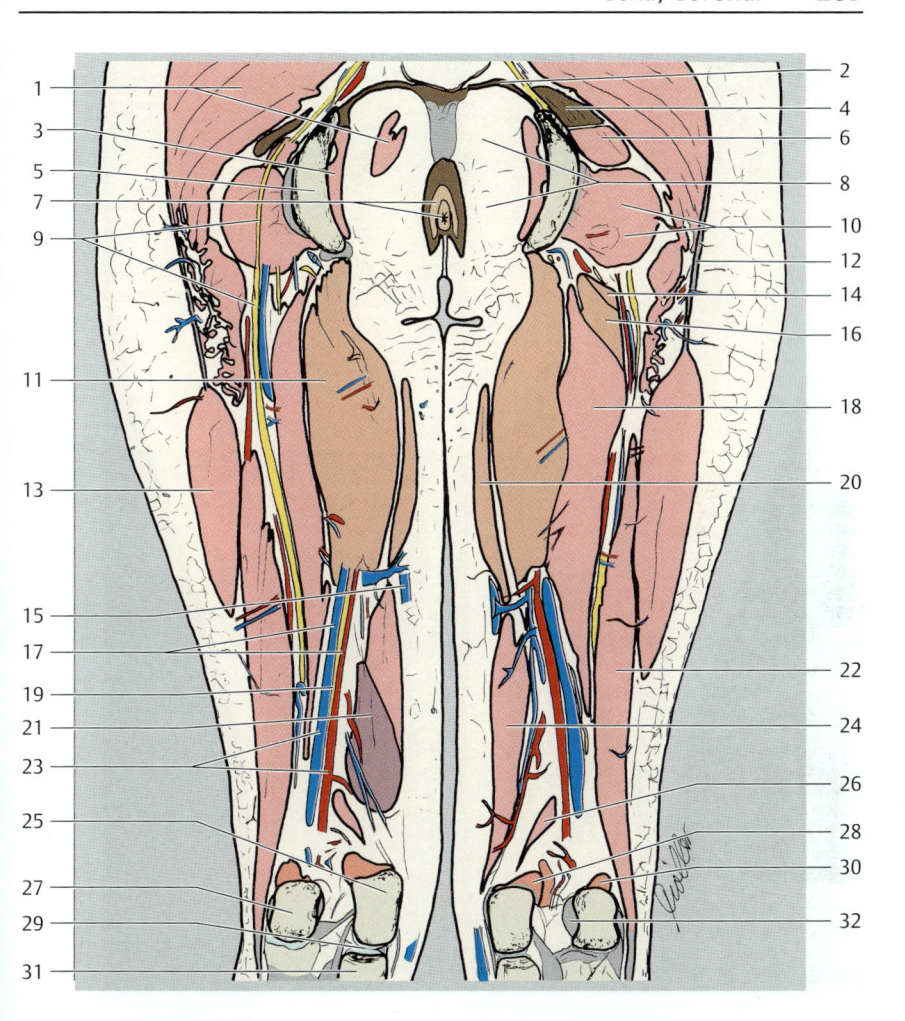

10 Músculo quadrado femoral
11 Músculo adutor magno
12 Trato iliotibial
13 Músculo vasto lateral
14 Músculo adutor mínimo
15 Veia safena magna
16 Músculo adutor curto
17 Artéria e veia femorais
18 Músculo semitendíneo
19 Nervo tibial
20 Músculo grácil
21 Músculo vasto medial
22 Músculo bíceps femoral (cabeça longa)
23 Artéria e veia poplíteas
24 Músculo sartório
25 Côndilo medial do fêmur
26 Músculo semimembranoso
27 Côndilo lateral do fêmur
28 Músculo gastrocnêmio (cabeça medial, anexo)
29 Articulação do joelho
30 Músculo gastrocnêmio (cabeça lateral, anexo)
31 Cabeça da tíbia
32 Ligamento cruzado anterior

290 Extremidade Inferior

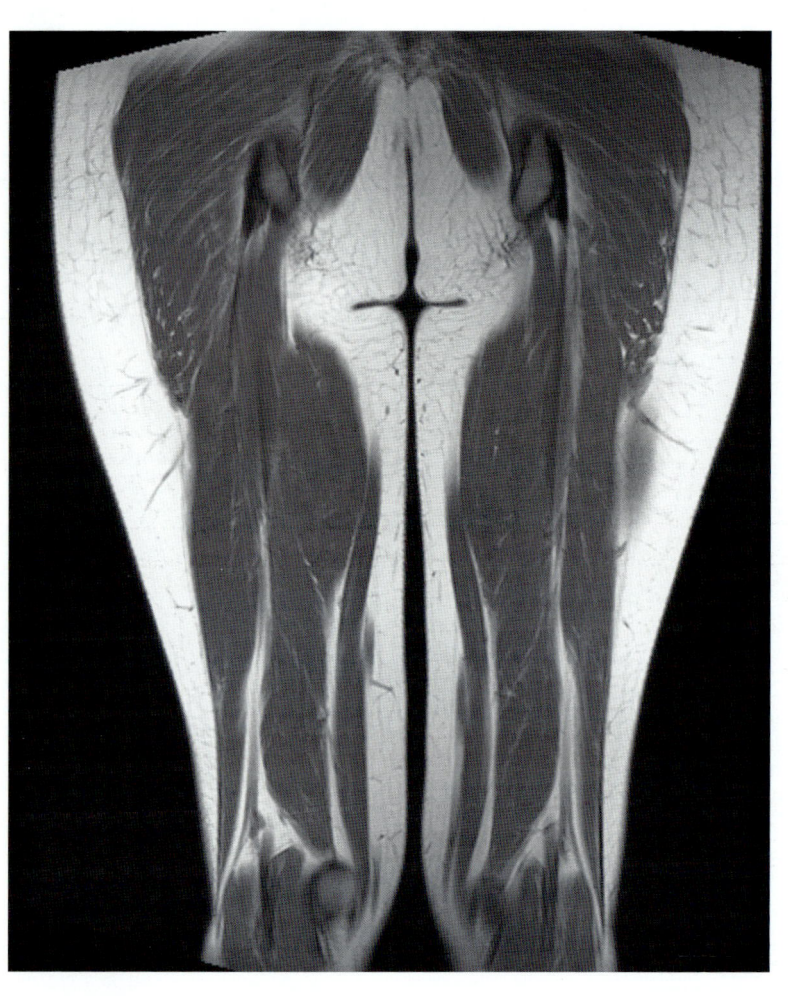

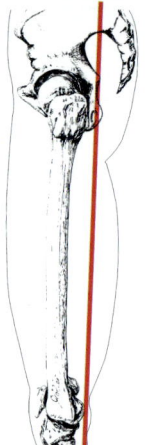

Cranial
□
Distal

Coxa, Coronal

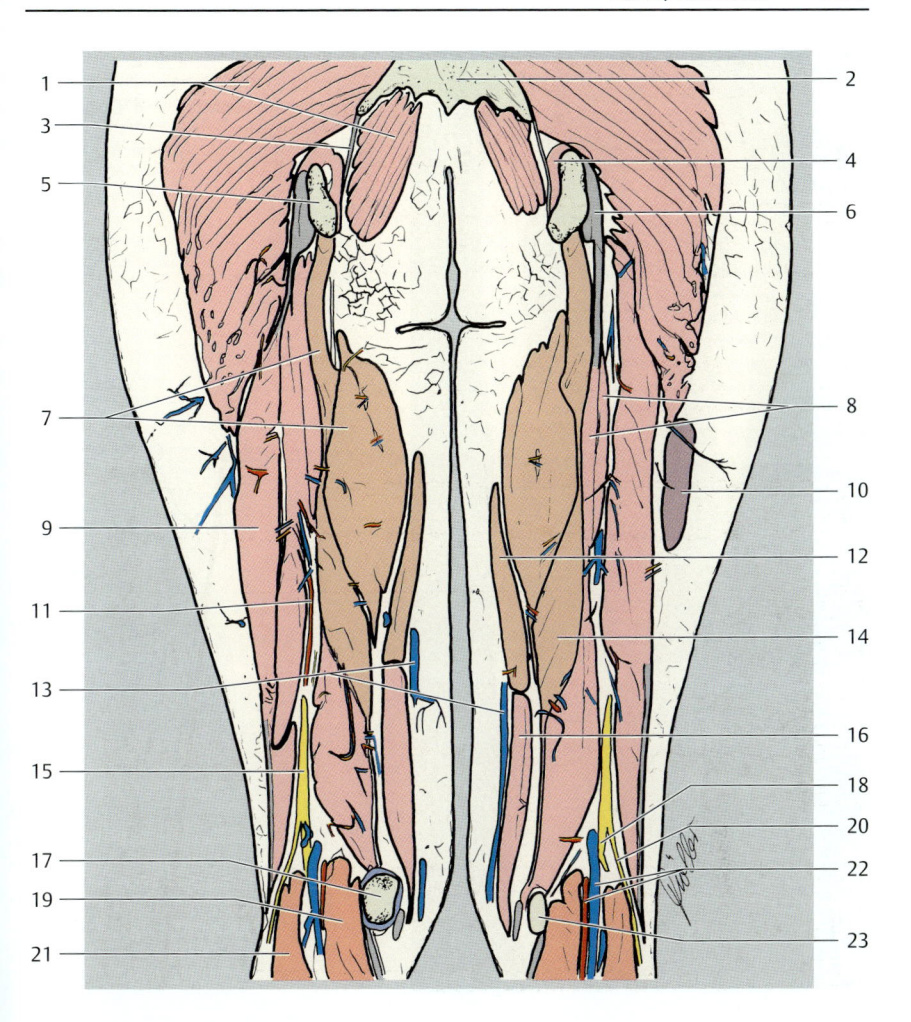

1 Músculo glúteo máximo
2 Sacro
3 Ligamento sacrotuberal
4 Músculo obturador interno
5 Ísquio
6 Músculo semitendíneo + músculo bíceps femoral (anexo comum)
7 Músculo adutor magno
8 Músculo semitendíneo
9 Músculo bíceps femoral (cabeça longa)
10 Músculo vasto lateral
11 Artéria perfurante
12 Músculo grácil
13 Veia safena magna
14 Músculo semimembranoso
15 Nervo ciático
16 Músculo sartório
17 Côndilo medial do fêmur
18 Nervo tibial
19 Músculo gastrocnêmio (cabeça medial)
20 Nervo fibular comum
21 Músculo gastrocnêmio (cabeça lateral)
22 Artéria e veia poplíteas
23 Cápsula articular e bursa semimembranosa

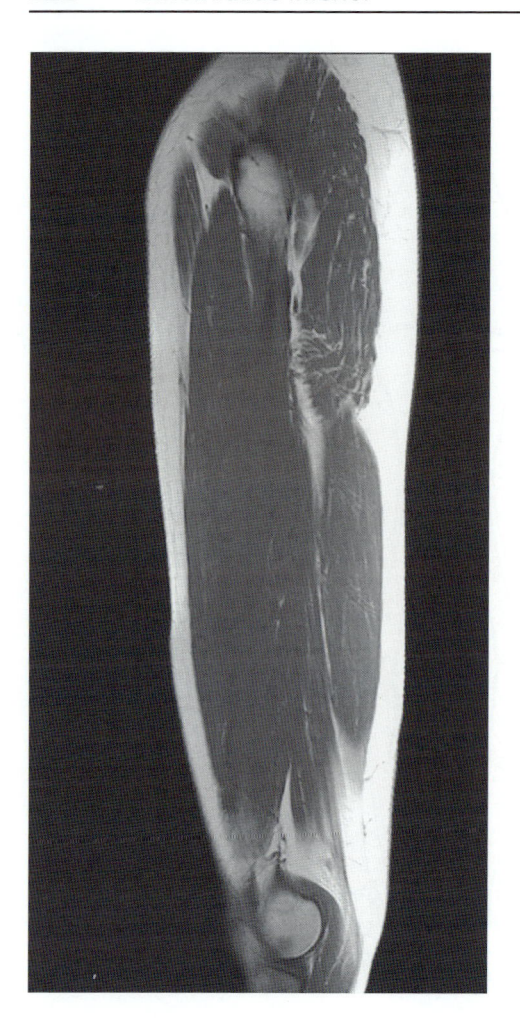

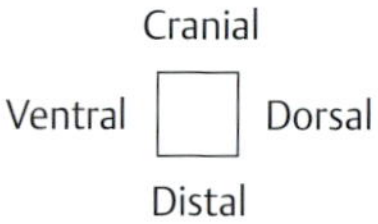

Extremidade Inferior

Cranial
Ventral ☐ Dorsal
Distal

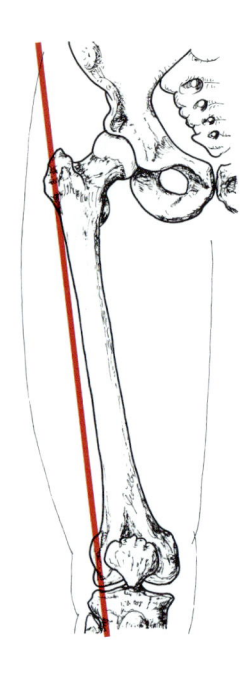

Coxa, Sagital

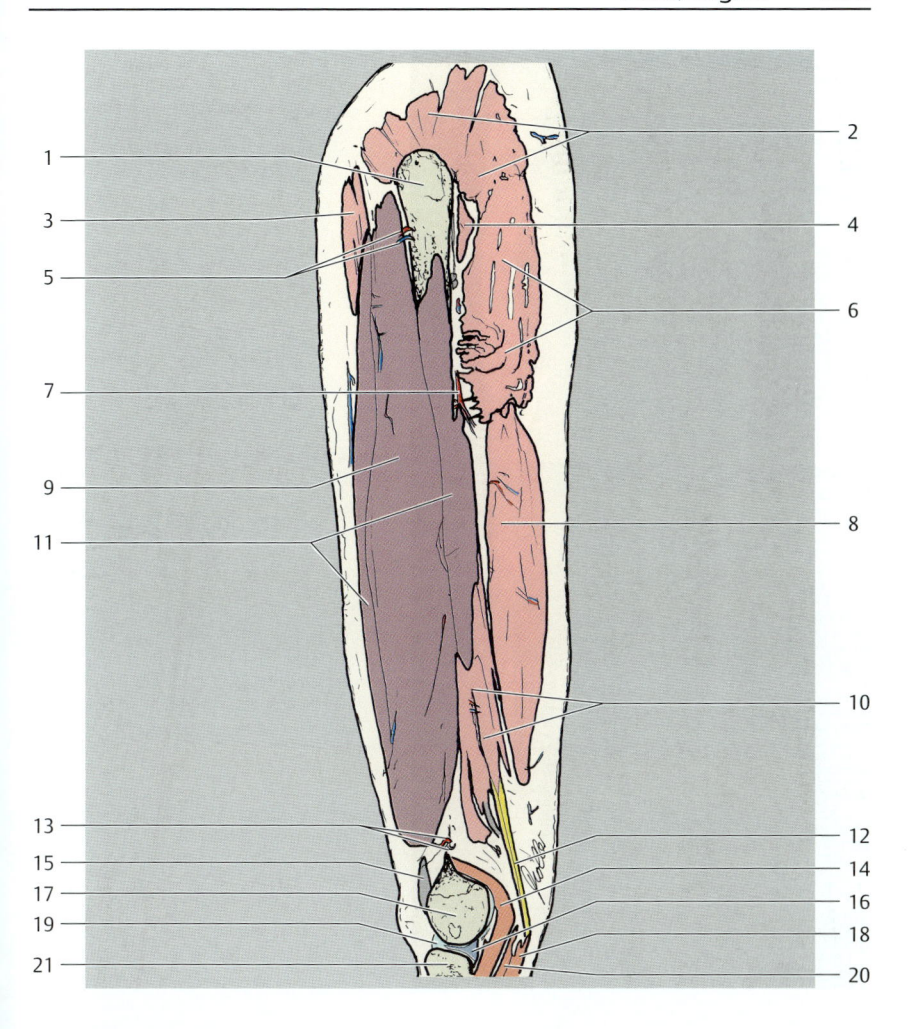

1 Trocanter maior
2 Músculo glúteo médio
3 Músculo tensor da fáscia lata
4 Músculo quadrado femoral
5 Artéria e veia circunflexas femorais laterais
6 Músculo glúteo máximo
7 Artérias perfurantes
8 Músculo bíceps femoral (cabeça longa)
9 Músculo vasto intermédio
10 Músculo bíceps femoral (cabeça curta)
11 Músculo vasto lateral
12 Nervo fibular (peroneiro) comum
13 Artéria e veia geniculares laterais superiores
14 Músculo gastrocnêmio (cabeça lateral)
15 Tendão do quadríceps
16 Menisco lateral
17 Côndilo lateral do fêmur
18 Músculo sóleo
19 Articulação do joelho
20 Músculo plantar
21 Côndilo lateral da tíbia

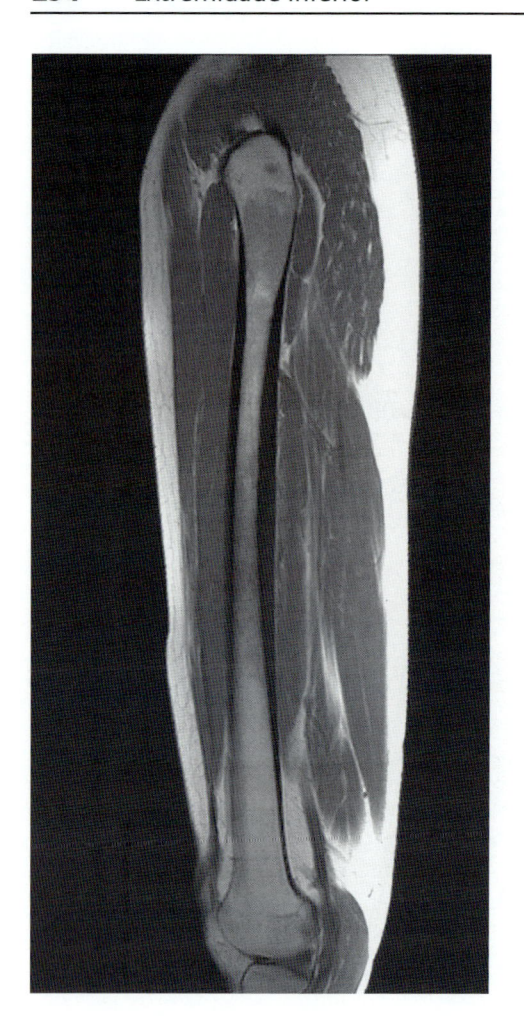

Cranial

Ventral ☐ Dorsal

Distal

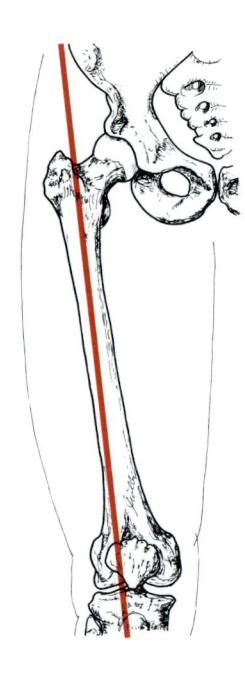

Coxa, Sagital

1. Músculo glúteo médio
2. Músculo glúteo máximo
3. Trocanter maior
4. Músculo quadrado femoral
5. Músculo tensor da fáscia lata
6. Músculo adutor magno
7. Artéria e veia circunflexas femorais laterais
8. Músculo bíceps femoral (cabeça longa)
9. Músculo vasto lateral
10. Nervo ciático
11. Músculo reto femoral
12. Músculo semitendíneo
13. Artérias perfurantes
14. Nervo tibial/nervo peroneiro comum
15. Fêmur (diáfise)
16. Músculo semimembranoso
17. Músculo vasto intermédio
18. Artéria e veia femorais
19. Tendão do quadríceps
20. Artéria e veia poplíteas
21. Patela
22. Músculo gastrocnêmio (cabeça lateral)
23. Côndilo lateral do fêmur
24. Músculo sóleo
25. Articulação do joelho
26. Menisco lateral, corno posterior
27. Côndilo lateral da tíbia

Extremidade Inferior

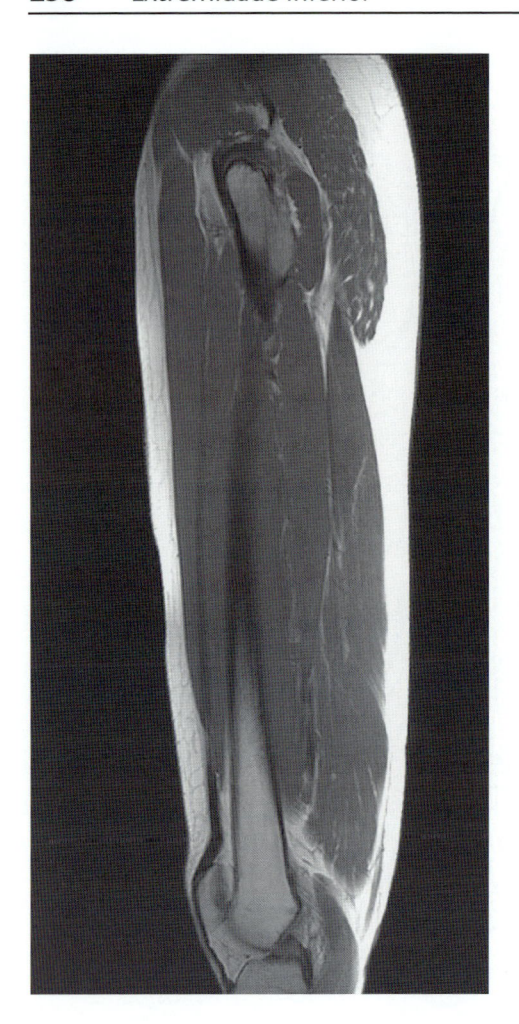

Cranial
Ventral ☐ Dorsal
Distal

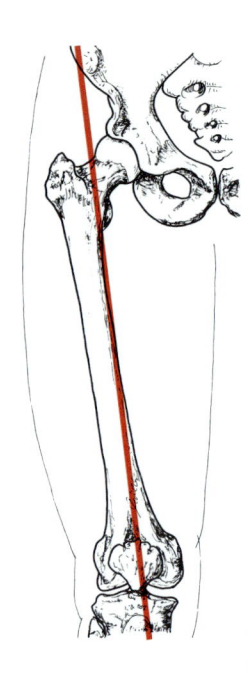

1 Músculo glúteo médio
2 Músculo glúteo máximo
3 Músculo tensor da fáscia lata
4 Músculo quadrado femoral
5 Ligamento iliofemoral
6 Trocanter menor

Coxa, Sagital

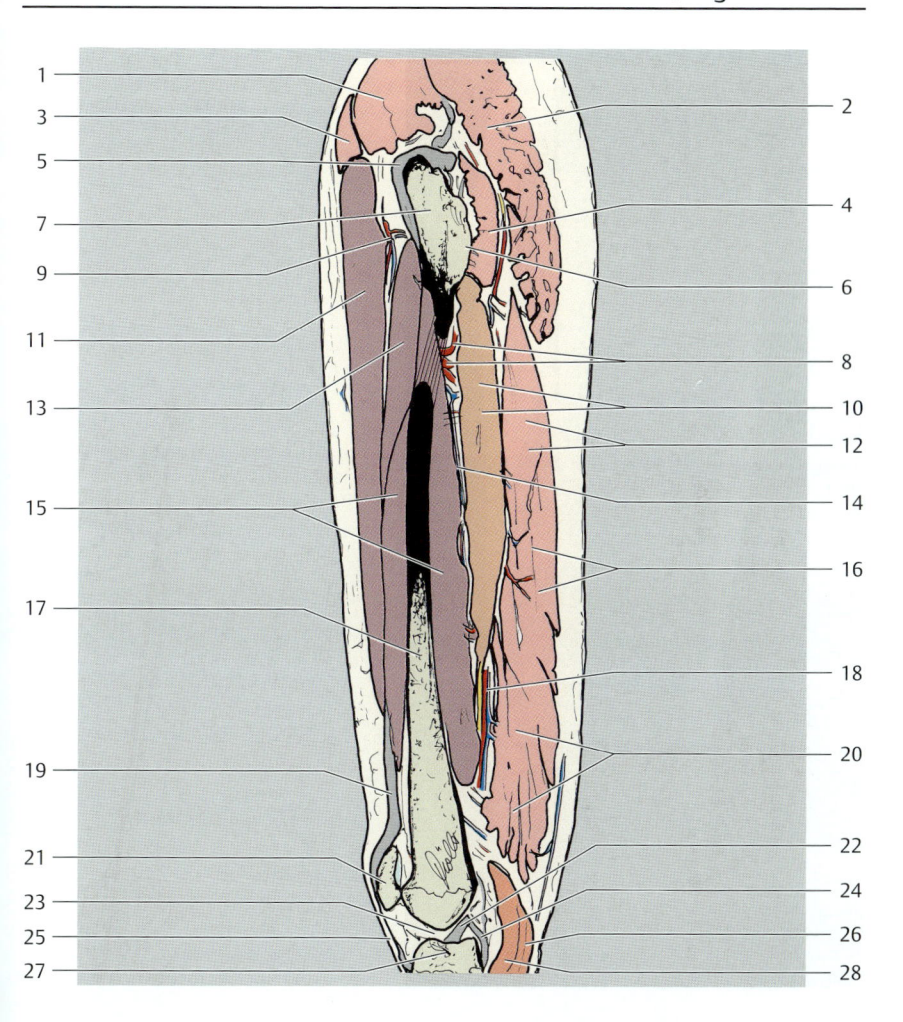

7 Fêmur (colo)
8 Artérias perfurantes
9 Artéria e veia circunflexas femorais laterais
10 Músculo adutor magno
11 Músculo reto femoral
12 Músculo bíceps femoral
13 Músculo vasto medial
14 Artéria e veia profundas da coxa
15 Músculo vasto intermédio
16 Músculo semitendíneo (tendão)
17 Fêmur (diáfise)
18 Artéria e veia femorais
19 Músculo reto femoral (tendão)
20 Músculo semimembranoso
21 Patela
22 Ligamento cruzado anterior
23 Articulação do joelho
24 Ligamento cruzado posterior
25 Ligamento da patela
26 Músculo gastrocnêmio (cabeça lateral)
27 Tíbia (cabeça)
28 Músculo sóleo

Extremidade Inferior

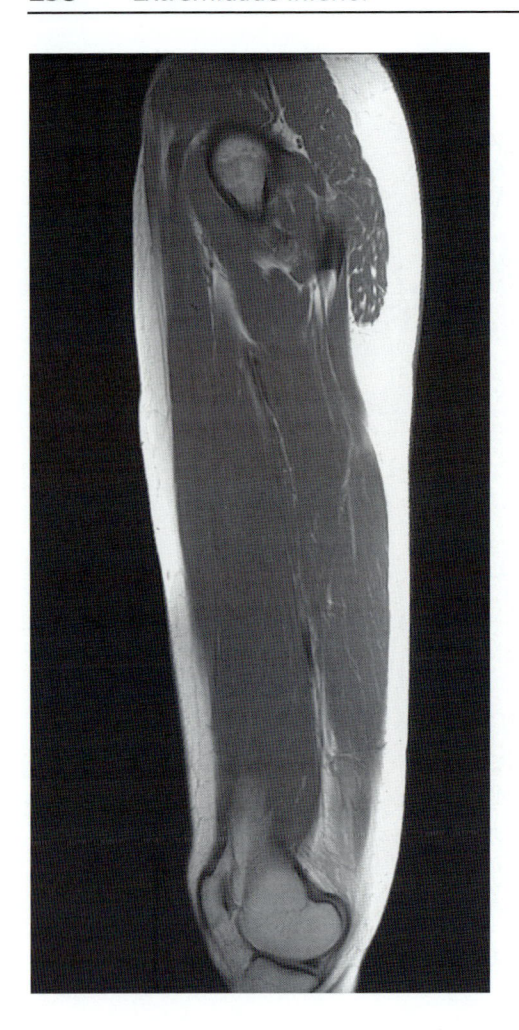

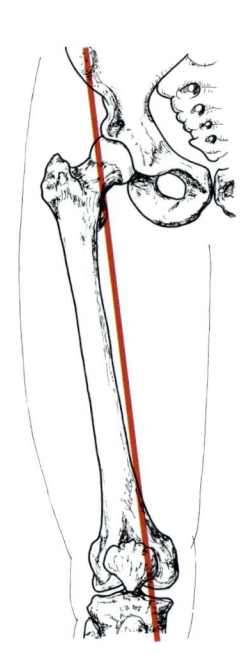

1 Músculo glúteo médio
2 Músculo glúteo máximo
3 Músculo tensor da fáscia lata
4 Músculo piriforme
5 Músculo sartório
6 Músculo obturador interno
  + músculos gêmeos
7 Fêmur (cabeça)
8 Ísquio
9 Músculo obturador externo
10 Músculo quadrado femoral

Coxa, Sagital

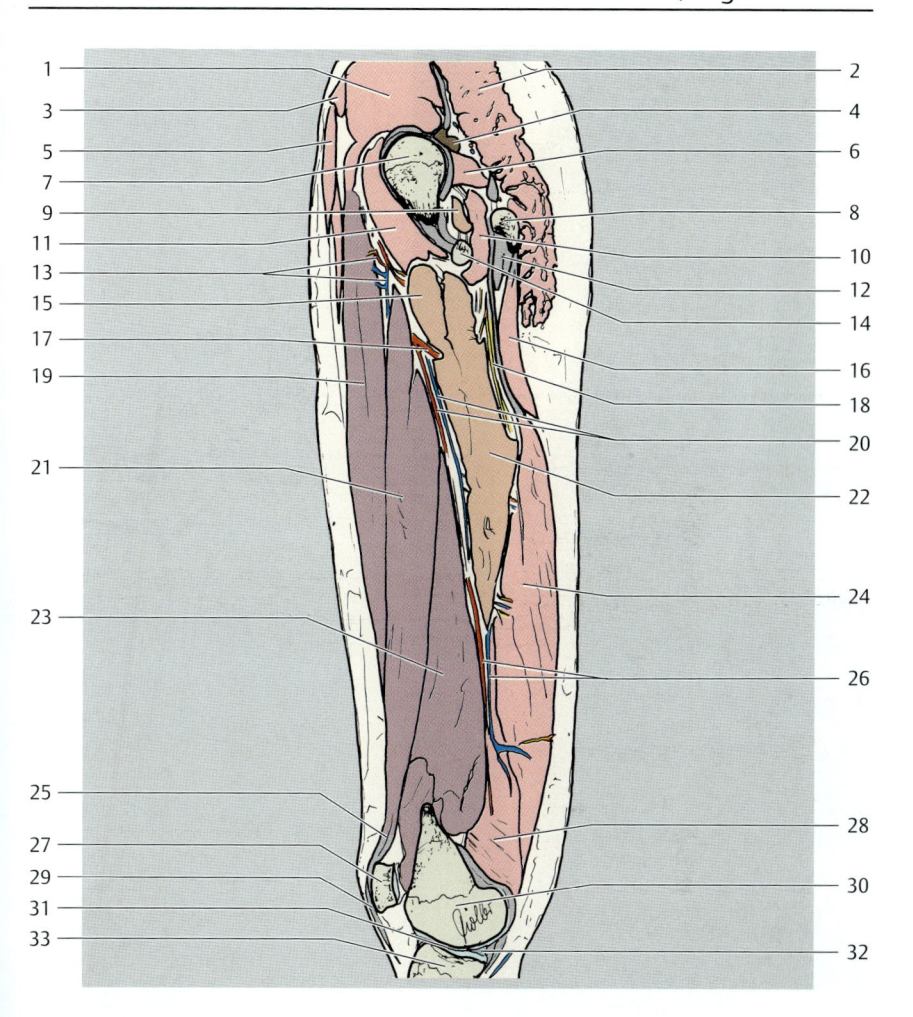

11 Músculo iliopsoas	21 Músculo vasto intermédio
12 Músculos semitendíneo e semimembranoso (anexo de tendão comum)	22 Músculo adutor magno
	23 Músculo vasto medial
13 Artéria e veia circunflexas femorais laterais	24 Músculo semitendíneo
	25 Tendão do quadríceps
14 Trocanter menor	26 Artéria e veia femorais
15 Músculo pectíneo	27 Patela
16 Músculo bíceps femoral (cabeça longa)	28 Músculo semimembranoso
17 Artérias perfurantes	29 Ligamento da patela
18 Nervo ciático	30 Côndilo medial do fêmur
19 Músculo reto femoral	31 Articulação do joelho
20 Artéria e veia femorais profundas	32 Menisco medial (corno posterior)
	33 Côndilo medial da tíbia

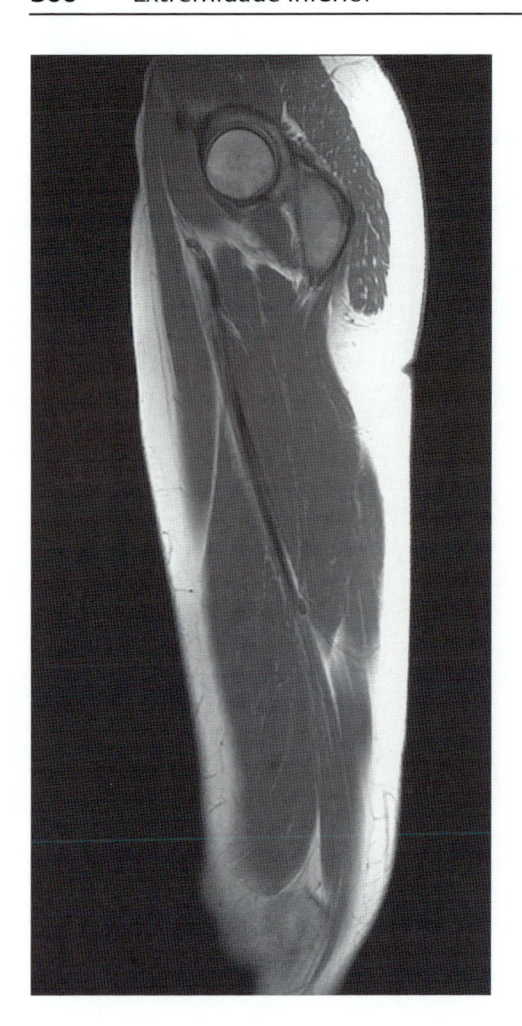

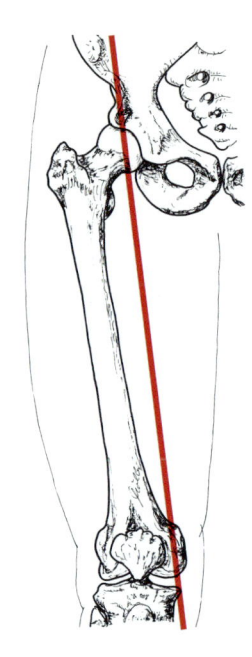

1 Músculo glúteo médio
2 Músculo glúteo mínimo
3 Ílio
4 Músculo glúteo máximo
5 Músculo iliopsoas

Coxa, Sagital

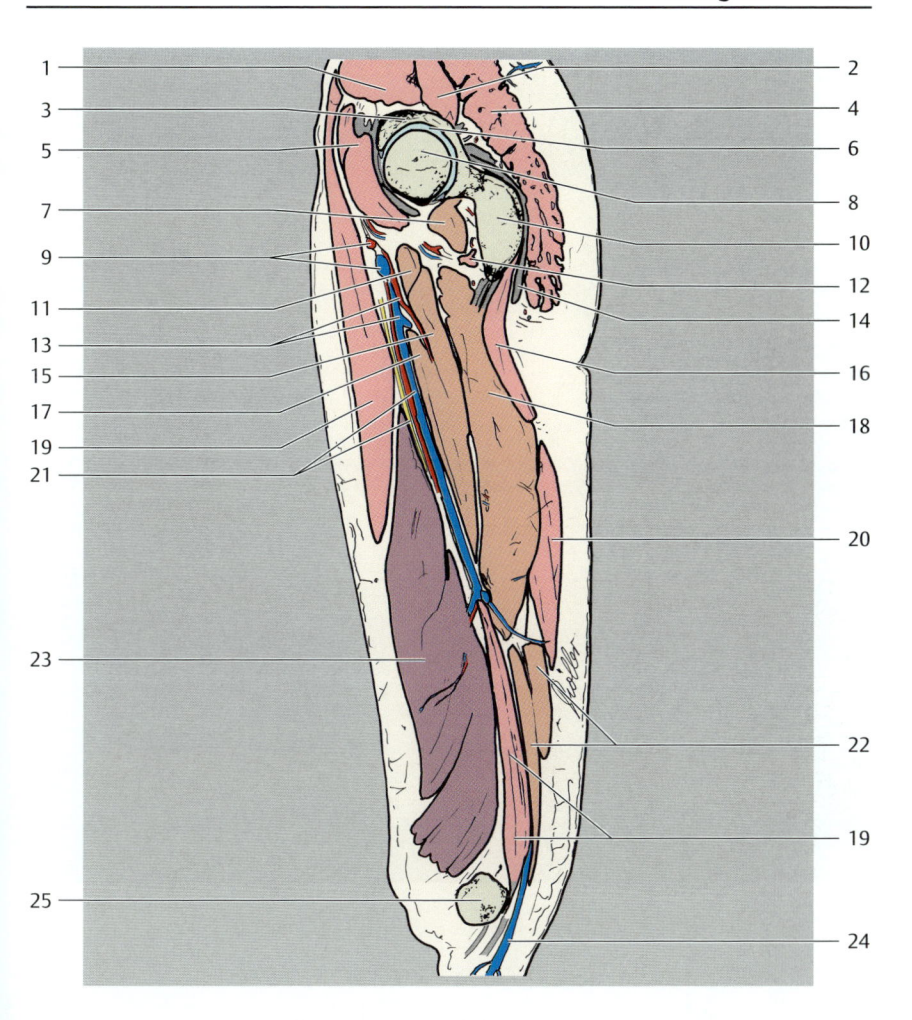

6 Articulação do quadril
7 Músculo obturador externo
8 Fêmur (cabeça)
9 Artéria e veia circunflexas femorais laterais
10 Ísquio
11 Músculo pectíneo
12 Músculo quadrado femoral
13 Artéria profunda da coxa
14 Músculo bíceps femoral (cabeça longa, anexo)
15 Músculo adutor curto
16 Músculo semitendíneo
17 Músculo adutor longo
18 Músculo adutor magno
19 Músculo sartório
20 Músculo semimembranoso
21 Artéria e veia femorais + nervo safeno
22 Músculo grácil
23 Músculo vasto medial
24 Veia safena magna
25 Côndilo medial do fêmur

302 Extremidade Inferior

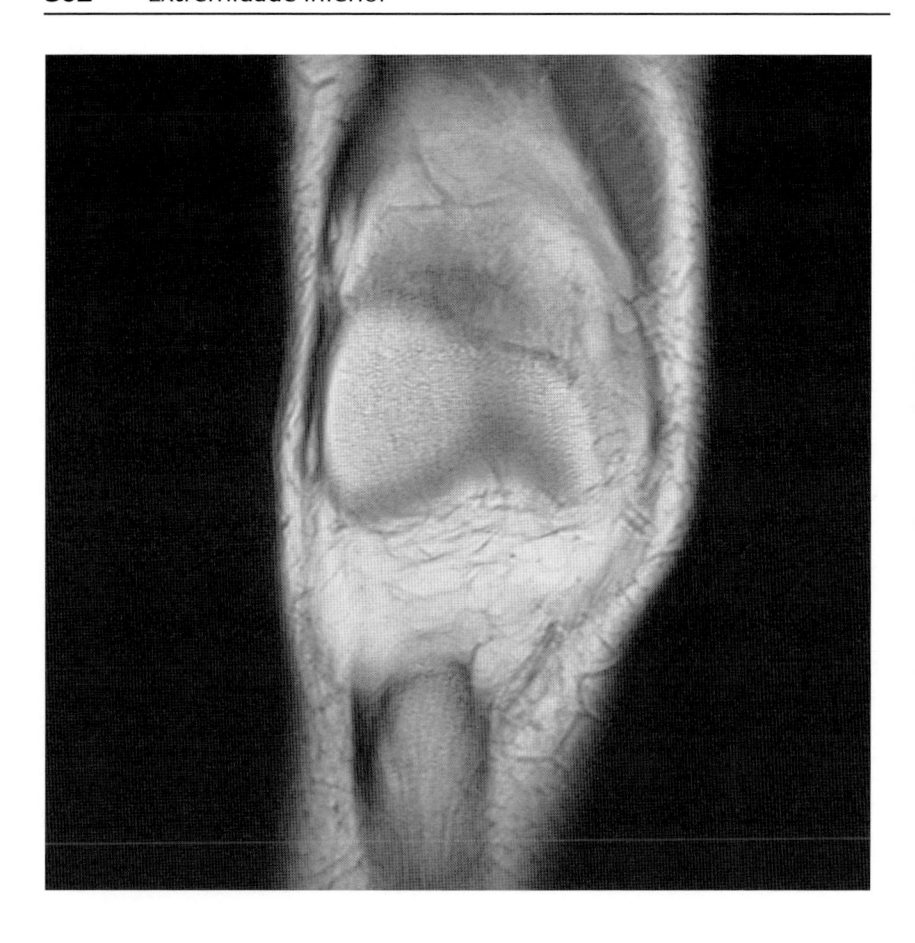

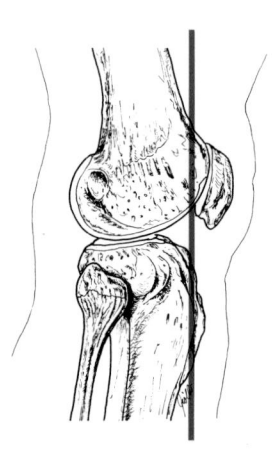

Proximal

Lateral Medial

Distal

Joelho, Coronal

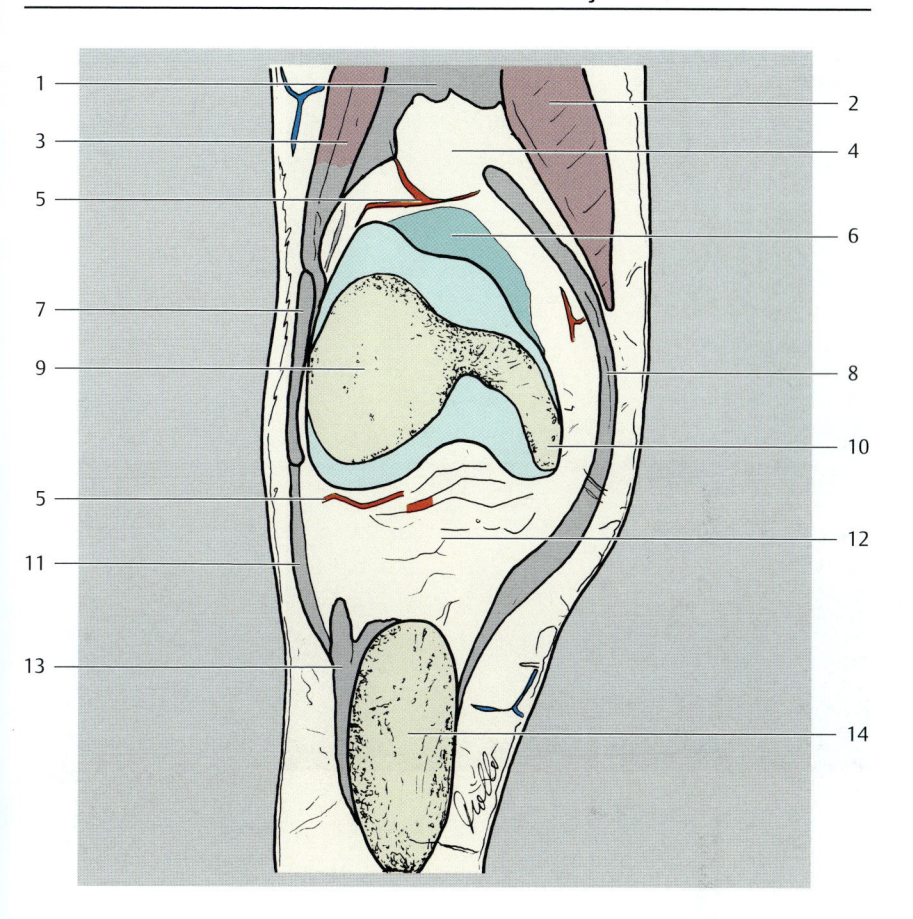

1 Tendão do quadríceps
2 Músculo vasto medial
3 Músculo vasto lateral
4 Coxim adiposo suprapatelar
5 Anastomose genicular
6 Bursa suprapatelar
7 Trato iliotibial
8 Retináculo medial da patela
9 Côndilo lateral do fêmur
10 Côndilo medial do fêmur
11 Retináculo lateral da patela
12 Coxim adiposo infrapatelar
13 Ligamento da patela
14 Tíbia (tuberosidade)

304 Extremidade Inferior

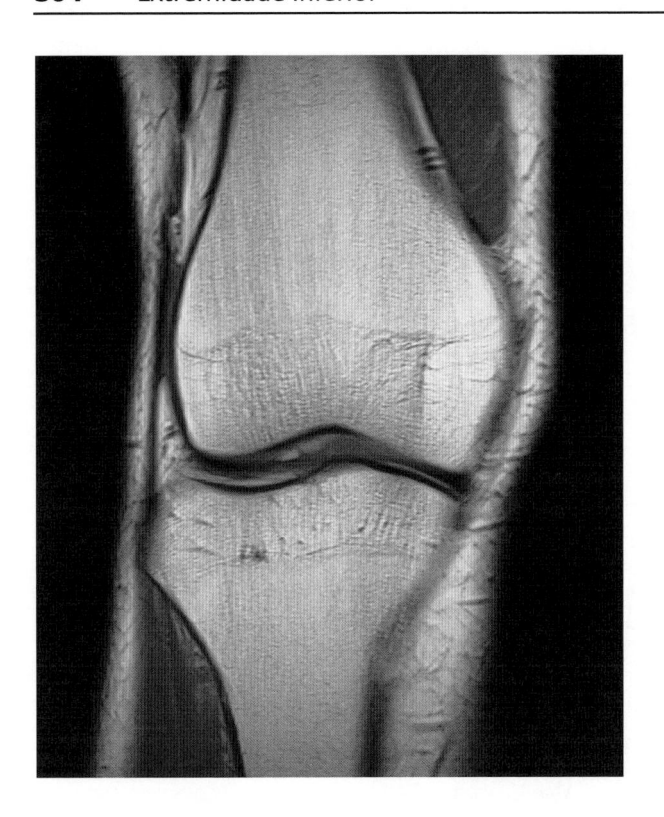

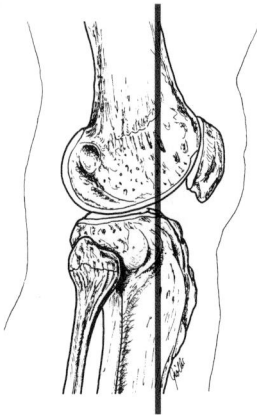

Proximal

Lateral ☐ Medial

Distal

Joelho, Coronal

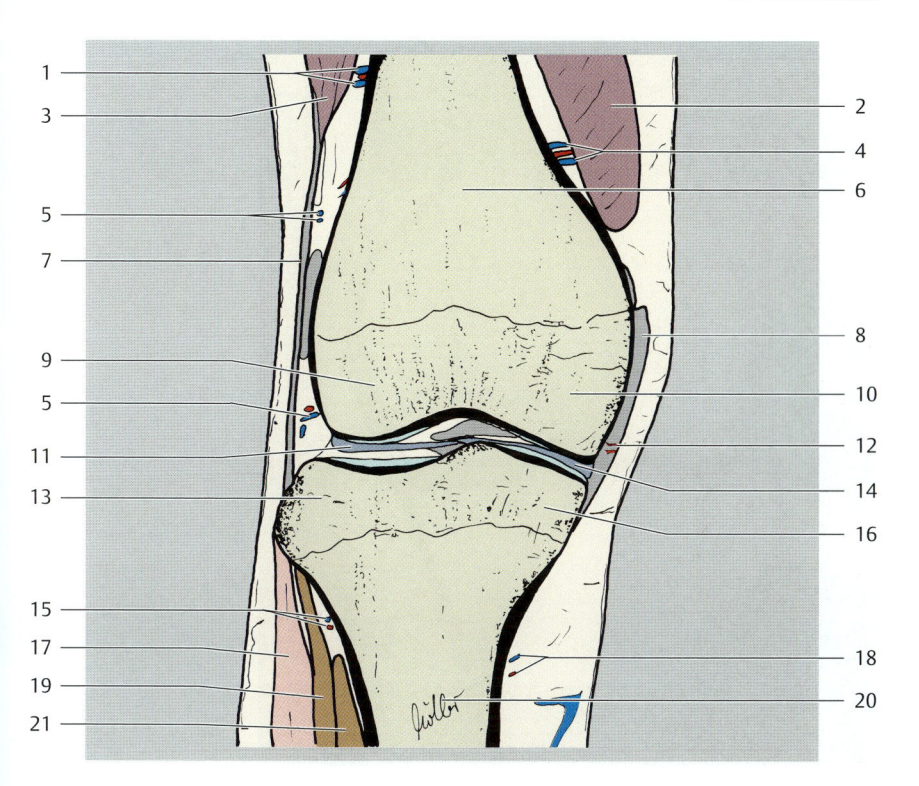

1. Artéria e veia geniculares laterais superiores
2. Músculo vasto medial
3. Músculo vasto lateral
4. Artéria e veia geniculares mediais superiores
5. Anastomose genicular
6. Fêmur (diáfise)
7. Trato iliotibial
8. Ligamento colateral medial
9. Côndilo lateral do fêmur
10. Côndilo medial do fêmur
11. Menisco lateral (corno anterior)
12. Artéria e veia geniculares descendentes (ramos articulares)
13. Côndilo tibial lateral
14. Menisco medial (corno anterior)
15. Artéria e veia geniculares laterais inferiores
16. Côndilo medial da tíbia
17. Músculo fibular (peroneiro) longo
18. Artéria e veia geniculares mediais inferiores
19. Músculo extensor longo dos dedos
20. Tíbia (diáfise)
21. Músculo tibial anterior

306 Extremidade Inferior

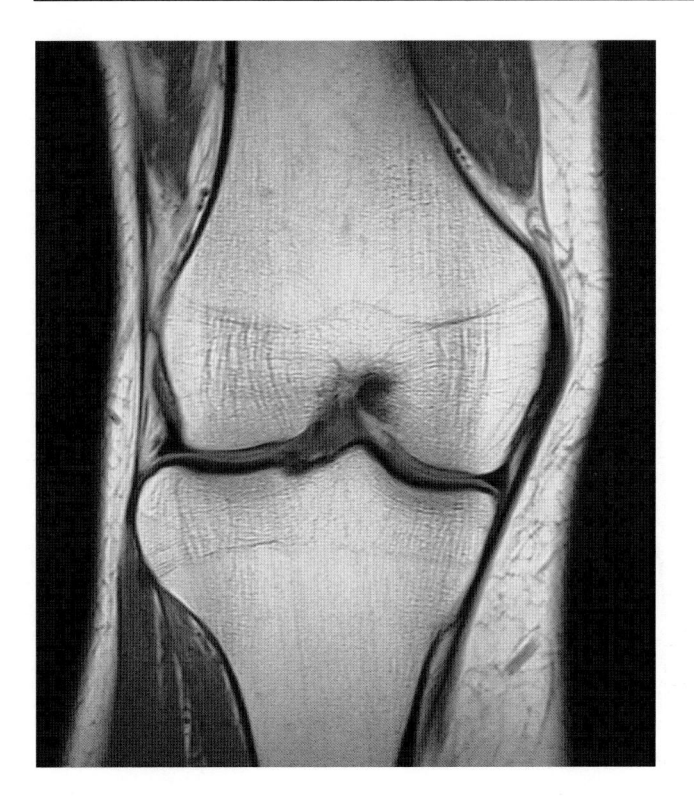

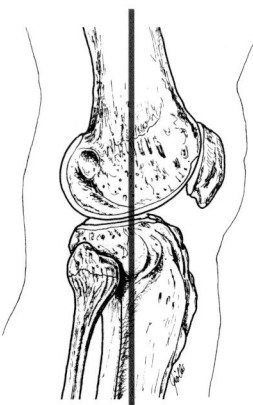

Proximal

Lateral ▢ Medial

Distal

Joelho, Coronal

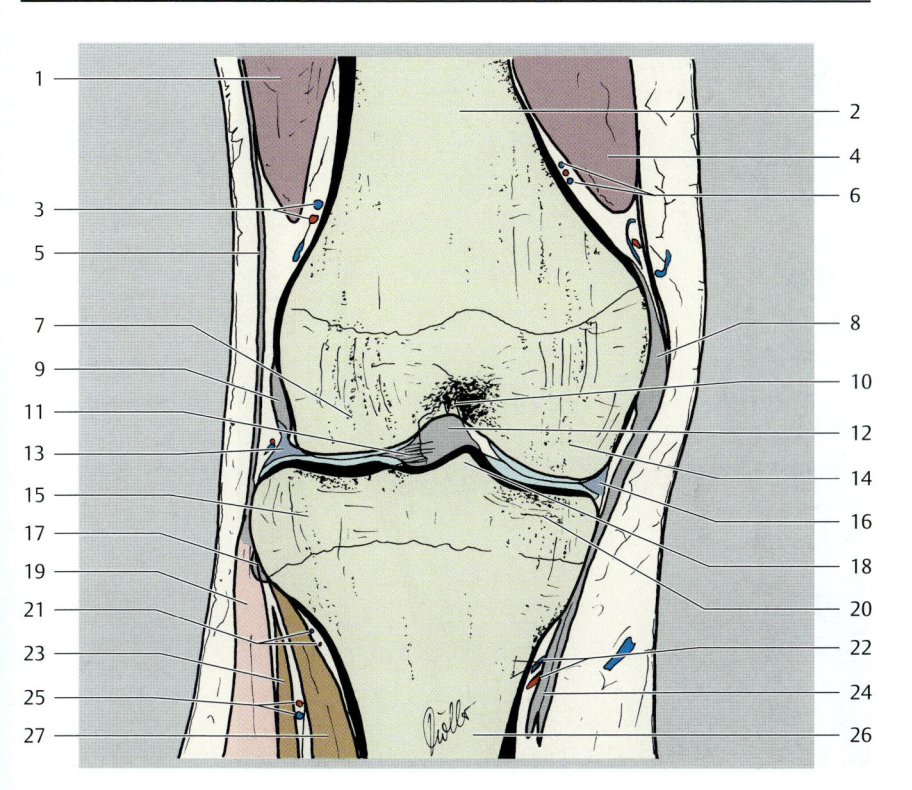

1 Músculo vasto lateral
2 Fêmur (diáfise)
3 Artéria e veia geniculares laterais superiores
4 Músculo vasto medial
5 Trato iliotibial
6 Artéria e veia geniculares mediais superiores
7 Côndilo lateral do fêmur
8 Ligamento colateral medial
9 Músculo poplíteo (tendão)
10 Fossa intercondilar
11 Ligamento transverso do joelho
12 Ligamento cruzado anterior
13 Menisco lateral (porção intermediária)
14 Côndilo medial do fêmur
15 Côndilo tibial lateral
16 Menisco medial (porção intermediária)
17 Ligamento anterior da cabeça da fíbula
18 Tubérculo intercondilar medial
19 Músculo fibular (peroneiro) longo
20 Côndilo medial da tíbia
21 Artéria e veia geniculares laterais inferiores
22 Artéria e veia geniculares mediais inferiores
23 Músculo extensor longo dos dedos
24 *Pes anserinus* (superficial)
25 Artéria e veia tibiais recorrentes anteriores
26 Tíbia (diáfise)
27 Músculo tibial anterior

308　Extremidade Inferior

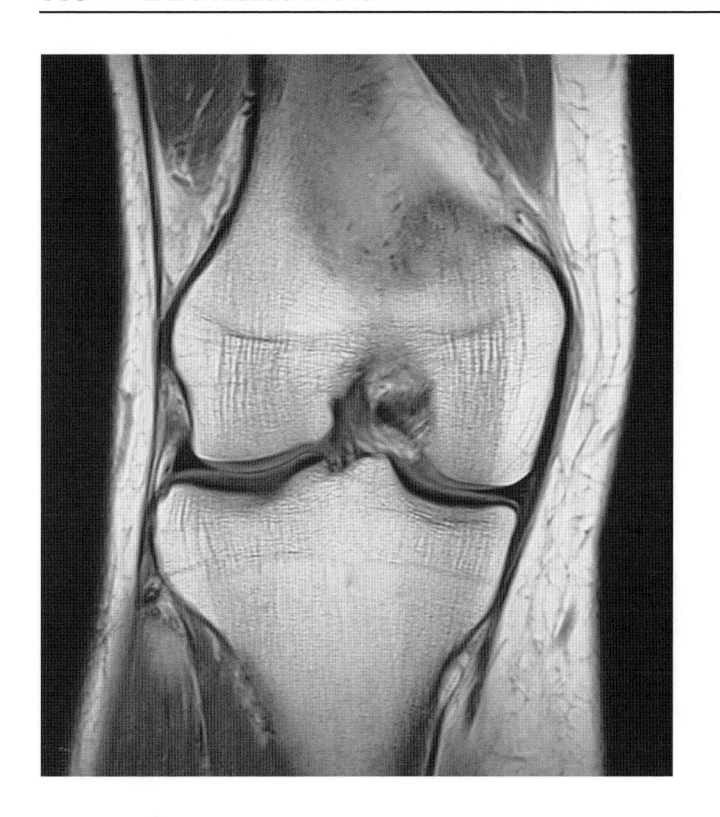

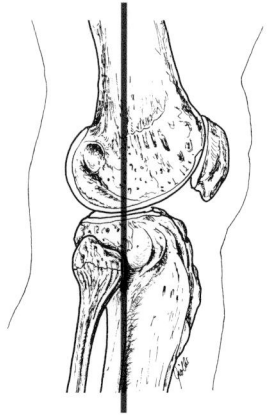

Joelho, Coronal

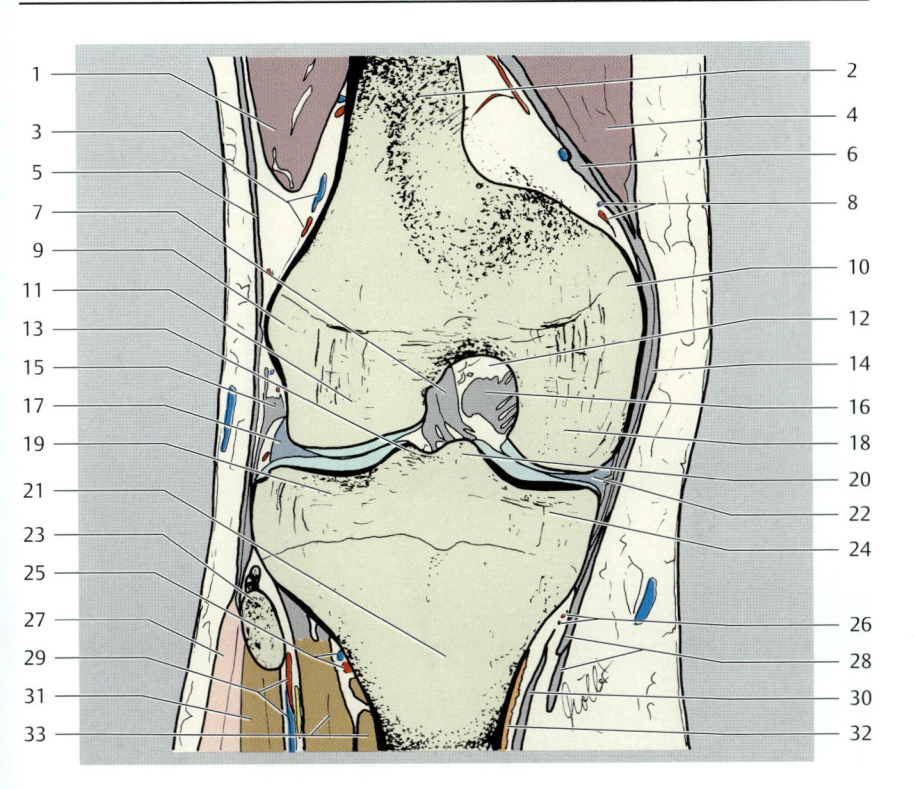

1. Músculo vasto lateral
2. Fêmur (diáfise)
3. Artéria e veia geniculares laterais superiores
4. Músculo vasto medial
5. Trato iliotibial
6. Músculo adutor magno (tendão)
7. Ligamento cruzado anterior
8. Artéria e veia geniculares mediais superiores
9. Epicôndilo lateral
10. Epicôndilo medial
11. Côndilo lateral do fêmur
12. Fossa intercondilar
13. Tubérculo intercondilar lateral
14. Ligamento colateral medial
15. Músculo poplíteo (tendão)
16. Ligamento cruzado posterior
17. Menisco lateral (porção intermediária)
18. Côndilo medial do fêmur
19. Côndilo tibial lateral
20. Tubérculo intercondilar medial
21. Tíbia (diáfise)
22. Menisco medial (porção intermediária)
23. Fíbula (cabeça)
24. Côndilo medial da tíbia
25. Artéria e veia geniculares laterais inferiores
26. Artéria e veia geniculares mediais inferiores
27. Músculo fibular (peroneiro) longo
28. *Pes anserinus* (superficial)
29. Artéria e veia tibiais anteriores recorrentes
30. Músculo semimembranoso (anexo tibial, *pes anserinus* profundo)
31. Músculo extensor longo dos dedos
32. Músculo poplíteo (anexo tibial)
33. Músculo tibial anterior

310 Extremidade Inferior

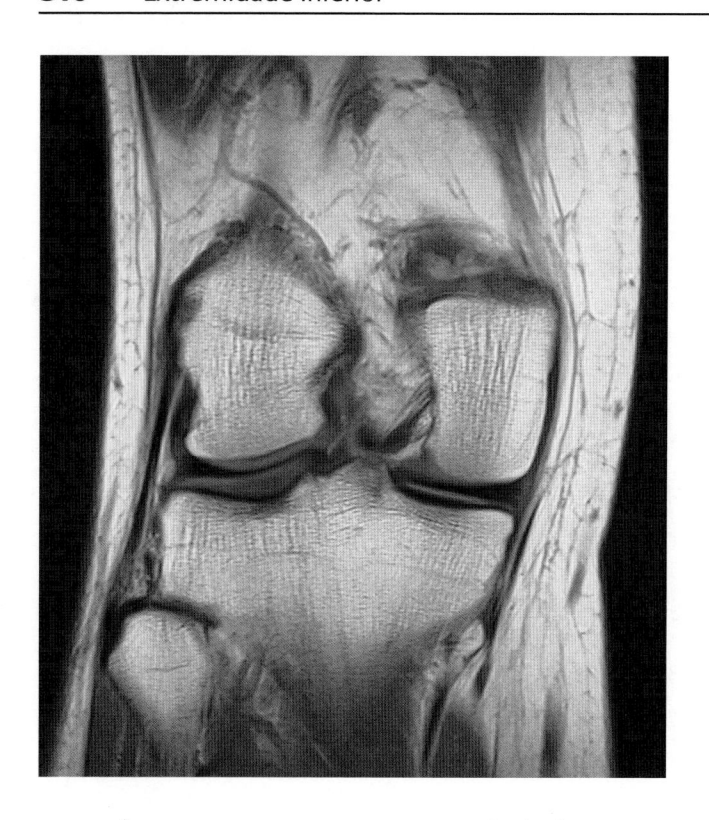

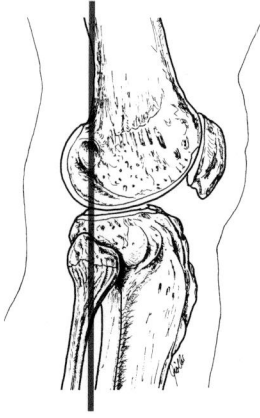

Joelho, Coronal

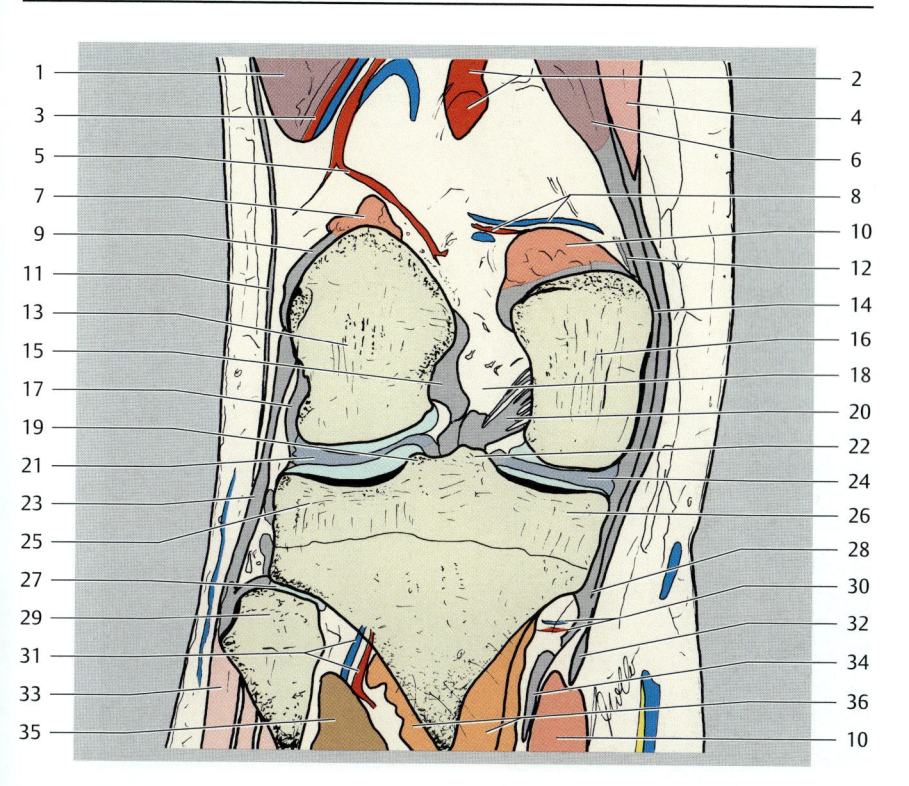

1. Músculo vasto lateral
2. Artéria poplítea
3. Artéria genicular lateral superior
4. Músculo sartório
5. Artéria genicular medial
6. Músculo vasto medial
7. Músculo gastrocnêmio (cabeça lateral, anexo femoral)
8. Artéria e veia geniculares mediais superiores
9. Músculo plantar (tendão)
10. Músculo gastrocnêmio (cabeça medial)
11. Trato iliotibial
12. Músculo adutor magno (anexo de tendão)
13. Côndilo lateral do fêmur
14. Ligamento colateral medial
15. Ligamento cruzado anterior
16. Côndilo medial do fêmur
17. Músculo poplíteo (tendão)
18. Fossa intercondilar
19. Tubérculo intercondilar lateral
20. Ligamento cruzado posterior
21. Menisco lateral (corno posterior)
22. Tubérculo intercondilar medial
23. Ligamento colateral fibular
24. Menisco medial (corno posterior)
25. Côndilo tibial lateral
26. Côndilo medial da tíbia
27. Articulação tibiofibular
28. *Pes anserinus* (superficial)
29. Fíbula (cabeça)
30. Artéria e veia geniculares mediais inferiores
31. Artéria e veia geniculares laterais inferiores
32. Músculo semitendíneo (tendão)
33. Músculo fibular (peroneiro) longo
34. Músculo semimembranoso (anexo tibial, *pes anserinus* profundo)
35. Músculo tibial posterior
36. Músculo poplíteo

312 Extremidade Inferior

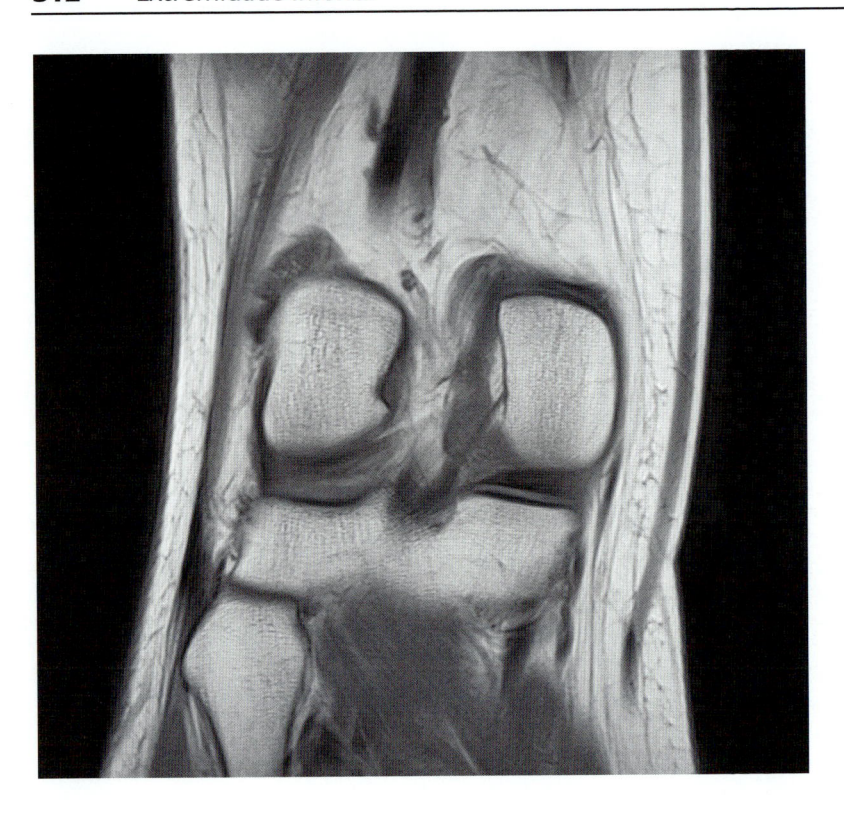

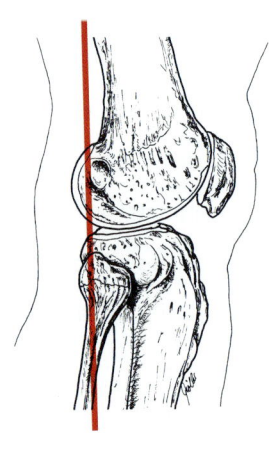

Proximal

Lateral ☐ Medial

Distal

Joelho, Coronal

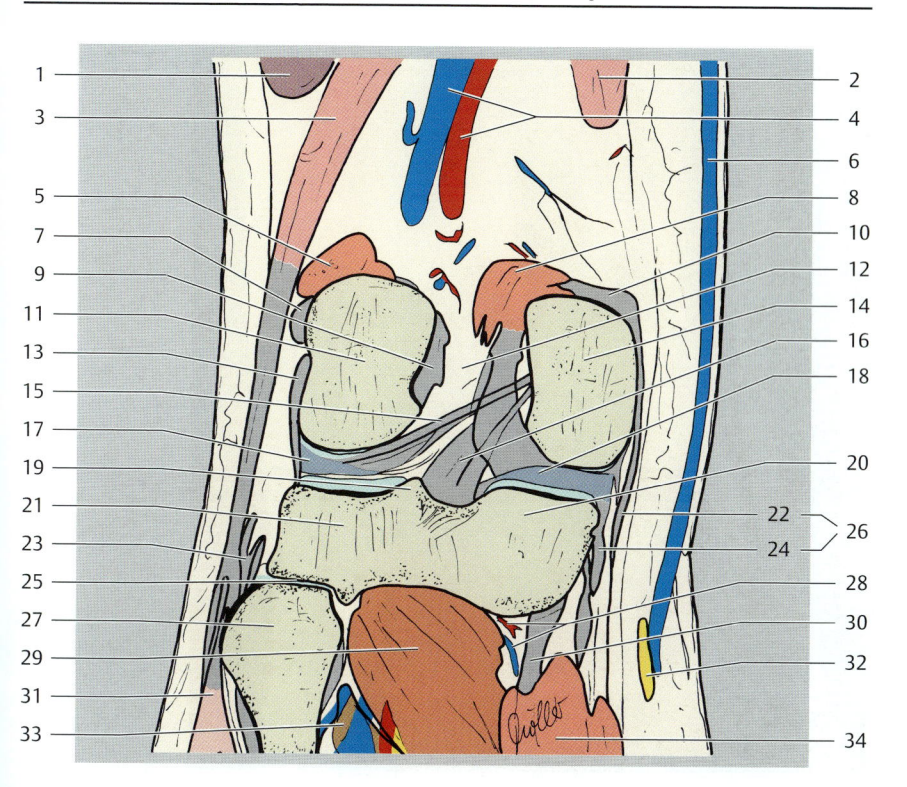

1 Músculo vasto lateral
2 Músculo sartório
3 Músculo bíceps femoral
4 Artéria e veia poplíteas
5 Músculo gastrocnêmio (cabeça lateral, anexo femoral)
6 Veia safena magna
7 Músculo plantar (anexo de tendão)
8 Músculo gastrocnêmio (cabeça medial, anexo femoral)
9 Ligamento cruzado anterior
10 Cápsula articular
11 Côndilo lateral do fêmur
12 Fossa intercondilar
13 Músculo poplíteo (tendão)
14 Côndilo medial do fêmur
15 Ligamento meniscofemoral posterior (Ligamento de Wrisberg)
16 Ligamento cruzado posterior
17 Menisco lateral (corno posterior)
18 Menisco medial (corno posterior)
19 Tuberosidade intercondilar lateral
20 Tíbia (cabeça medial)
21 Tíbia (cabeça lateral)
22 Músculo grácil (tendão)
23 Ligamento fibular colateral
24 Músculo semitendíneo (tendão)
25 Articulação tibiofibular (proximal)
26 *Pes anserinus* (superficial)
27 Fíbula (cabeça)
28 Artéria e veia geniculares mediais inferiores
29 Músculo poplíteo
30 Músculo semimembranoso (anexo tibial, *pes anserinus* profundo)
31 Músculo fibular (peroneiro) longo
32 Nervo safeno
33 Músculo tibial posterior
34 Músculo gastrocnêmio (cabeça medial)

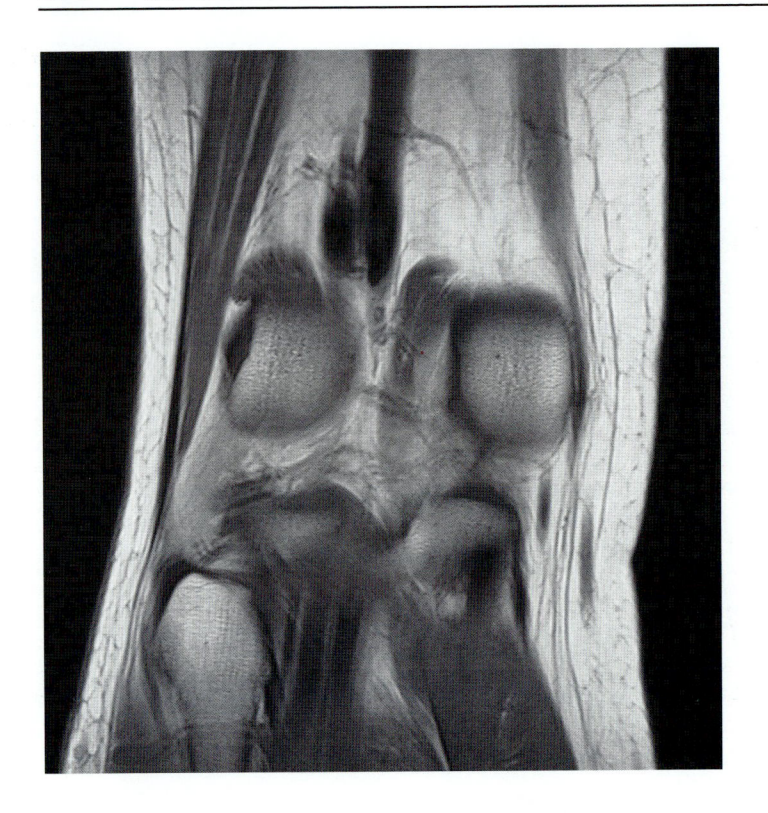

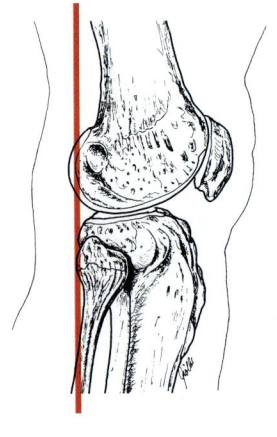

Proximal

Lateral Medial

Distal

Joelho, Coronal

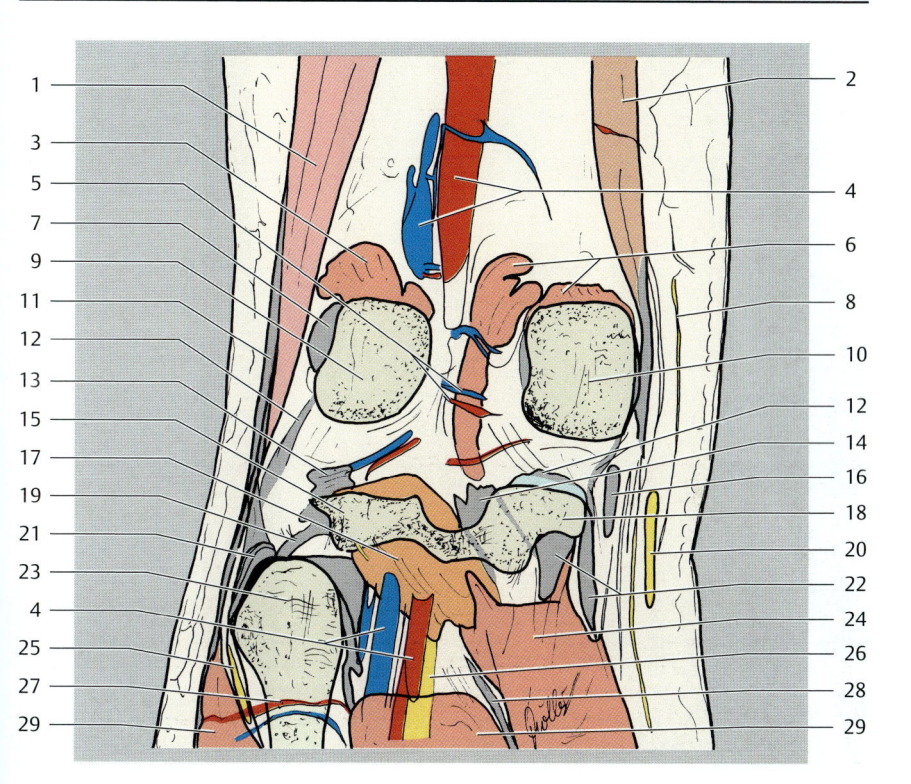

1. Músculo bíceps femoral
2. Músculo grácil
3. Músculo gastrocnêmio (cabeça lateral)
4. Artéria e veia poplíteas
5. Artérias e veias surais
6. Músculo gastrocnêmio (cabeça medial, anexo femoral)
7. Músculo plantar (tendão)
8. Nervo safeno (ramo)
9. Côndilo lateral do fêmur
10. Côndilo medial do fêmur
11. Trato iliotibial
12. Cápsula articular
13. Ligamento poplíteo arqueado
14. Ligamento poplíteo oblíquo
15. Côndilo tibial lateral
16. Músculo semitendíneo (tendão)
17. Músculo poplíteo
18. Côndilo medial da tíbia
19. Ligamento colateral fibular
20. Nervo safeno
21. Ligamento posterior da cabeça da fíbula
22. Músculo semimembranoso (anexo tibial, *pes anserinus* profundo)
23. Fíbula (cabeça)
24. Músculo gastrocnêmio (cabeça medial)
25. Nervo fibular (peroneiro) comum
26. Nervo tibial
27. Artéria tibial posterior (ramo fibular circunflexo)
28. Músculo plantar (tendão)
29. Músculo sóleo

316 Extremidade Inferior

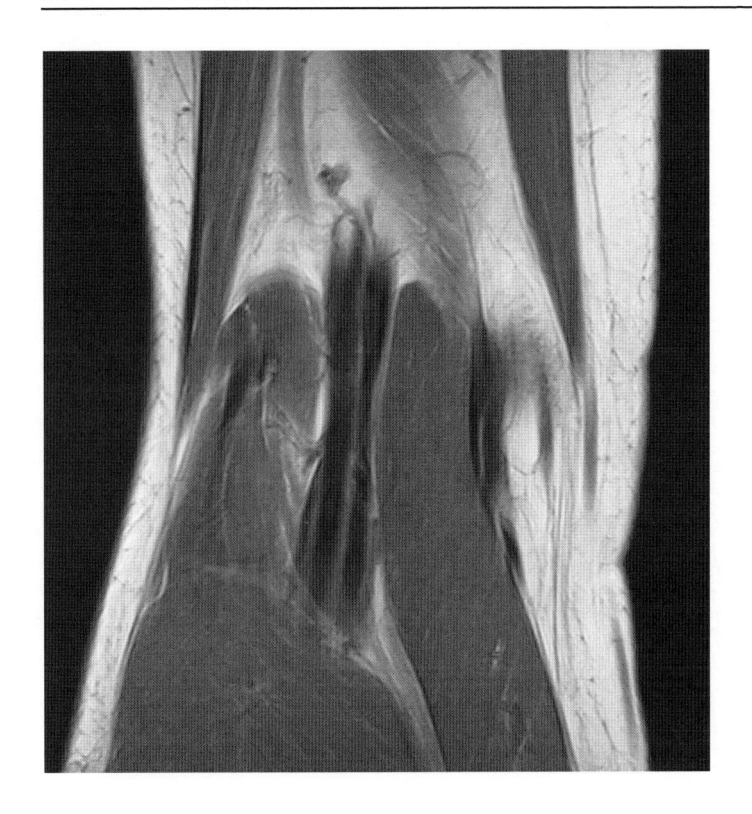

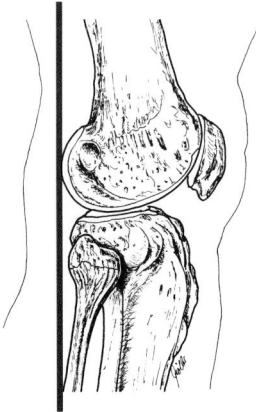

Proximal

Lateral ☐ Medial

Distal

Joelho, Coronal

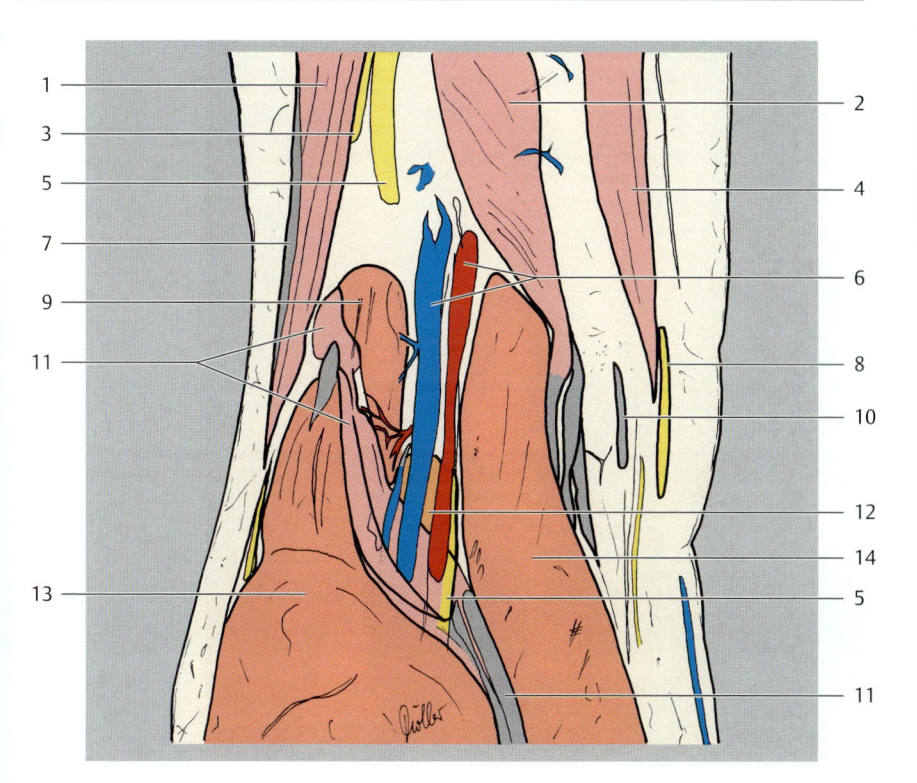

1 Músculo bíceps femoral
2 Músculo semimembranoso
3 Nervo fibular (peroneiro) comum
4 Músculo grácil
5 Nervo tibial
6 Artéria e veia poplíteas
7 Trato iliotibial
8 Nervo safeno
9 Músculo gastrocnêmio (cabeça lateral)
10 Músculo semitendíneo (tendão)
11 Músculo plantar (+ tendão)
12 Músculo poplíteo
13 Músculo sóleo
14 Músculo gastrocnêmio (cabeça medial)

318 Extremidade Inferior

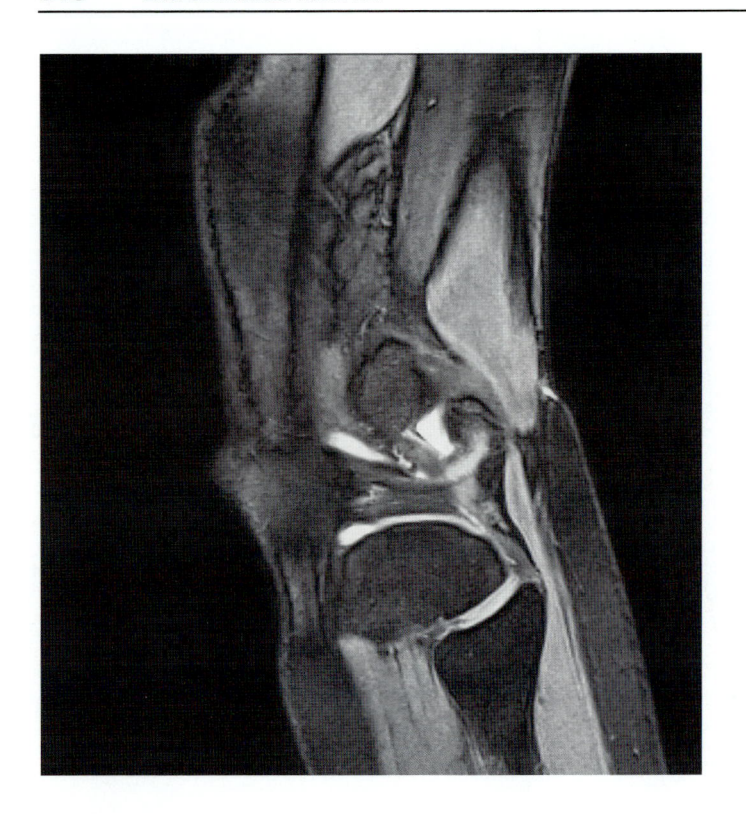

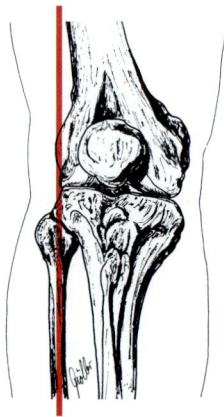

Proximal

Ventral ☐ Dorsal

Distal

Joelho, Sagital

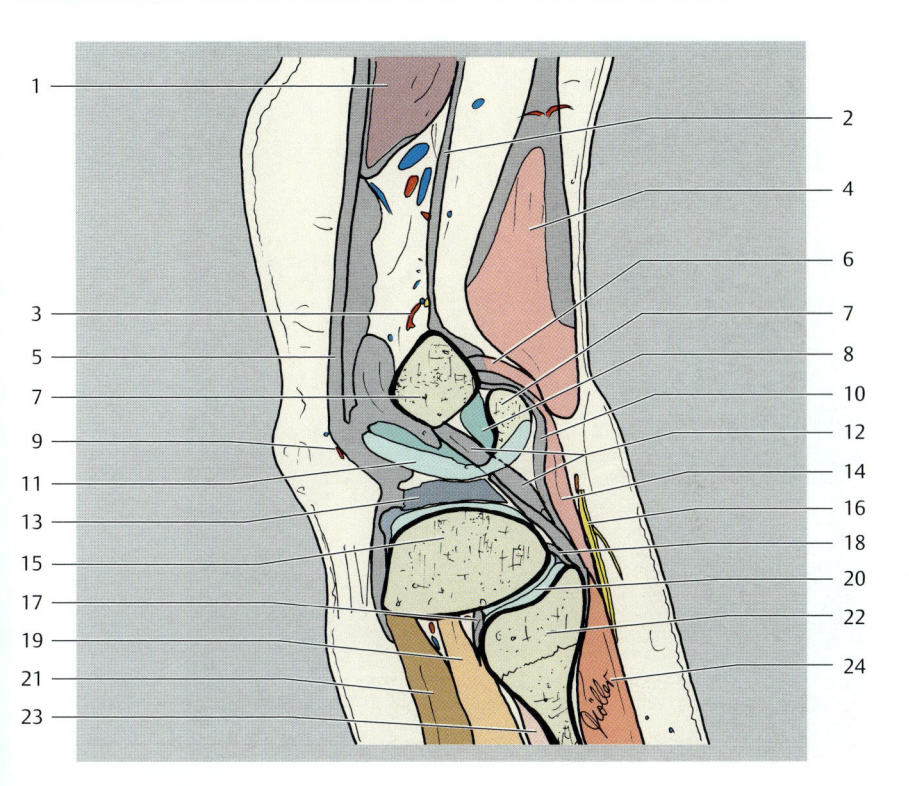

1 Músculo vasto lateral
2 Trato iliotibial
3 Vasos sanguíneos para anastomose genicular
4 Músculo bíceps femoral
5 Retináculo lateral da patela
6 Músculo gastrocnêmio (cabeça lateral)
7 Côndilo lateral do fêmur
8 Recesso articular lateral
9 Artéria genicular lateral inferior
10 Cápsula articular
11 Fêmur (côndilo lateral, cartilagem articular)
12 Músculo poplíteo (tendão)
13 Menisco lateral (porção intermediária)
14 Músculo plantar (+ anexo de tendão)
15 Côndilo tibial lateral
16 Nervo fibular (peroneiro) comum
17 Ligamento anterior da cabeça da fíbula
18 Ligamento posterior da cabeça da fíbula
19 Músculo tibial posterior
20 Articulação tibiofibular
21 Músculo tibial anterior
22 Fíbula (cabeça)
23 Músculo fibular (peroneiro) longo
24 Músculo sóleo

320 Extremidade Inferior

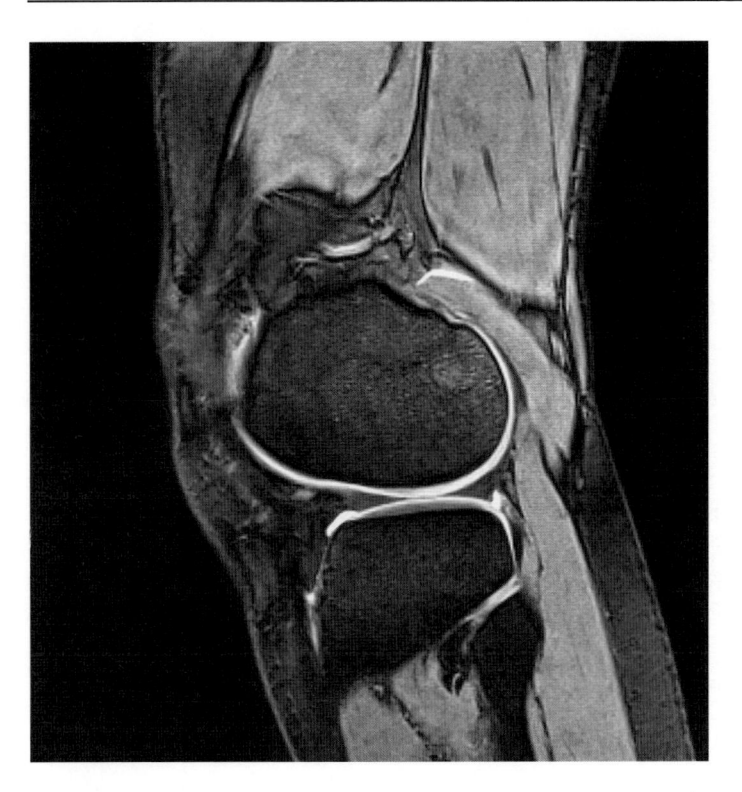

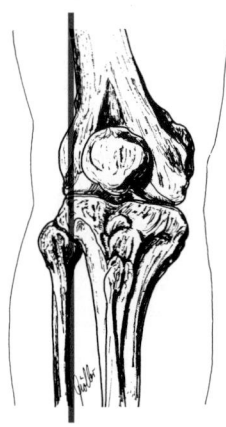

Proximal

Ventral ☐ Dorsal

Distal

Joelho, Sagital

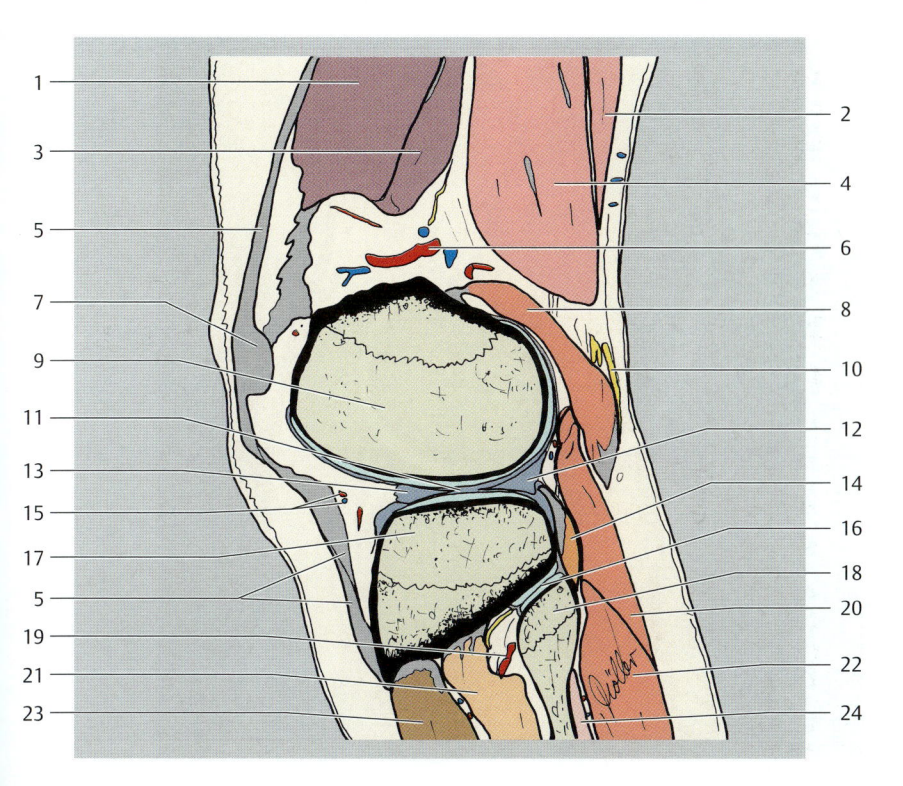

1. Músculo vasto lateral
2. Músculo bíceps femoral (cabeça longa)
3. Músculo vasto intermédio
4. Músculo bíceps femoral (cabeça curta)
5. Retináculo lateral da patela (longitudinal)
6. Artéria e veia geniculares laterais superiores
7. Retináculo lateral da patela (transverso)
8. Músculo gastrocnêmio (cabeça lateral)
9. Côndilo lateral do fêmur
10. Nervo fibular (peroneiro) comum
11. Articulação do joelho
12. Menisco lateral (corno posterior)
13. Menisco lateral (corno anterior)
14. Músculo poplíteo (com tendão)
15. Artéria e veia geniculares laterais inferiores
16. Articulação tibiofibular (proximal)
17. Côndilo tibial lateral
18. Fíbula (cabeça)
19. Artéria tibial anterior
20. Músculo plantar
21. Músculo tibial posterior
22. Músculo sóleo
23. Músculo tibial anterior
24. Músculo fibular (peroneiro) longo

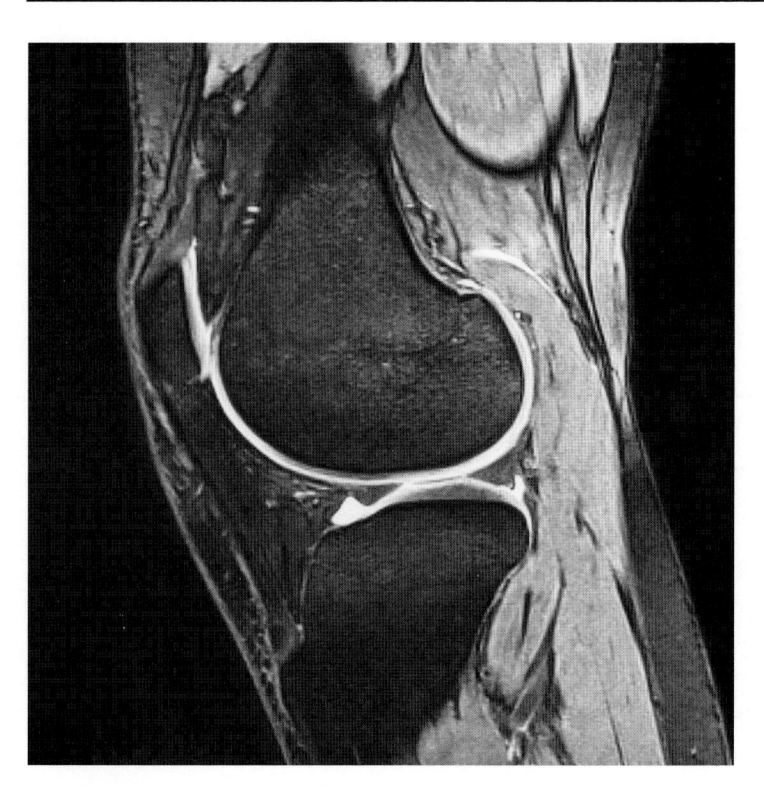

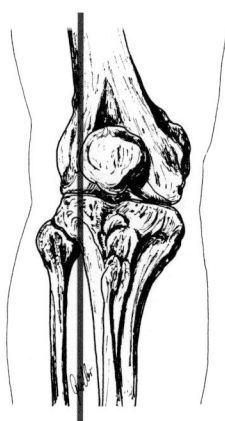

322 Extremidade Inferior

Proximal

Ventral Dorsal

Distal

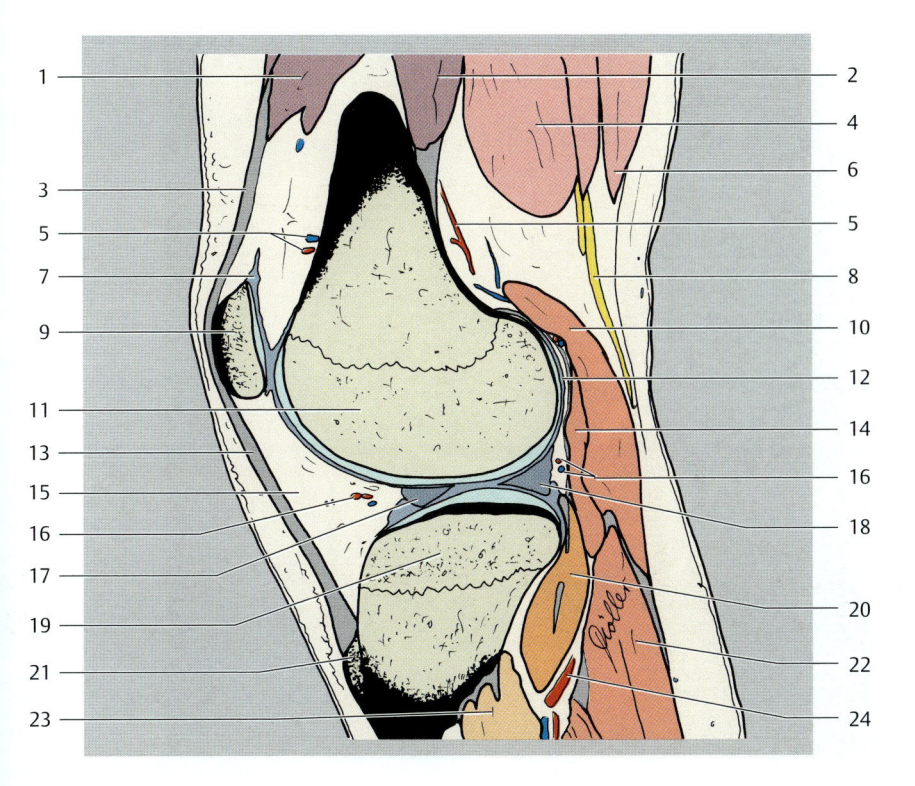

Joelho, Sagital

1 Músculo vasto lateral
2 Músculo vasto intermédio
3 Tendão do quadríceps
4 Músculo bíceps femoral (cabeça curta)
5 Artéria e veia geniculares laterais superiores
6 Músculo bíceps femoral (cabeça longa)
7 Bursa suprapatelar
8 Nervo fibular (peroneiro) comum
9 Patela
10 Músculo gastrocnêmio (cabeça lateral)
11 Côndilo lateral do fêmur
12 Cápsula articular
13 Ligamento da patela
14 Músculo plantar
15 Coxim adiposo infrapatelar
16 Artéria e veia geniculares laterais inferiores
17 Menisco lateral (corno anterior)
18 Menisco lateral (corno posterior)
19 Côndilo lateral da tíbia
20 Músculo poplíteo
21 Tuberosidade da tíbia
22 Músculo sóleo
23 Músculo tibial posterior
24 Artéria tibial anterior

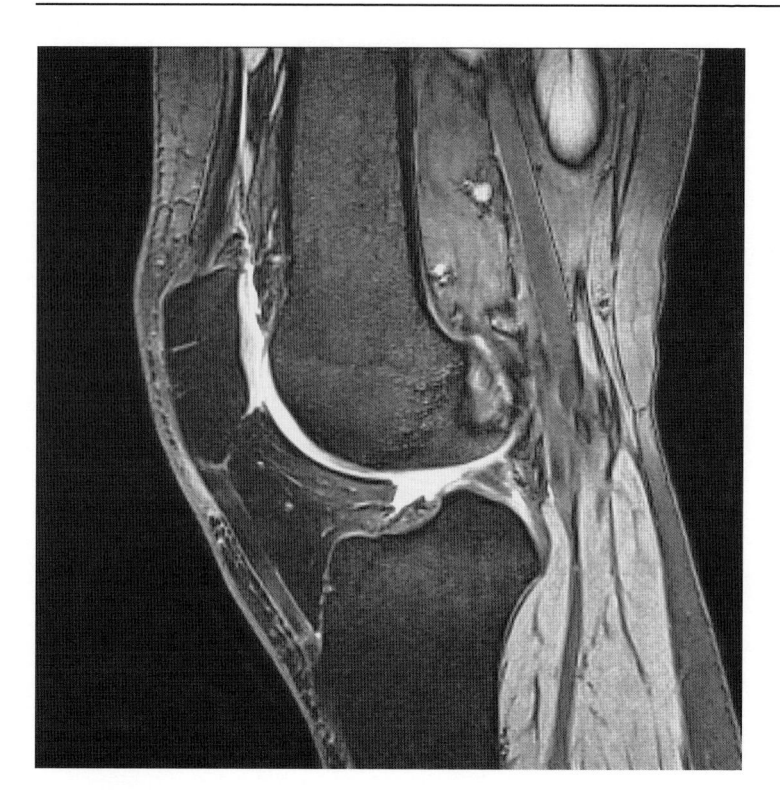

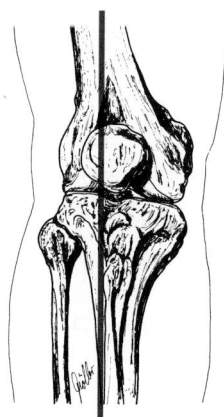

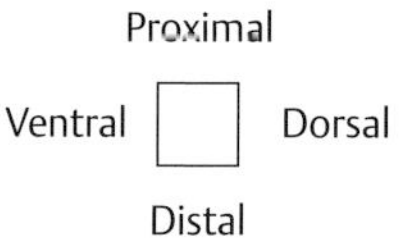

324 Extremidade Inferior

Proximal

Ventral ☐ Dorsal

Distal

Joelho, Sagital

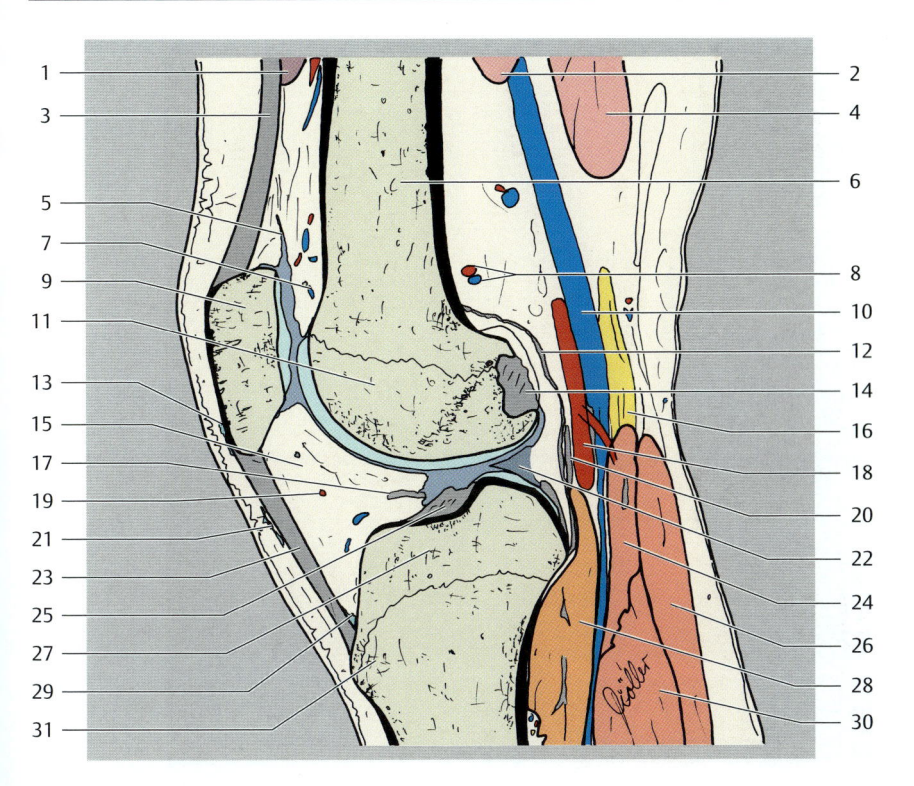

1. Músculo vasto medial
2. Músculo bíceps femoral
3. Tendão do quadríceps
4. Músculo semimembranoso
5. Bursa suprapatelar
6. Fêmur (diáfise)
7. Anastomose patelar
8. Artéria e veia geniculares laterais superiores
9. Patela
10. Veia poplítea
11. Côndilo lateral do fêmur
12. Cápsula articular
13. Bursa subcutânea pré-patelar
14. Ligamento cruzado anterior (anexo femoral)
15. Coxim adiposo infrapatelar
16. Nervo tibial
17. Ligamento transverso do joelho
18. Artéria poplítea
19. Artéria e veia geniculares laterais inferiores
20. Ligamento poplíteo oblíquo
21. Bursa infrapatelar subcutânea
22. Menisco lateral (corno posterior, anexo interno)
23. Ligamento da patela
24. Músculo plantar
25. Ligamento cruzado posterior (origem tibial)
26. Músculo gastrocnêmio (cabeça lateral)
27. Cabeça da tíbia
28. Músculo poplíteo
29. Bursa infrapatelar profunda
30. Músculo sóleo
31. Tuberosidade da tíbia

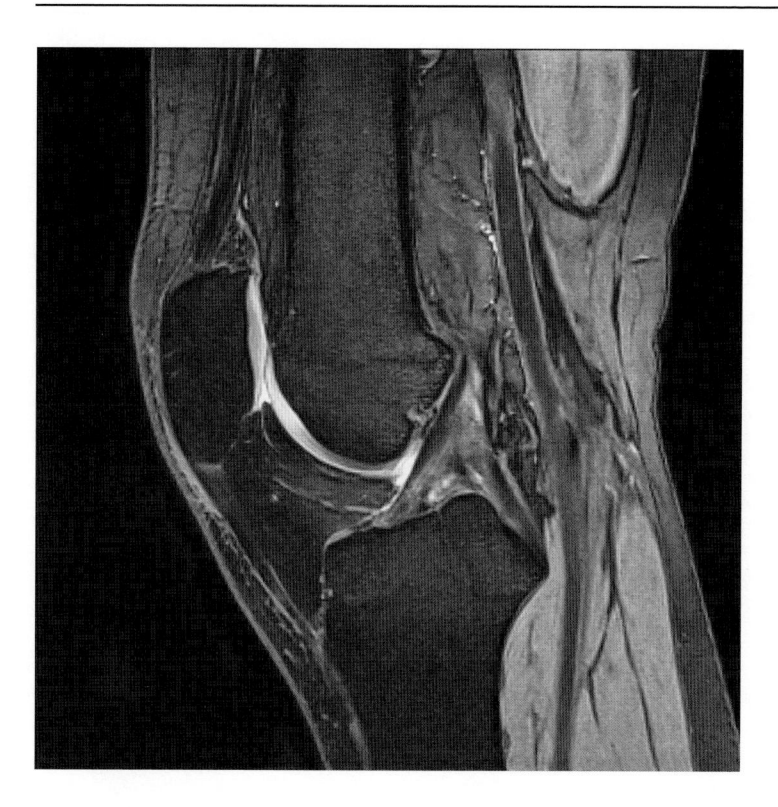

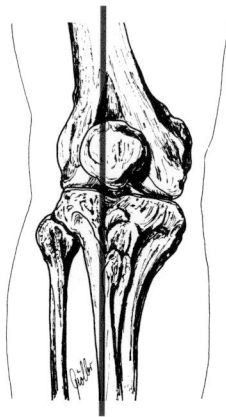

326 Extremidade Inferior

Proximal

Ventral ☐ Dorsal

Distal

Joelho, Sagital

1 Fêmur (diáfise)
2 Músculo vasto medial
3 Tendão do quadríceps
4 Músculo semimembranoso
5 Bursa suprapatelar
6 Artéria poplítea
7 Anastomose patelar
8 Veia poplítea
9 Patela
10 Cápsula articular
11 Bursa subcutânea pré-patelar
12 Fêmur (parte intercondilar)
13 Ligamento cruzado anterior
14 Ligamento poplíteo oblíquo
15 Coxim adiposo infrapatelar
16 Nervo tibial
17 Artéria e veia geniculares laterais inferiores
18 Ligamento cruzado posterior
19 Bursa infrapatelar subcutânea
20 Tubérculo intercondilar medial
21 Ligamento transverso do joelho
22 Músculo plantar
23 Ligamento da patela
24 Músculo gastrocnêmio (cabeça lateral)
25 Cabeça da tíbia
26 Músculo poplíteo
27 Bursa infrapatelar profunda
28 Músculo sóleo

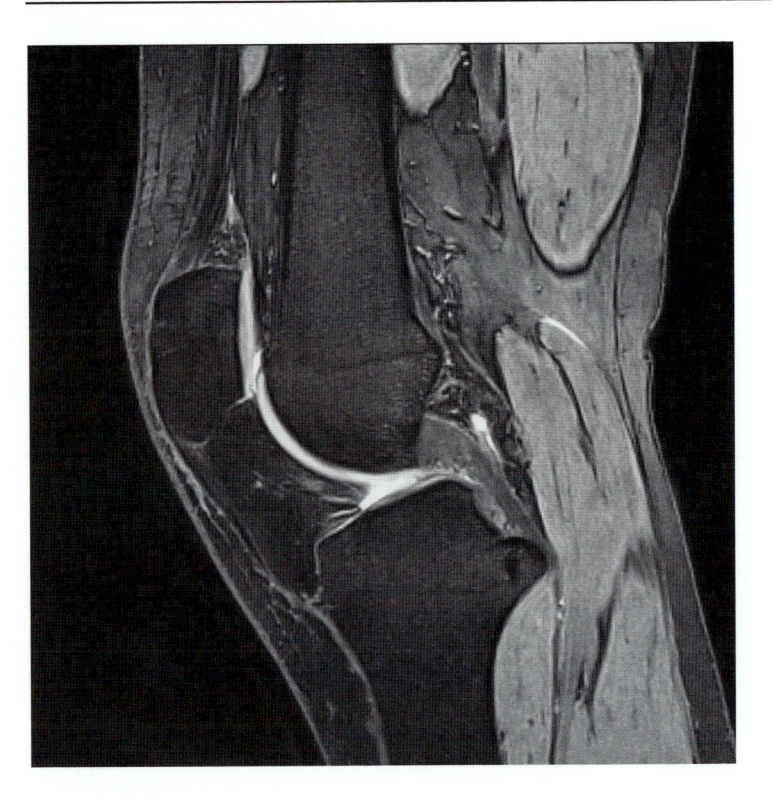

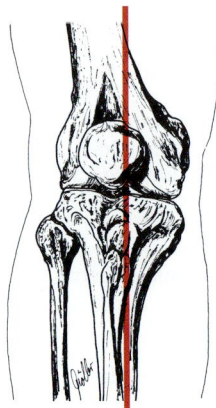

328 Extremidade Inferior

Proximal

Ventral ☐ Dorsal

Distal

Joelho, Sagital

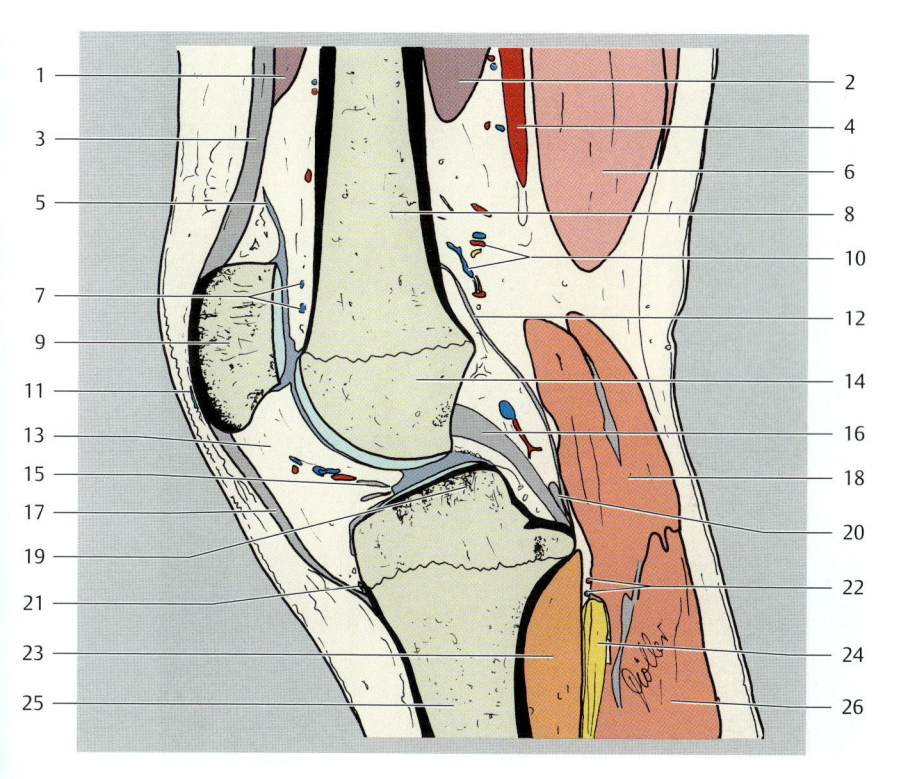

1. Músculo reto femoral
2. Músculo vasto medial
3. Tendão do quadríceps
4. Artéria femoral superficial
5. Bursa suprapatelar
6. Músculo semimembranoso
7. Anastomose patelar
8. Fêmur (diáfise)
9. Patela
10. Artéria e veia geniculares mediais superiores
11. Bursa subcutânea pré-patelar
12. Cápsula articular
13. Coxim adiposo infrapatelar
14. Côndilo medial do fêmur
15. Ligamento transverso do joelho
16. Ligamento cruzado posterior
17. Ligamento da patela
18. Músculo gastrocnêmio (cabeça medial)
19. Tubérculo intercondilar medial do côndilo tibial
20. Ligamento meniscofemoral posterior (ligamento de Wrisberg)
21. Bursa infrapatelar profunda
22. Artéria e veia geniculares mediais inferiores
23. Músculo poplíteo
24. Nervo tibial
25. Tíbia (diáfise)
26. Músculo gastrocnêmio (cabeça lateral)

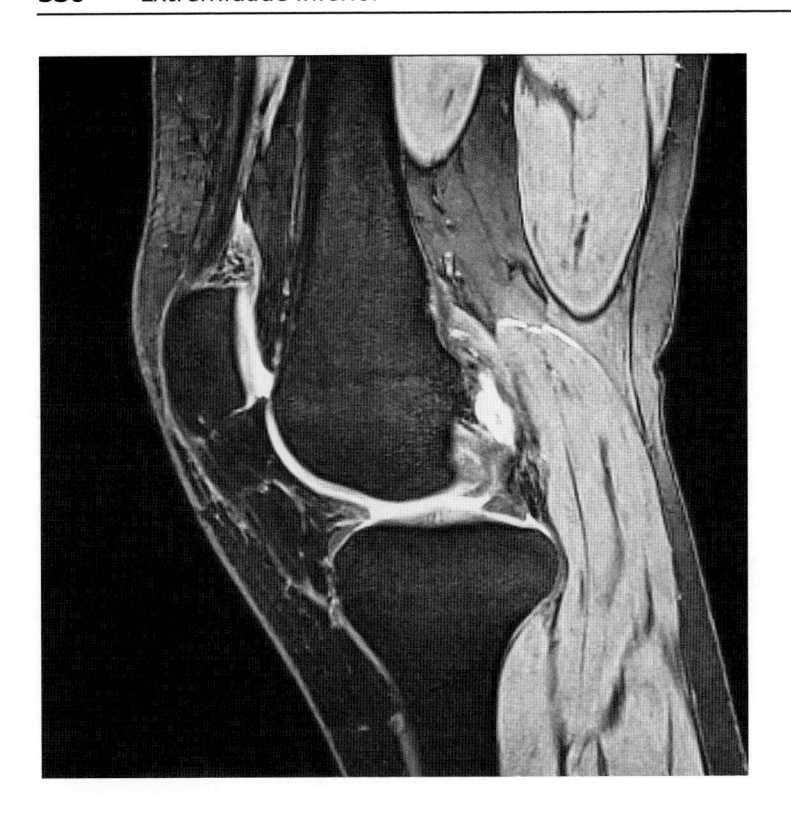

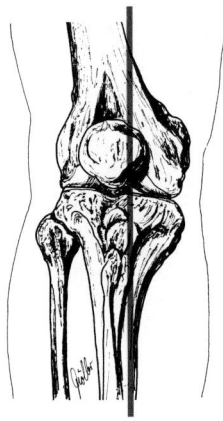

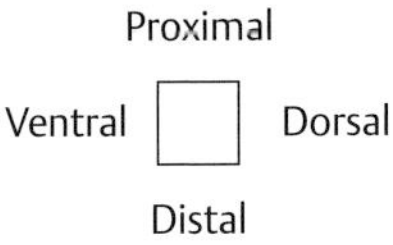

Extremidade Inferior

Proximal

Ventral ☐ Dorsal

Distal

Joelho, Sagital

1 Músculo reto femoral
2 Músculo vasto medial
3 Tendão do quadríceps
4 Músculo semimembranoso
5 Bursa suprapatelar
6 Fêmur (diáfise)
7 Artéria e veia geniculares mediais superiores
8 Músculo gastrocnêmio (cabeça medial + anexo muscular)
9 Anastomose patelar
10 Fáscia profunda da perna
11 Patela
12 Cápsula articular
13 Bursa pré-patelar subcutânea
14 Côndilo medial do fêmur
15 Coxim adiposo infrapatelar
16 Ligamento cruzado posterior (anexo)
17 Ligamento da patela
18 Menisco medial (corno posterior, anexo interno)
19 Ligamento transverso do joelho
20 Artéria e veia geniculares mediais inferiores
21 Côndilo medial da tíbia
22 Músculo poplíteo
23 Bursa infrapatelar profunda
24 Músculo gastrocnêmio (cabeça lateral)
25 Músculo sartório (anexo, parte do *pes anserinus* superficial)

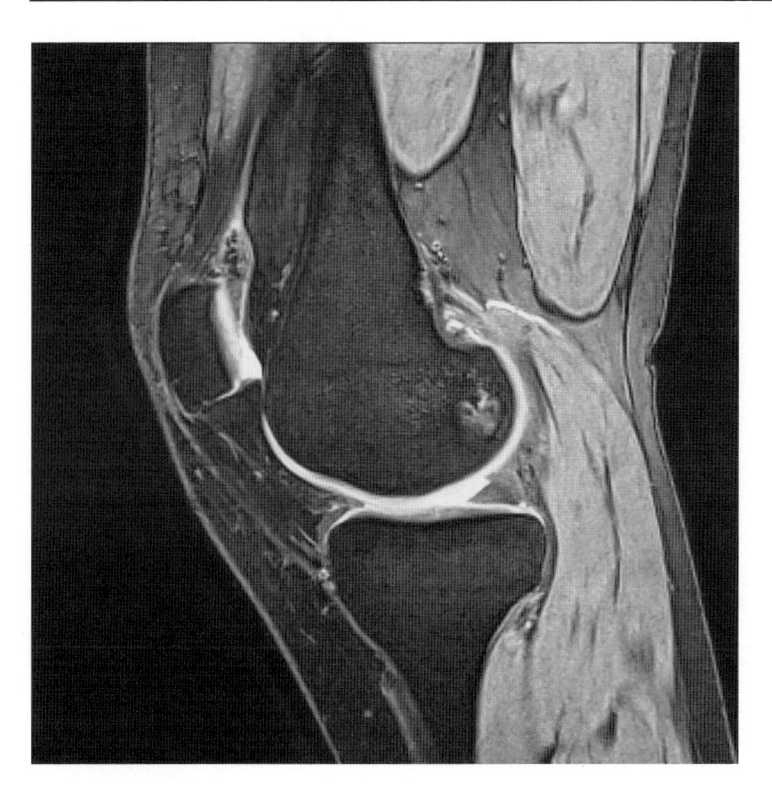

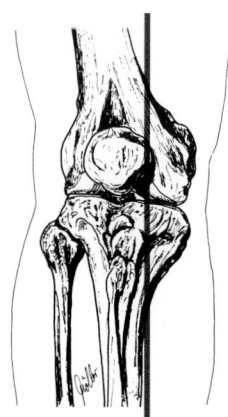

332 Extremidade Inferior

Proximal

Ventral Dorsal

Distal

Joelho, Sagital

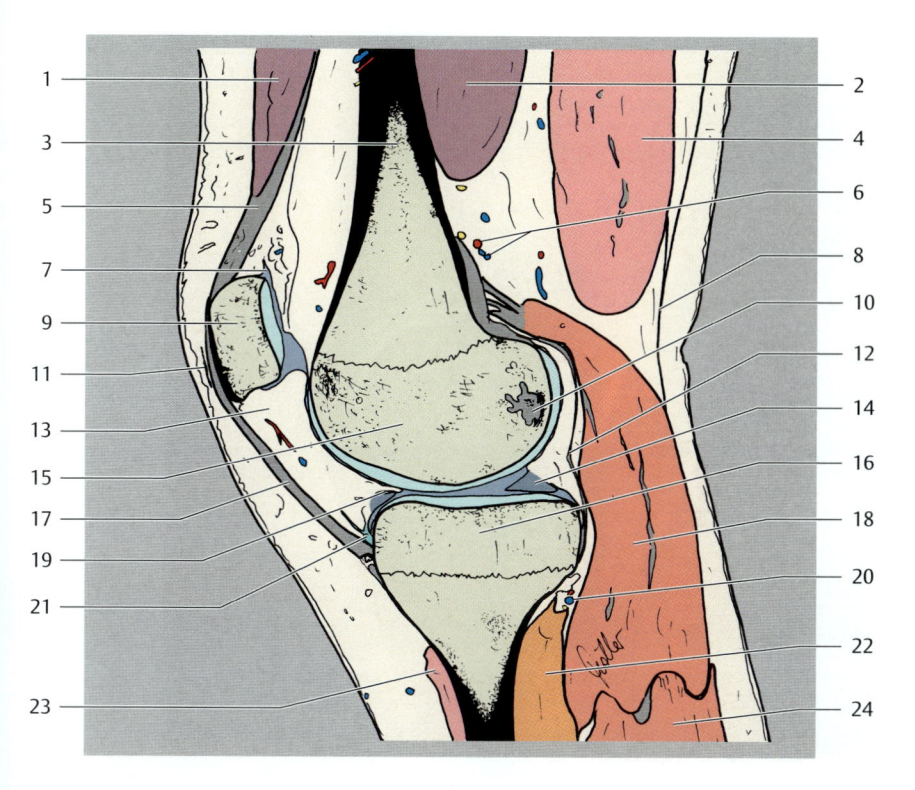

1 Músculo reto do fêmur
2 Músculo vasto medial
3 Fêmur (diáfise)
4 Músculo semimembranoso
5 Tendão do quadríceps
6 Artéria e veia geniculares mediais superiores
7 Bursa suprapatelar
8 Fáscia profunda da perna
9 Patela
10 Ligamento cruzado posterior (anexo)
11 Bursa pré-patelar subcutânea
12 Cápsula articular
13 Coxim adiposo infrapatelar
14 Menisco medial (corno posterior)
15 Côndilo medial do fêmur
16 Côndilo medial da tíbia
17 Ligamento da patela
18 Músculo gastrocnêmio (cabeça medial)
19 Ligamento transverso do joelho
20 Artéria e veia geniculares mediais inferiores
21 Bursa infrapatelar profunda
22 Músculo poplíteo
23 Músculo sartório (anexo, parte do *pes anserinus* superficial)
24 Músculo gastrocnêmio

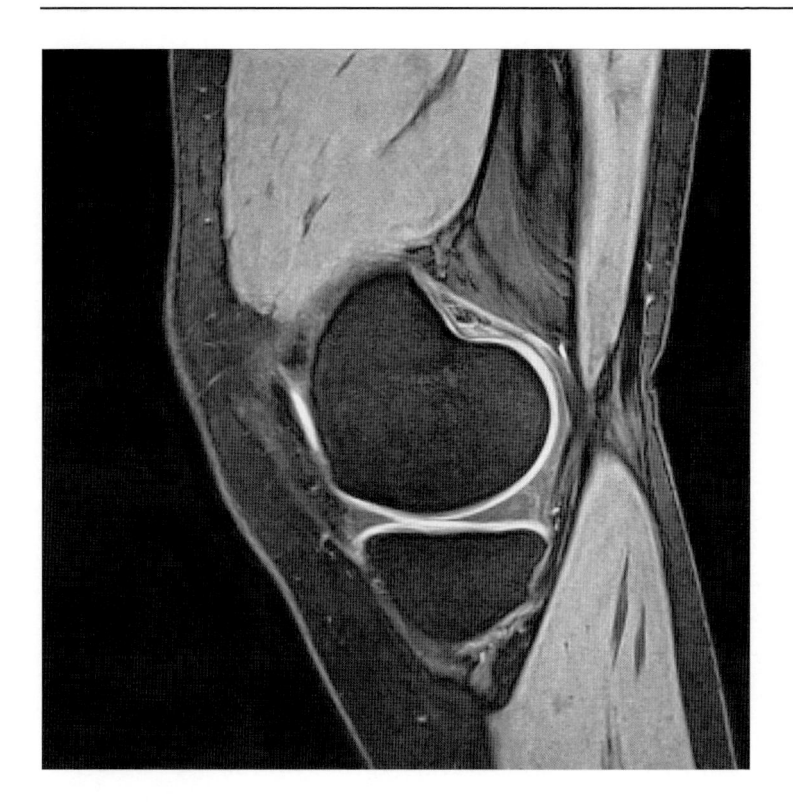

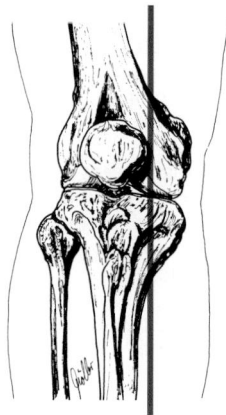

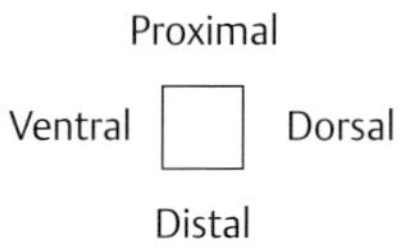

Extremidade Inferior

Proximal

Ventral Dorsal

Distal

Joelho, Sagital

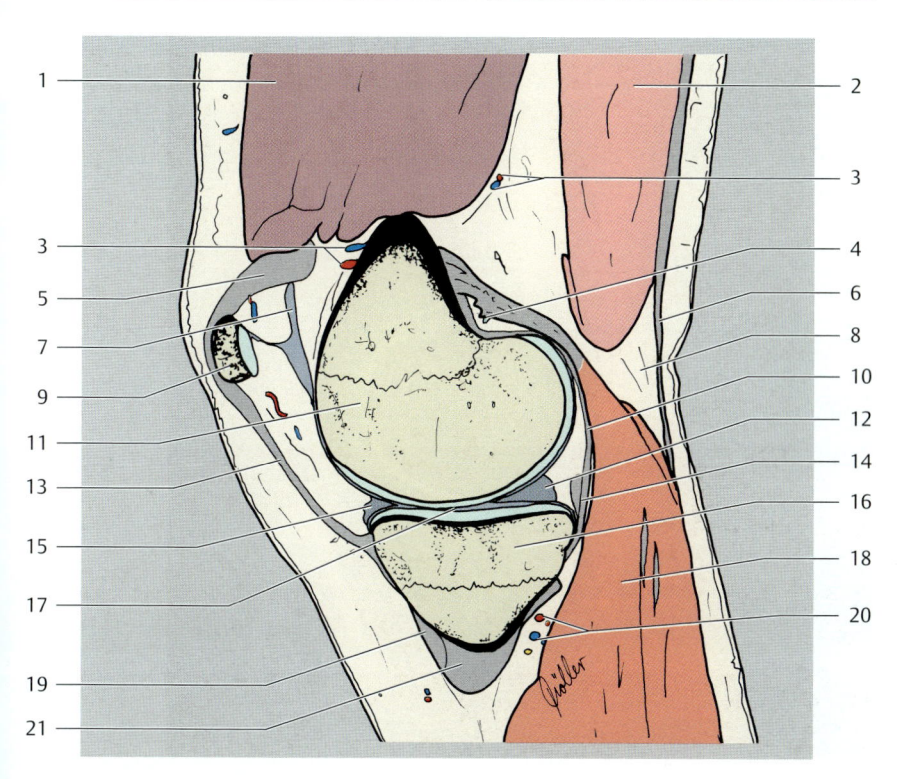

1 Músculo vasto medial
2 Músculo semimembranoso
3 Artéria e veia geniculares mediais superiores
4 Bursa subtendínea medial do gastrocnêmio
5 Retináculo medial da patela
6 Fáscia profunda da perna
7 Bursa suprapatelar
8 Fossa poplítea
9 Patela
10 Cápsula articular
11 Côndilo medial do fêmur
12 Menisco medial (corno posterior)
13 Retináculo medial da patela
14 Ligamento poplíteo oblíquo
15 Menisco medial (corno anterior)
16 Côndilo medial da tíbia
17 Articulação do joelho
18 Músculo gastrocnêmio (cabeça medial)
19 Músculo sartório (anexo, parte do *pes anserinus* superficial)
20 Artéria e veia geniculares mediais inferiores
21 *Pes anserinus* (parte superficial)

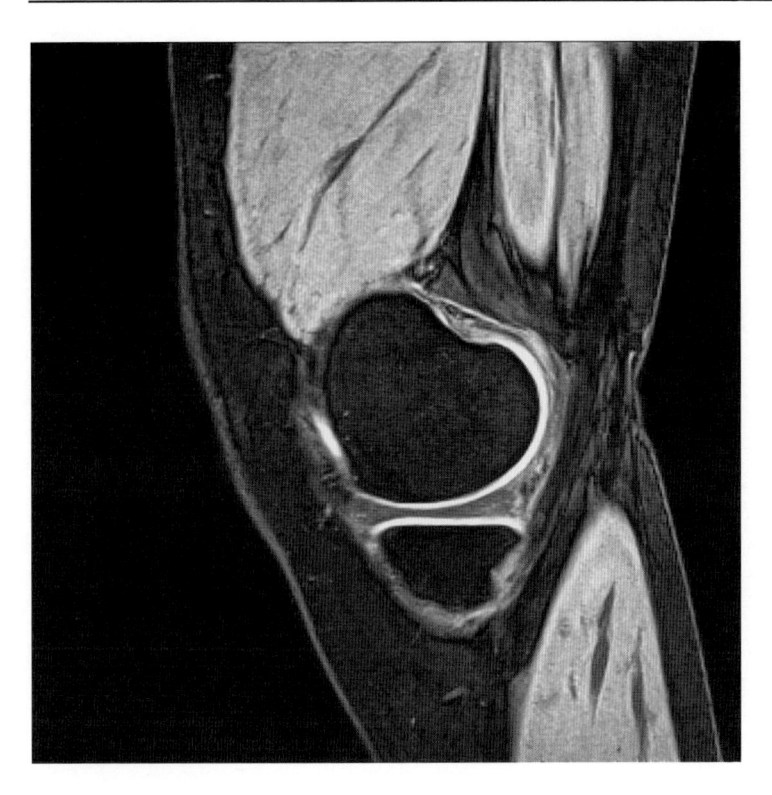

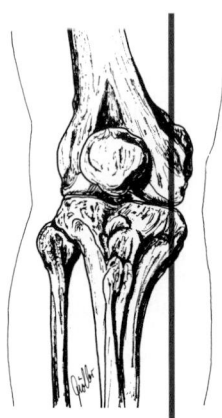

336 Extremidade Inferior

Proximal

Ventral Dorsal

Distal

Joelho, Sagital

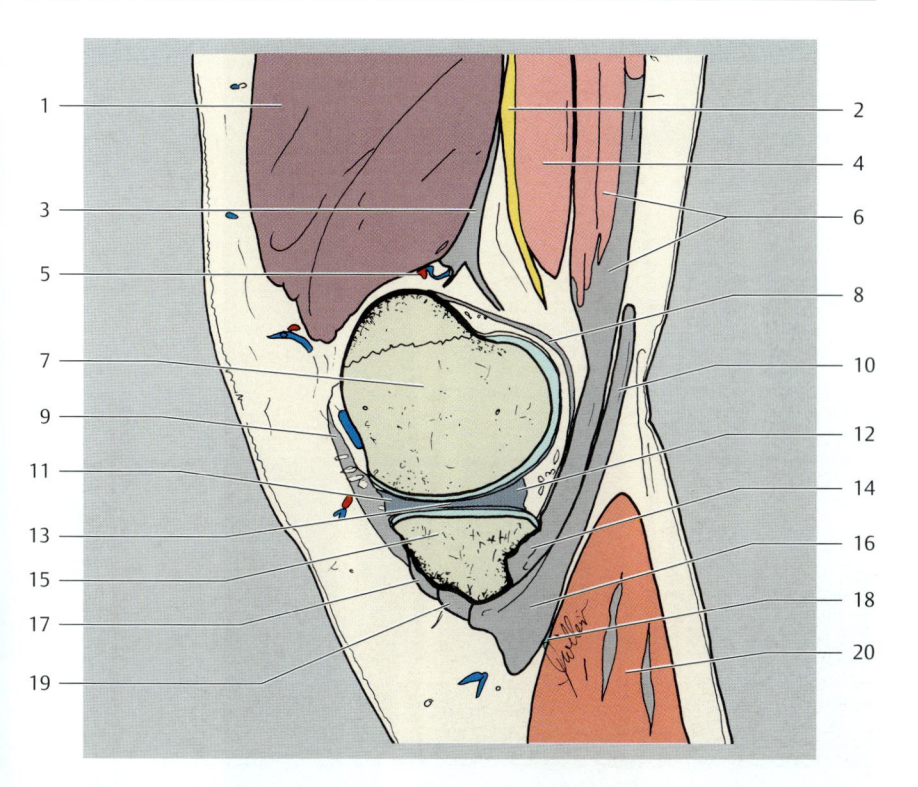

1 Músculo vasto medial
2 Nervo safeno
3 Músculo adutor magno (tendão)
4 Músculo sartório
5 Artéria e veia geniculares mediais superiores
6 Músculo semimembranoso (+ tendão)
7 Côndilo medial do fêmur
8 Cápsula articular
9 Retináculo medial da patela
10 Músculo semitendíneo (tendão)
11 Menisco medial (corno anterior)
12 Menisco medial (corno posterior)
13 Menisco medial (porção intermediária)
14 *Pes anserinus* (parte profunda)
15 Côndilo medial da tíbia
16 *Pes anserinus* (parte superficial)
17 Músculo sartório (anexo, parte do *pes anserinus* superficial)
18 Bursa anserina
19 Músculo grácil (anexo, parte do *pes anserinus* superficial)
20 Músculo gastrocnêmio (cabeça medial)

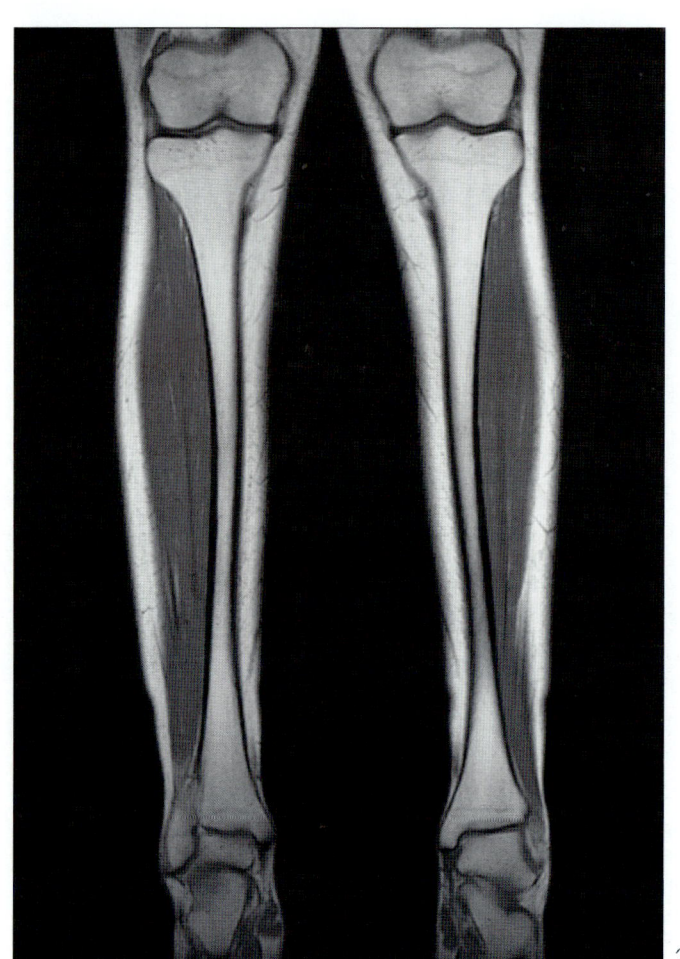

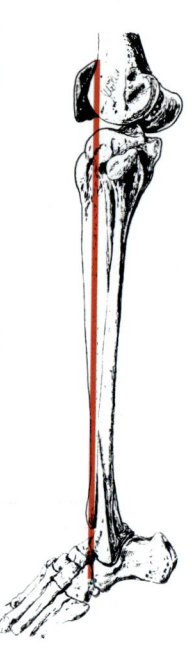

1 Músculo gastrocnêmio (cabeça medial, anexo femoral)
2 Músculo gastrocnêmio (cabeça lateral, anexo femoral)
3 Músculo plantar (tendão)
4 Ligamento colateral medial
5 Ligamento colateral fibular
6 Côndilo medial do fêmur
7 Músculo poplíteo (tendão)
8 Côndilo lateral do fêmur
9 Menisco lateral (porção intermediária)
10 Trato iliotibial

Perna, Coronal

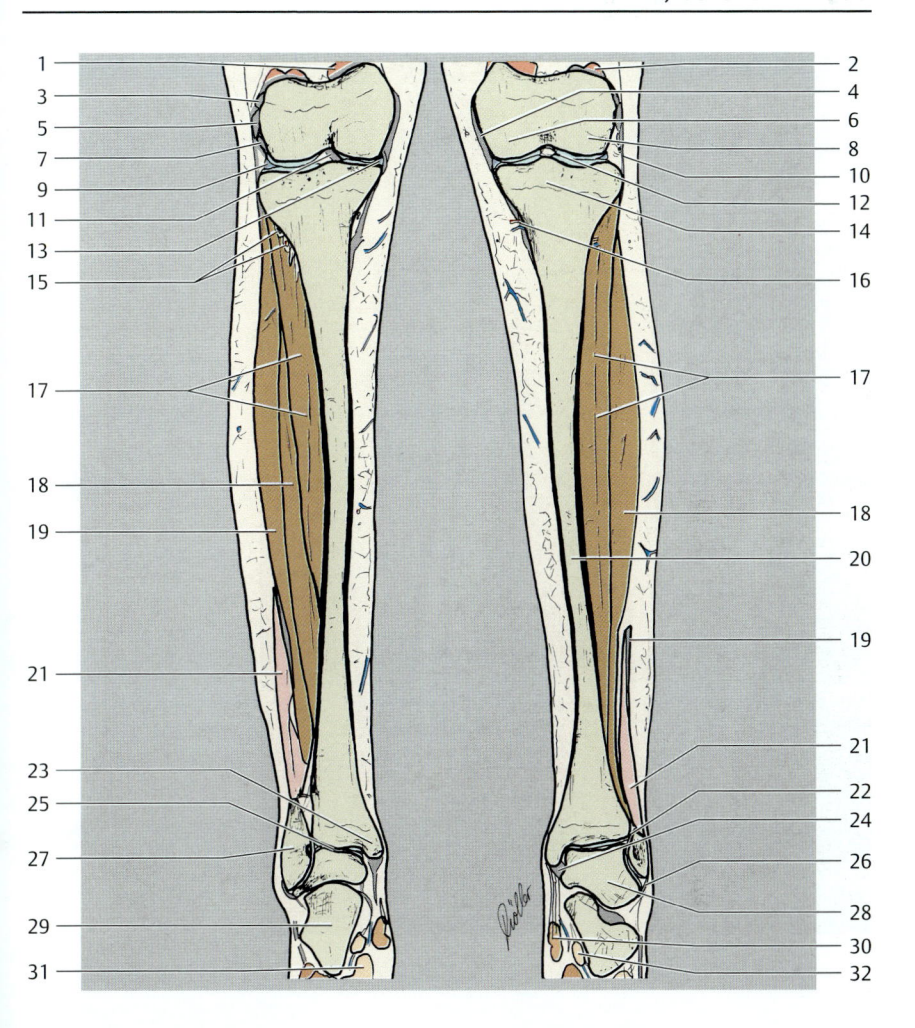

11 Ligamento cruzado anterior
12 Articulação do joelho
13 Menisco medial (porção intermediária)
14 Tíbia (cabeça)
15 Artéria e veia geniculares laterais inferiores
16 Artéria e veia geniculares mediais inferiores
17 Músculo tibial anterior
18 Músculo extensor longo dos dedos
19 Músculo extensor longo do hálux (tendão)
20 Tíbia (diáfise)
21 Músculo fibular (peroneiro) curto
22 Articulação talofibular
23 Maléolo medial
24 Ligamento deltoide
25 Articulação do tornozelo
26 Ligamento talofibular anterior
27 Fíbula
28 Tálus
29 Calcâneo
30 Músculo adutor do hálux
31 Músculo flexor curto dos dedos
32 Músculo quadrado plantar

Cranial

Distal

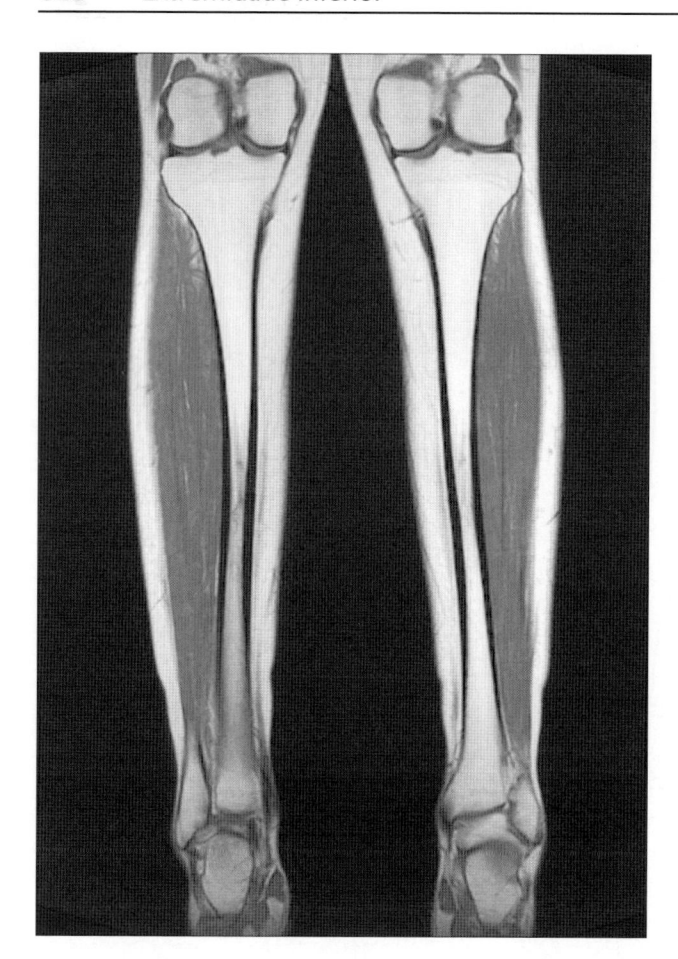

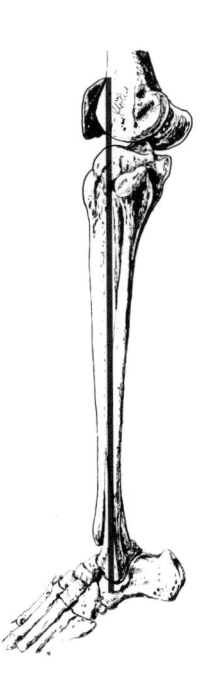

1 Músculo bíceps femoral
2 Ligamento colateral medial
3 Músculo gastrocnêmio (cabeça lateral, anexo femoral)
4 Côndilo medial do fêmur
5 Músculo gastrocnêmio (cabeça medial, anexo femoral)
6 Fossa intercondilar
7 Músculo poplíteo (tendão)
8 Côndilo lateral do fêmur
9 Menisco lateral (porção intermediária)
10 Trato iliotibial
11 Ligamento cruzado posterior
12 Articulação do joelho
13 Ligamento cruzado anterior
14 Côndilo lateral da tíbia
15 Menisco medial (porção intermediária)
16 Tubérculo intercondilar
17 Músculo poplíteo (anexo da tíbia)
18 Côndilo medial da tíbia
19 Artéria e veia tibiais anteriores, nervo fibular (peroneiro) profundo
20 *Pes anserinus* (superficial)

Perna, Coronal

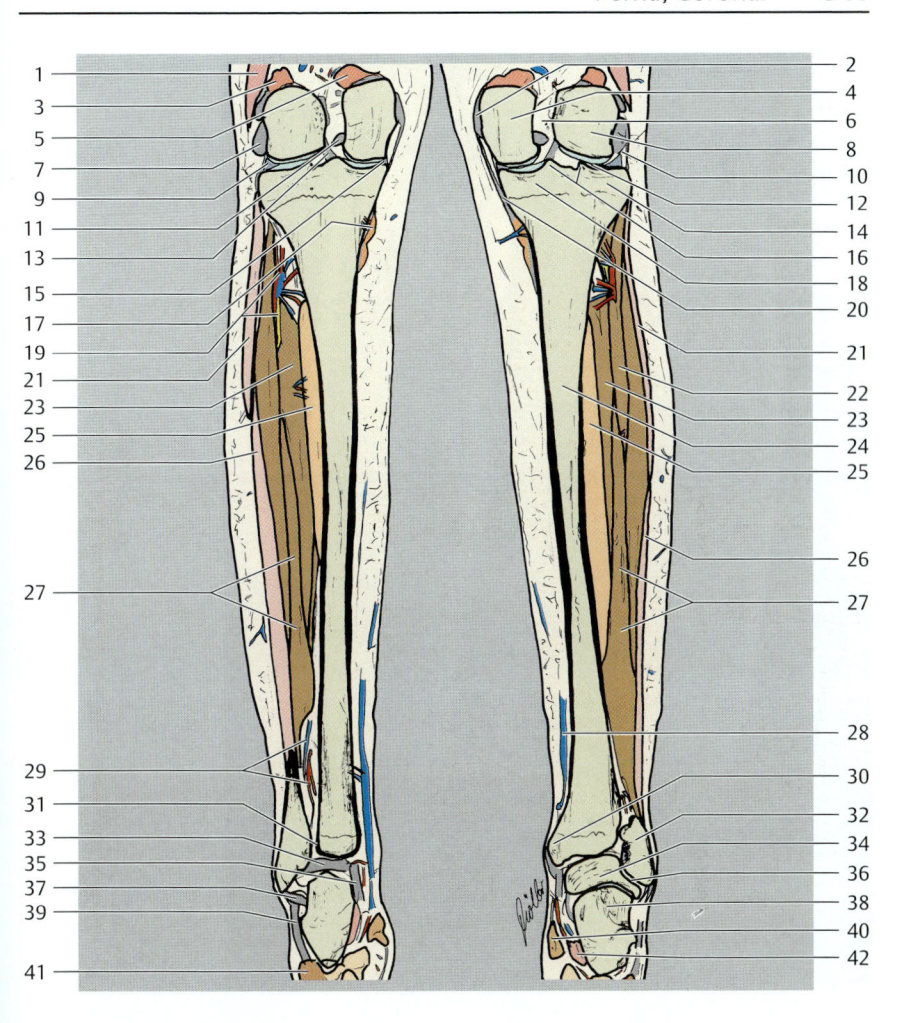

21 Músculo fibular (peroneiro) longo
22 Músculo extensor longo dos dedos
23 Músculo tibial anterior
24 Tíbia (diáfise)
25 Músculo tibial posterior
26 Músculo fibular (peroneiro) curto
27 Músculo extensor longo do hálux
28 Veia safena magna
29 Artéria e veia fibulares
30 Maléolo medial
31 Articulação tibiofibular inferior (sindesmose)
32 Maléolo lateral
33 Ligamento talofibular posterior
34 Tálus
35 Músculo flexor longo dos dedos (tendão)
36 Articulação talofibular
37 Ligamento calcaneofibular
38 Calcâneo
39 Músculos peroneiros (fibulares) longo e curto (tendões)
40 Músculo abdutor do hálux
41 Músculo abdutor do dedo mínimo
42 Músculo quadrado plantar

Extremidade Inferior

Cranial

Distal

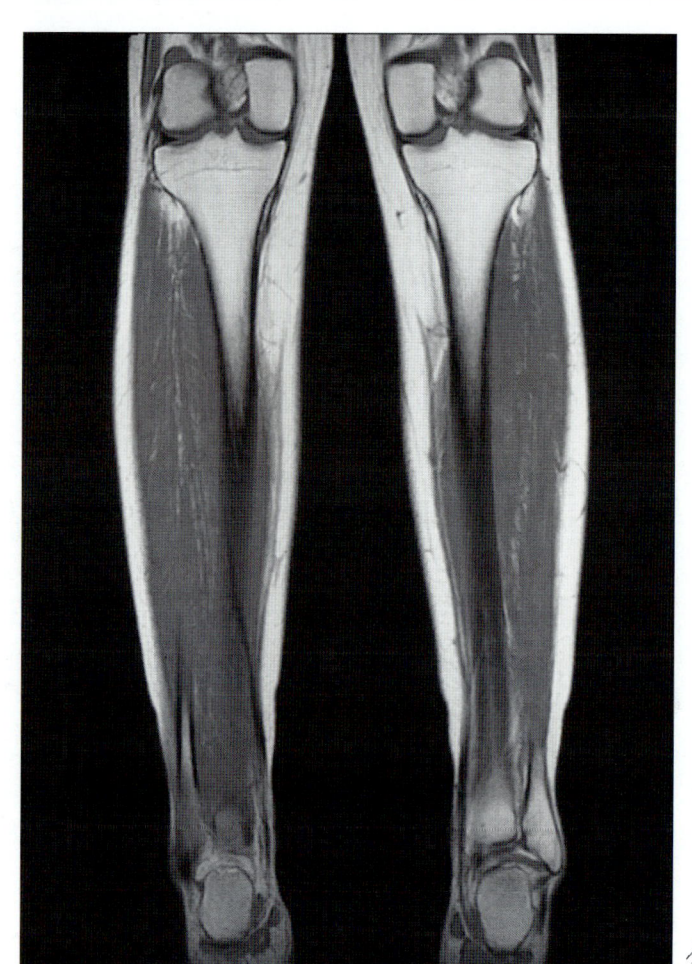

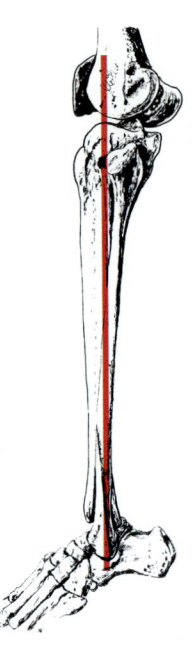

1 Músculo bíceps femoral
2 Músculos sartório e grácil (tendões)
3 Côndilo medial do fêmur
4 Músculo gastrocnêmio (cabeça lateral, anexo femoral)
5 Côndilo lateral do fêmur
6 Músculo gastrocnêmio (cabeça medial, anexo femoral)
7 Músculo plantar (tendão)
8 Ligamento colateral lateral
9 Ligamento cruzado posterior
10 Menisco medial (porção intermediária)
11 Músculo poplíteo (tendão)
12 Músculo poplíteo (anexo da tíbia)
13 Menisco lateral (porção intermediária)
14 Músculo fibular (peroneiro) longo
15 Ligamento cruzado anterior
16 Músculo tibial anterior
17 Tíbia (cabeça)
18 Músculo sóleo

Perna, Coronal

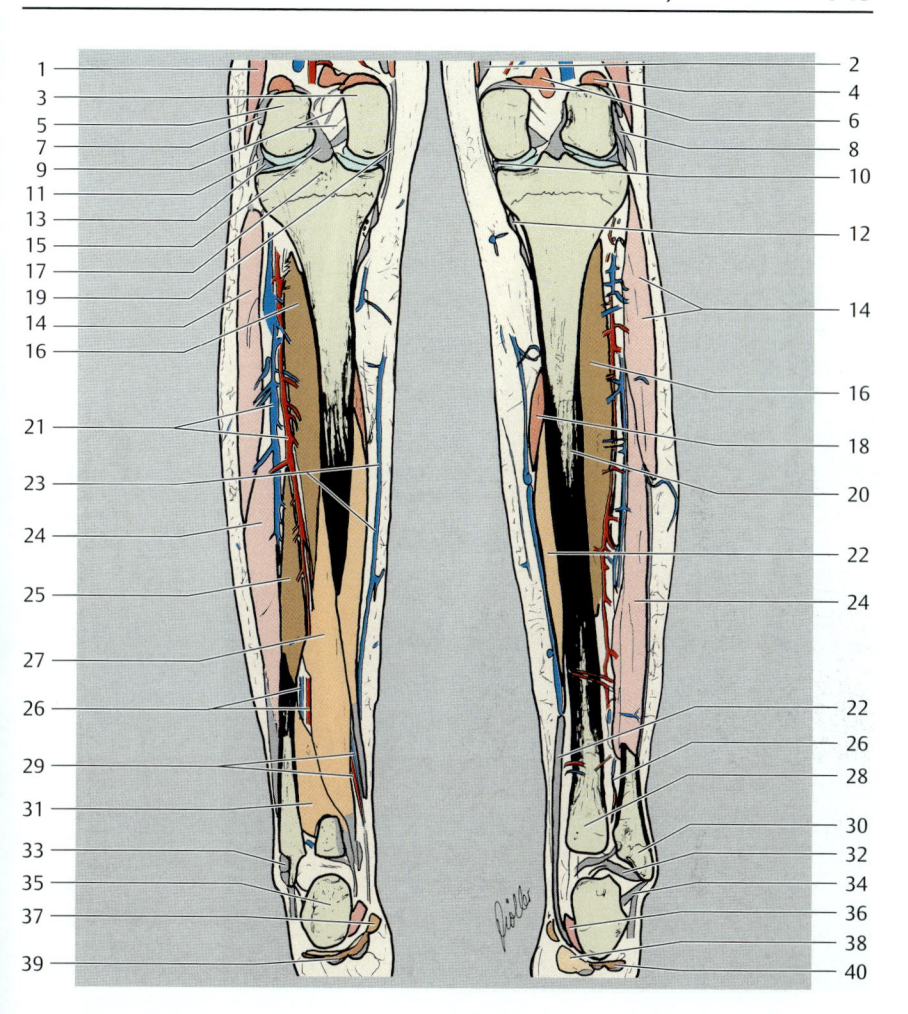

19 Ligamento colateral medial	31 Músculo flexor longo do hálux
20 Tíbia (diáfise)	32 Ligamento talofibular posterior
21 Artéria e veia tibiais anteriores e nervo peroneiro profundo	33 Músculos peroneiros (fibulares) longo e curto (tendões)
22 Músculo flexor longo dos dedos	34 Ligamento calcaneofibular
23 Veia safena magna	35 Calcâneo
24 Músculo fibular (peroneiro) curto	36 Músculo quadrado plantar
25 Músculo extensor longo do hálux	37 Músculo abdutor do hálux
26 Artéria e veia fibulares	38 Músculo flexor curto dos dedos
27 Músculo tibial posterior	39 Músculo flexor curto dos dedos e aponeurose plantar
28 Tíbia	
29 Artéria e veia tibiais posteriores	40 Músculo abdutor do dedo mínimo
30 Fíbula	

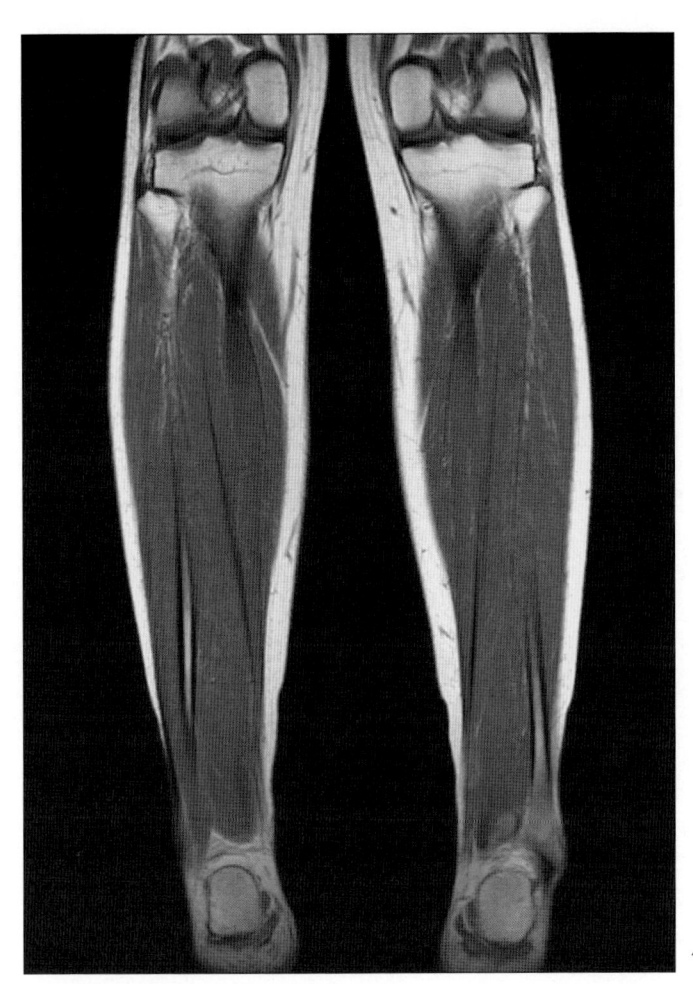

Cranial

Distal

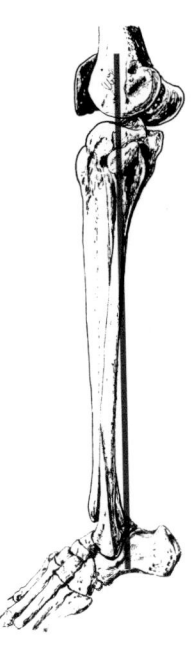

1. Músculo bíceps femoral
2. Músculos sartório e grácil (tendões)
3. Côndilo medial do fêmur
4. Músculo gastrocnêmio (cabeça lateral, anexo femoral)
5. Côndilo lateral do fêmur
6. Músculo gastrocnêmio (cabeça medial, anexo femoral)
7. Ligamento cruzado anterior
8. Ligamento cruzado posterior
9. Tíbia (cabeça)
10. Menisco lateral (porção intermediária)
11. Ligamento colateral fibular
12. Menisco medial (porção intermediária)
13. Articulação tibiofibular
14. Fíbula (cabeça)
15. Músculo poplíteo (anexo tibial)
16. Tíbia (diáfise)

Perna, Coronal

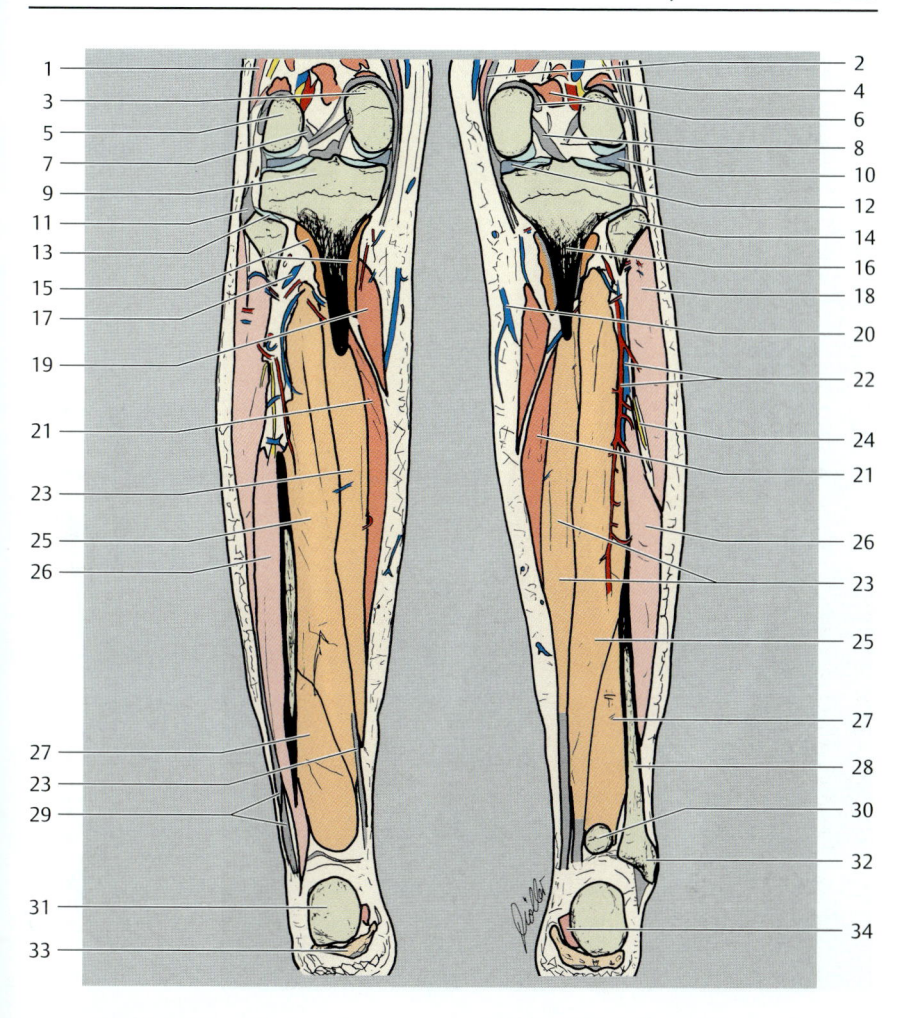

17	Artéria e veia tibiais anteriores e nervo peroneiro profundo
18	Músculo fibular (peroneiro) longo
19	Músculo gastrocnêmio (cabeça medial)
20	Veia safena magna
21	Músculo sóleo
22	Artéria e veia fibulares
23	Músculo flexor longo dos dedos
24	Nervo fibular superficial
25	Músculo tibial posterior
26	Músculo fibular (peroneiro) curto
27	Músculo flexor longo do hálux
28	Fíbula (diáfise)
29	Músculos peroneiros (fibulares) longo e curto (tendões)
30	Tíbia
31	Calcâneo
32	Maléolo lateral
33	Músculo flexor curto dos dedos
34	Músculo quadrado plantar

Extremidade Inferior

Cranial

Distal

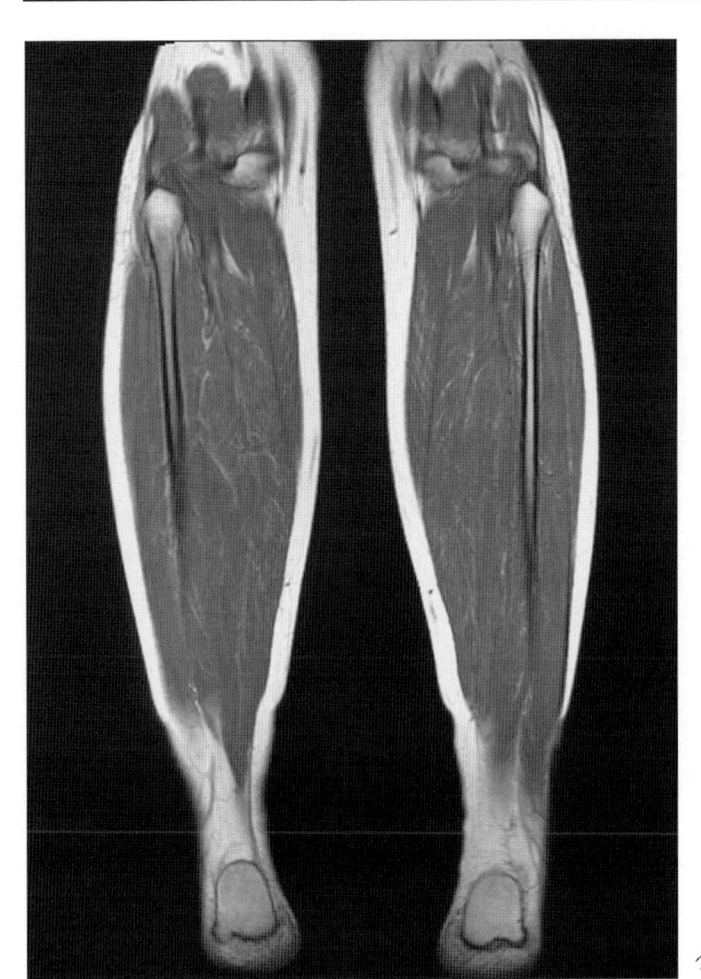

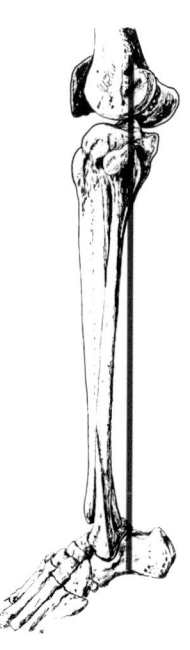

1. Músculo grácil (tendão)
2. Músculo gastrocnêmio (cabeça medial)
3. Músculo sartório (tendão)
4. Artéria e veia poplíteas
5. Músculo semimembranoso (tendão)

Perna, Coronal

6 Músculo gastrocnêmio (cabeça lateral)
7 Veia safena magna
8 Tíbia (côndilo medial)
9 Trato iliotibial
10 Tíbia (côndilo lateral)
11 Ligamento cruzado anterior
12 Fíbula (cabeça)
13 Músculo poplíteo
14 Artéria e veia tibiais posteriores recorrentes
15 Ligamento colateral fibular
16 Nervo tibial posterior
17 Músculo fibular (peroneiro) longo
18 Fíbula (diáfise)
19 Músculo sóleo
20 Artéria e veia tibiais posteriores
21 Músculo fibular (peroneiro) curto
22 Artéria e veia fibulares
23 Músculo tibial posterior
24 Músculo flexor longo do hálux
25 Nervo tibial
26 Calcâneo
27 Aponeurose plantar

348 Extremidade Inferior

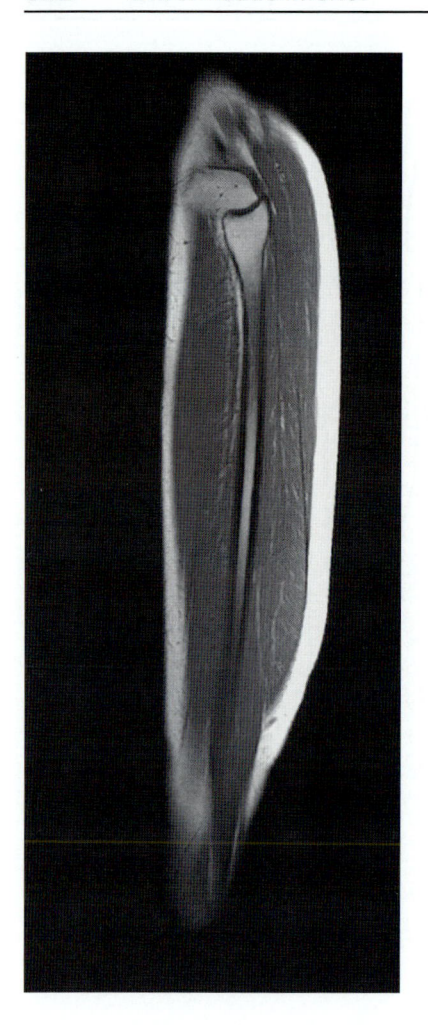

Cranial

Ventral ☐ Dorsal

Distal

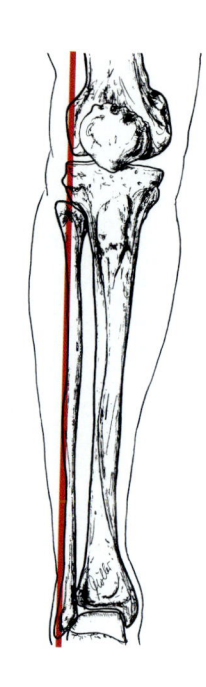

Perna, Sagital **349**

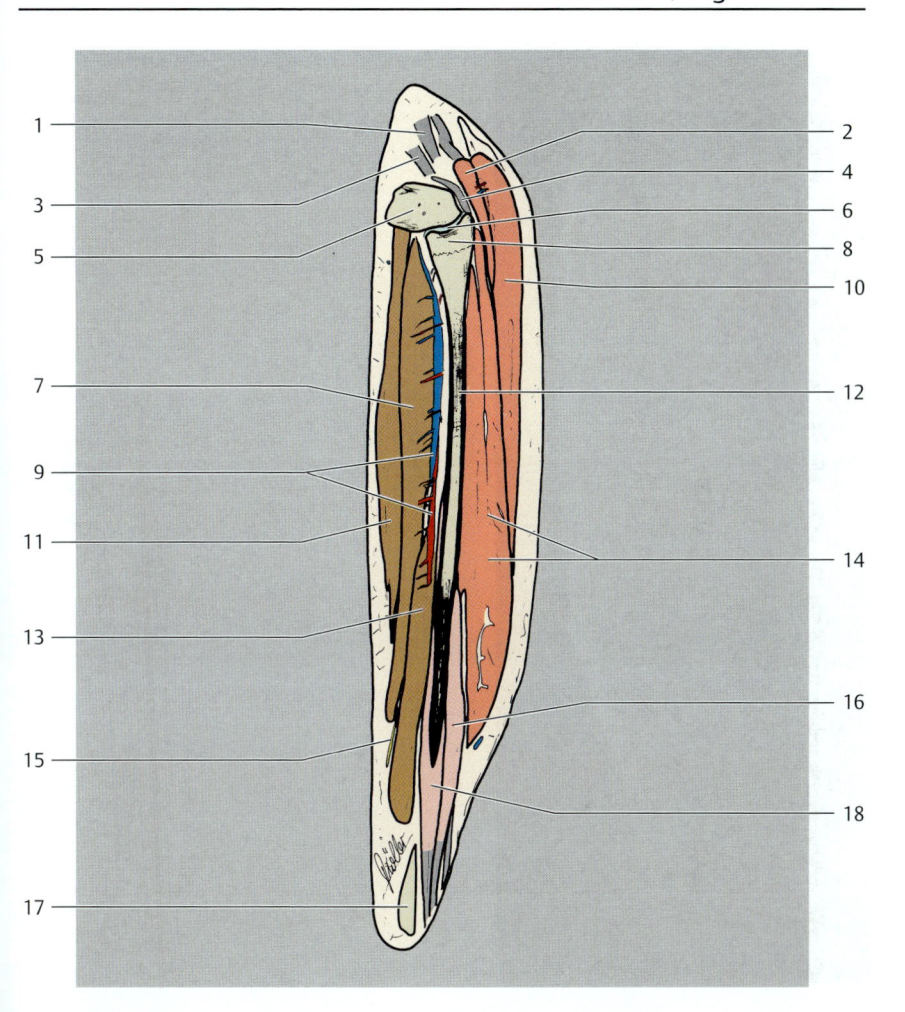

1 Trato iliotibial
2 Músculo plantar (+ tendão)
3 Retináculo lateral da patela
4 Músculo poplíteo e ligamento poplíteo arqueado
5 Tíbia (cabeça)
6 Articulação tibiofibular (articulação tibiofibular superior)
7 Músculo extensor longo dos dedos
8 Fíbula (cabeça)
9 Artéria e veia tibiais anteriores
10 Músculo gastrocnêmio (cabeça lateral)
11 Músculo tibial anterior
12 Fíbula (diáfise)
13 Músculo extensor longo do hálux
14 Músculo sóleo
15 Nervo fibular superficial
16 Músculo fibular (peroneiro) longo
17 Fíbula (maléolo lateral)
18 Músculo fibular (peroneiro) curto

350 Extremidade Inferior

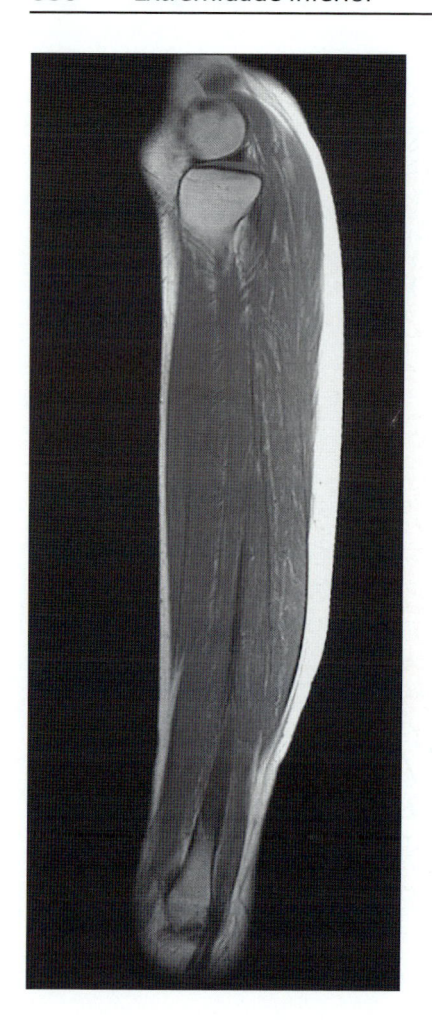

Cranial
Ventral ☐ Dorsal
Distal

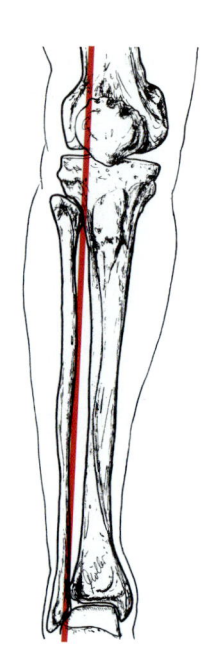

1 Trato iliotibial
2 Músculo bíceps femoral (tendão)
3 Retináculo lateral da patela
4 Músculo gastrocnêmio (cabeça lateral, anexo)
5 Articulação do joelho

Perna, Sagital

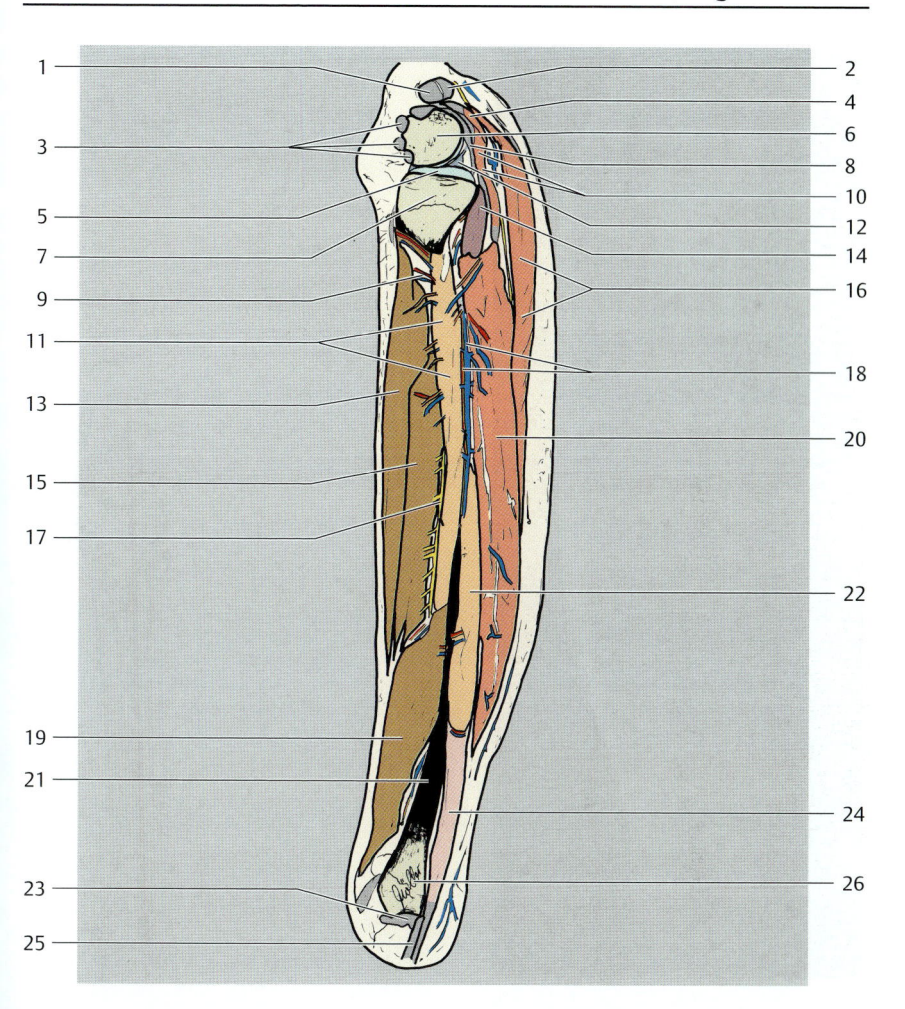

6 Côndilo lateral do fêmur
7 Tíbia (cabeça)
8 Cápsula articular do joelho
9 Artéria e veia tibiais anteriores
10 Músculo plantar (+ tendão)
11 Músculo tibial posterior
12 Menisco lateral (corno posterior)
13 Músculo tibial anterior
14 Músculo poplíteo
15 Músculo extensor longo dos dedos
16 Músculo gastrocnêmio (cabeça lateral)
17 Nervo fibular superficial
18 Artéria e veia fibulares
19 Músculo extensor longo do hálux
20 Músculo sóleo
21 Fíbula (diáfise)
22 Músculo flexor longo do hálux
23 Ligamento calcaneofibular
24 Músculo fibular (peroneiro) longo
25 Músculo fibular (peroneiro) curto
26 Fíbula (maléolo lateral)

352 Extremidade Inferior

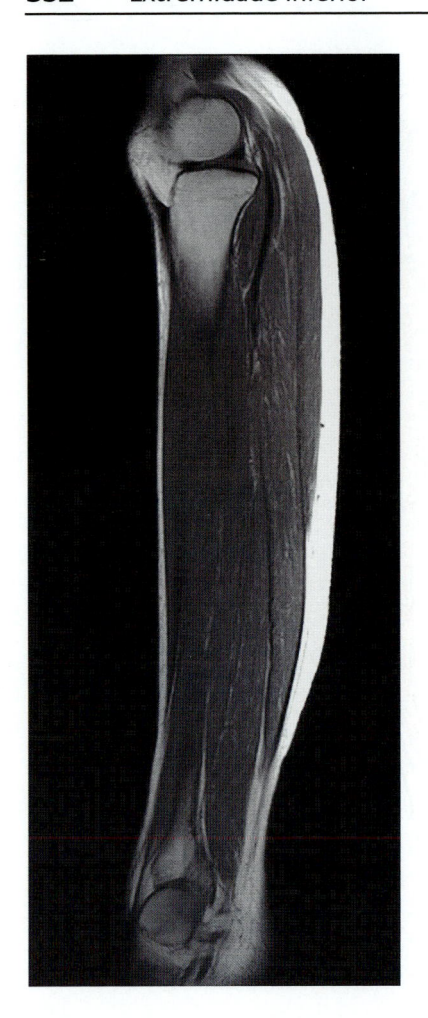

Cranial
Ventral ☐ Dorsal
Distal

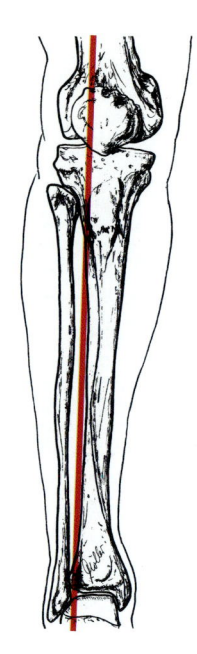

1 Trato iliotibial
2 Músculo bíceps femoral (tendão)
3 Retináculo lateral da patela
4 Músculo gastrocnêmio (cabeça lateral, anexo)

Perna, Sagital

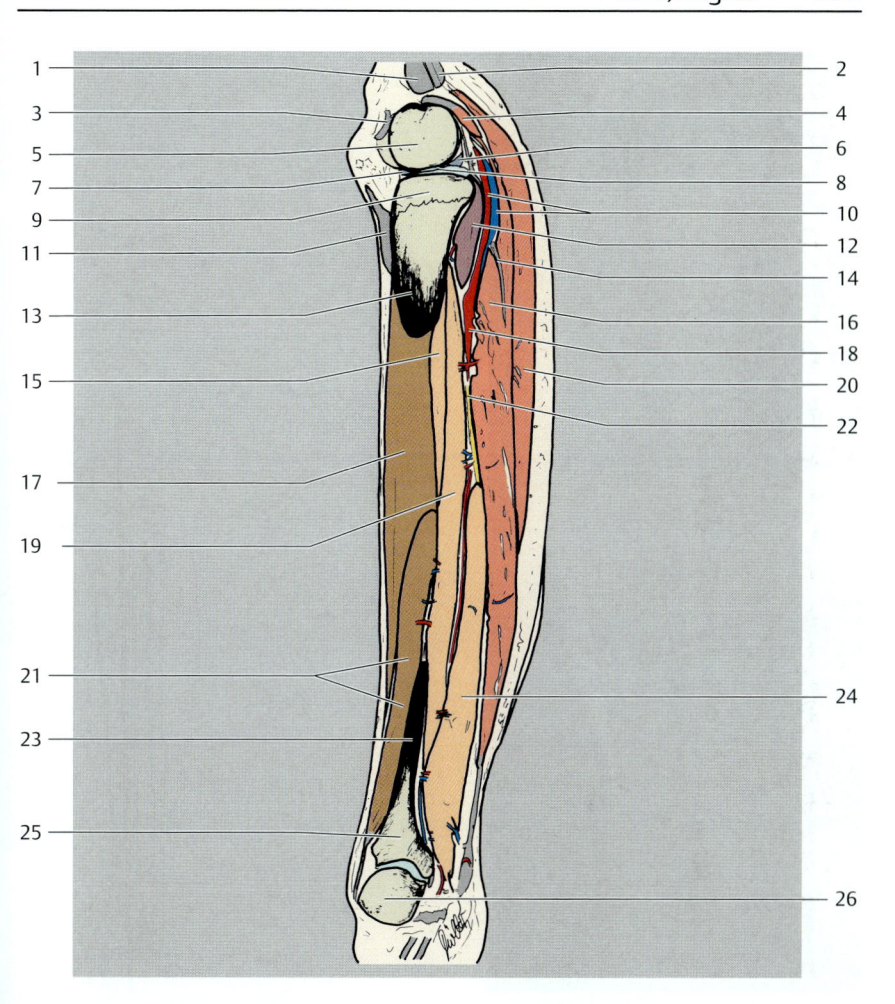

5 Côndilo lateral do fêmur
6 Menisco lateral (corno posterior)
7 Menisco lateral (corno anterior)
8 Articulação do joelho
9 Tíbia (cabeça)
10 Artéria e veia poplíteas
11 Ligamento da patela
12 Músculo poplíteo
13 Tíbia (diáfise)
14 Músculo plantar (+ tendão)
15 Músculo flexor longo dos dedos
16 Músculo sóleo
17 Músculo tibial anterior
18 Tronco tibiofibular
19 Músculo tibial posterior
20 Músculo gastrocnêmio (cabeça lateral)
21 Músculo extensor longo do hálux
22 Nervo tibial
23 Tíbia (diáfise)
24 Músculo flexor longo do hálux
25 Tíbia
26 Tálus

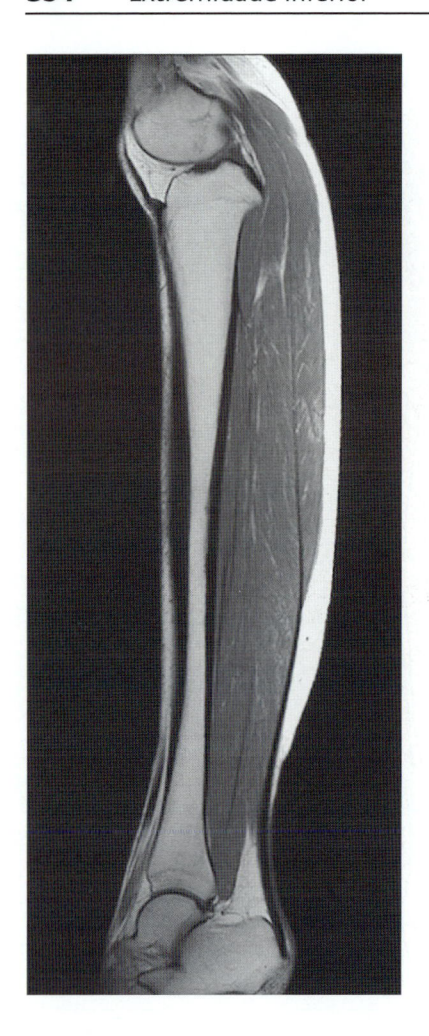

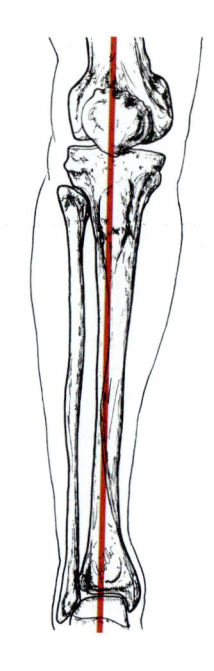

1 Artéria e veia geniculares laterais superiores
2 Nervo tibial
3 Fêmur
4 Artéria e veia poplíteas
5 Coxim adiposo infrapatelar (Hoffa)
6 Músculo gastrocnêmio (cabeça medial)
7 Tendão da patela
8 Ligamento cruzado posterior
9 Tuberosidade da tíbia
10 Ligamento cruzado anterior

Perna, Sagital

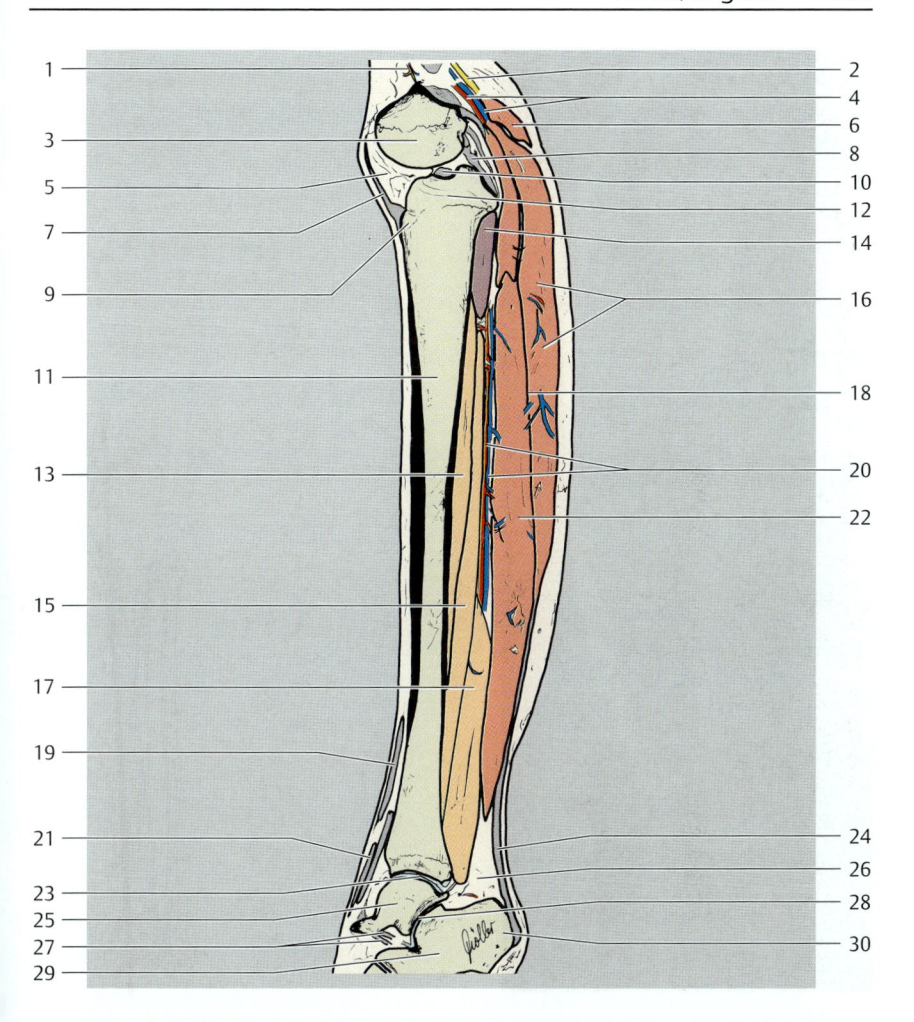

11 Tíbia (diáfise)
12 Tíbia (cabeça)
13 Músculo flexor longo dos dedos
14 Músculo poplíteo
15 Músculo tibial posterior
16 Músculo gastrocnêmio (cabeça medial)
17 Músculo flexor longo do hálux
18 Músculo plantar (tendão)
19 Músculo tibial anterior (tendão)
20 Artéria e veia tibiais posteriores e nervo tibial
21 Músculo extensor longo dos dedos e músculo extensor longo do hálux (tendões)
22 Músculo sóleo
23 Articulação do tornozelo
24 Tendão do calcâneo (tendão de Aquiles)
25 Tálus
26 Corpo adiposo pré-Aquiles
27 Ligamento talocalcâneo interósseo
28 Articulação subtalar
29 Calcâneo
30 Tuberosidade do calcâneo

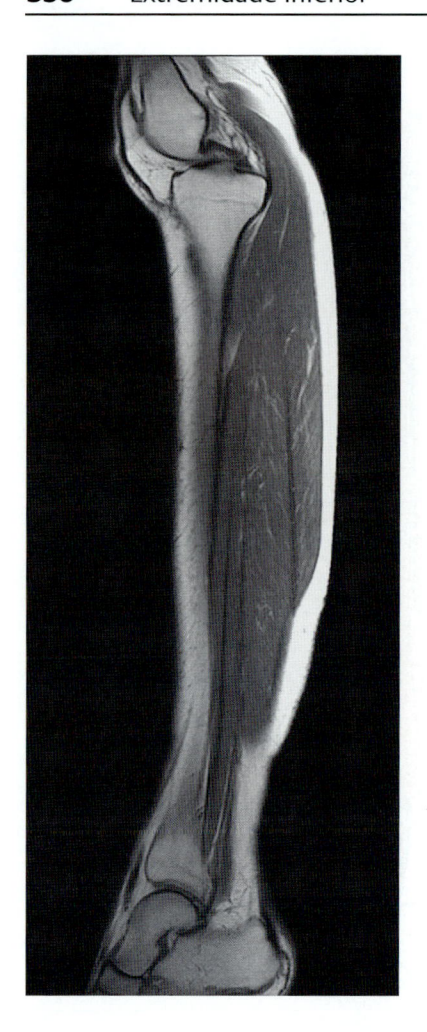

356 Extremidade Inferior

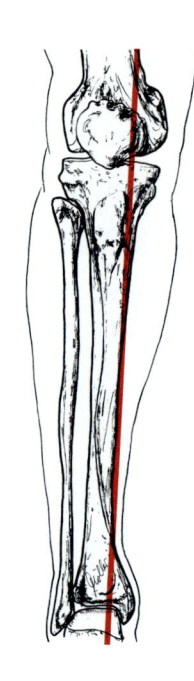

1. Tendão do quadríceps
2. Artéria e veia poplíteas
3. Patela
4. Músculo gastrocnêmio (cabeça lateral)
5. Fêmur
6. Ligamento cruzado posterior
7. Coxim adiposo infrapatelar (Hoffa)
8. Menisco medial (corno posterior)
9. Tendão da patela
10. Ligamento cruzado anterior

Perna, Sagital

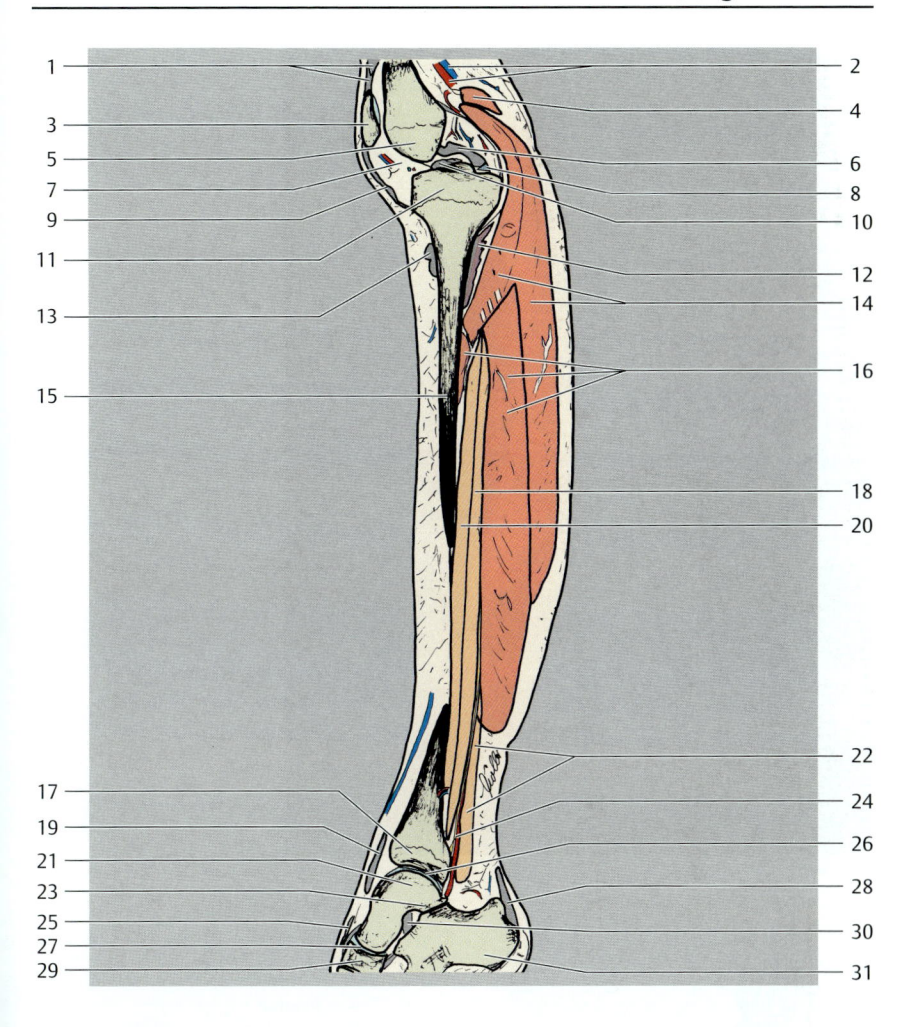

11 Tíbia (cabeça)
12 Músculo poplíteo
13 Tendão do *pes anserinus*
14 Músculo gastrocnêmio (cabeça medial)
15 Tíbia (diáfise)
16 Músculo sóleo
17 Tíbia
18 Músculo tibial posterior
19 Músculo tibial anterior (tendão)
20 Músculo flexor longo dos dedos
21 Tálus
22 Músculo flexor longo do hálux
23 Articulação subtalar
24 Artéria e veia tibiais posteriores e nervo tibial
25 Músculo extensor longo dos dedos (tendão)
26 Articulação do tornozelo
27 Articulação talonavicular
28 Tendão do calcâneo (tendão de Aquiles)
29 Navicular
30 Ligamento talocalcâneo interósseo
31 Calcâneo

358 Extremidade Inferior

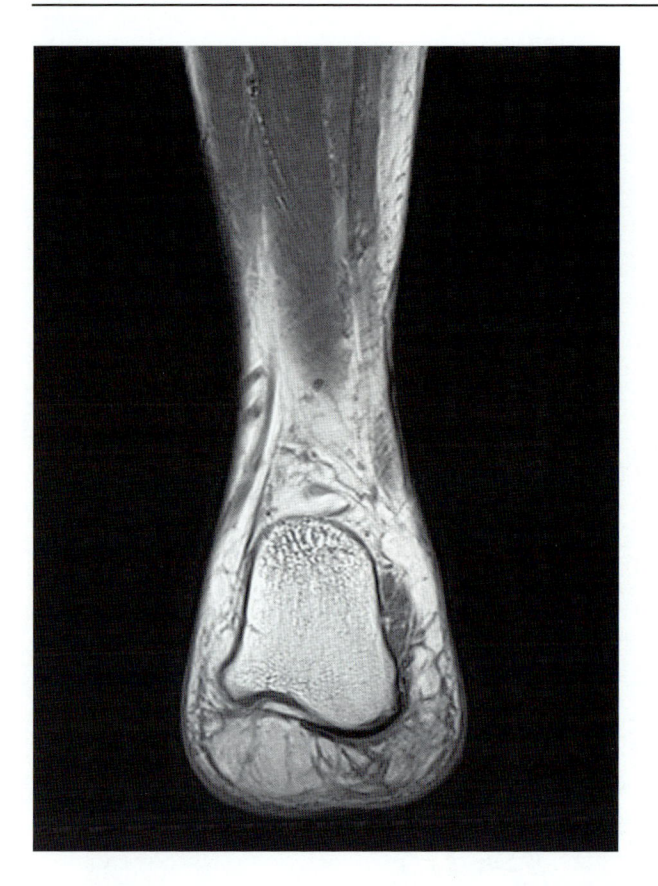

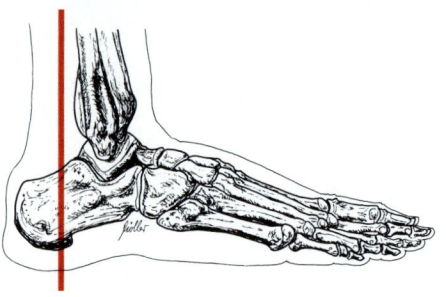

Proximal
Lateral Medial
Plantar

Pé, Coronal   **359**

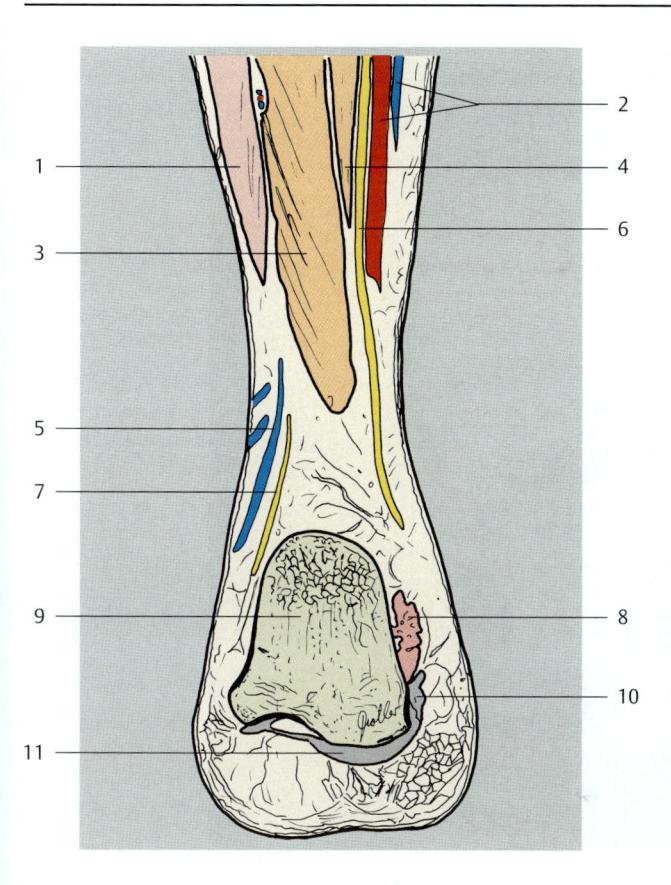

1 Músculo fibular (peroneiro) curto
2 Artéria e veia tibiais posteriores
3 Músculo flexor longo do hálux
4 Músculo flexor longo dos dedos
5 Veia pequena safena
6 Nervo tibial
7 Nervo sural
8 Músculo quadrado plantar
9 Calcâneo
10 Músculo abdutor do hálux (tendão)
11 Aponeurose plantar

Extremidade Inferior

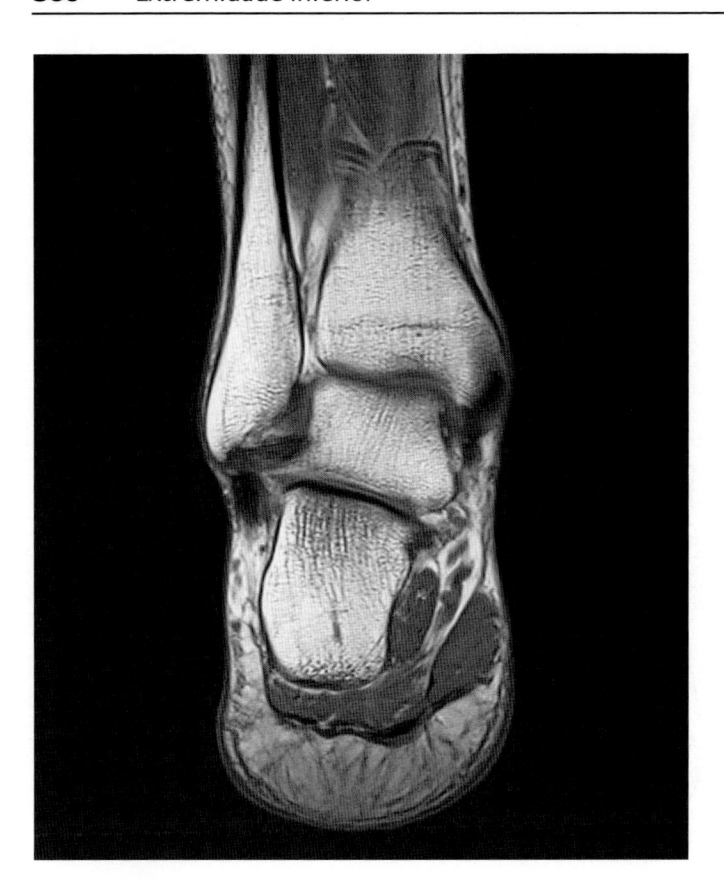

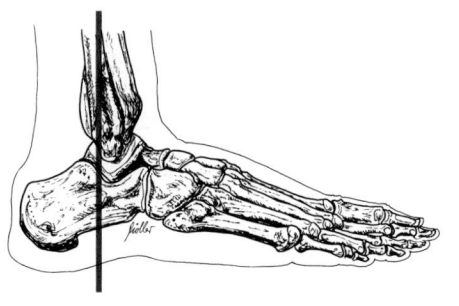

Proximal

Lateral Medial

Plantar

Pé, Coronal

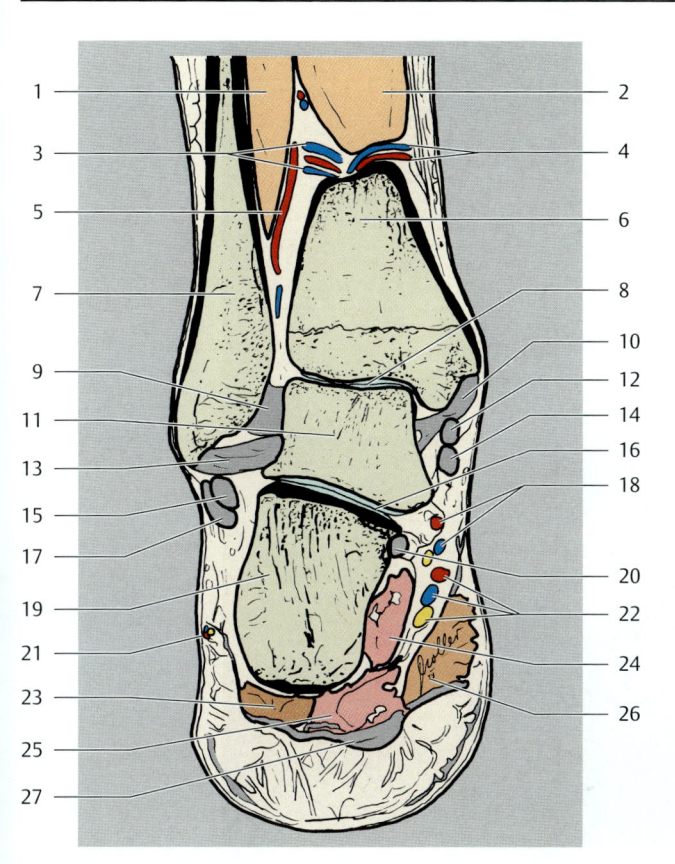

1 Músculo flexor longo do hálux
2 Músculo tibial posterior
3 Artéria e veia fibulares (ramo comunicante)
4 Artéria e veia tibiais posteriores (ramo comunicante)
5 Artéria fibular
6 Tíbia
7 Fíbula
8 Articulação do tornozelo
9 Cápsula dorsal
10 Ligamento deltoide
11 Tálus
12 Músculo tibial posterior (tendão)
13 Ligamento talofibular posterior
14 Músculo flexor longo dos dedos (tendão)
15 Músculo fibular (peroneiro) curto (tendão)
16 Articulação subtalar
17 Músculo fibular (peroneiro) longo
18 Artéria, veia e nervo plantares mediais
19 Calcâneo
20 Músculo flexor longo do hálux (tendão)
21 Nervo sural com vasos acompanhantes
22 Artéria, veia e nervo plantares laterais
23 Músculo abdutor do dedo mínimo
24 Músculo quadrado plantar
25 Músculo flexor curto dos dedos
26 Músculo abdutor do hálux
27 Aponeurose plantar

362 Extremidade Inferior

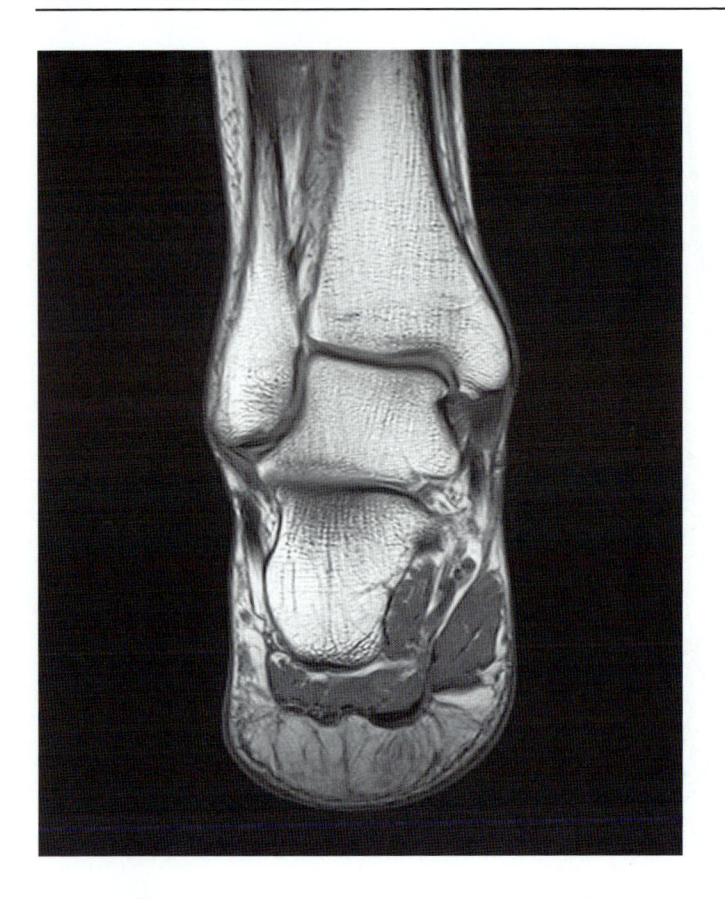

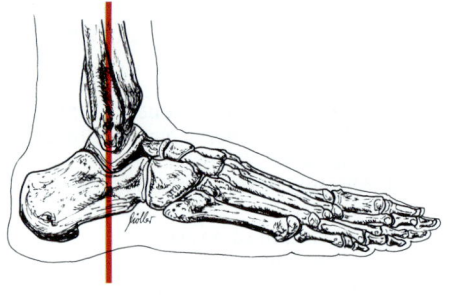

Proximal

Lateral Medial

Plantar

Pé, Coronal

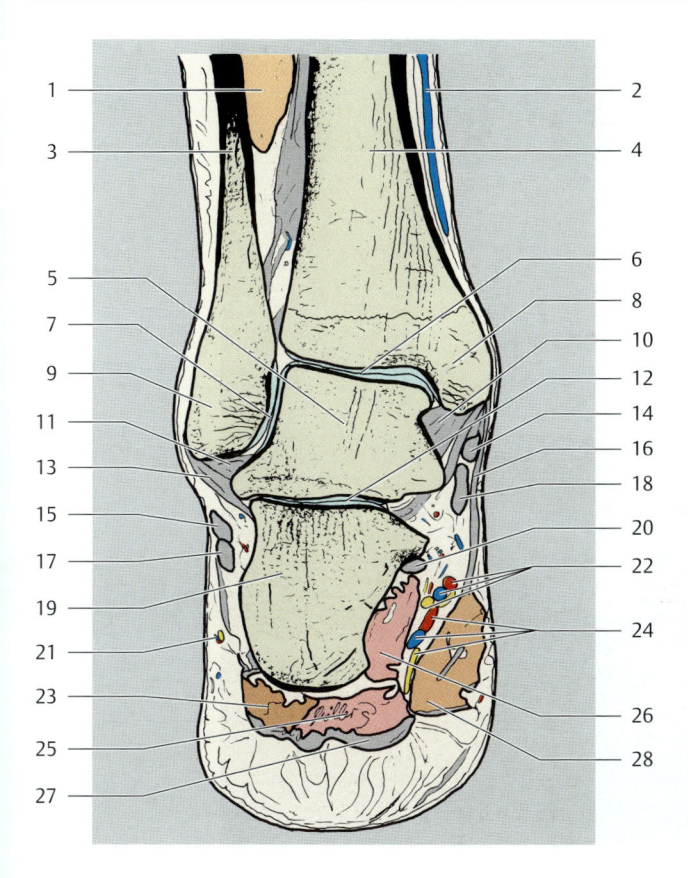

1 Músculo flexor longo do hálux
2 Veia safena magna
3 Fíbula
4 Tíbia
5 Tálus
6 Articulação do tornozelo
7 Articulação talofibular
8 Maléolo medial
9 Maléolo lateral
10 Ligamento deltoide (parte tibiotalar posterior)
11 Ligamento talofibular posterior
12 Articulação subtalar
13 Ligamento calcaneofibular
14 Músculo tibial posterior (tendão)
15 Músculo fibular (peroneiro) curto (tendão)
16 Retináculo flexor
17 Músculo fibular (peroneiro) longo (tendão)
18 Músculo flexor longo dos dedos (tendão)
19 Calcâneo
20 Músculo flexor longo do hálux (tendão)
21 Nervo sural com vasos acompanhantes
22 Artéria, veia e nervo plantares mediais
23 Músculo abdutor do dedo mínimo
24 Artéria, veia e nervo plantares laterais
25 Músculo flexor curto dos dedos
26 Músculo quadrado plantar
27 Aponeurose plantar
28 Músculo abdutor do hálux

Extremidade Inferior

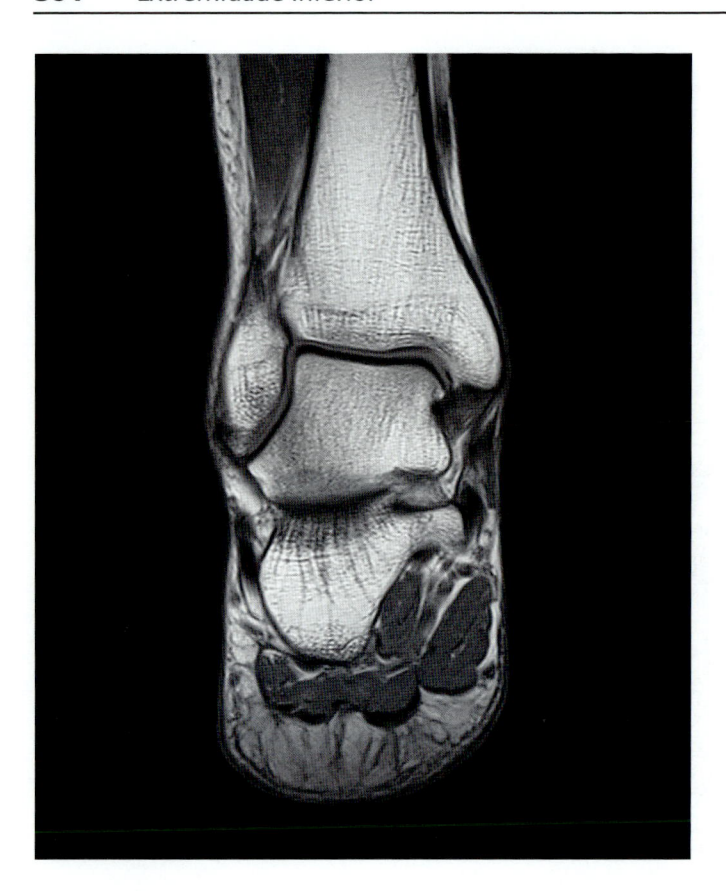

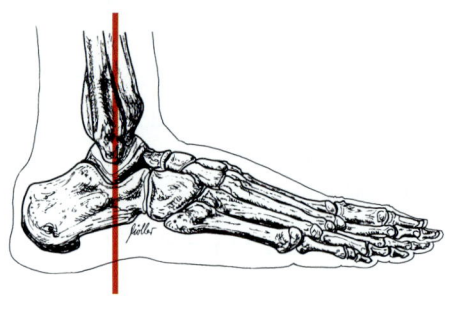

Proximal

Lateral Medial

Plantar

Pé, Coronal

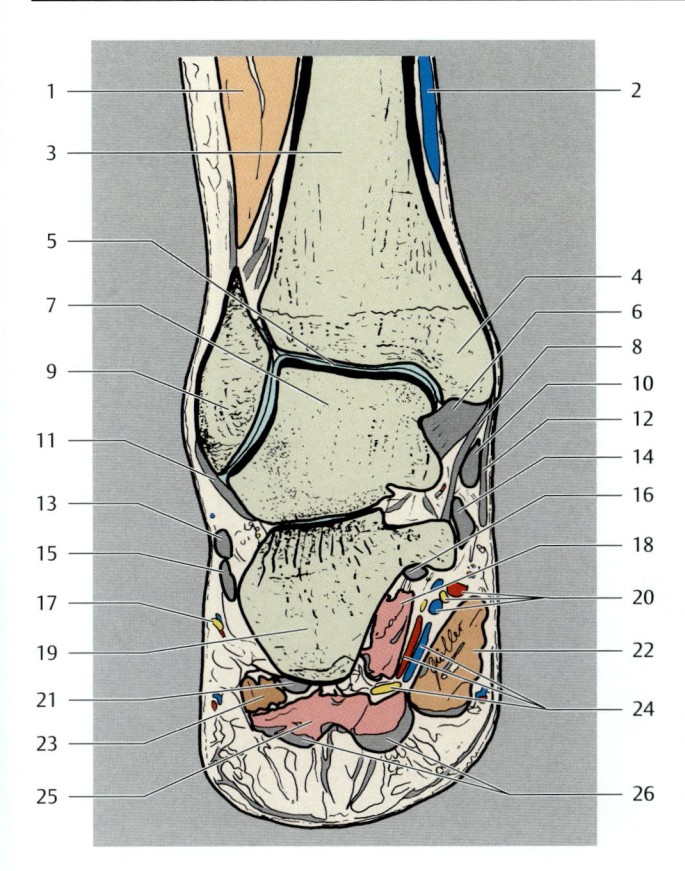

1. Músculo extensor longo dos dedos
2. Veia safena magna
3. Tíbia
4. Maléolo medial
5. Articulação do tornozelo
6. Ligamento deltoide (parte tibiotalar posterior)
7. Tálus
8. Ligamento deltoide (parte tibiocalcânea)
9. Fíbula (maléolo lateral)
10. Músculo tibial posterior (tendão)
11. Ligamento calcaneofibular
12. Retináculo flexor
13. Músculo fibular (peroneiro) curto (tendão)
14. Músculo flexor longo dos dedos (tendão)
15. Músculo fibular (peroneiro) longo (tendão)
16. Músculo flexor longo do hálux (tendão)
17. Nervo sural com vasos acompanhantes
18. Músculo quadrado plantar
19. Calcâneo
20. Artéria, veia e nervo plantares mediais
21. Ligamento plantar longo
22. Músculo abdutor do hálux
23. Músculo abdutor do dedo mínimo
24. Artéria, veia e nervo plantares laterais
25. Músculo flexor curto dos dedos
26. Aponeurose plantar

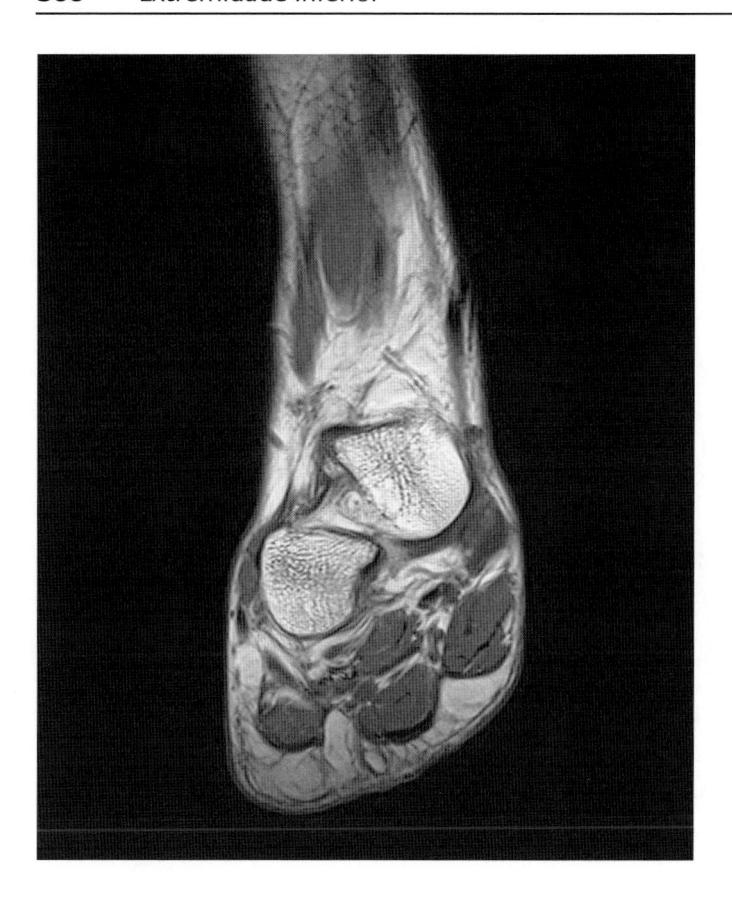

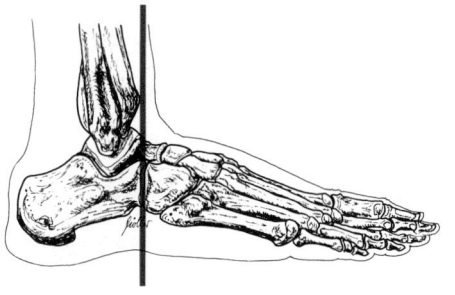

Proximal

Lateral Medial

Plantar

Pé, Coronal

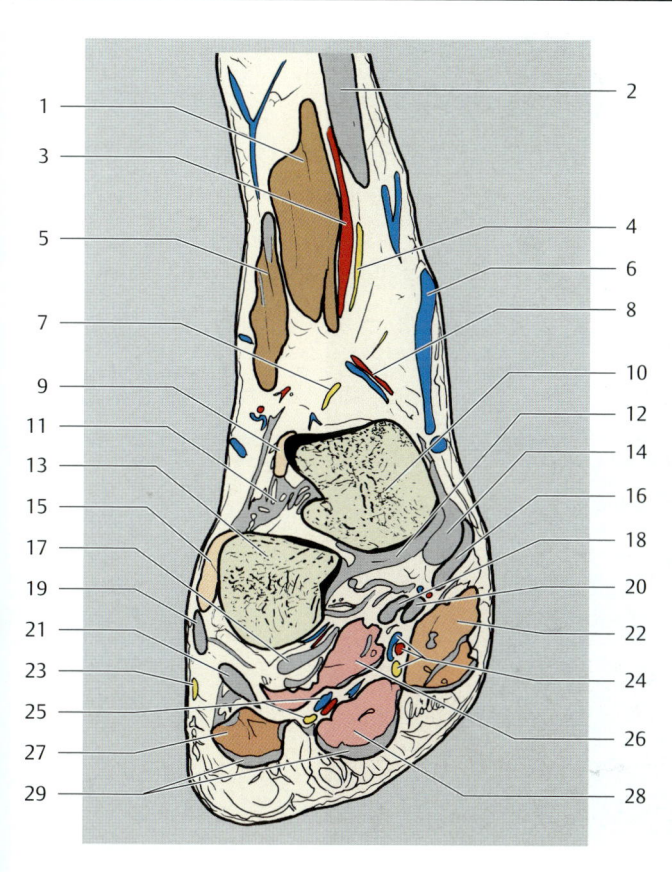

1 Músculo extensor longo do hálux
2 Músculo tibial anterior (tendão)
3 Artéria tibial anterior
4 Nervo fibular (peroneiro) profundo
5 Músculo extensor longo dos dedos
6 Veia safena magna
7 Nervo fibular (peroneiro) profundo (ramo cutâneo)
8 Artéria tarsal medial
9 Músculo extensor curto do hálux (tendão)
10 Tálus
11 Ligamento talocalcâneo interósseo
12 Ligamento calcaneonavicular plantar
13 Calcâneo
14 Ligamento deltoide (parte tibionavicular)
15 Músculo extensor curto dos dedos
16 Músculo tibial posterior (tendão)
17 Ligamento plantar longo
18 Músculo flexor longo do hálux (tendão)
19 Músculo fibular (peroneiro) curto (tendão)
20 Músculo flexor longo dos dedos (tendão)
21 Músculo fibular (peroneiro) longo
22 Músculo abdutor do hálux
23 Nervo cutâneo dorsal lateral
24 Artéria, veia e nervo plantares mediais
25 Artéria, veia e nervo plantares laterais
26 Músculo quadrado plantar
27 Músculo abdutor do dedo mínimo
28 Músculo flexor curto dos dedos
29 Aponeurose plantar

Extremidade Inferior

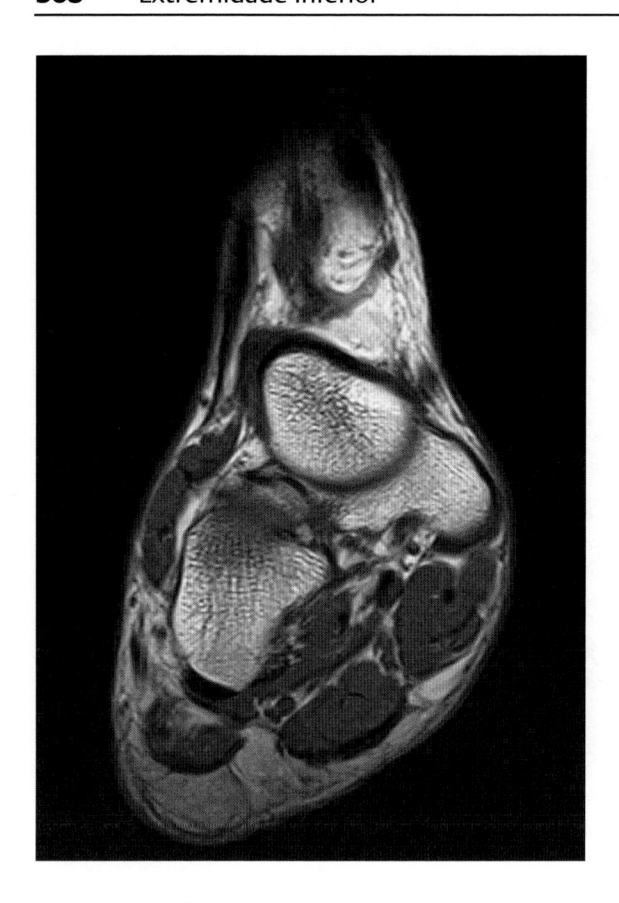

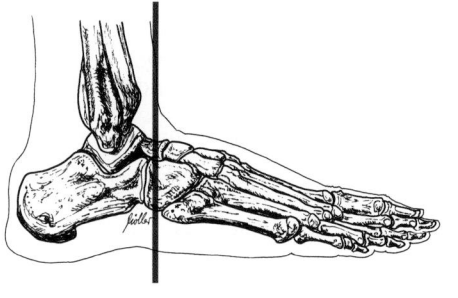

Proximal

Lateral ☐ Medial

Plantar

1 Músculo extensor longo do hálux (tendão)
2 Músculo tibial anterior (tendão)
3 Músculo extensor longo dos dedos (tendão)
4 Artéria tibial anterior

Pé, Coronal

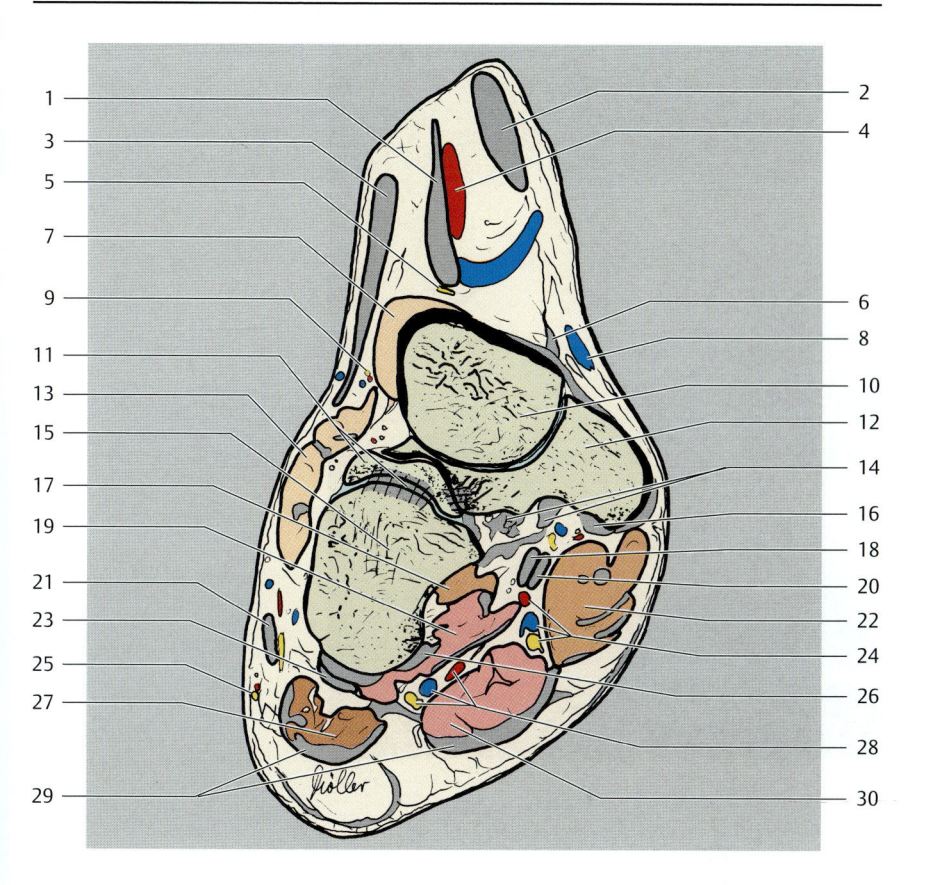

5	Nervo fibular (peroneiro) profundo (ramo medial)
6	Ligamento deltoide (parte tibiotalar anterior)
7	Músculo extensor curto do hálux
8	Veia safena magna
9	Nervo fibular (peroneiro) profundo (ramo lateral)
10	Tálus
11	Calcâneo e ligamento bifurcado
12	Navicular
13	Músculo extensor curto dos dedos
14	Ligamento calcaneonavicular plantar
15	Cuboide
16	Músculo tibial posterior (tendão)
17	Músculo adutor do hálux (cabeça oblíqua)
18	Músculo flexor longo do hálux (tendão)
19	Músculo quadrado plantar
20	Músculo flexor longo dos dedos (tendão)
21	Músculo fibular (peroneiro) curto (tendão)
22	Músculo abdutor do hálux
23	Músculo fibular (peroneiro) longo (tendão)
24	Artéria, veia e nervo plantares mediais
25	Nervo cutâneo dorsal lateral
26	Ligamento plantar longo
27	Músculo abdutor do dedo mínimo
28	Artéria, veia e nervo plantares laterais
29	Aponeurose plantar
30	Músculo flexor curto dos dedos

370 Extremidade Inferior

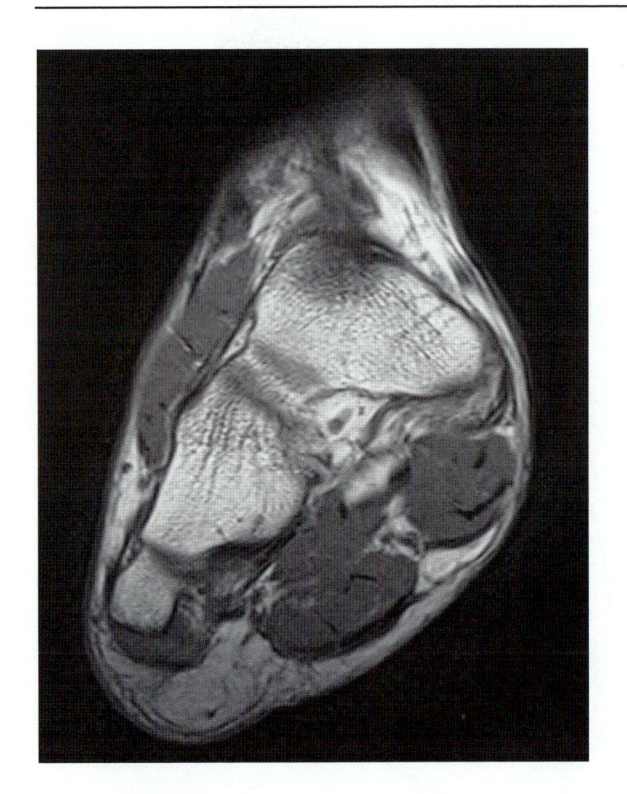

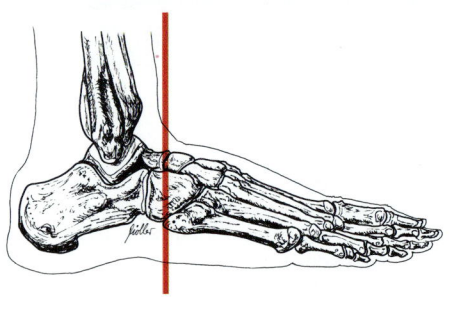

Dorsal

Lateral ☐ Medial

Plantar

Pé, Coronal

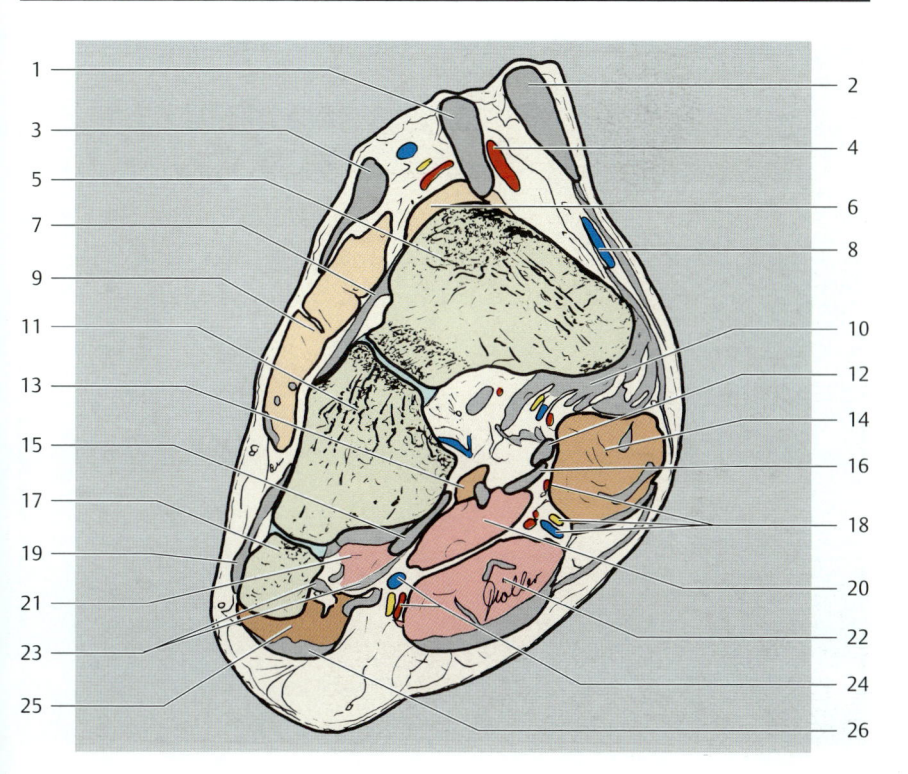

1. Músculo extensor longo do hálux (tendão)
2. Músculo tibial anterior (tendão)
3. Músculo extensor longo dos dedos (tendão)
4. Artéria tibial anterior
5. Navicular
6. Músculo extensor curto do hálux
7. Ligamentos tarsais dorsais
8. Veia safena magna
9. Músculo extensor curto dos dedos
10. Músculo tibial posterior (tendão)
11. Cuboide
12. Músculo flexor longo do hálux (tendão)
13. Músculo adutor do hálux (cabeça oblíqua)
14. Músculo abdutor do hálux
15. Músculo fibular (peroneiro) longo (tendão)
16. Músculo flexor longo dos dedos (tendão)
17. 5º metatarso (base)
18. Artéria, veia e nervo plantares mediais
19. Músculo fibular (peroneiro) curto (tendão)
20. Músculo quadrado plantar
21. Músculos interósseos
22. Músculo flexor curto dos dedos
23. Ligamento plantar longo
24. Artéria, veia e nervo plantares laterais
25. Músculo abdutor do dedo mínimo
26. Aponeurose plantar

Extremidade Inferior

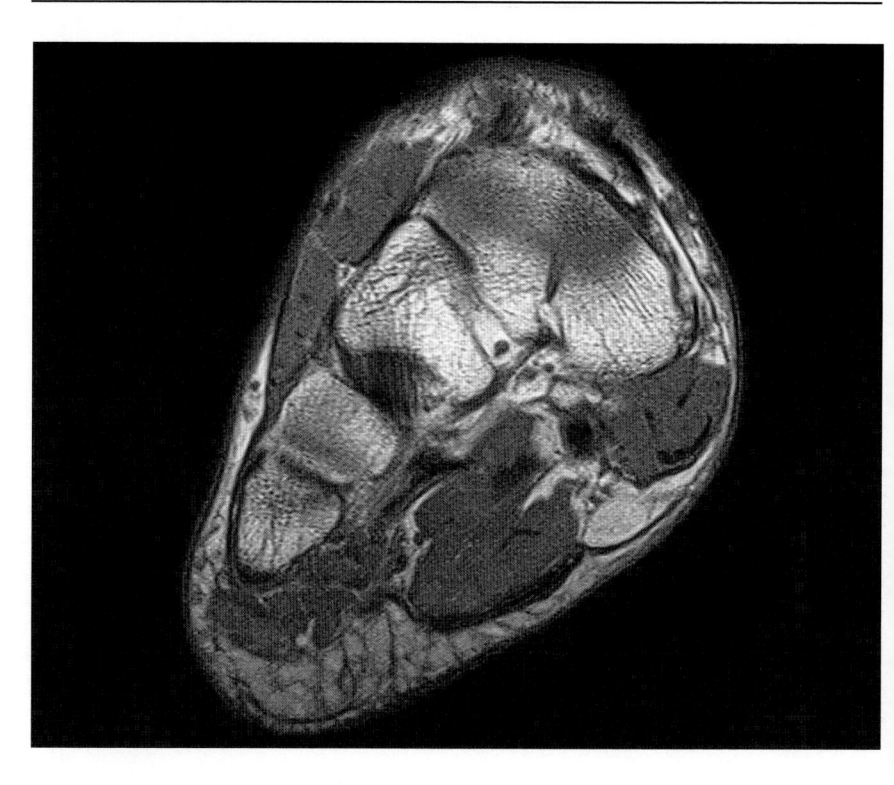

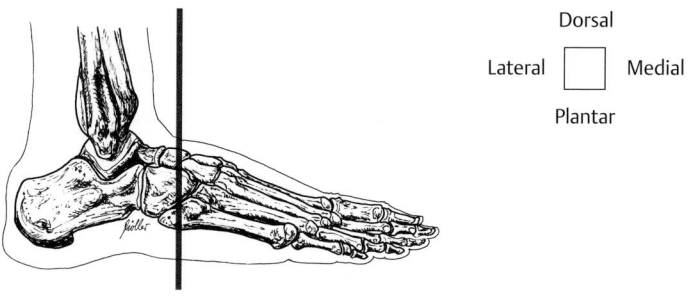

Dorsal

Lateral Medial

Plantar

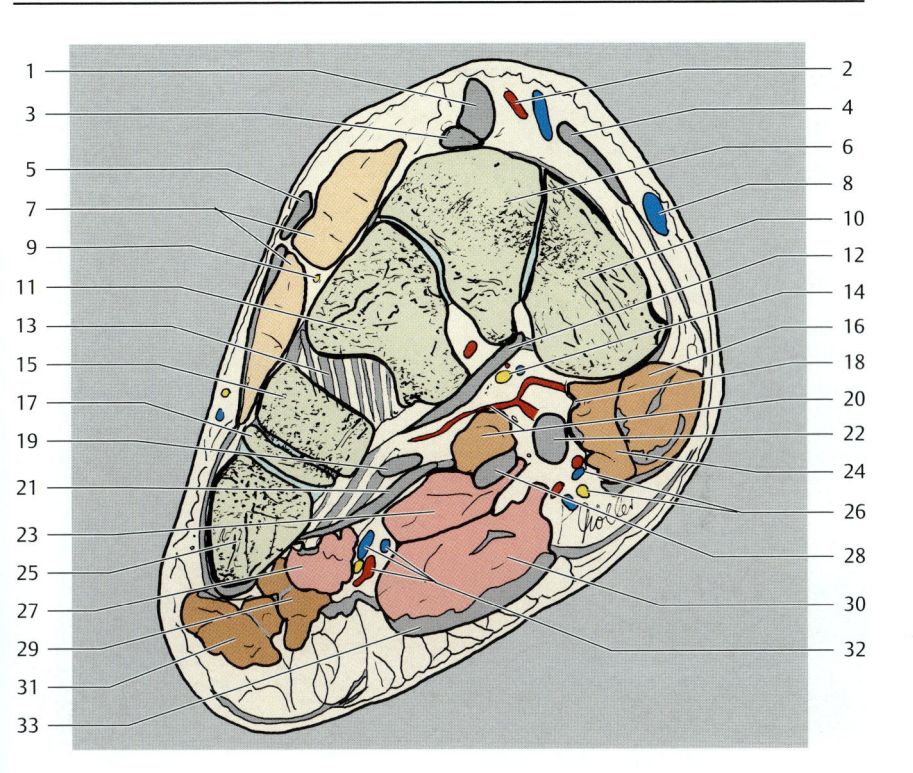

Pé, Coronal

1 Músculo extensor longo do hálux (tendão)
2 Artéria tibial anterior
3 Músculo extensor curto do hálux (tendão)
4 Músculo tibial anterior (tendão)
5 Músculo extensor longo dos dedos (tendão)
6 Cuneiforme intermediário
7 Músculo extensor curto dos dedos
8 Veia safena magna
9 Nervo fibular (peroneiro) profundo
10 Cuneiforme medial
11 Cuneiforme lateral
12 Músculo tibial posterior (anexo de tendão)
13 Ligamentos tarsais dorsais
14 Nervo plantar lateral (ramo profundo)
15 Cuboide
16 Músculo abdutor do hálux
17 4º metatarso (base)
18 Septo plantar medial
19 Músculo fibular (peroneiro) longo
20 Músculo adutor do hálux (cabeça oblíqua) e arco plantar profundo
21 Ligamento plantar longo
22 Músculo flexor longo do hálux (tendão)
23 Músculo quadrado plantar
24 Músculo flexor curto do hálux
25 5º metatarso (base)
26 Artéria, veia e nervo plantares mediais
27 Músculos interósseos
28 Músculo flexor longo dos dedos (tendão)
29 Músculo flexor curto do dedo mínimo
30 Músculo flexor curto dos dedos
31 Músculo abdutor do dedo mínimo
32 Artéria, veia e nervo plantares laterais
33 Aponeurose plantar

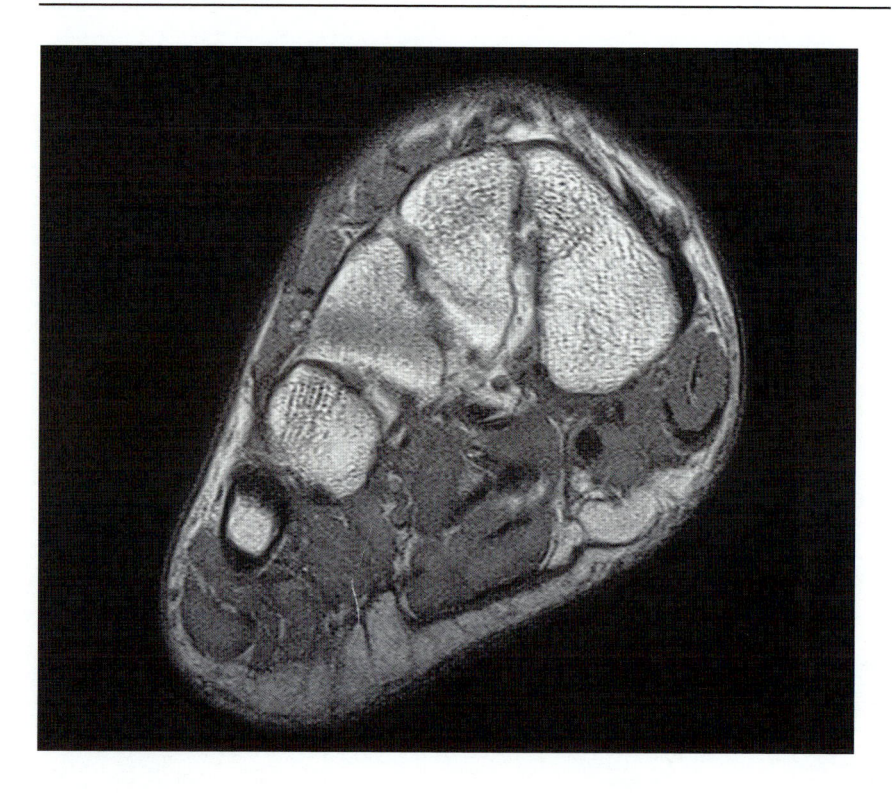

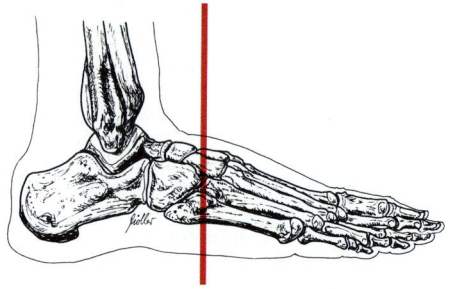

Dorsal
Lateral   Medial
Plantar

1 Músculo extensor curto do hálux (tendão)
2 Músculo extensor longo do hálux (tendão)
3 Músculo extensor curto dos dedos
4 Artéria tibial anterior
5 Músculo extensor longo dos dedos (tendões)

6 Cuneiforme intermediário
7 Nervo fibular (peroneiro) profundo (ramo lateral)
8 Veia safena magna
9 Cuneiforme lateral
10 Músculo tibial anterior (tendão)
11 2º metatarso (base)
12 Cuneiforme medial
13 3º metatarso (base)
14 Músculo flexor curto do hálux (cabeça lateral)
15 Músculo fibular (peroneiro) longo (tendão)
16 Músculo abdutor do hálux
17 Ligamento plantar longo
18 Arco plantar profundo
19 4º metatarso (base)
20 Músculo adutor do hálux (cabeça oblíqua + tendão)
21 Músculo extensor curto do dedo mínimo (tendão)
22 Músculo flexor longo do hálux (tendão)
23 Músculo flexor curto do hálux (cabeça lateral)
24 Músculo flexor curto do hálux (cabeça medial)
25 5º metatarso (base)
26 Artéria, veia e nervos plantares mediais (ramo superficial)
27 Músculo oponente do dedo mínimo
28 Músculo flexor longo dos dedos (tendão)
29 Músculos interósseos
30 Artéria, veia e nervo plantares laterais
31 Músculo abdutor do dedo mínimo
32 Músculo flexor curto dos dedos
33 Músculo flexor curto do dedo mínimo
34 Aponeurose plantar

376 Extremidade Inferior

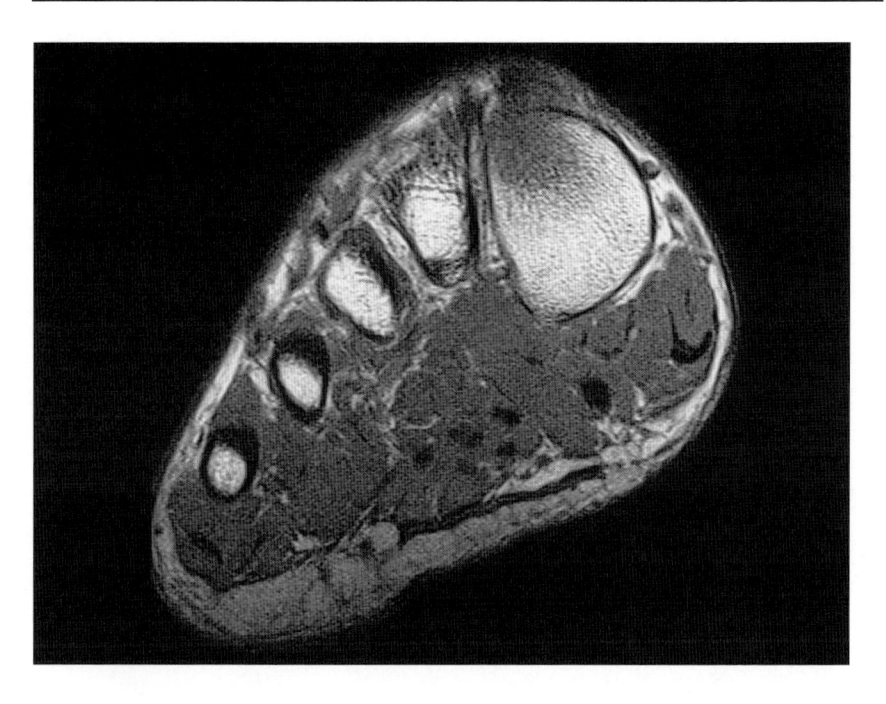

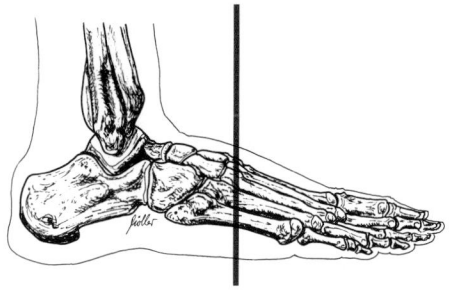

Pé, Coronal

1. Músculo extensor curto do hálux (tendão)
2. Músculo extensor longo do hálux (tendão)
3. 2º metatarso (base)
4. 1º metatarso (base)
5. Músculo extensor longo dos dedos (tendões)
6. 3º metatarso (base)
7. Músculo extensor curto dos dedos (tendão)
8. Artérias metatarsais plantares
9. Músculos interósseos
10. Veias perfurantes (do primeiro músculo interósseo dorsal)
11. Músculo extensor curto do dedo mínimo (tendão)
12. Músculo fibular (peroneiro) longo (anexo)
13. Nervo plantar lateral (ramo profundo)
14. Músculo abdutor do hálux
15. 5º metatarso (base)
16. Músculo flexor curto do hálux (cabeça lateral)
17. Músculo oponente do dedo mínimo
18. Músculo adutor do hálux (cabeça oblíqua)
19. Músculo flexor curto do dedo mínimo
20. Músculo flexor longo do hálux (tendão)
21. Músculo abdutor do dedo mínimo
22. Músculo flexor longo dos dedos (+ tendão)
23. Artéria plantar digital própria
24. Aponeurose plantar
25. Músculo flexor curto dos dedos (+ tendão)

378 Extremidade Inferior

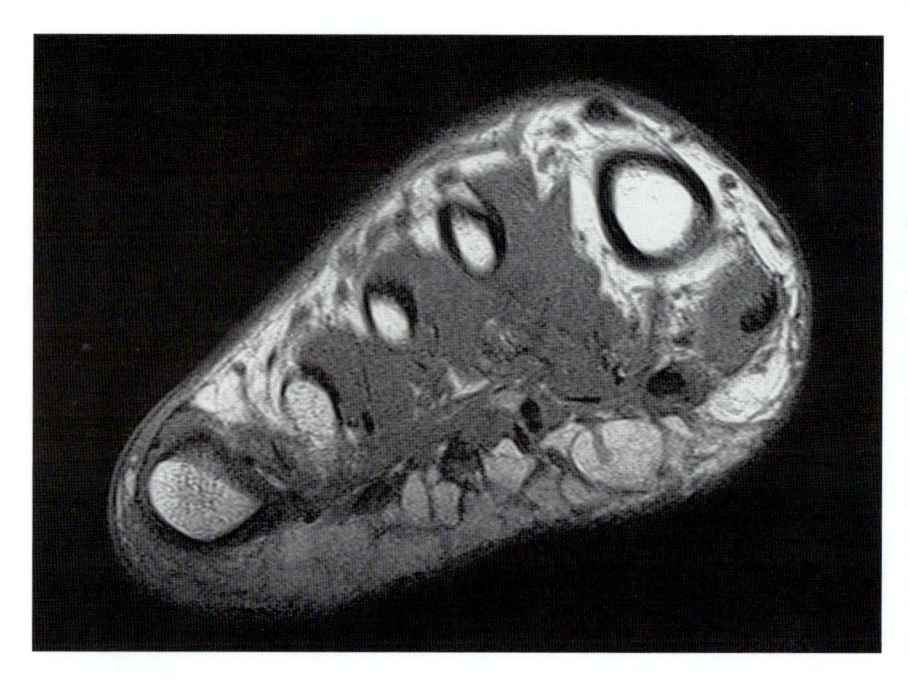

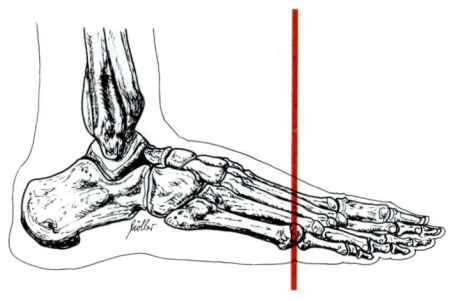

Dorsal

Lateral   Medial

Plantar

Pé, Coronal

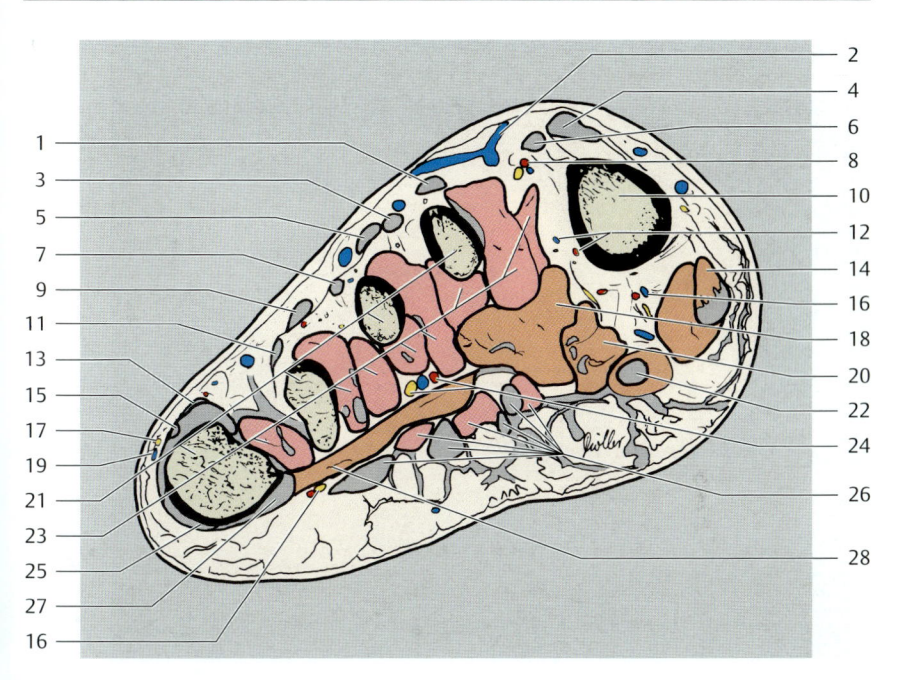

1. Músculo extensor longo dos dedos (tendão) do 2º dedo
2. Arco venoso dorsal do pé
3. Músculo extensor curto dos dedos (tendão) do 2º dedo
4. Músculo extensor longo do hálux (tendão)
5. Músculo extensor longo dos dedos (tendão) do 3º dedo
6. Músculo extensor curto do hálux (tendão)
7. Músculo extensor curto dos dedos (tendão) do 3º dedo
8. Artérias e veias metatarsais dorsais
9. Músculo extensor longo dos dedos (tendão) do 4º dedo
10. 1º metatarso
11. Músculo extensor curto dos dedos (tendão) do 4º dedo
12. Artéria e veia metatarsais plantares (ramo perfurante do primeiro músculo interósseo dorsal)
13. Músculo extensor longo dos dedos (tendão) do 5º dedo
14. Músculo abdutor do hálux
15. Músculo extensor curto dos dedos (tendão) do 5º dedo
16. Artérias, veias e nervo plantares digitais próprios
17. Nervo cutâneo digital dorsal do pé
18. Músculo adutor do hálux (cabeça oblíqua)
19. Veia pequena safena
20. Músculo flexor curto do hálux (cabeça lateral)
21. Metatarsos
22. Músculo flexor longo do hálux (tendão)
23. Músculos interósseos plantar e dorsal
24. Nervo plantar lateral (ramo profundo) e artérias plantares metatarsais
25. Músculo abdutor do dedo mínimo (anexo)
26. Músculos flexores longo e curto dos dedos (tendões)
27. Músculo extensor curto do dedo mínimo (tendão)
28. Músculo adutor do hálux (cabeça transversa)

380 Extremidade Inferior

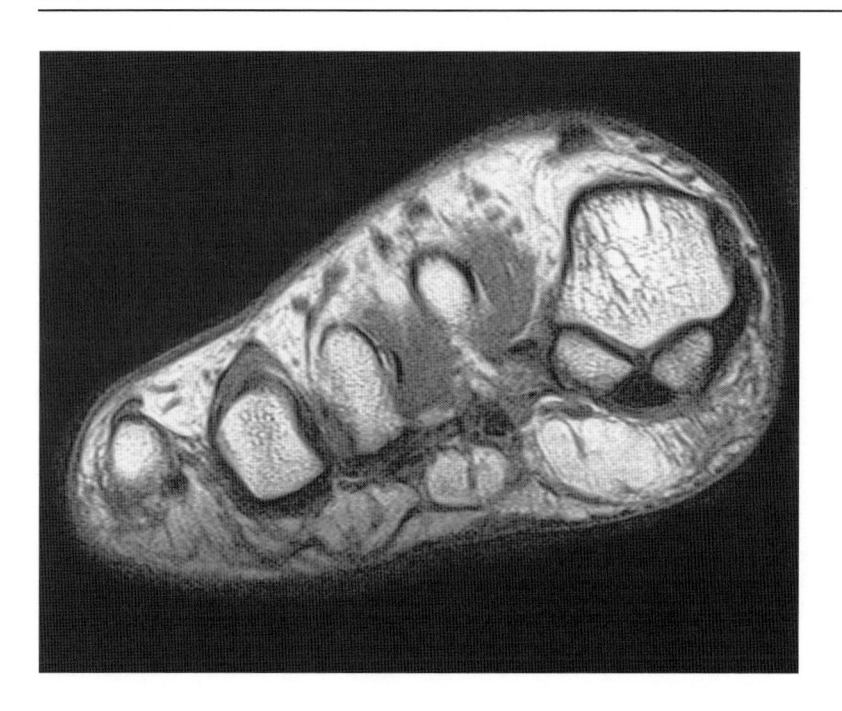

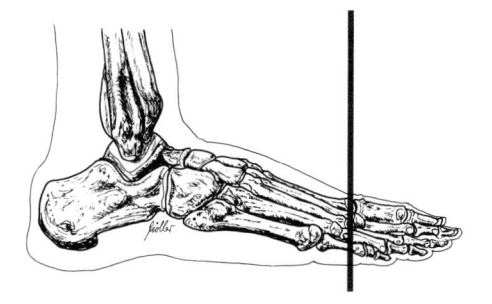

Dorsal

Lateral ☐ Medial

Plantar

Pé, Coronal

1. 2º músculo extensor longo dos dedos (tendão)
2. Músculo extensor longo do hálux (tendão)
3. 2º músculo extensor curto dos dedos (tendão)
4. Músculo extensor curto do hálux (tendão)
5. 3º músculo extensor longo dos dedos (tendão)
6. Artérias e veias metatarsais dorsais
7. 3º músculo extensor curto dos dedos (tendão)
8. 1º nervo cutâneo medial dorsal
9. 4º músculo extensor longo dos dedos (tendão)
10. Nervos digitais dorsais do pé
11. 4º músculo extensor curto dos dedos (tendão)
12. 1º metatarso (cabeça)
13. Músculo extensor longo do dedo mínimo (tendão)
14. 2º-5º metatarsos
15. Músculo extensor curto do dedo mínimo (tendão)
16. Músculos interósseos dorsal e plantar
17. Músculo abdutor do dedo mínimo (anexo de tendão)
18. Músculo abdutor do hálux (tendão)
19. Músculo flexor longo do dedo mínimo (tendão)
20. Músculo adutor do hálux (tendão)
21. Músculo flexor curto do dedo mínimo (tendão)
22. Ossos sesamoides
23. Artéria e veia plantares digitais próprias e nervo plantar digital próprio
24. Músculo flexor longo do hálux (tendão)
25. Músculos flexores longo e curto dos dedos (tendões)
26. Músculo adutor do hálux (cabeça transversa)

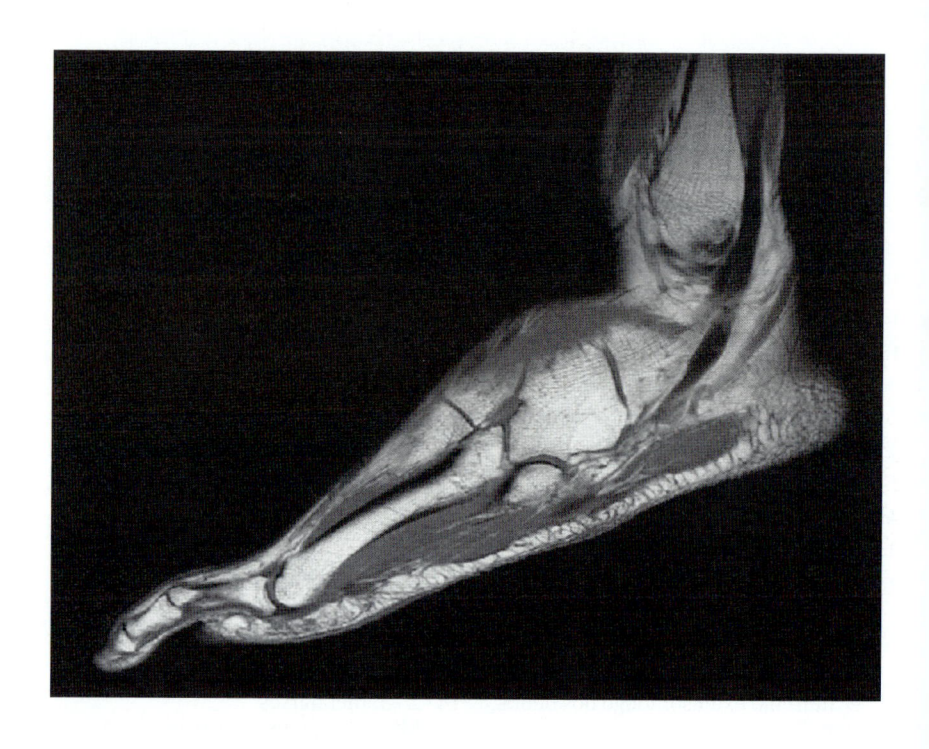

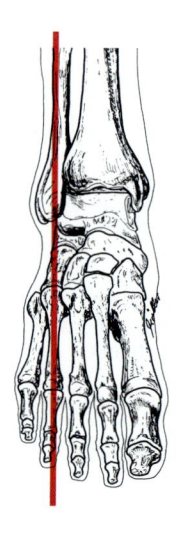

Proximal
(Dorsal)

Anterior　　　　Posterior

Distal
(Plantar)

Pé, Sagital

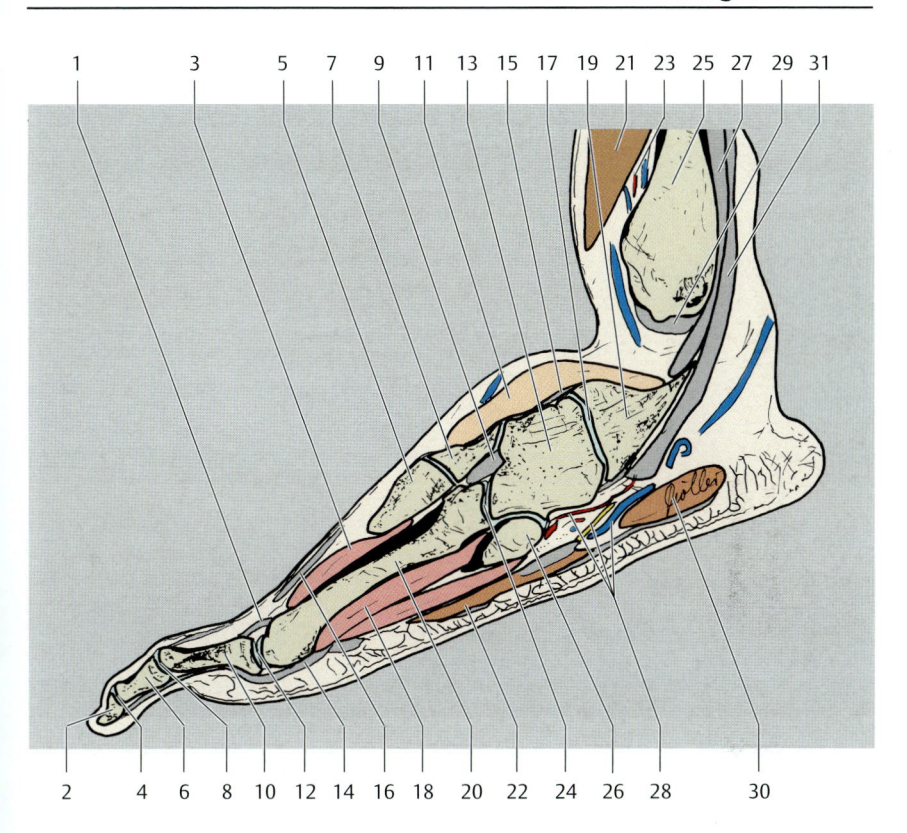

1 Ligamentos metatarsais dorsais
2 4ª falange distal
3 Músculo interósseo dorsal
4 4ª articulação interfalângica dorsal
5 3º metatarso (base)
6 4ª falange média
7 Cuneiforme lateral
8 4ª articulação interfalângica proximal
9 Ligamento interósseo cuneocubóideo
10 4ª falange proximal
11 Músculo extensor curto dos dedos
12 4ª articulação metatarsofalângica
13 Cuboide
14 Músculo flexor longo dos dedos (tendão)
15 Ligamento bifurcado
16 Músculo extensor dos dedos (tendão)
17 Articulação calcaneocubóidea
18 Músculo interósseo plantar
19 Calcâneo
20 4º metatarso
21 Músculo extensor longo dos dedos
22 Músculo flexor curto do dedo mínimo
23 Artéria maleolar anterior lateral
24 4ª articulação tarsometatarsal
25 Fíbula
26 5º metatarso (base)
27 Músculo fibular (peroneiro) curto (tendão)
28 Artéria, veia e nervo plantares laterais
29 Ligamento calcaneofibular
30 Músculo abdutor do dedo mínimo
31 Músculo fibular (peroneiro) longo (tendão)

384 Extremidade Inferior

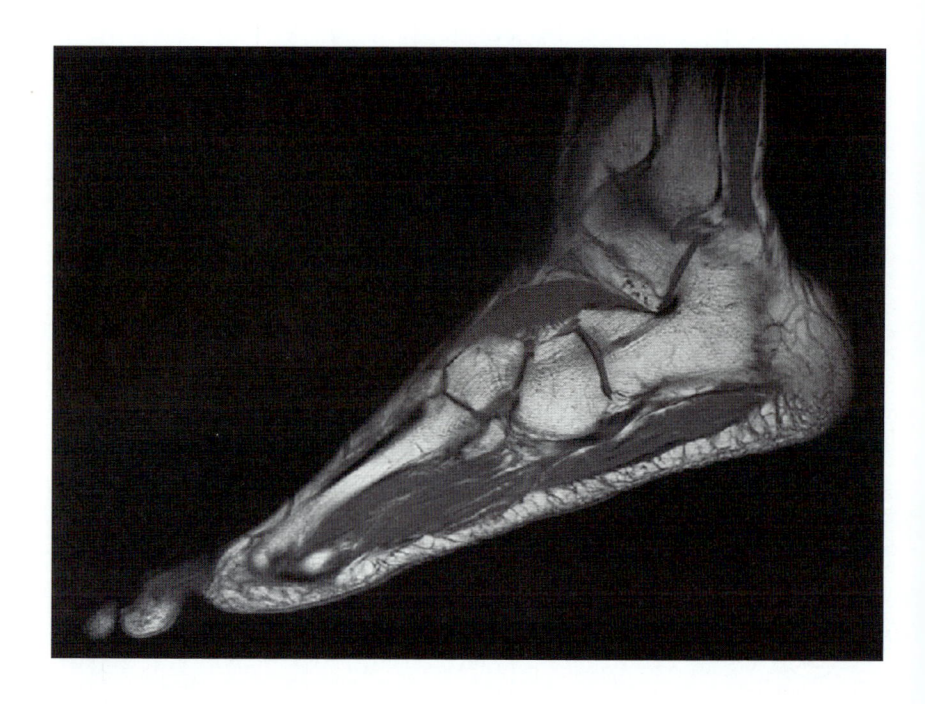

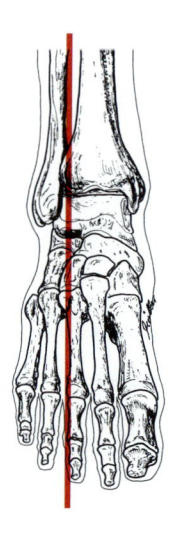

Proximal
(Dorsal)

Anterior   Posterior

Distal
(Plantar)

Pé, Sagital

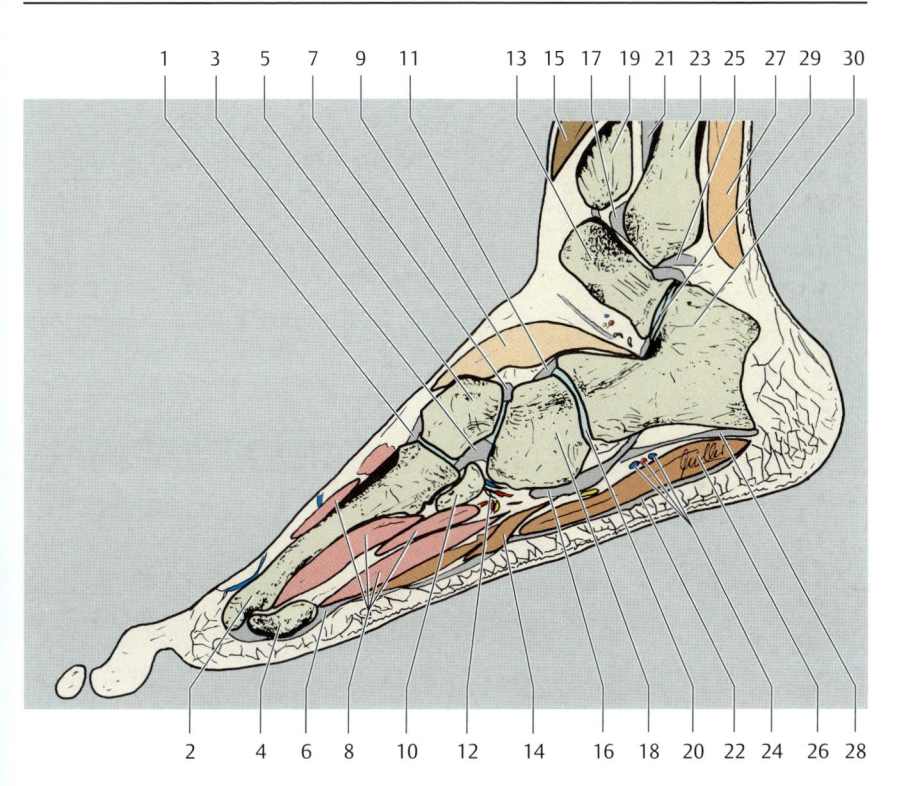

1 Ligamentos metatarsais dorsais
2 3º metatarso
3 Ligamento interósseo cuneocubóideo
4 4º metatarso (cabeça)
5 Cuneiforme lateral
6 Músculo flexor longo dos dedos (tendão)
7 Ligamentos tarsais dorsais
8 Músculos interósseos dorsal e plantar
9 Músculo extensor curto dos dedos
10 4º metatarso (base)
11 Ligamento bifurcado
12 Arco plantar profundo
13 Tálus
14 Músculo flexor curto do dedo mínimo
15 Músculo extensor longo dos dedos
16 Músculo fibular (peroneiro) longo (tendão)
17 Ligamento talofibular anterior
18 Cuboide
19 Tíbia
20 Articulação calcaneocubóidea
21 Sindesmose tibiofibular (ligamento tibiofibular anterior)
22 Aponeurose plantar
23 Fíbula
24 Artéria, veia e nervo plantares laterais
25 Ligamento talofibular posterior
26 Músculo abdutor do dedo mínimo
27 Músculo fibular (peroneiro) curto
28 Ligamento plantar longo
29 Articulação subtalar
30 Calcâneo

386 Extremidade Inferior

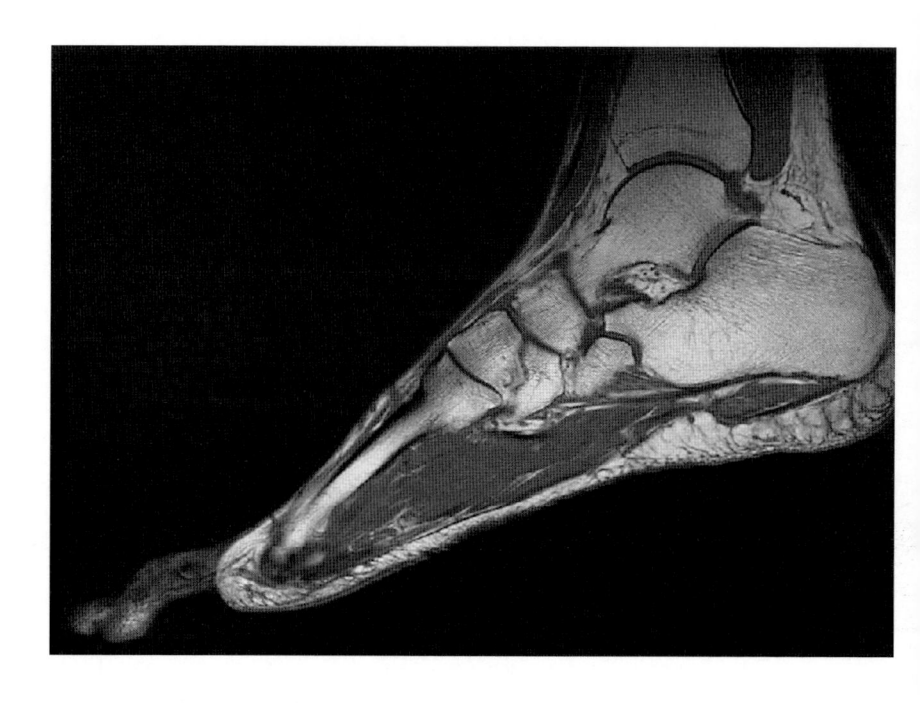

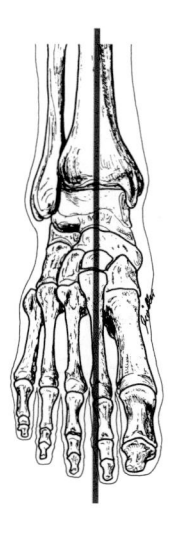

Proximal
(Dorsal)

Anterior   Posterior

Distal
(Plantar)

Pé, Sagital

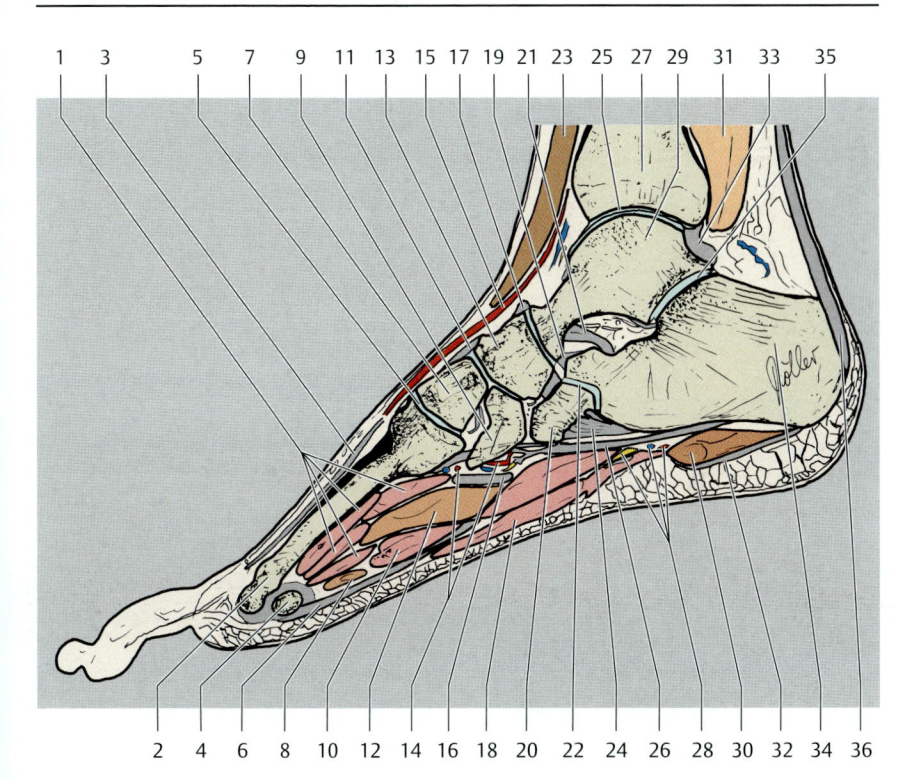

1 Músculos interósseos
2 2º metatarso
3 2º músculo extensor dos dedos (tendão)
4 2º metatarso (cabeça)
5 2ª articulação tarsometatarsal
6 Músculo flexor longo dos dedos (tendão)
7 Cuneiforme intermediário
8 Músculo adutor do hálux (cabeça transversa)
9 Cuneiforme lateral
10 Músculo lumbrical
11 Ligamentos tarsais dorsais
12 Músculo adutor do hálux (cabeça oblíqua)
13 Navicular
14 Arco plantar profundo
15 Artéria dorsal do pé
16 Músculo fibular (peroneiro) longo (tendão)
17 Ligamento talonavicular dorsal
18 Músculo flexor curto dos dedos
19 Ligamento bifurcado
20 Cuboide
21 Ligamento interósseo talocalcâneo
22 Articulação calcaneocubóidea
23 Músculo extensor longo dos dedos
24 Ligamento mola (ligamento calcaneonavicular plantar)
25 Articulação do tornozelo
26 Ligamento plantar longo
27 Tíbia
28 Artéria, veia e nervo plantares laterais
29 Tálus
30 Músculo abdutor do dedo mínimo
31 Músculo flexor longo do hálux
32 Aponeurose plantar
33 Ligamento talofibular posterior
34 Calcâneo
35 Articulação subtalar
36 Tendão do calcâneo (tendão de Aquiles)

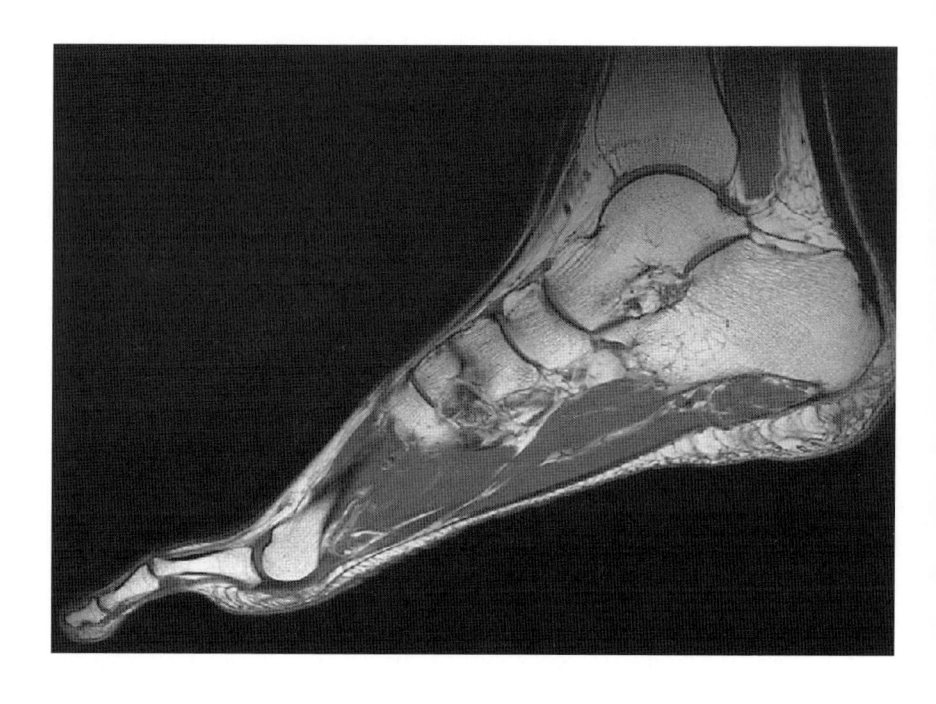

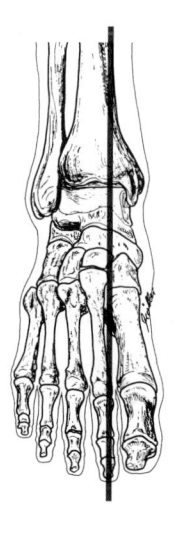

Proximal
(Dorsal)

Anterior Posterior

Distal
(Plantar)

Pé, Sagital

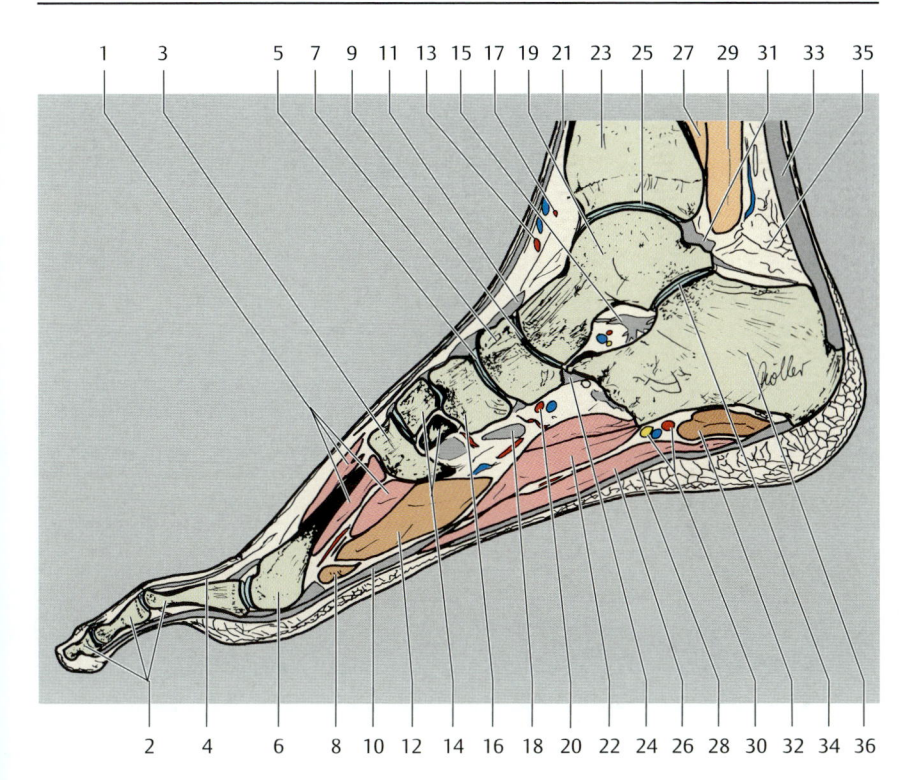

1. Músculo interósseo
2. Falanges proximal, média e distal do segundo dedo
3. 1º metatarso (base)
4. Músculo extensor dos dedos (tendão)
5. Articulação cuneonavicular
6. 2º metatarso (cabeça)
7. Navicular
8. Músculo adutor do hálux (cabeça transversa)
9. Articulação talonavicular
10. Músculo flexor longo dos dedos (tendão)
11. Ligamento talonavicular
12. Músculo adutor do hálux (cabeça oblíqua)
13. Artéria tarsal medial
14. Cuneiforme medial
15. Ligamento interósseo talocalcâneo
16. Cuneiforme intermediário
17. Artéria maleolar anterior medial
18. Músculo fibular (peroneiro) longo (tendão)
19. Tálus
20. Arco plantar profundo
21. Músculo extensor longo do hálux (tendão)
22. Músculo quadrado plantar
23. Tíbia
24. Ligamento calcaneonavicular plantar
25. Articulação do tornozelo
26. Músculo flexor curto dos dedos
27. Músculo tibial posterior
28. Aponeurose plantar
29. Músculo flexor longo do hálux
30. Artéria, veia e nervo plantares laterais
31. Ligamento talofibular posterior
32. Músculo abdutor do dedo mínimo
33. Tendão do calcâneo (tendão de Aquiles)
34. Articulação subtalar
35. Corpo adiposo pré-tendinoso do calcâneo
36. Calcâneo

390 Extremidade Inferior

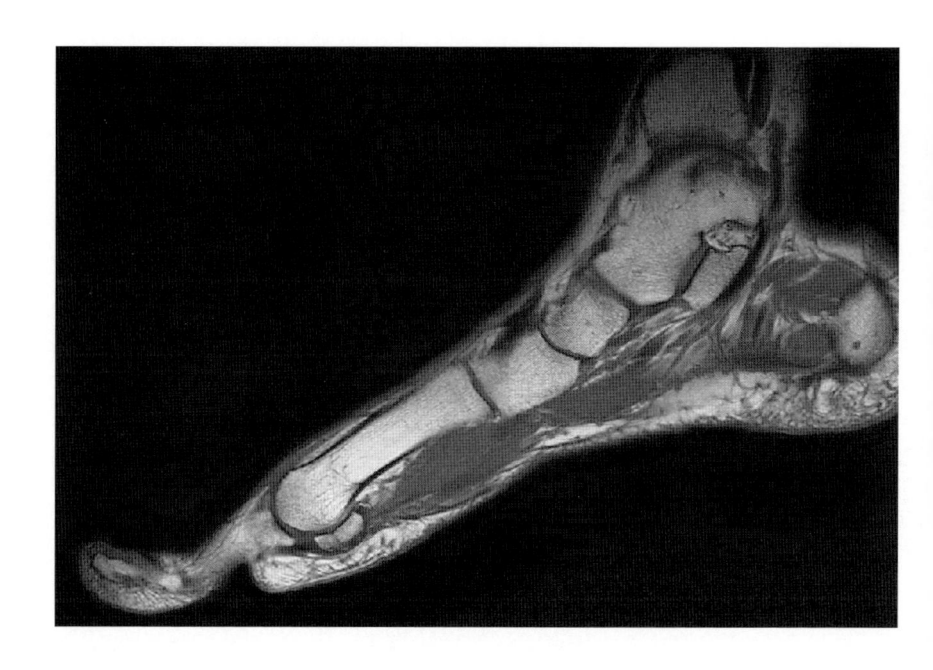

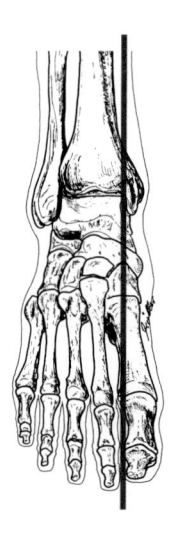

Proximal
(Dorsal)

Anterior Posterior

Distal
(Plantar)

Pé, Sagital

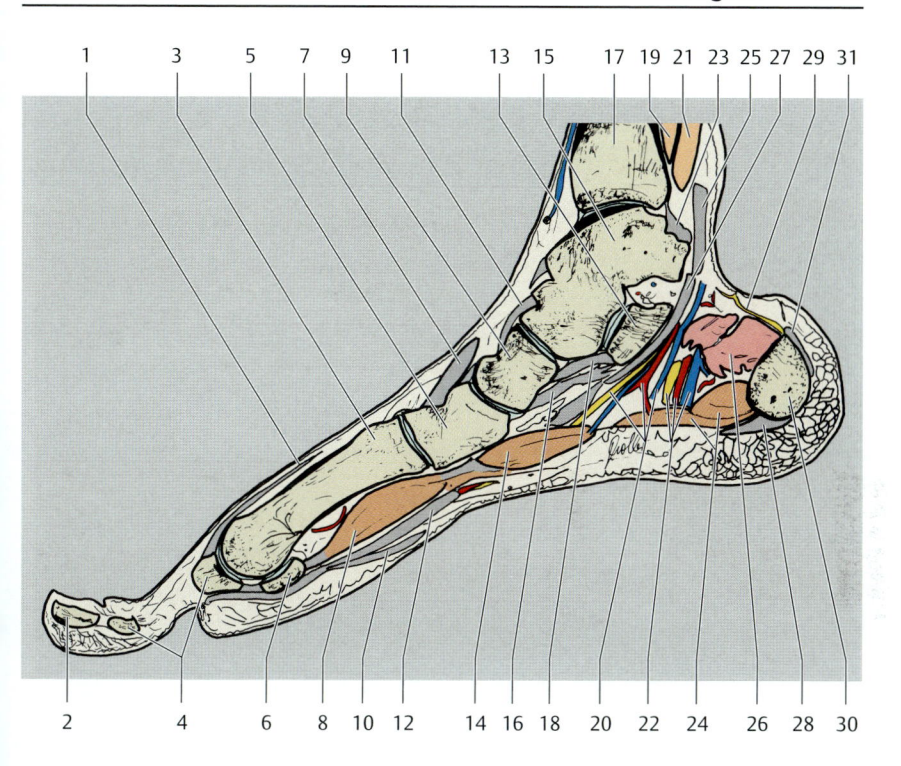

1 Músculo extensor longo do hálux (tendão)
2 1ª falange distal
3 1º metatarso
4 1ª falange proximal
5 Cuneiforme medial
6 Osso sesamoide
7 Músculo tibial anterior (tendão)
8 Músculo flexor longo do hálux (cabeça lateral)
9 Navicular
10 Aponeurose plantar
11 Ligamento talonavicular
12 Músculo flexor longo do hálux (tendão)
13 Calcâneo
14 Músculo flexor curto do hálux (cabeça medial)
15 Tálus
16 Músculo tibial posterior (tendão)
17 Tíbia
18 Ligamento mola (ligamento calcaneonavicular plantar)
19 Músculo tibial posterior
20 Artéria, veia e nervo plantares mediais
21 Músculo flexor longo dos dedos
22 Artéria, veia e nervo plantares laterais
23 Ligamento deltoide (parte tibiotalar posterior)
24 Músculo abdutor do hálux
25 Músculo flexor longo do hálux (tendão)
26 Músculo quadrado plantar
27 Músculo flexor longo dos dedos (tendão)
28 Aponeurose plantar
29 Anastomose calcânea
30 Calcâneo (tubérculo)
31 Tendão do calcâneo (tendão de Aquiles)

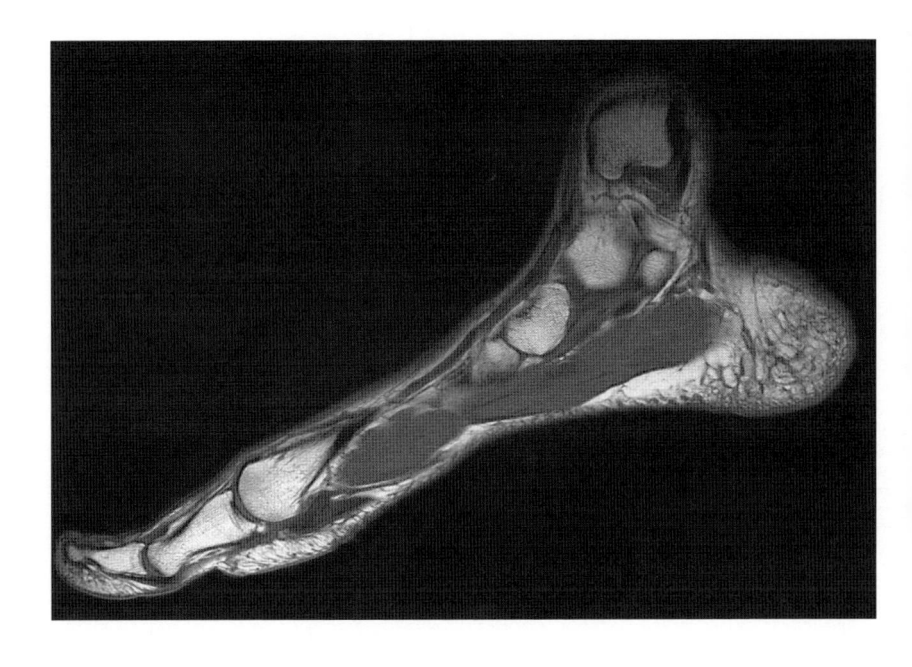

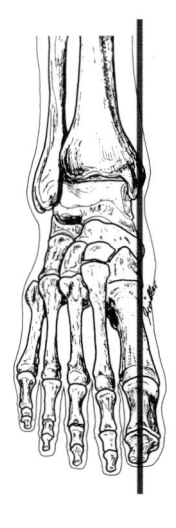

Proximal
(Dorsal)

Anterior   Posterior

Distal
(Plantar)

Pé, Sagital

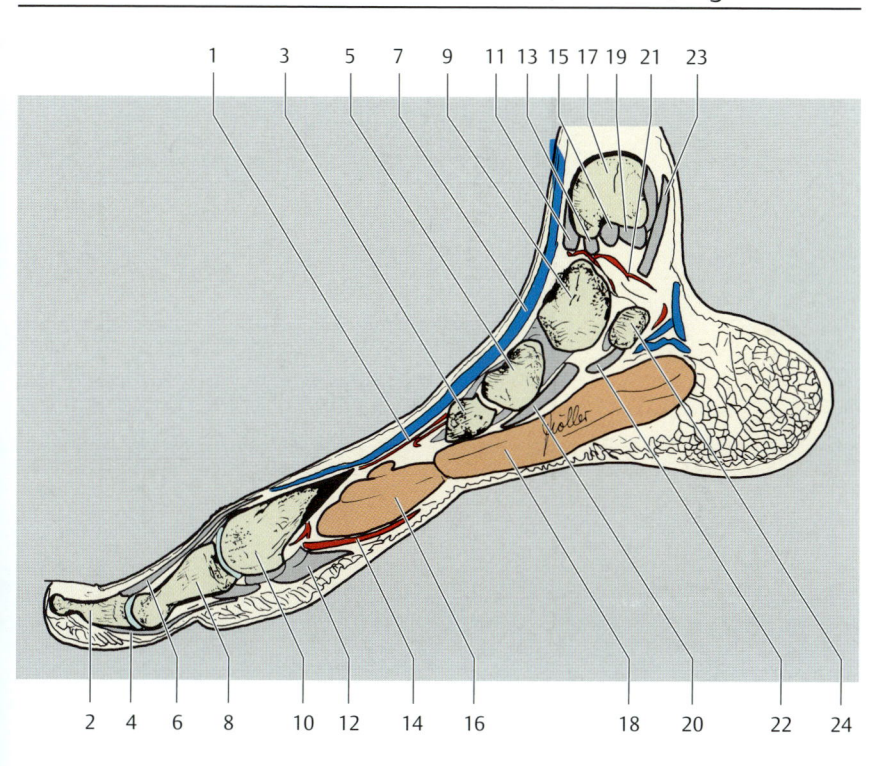

1 Artérias tarsais mediais
2 1ª falange distal
3 Cuneiforme medial
4 Músculo flexor longo do hálux (tendão)
5 Navicular
6 Músculo extensor longo do hálux (tendão)
7 Veia dorsal do pé (para a veia safena magna)
8 1ª falange proximal
9 Tálus
10 1º metatarso (cabeça)
11 Ligamento deltoide (parte tibiotalar anterior)
12 Aponeurose plantar
13 Ligamento deltoide (parte tibionavicular)
14 Artéria e nervo plantares mediais (ramo superficial)
15 Ligamento deltoide (parte tibiocalcânea)
16 Músculo flexor curto do hálux
17 Tíbia (maléolo medial)
18 Músculo abdutor do hálux
19 Ligamento deltoide (parte tibiotalar posterior)
20 Músculo tibial posterior (tendão)
21 Artéria tibial posterior (ramos maleolares mediais)
22 Músculo flexor longo do hálux (tendão)
23 Músculo flexor longo dos dedos (tendão)
24 Calcâneo

Código de Cores: **Coluna Vertebral**

- ■ Artérias
- ■ Nervos
- ■ Veias
- ■ Ossos
- ■ Tecido adiposo
- ■ Cartilagem
- ■ Tendão
- ■ Disco, cartilagem intervertebral
- ■ Fluido, líquido cefalorraquidiano
- ■ Linfonodos
- ■ Esôfago
- ■ Fígado, glândulas
- ■ Ar
- ■ **Músculos Eretores da Espinha (Laterais):**
  Iliocostal
  Longuíssimo
  Esplênio da cabeça e esplênio do pescoço
  Intertransversários
  Levantadores longos e curtos das costelas
- ■ **Músculos Eretores da Espinha (Mediais):**
  Sistema espinal: músculos interespinais
  Espinal do tórax, do pescoço e da cabeça
  Sistema transversoespinal: rotador
  curto e longo
  Multífido do lombo, do tórax e do pescoço
  Semiespinal do tórax, do pescoço e da cabeça
- ■ Perônio
- ■ **Músculos Curtos do Pescoço e Articulações da Cabeça:**
  Retos posteriores maior e menor da cabeça
  Oblíquos superior e inferior da cabeça
- ■ **Músculos Cervicais Anteriores:**
  Longo da cabeça e do pescoço
  Reto lateral da cabeça e anterior da cabeça
- ■ **Músculos da Caixa Torácica:**
  Intercostais externo, interno e íntimo
  Transverso do tórax
  Subcostal
  Escalenos anterior, médio, mínimo e posterior

- ■ **Músculos do Tronco – Ombro – Cintura Escapular – Braço:**
  Romboides maior e menor
  Esternocleidomastóideo
  Levantador da escápula
  Serrátil anterior
  Peitorais maior e menor
  Trapézio
  Latíssimo do dorso
- ■ **Músculos do Tronco – Perna – Abdome:**
  Psoas
  Quadrado do lombo
  Piriforme
  Glúteo médio
- ■ **Músculos da Face e Músculos Cervicais Anteriores**
  Músculo digástrico
  Estilo-hióideo
  Esterno-hióideo

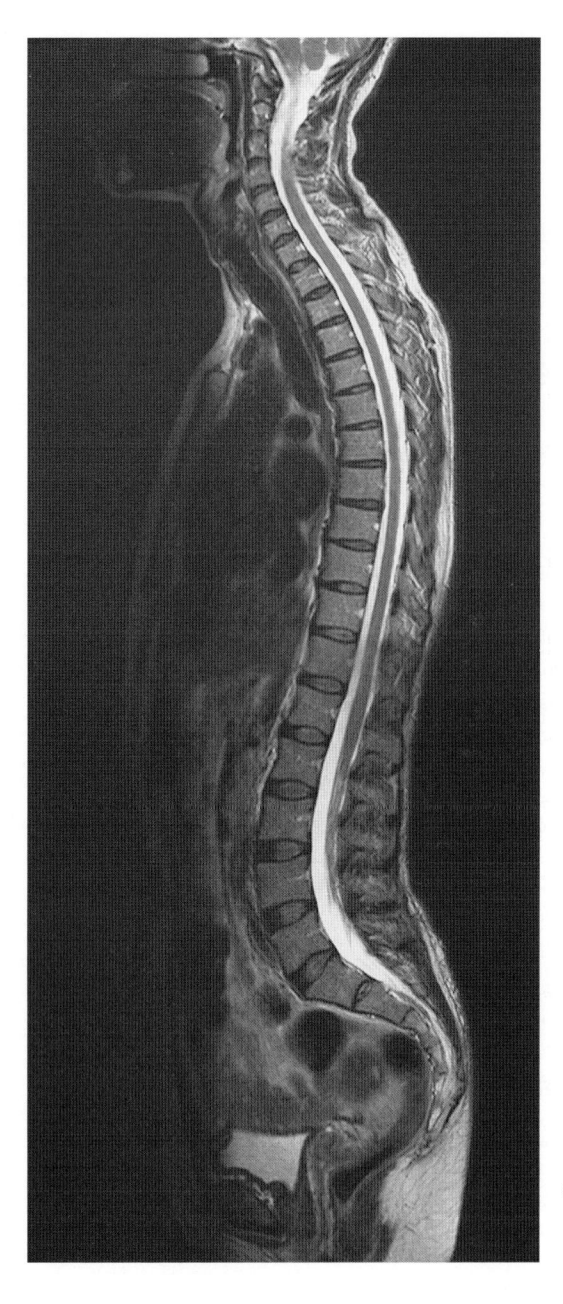

Cranial

Ventral ☐ Dorsal

Caudal

Coluna Vertebral, Sagital

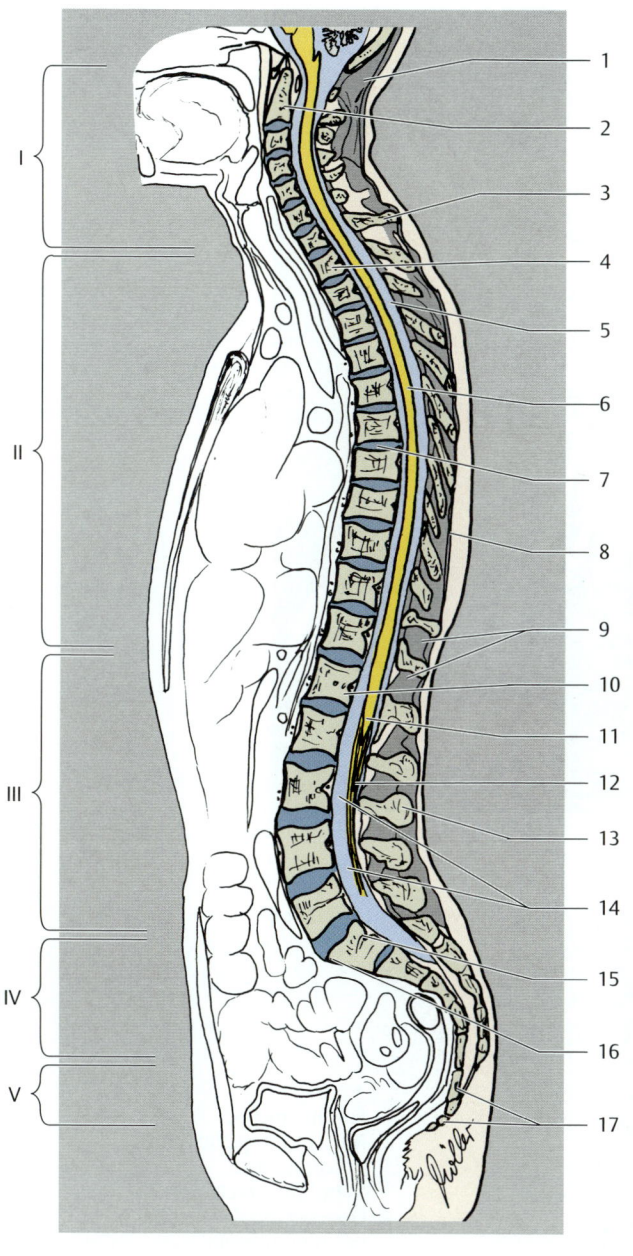

1 Ligamento nucal
2 Dente do áxis, C2
3 Vértebra proeminente, C7
4 Corpo da vértebra torácica T1
5 Canal vertebral
6 Medula espinal torácica
7 Disco intervertebral
8 Ligamento supraespinal
9 Ligamentos interespinais
10 Corpo da vértebra lombar L1
11 Cone medular
12 Cauda equina
13 Processo espinhoso
14 Bolsa tecal
15 Sacro (S1)
16 Promontório do sacro
17 Cóccix

I Vértebras cervicais C1-C7
II Vértebras torácicas T1-T12
III Vértebras lombares L1-L5
IV Sacro (vértebras sacrais S1-S5)
V Cóccix (vértebras coccígeas Co1-Co3 ou Co1-Co4)

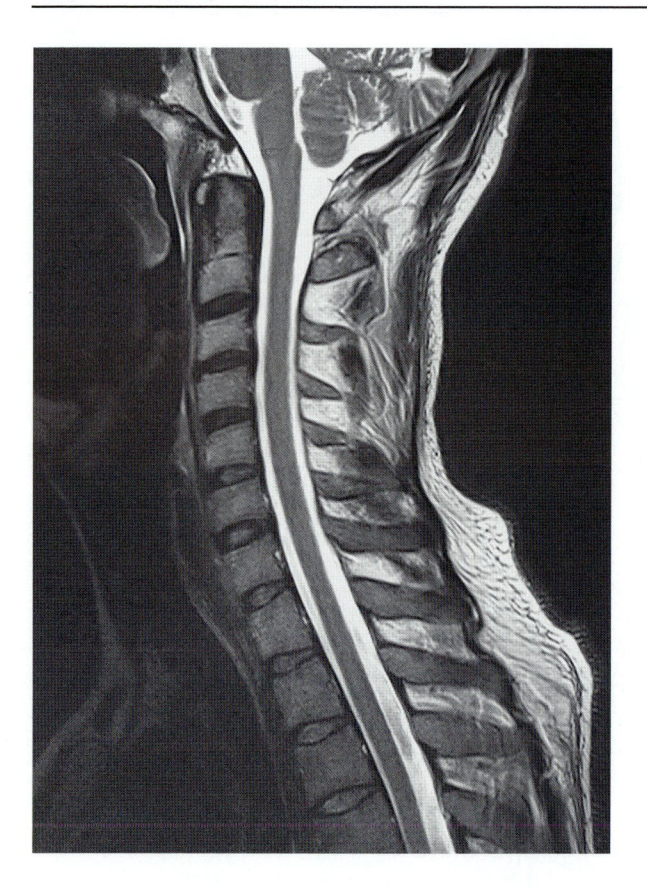

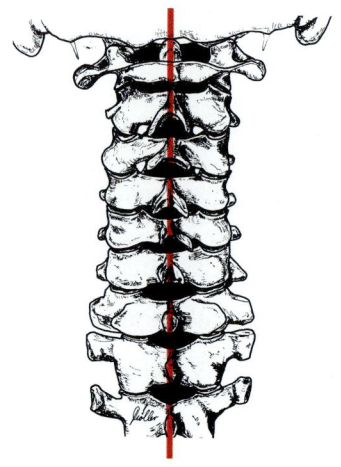

398 Coluna Vertebral

1 Forame magno
2 Músculo trapézio (parte descendente)
3 Membrana tectorial
4 Osso occipital (protuberância occipital interna)
5 Membrana atlanto-occipital anterior
6 Músculo semiespinal da cabeça

Coluna Cervical, Sagital

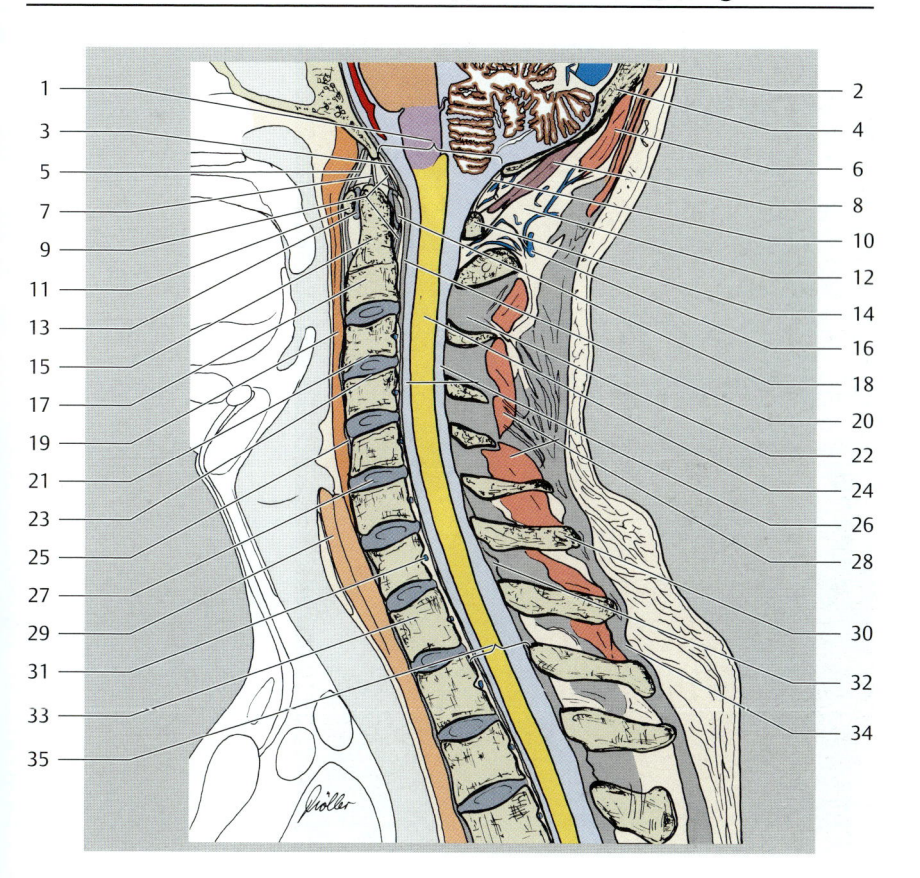

7 Ligamento apical do dente do áxis
8 Músculo reto posterior menor da cabeça
9 Fascículos longitudinais
10 Membrana atlanto-occipital posterior
11 Atlas (arco anterior)
12 Tecido adiposo suboccipital
13 Articulação atlantoaxial mediana
14 Atlas (arco posterior)
15 Áxis (dente)
16 Veias cervicais profundas
17 Áxis (corpo vertebral)
18 Ligamento transverso do atlas
19 Músculo longo da cabeça
20 Ligamento longitudinal posterior
21 Placa terminal vertebral inferior C3
22 Ligamento interespinal
23 Placa terminal vertebral superior C4
24 Medula espinal cervical
25 Ligamento longitudinal anterior
26 Espaço subaracnoide pré-medular e pós-medular
27 Disco intervertebral
28 Músculos interespinais
29 Esôfago
30 Processo espinhoso C7
31 Veias basivertebrais
32 Ligamento amarelo
33 Corpo vertebral torácico T1
34 Ligamento supraespinal
35 Canal ósseo vertebral

400 Coluna Vertebral

Cranial

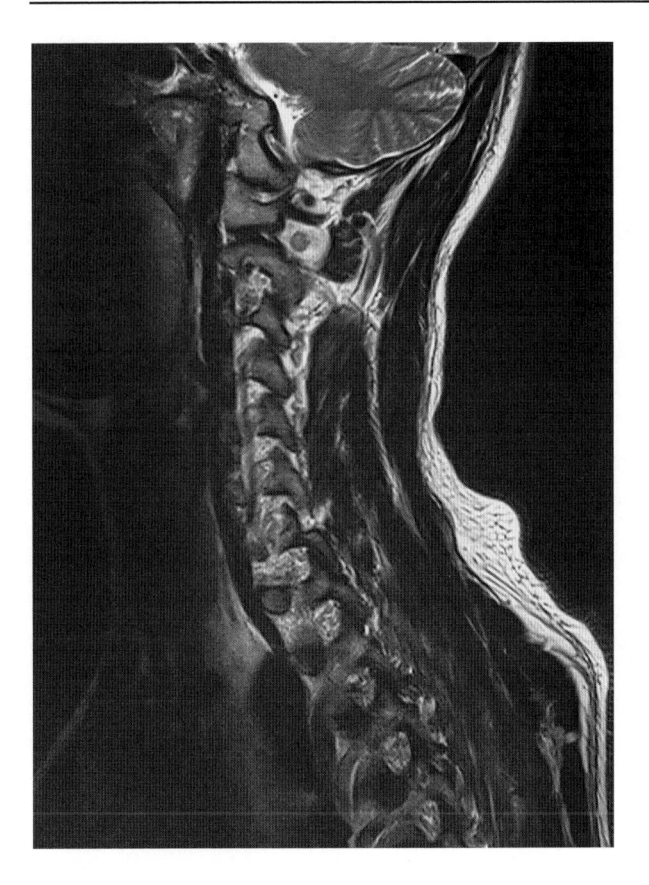

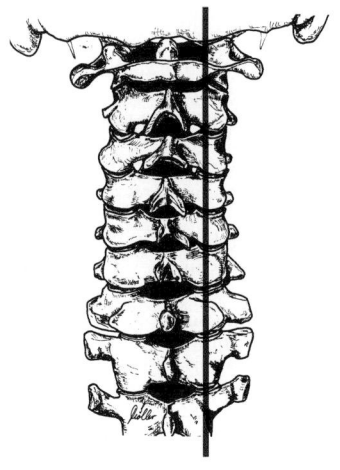

Ventral ☐ Dorsal

Caudal

1 Artéria vertebral
2 Osso occipital
3 Côndilo occipital
4 Músculo semiespinal da cabeça
5 Articulação atlanto-occipital
6 Músculo reto posterior menor da cabeça
7 Atlas (massa lateral)

Coluna Cervical, Sagital

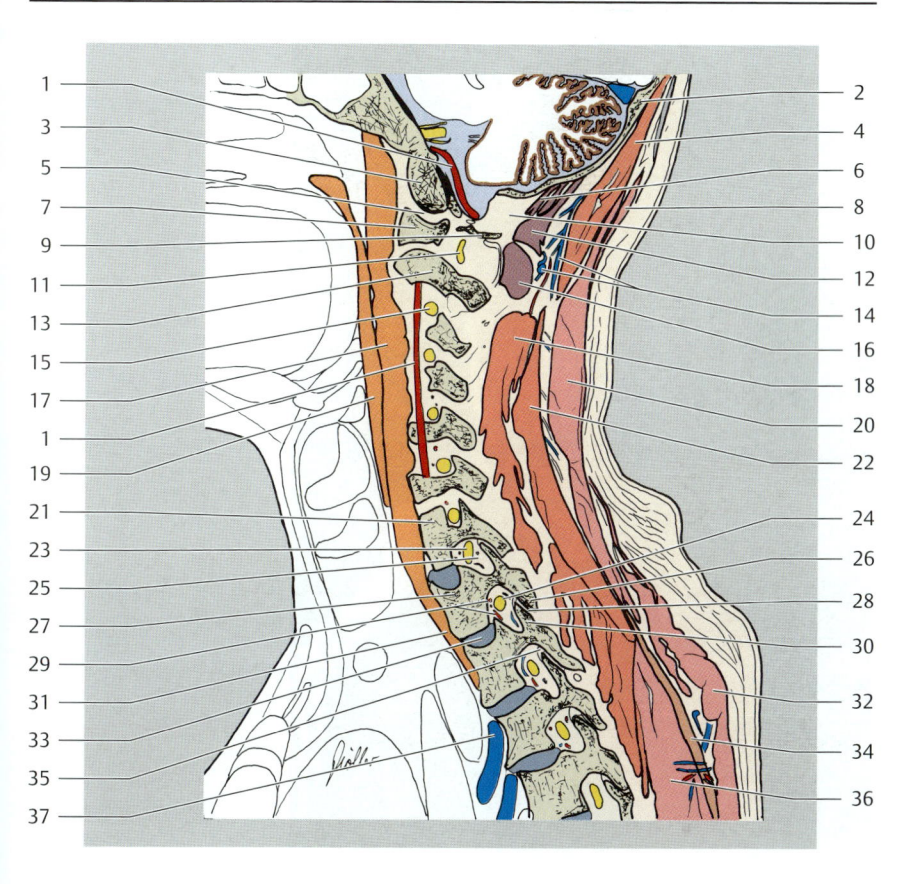

8 Músculo trapézio (parte descendente)
9 Atlas (arco posterior)
10 Tecido adiposo suboccipital
11 Nervo espinal C2
12 Músculo reto posterior maior da cabeça
13 Áxis (corpo)
14 Veias cervicais profundas
15 Gânglio espinal C3
16 Músculo oblíquo inferior da cabeça
17 Músculo longo da cabeça
18 Músculos espinal do pescoço e multífido
19 Músculo palatofaríngeo
20 Músculo esplênio da cabeça
21 Corpo da vértebra cervical C7
22 Músculo semiespinal do pescoço
23 Gânglio espinal C8
24 Gânglio espinal T1
25 Forame intervertebral
26 Processo articular inferior
27 Primeiro corpo vertebral torácico
28 Articulação de processos articulares (zigapofisária)
29 Artéria intercostal posterior (ramos espinal e radicular do ramo dorsal)
30 Processo articular superior
31 Músculo longo do pescoço
32 Músculo trapézio (parte transversa)
33 Disco intervertebral
34 Músculo romboide
35 Ligamento amarelo
36 Músculo esplênio do pescoço
37 Veia intercostal posterior

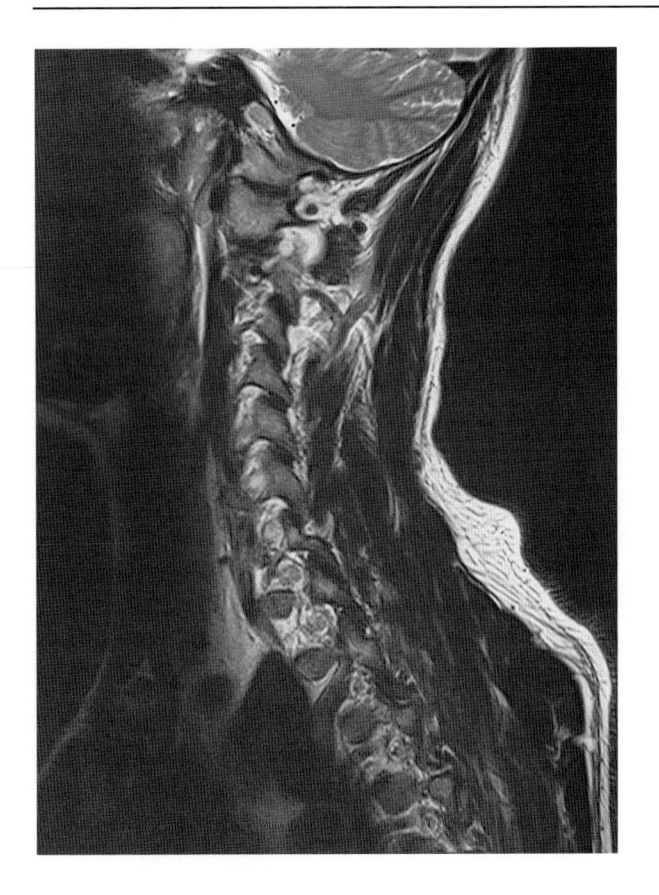

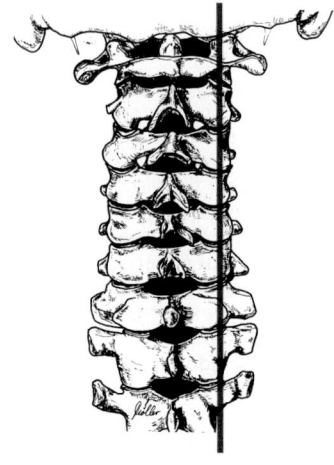

Coluna Vertebral

Cranial

Ventral   Dorsal

Caudal

Coluna Cervical, Sagital

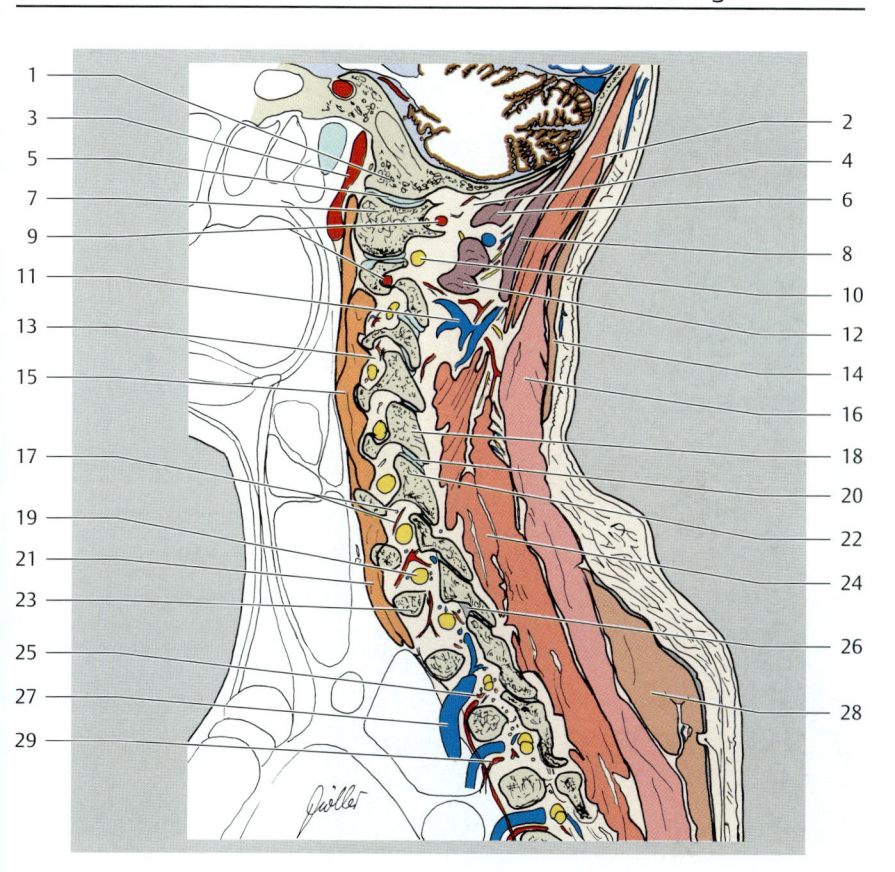

1 Côndilo occipital
2 Músculo semiespinal da cabeça
3 Artéria carótida interna
4 Tecido adiposo suboccipital
5 Articulação atlanto-occipital
6 Músculo reto posterior menor da cabeça
7 Atlas (massa lateral)
8 Músculo reto posterior maior da cabeça
9 Artéria vertebral
10 Nervo espinal de C2
11 Veias cervicais profundas
12 Músculo oblíquo inferior da cabeça
13 Forame intervertebral
14 Músculo trapézio (parte descendente)
15 Músculo longo da cabeça
16 Músculo esplênio da cabeça
17 Artéria vertebral (ramos espinal e radicular)
18 Processo articular inferior
19 Gânglio espinal C8
20 Articulação de processos articulares (zigapofisária)
21 Músculo longo do pescoço
22 Processo articular superior
23 Primeiro corpo vertebral do tórax
24 Músculos espinal do pescoço e multífido
25 Artéria intercostal posterior (ramos espinal e radicular do ramo dorsal)
26 Ligamento amarelo
27 Veia intercostal posterior
28 Músculo trapézio (parte transversa)
29 Artéria intercostal posterior (ramo dorsal)

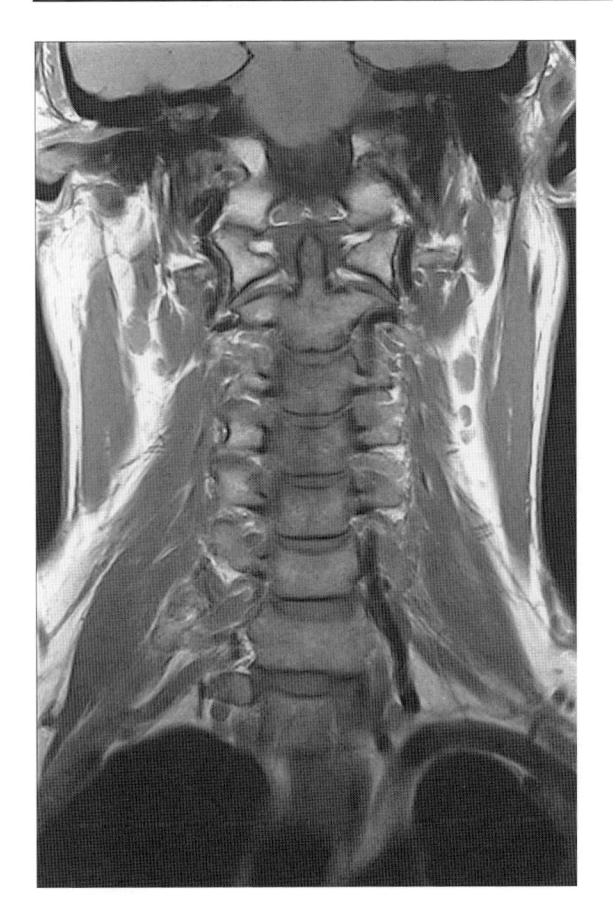

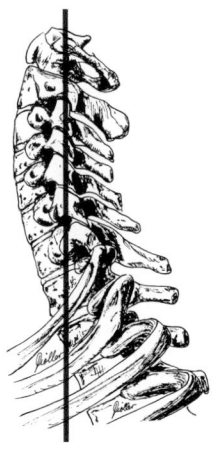

1 Canal auditório externo
2 Forame estilomastoideo
3 Veia vertebral
4 Veia jugular interna
5 Côndilo occipital
6 Processo mastoide
7 Glândula parótida

Coluna Cervical, Coronal 405

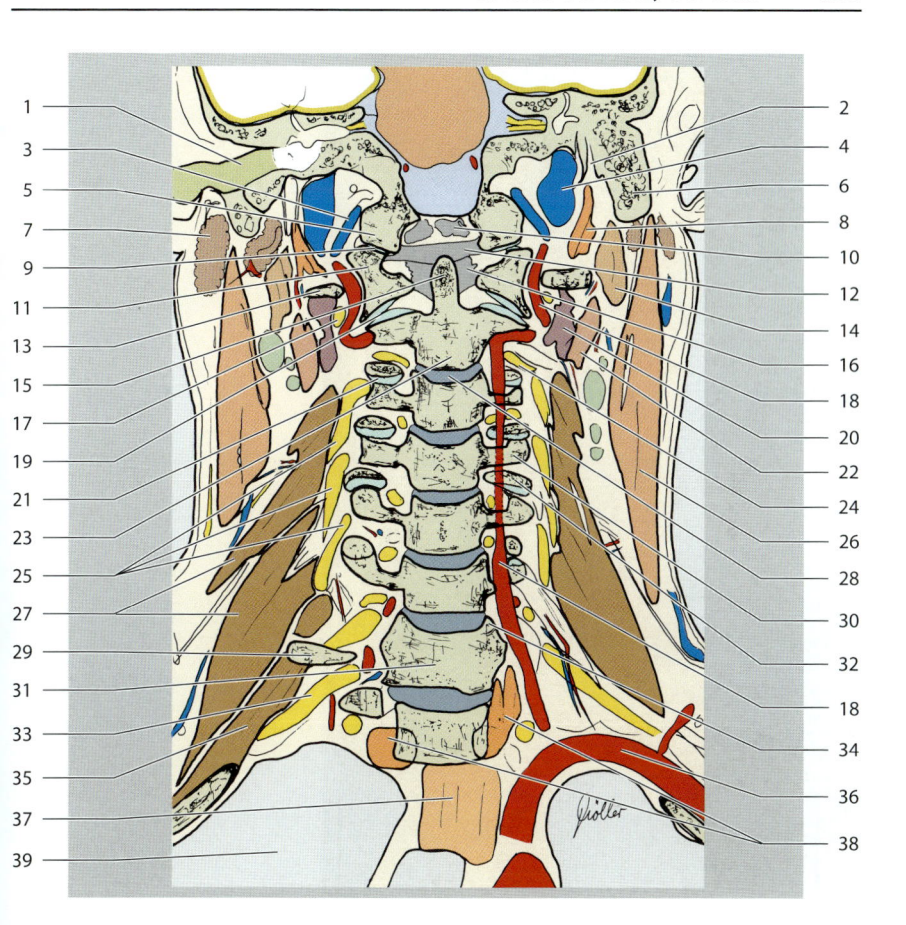

8 Músculo reto lateral da cabeça	24 Gânglio espinal C3
9 Articulação atlanto-occipital	25 Plexo cervical
10 Membrana tectorial	26 Músculo esternocleidomastóideo
11 Atlas (massa lateral)	27 Músculo escaleno médio
12 Ligamento transverso	28 Disco intervertebral (C2/C3)
13 Atlas (processo transverso)	29 Processo transverso C7
14 Músculo digástrico (ventre posterior)	30 Processo articular superior C4
15 Áxis (dente)	31 Corpo vertebral cervical C7
16 Ligamentos alares	32 Processo articular inferior
17 Nervo espinal C2	33 Nervo espinal C8
18 Artéria vertebral	34 Processo uncinado C7
19 Articulação atlantoaxial lateral	35 Músculo escaleno posterior
20 Músculo oblíquo inferior da cabeça	36 Artéria subclávia
21 Articulação de processos articulares (zigapofisária)	37 Esôfago
22 Músculo levantador da escápula	38 Músculo longo do pescoço
23 Áxis (corpo vertebral)	39 Pulmão

Coluna Vertebral

Cranial

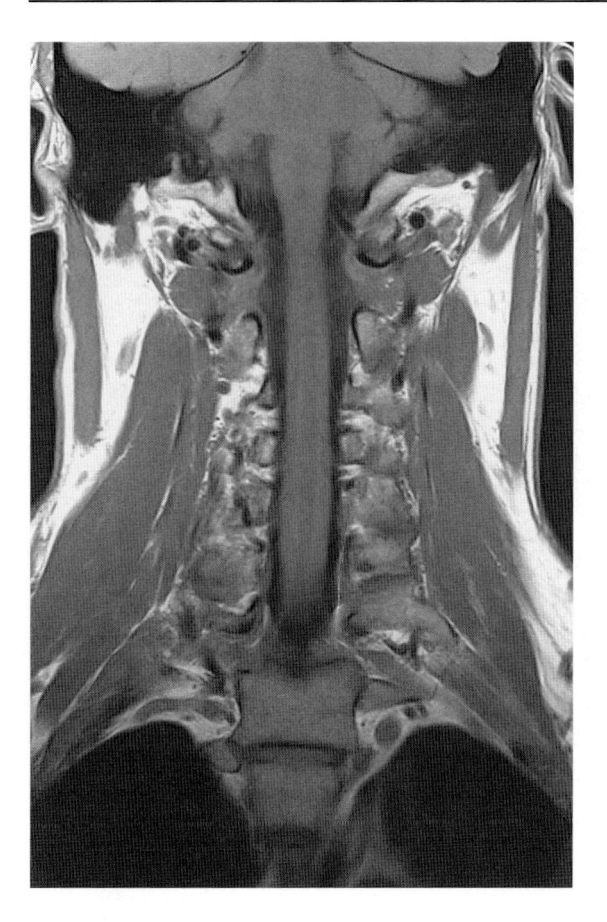

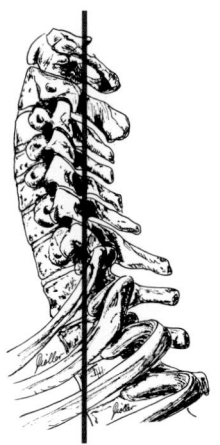

Direita　Esquerda

Caudal

1 Medula oblonga
2 Seio sigmoide
3 Processo mastoide
4 Forame magno
5 Artéria vertebral
6 Músculo esplênio da cabeça
7 Músculo digástrico (ventre posterior)
8 Músculo oblíquo superior da cabeça

Coluna Cervical, Coronal

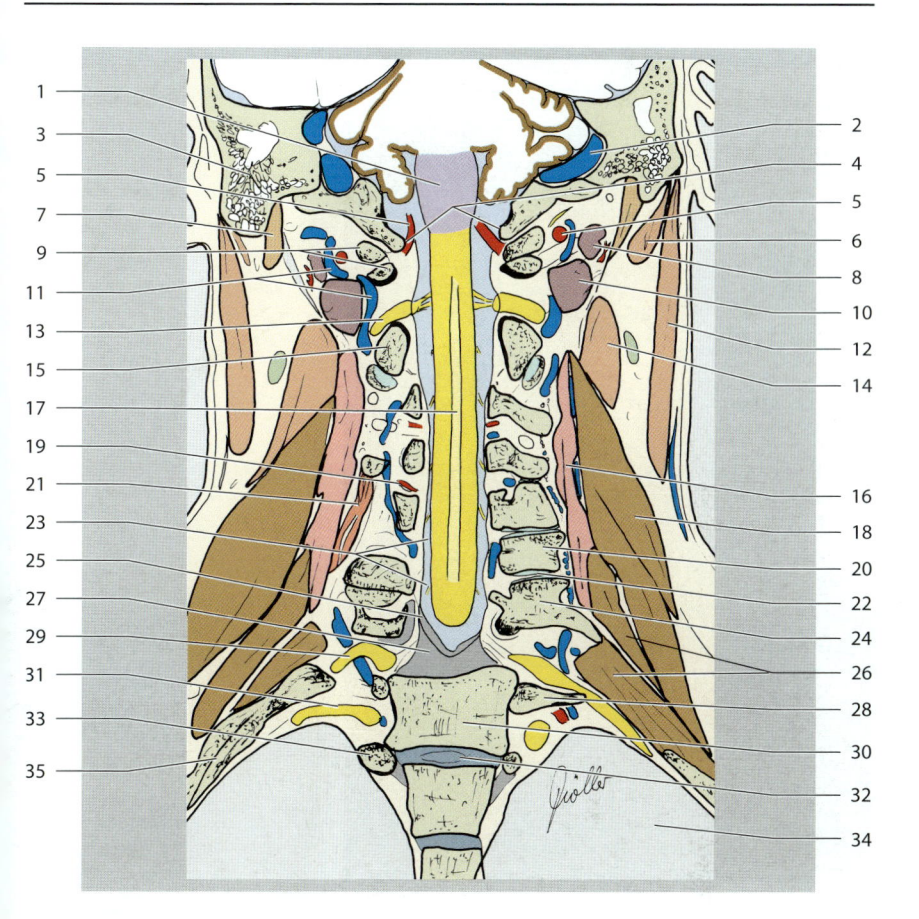

9 Atlas (arco superior)
10 Músculo oblíquo inferior da cabeça
11 Artéria vertebral
12 Músculo esternocleidomastóideo
13 Gânglio espinal C2
14 Músculo levantador da escápula
15 Áxis (arco vertebral)
16 Músculo esplênio do pescoço
17 Medula espinal (polpa cervical com canal central)
18 Músculo escaleno médio
19 Artéria intercostal posterior (ramos espinal e radicular do ramo dorsal)
20 Processo articulado inferior C6
21 Músculo semiespinal do pescoço
22 Articulação de processos articulares (zigapofisária)
23 Líquido cefalorraquidiano no canal espinal
24 Processo articular superior C7
25 Dura-máter espinal
26 Músculo escaleno posterior
27 Ligamento longitudinal posterior
28 Primeira costela (pescoço)
29 Nervo espinal C8
30 Corpo vertebral torácico T1
31 Nervo espinal T1
32 Disco intervertebral
33 Segunda costela (cabeça)
34 Pulmão esquerdo
35 Primeira costela (corpo)

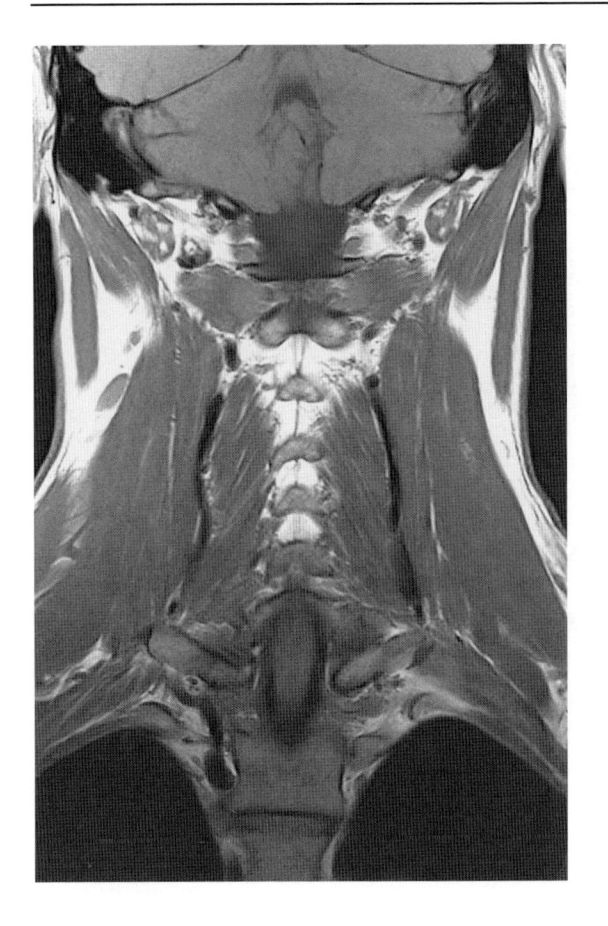

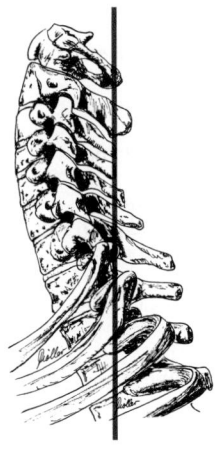

Cranial

Direita Esquerda

Caudal

1 Seio sigmoide
2 Músculo reto posterior maior da cabeça
3 Processo mastoide
4 Músculo oblíquo superior da cabeça
5 Cisterna magna

Coluna Cervical, Axial

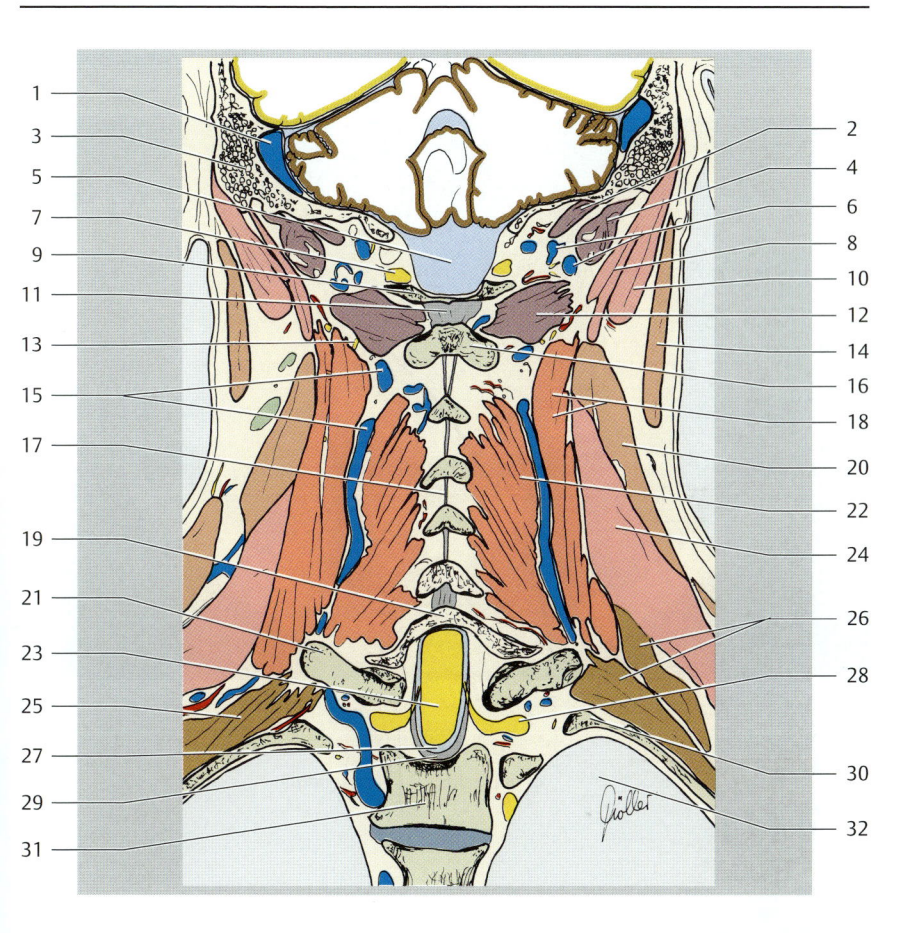

6 Plexo venoso suboccipital
7 Nervo suboccipital
8 Músculo longuíssimo da cabeça
9 Atlas (arco posterior)
10 Músculo esplênio da cabeça
11 Ligamento nucal
12 Músculo oblíquo inferior da cabeça
13 Nervo occipital maior
14 Músculo esternocleidomastóideo
15 Veia cervical profunda
16 Processo espinhoso C2
17 Ligamento interespinal
18 Músculo semiespinal do pescoço
19 Arco vertebral C7
20 Músculo levantador da escápula
21 Primeira costela (pescoço e tubérculo)
22 Músculos espinal do pescoço e multífido
23 Medula espinal torácica
24 Músculo esplênio do pescoço
25 Músculos intercostais
26 Músculo escaleno posterior
27 Líquido cefalorraquidiano no canal vertebral
28 Gânglio espinal T1
29 Dura-máter espinal e ligamento longitudinal posterior
30 Segunda costela
31 Segundo corpo vertebral torácico
32 Pulmão esquerdo

Coluna Vertebral

Ventral

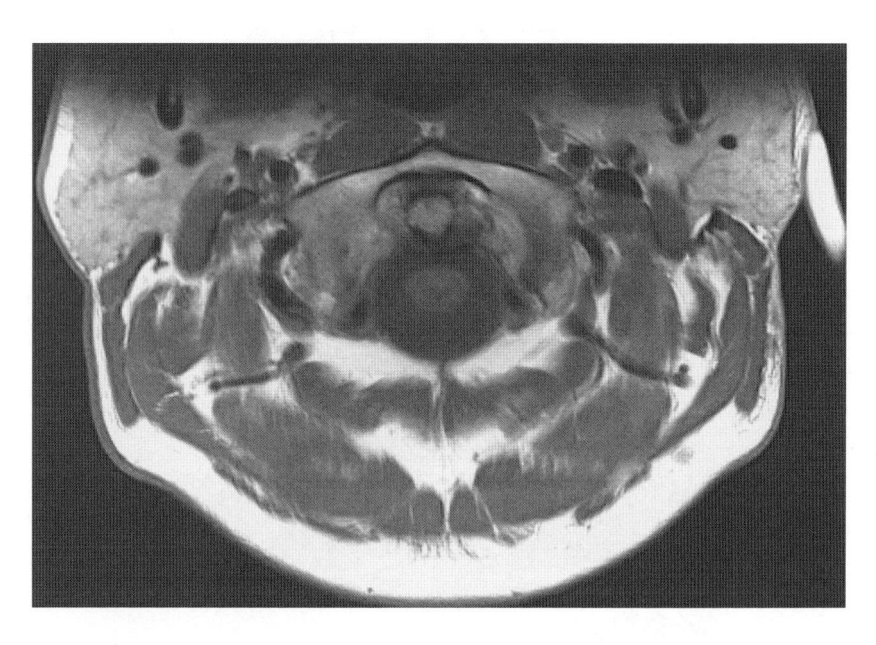

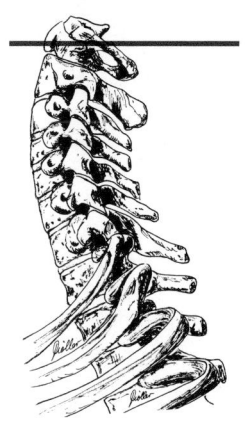

Direita Esquerda

Dorsal

Coluna Cervical, Axial

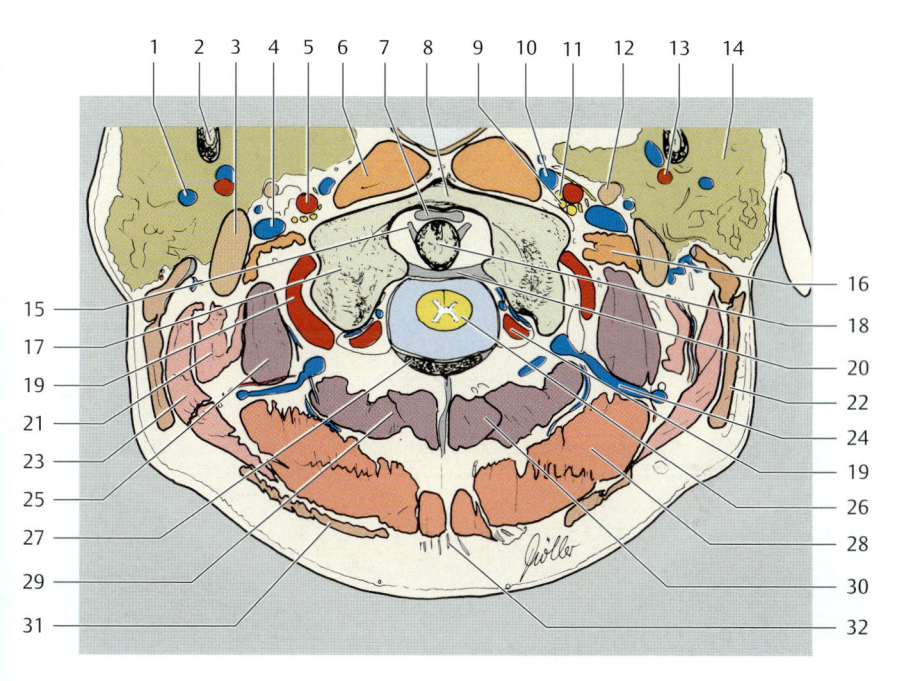

1 Veia retromandibular
2 Mandíbula
3 Músculo digástrico (ventre posterior)
4 Veia jugular interna
5 Artéria carótida interna
6 Músculo longo da cabeça
7 Articulação atlantoaxial mediana
8 Atlas (arco anterior)
9 Nervo hipoglosso (XII)
10 Plexo venoso pterigoide
11 Nervo vago (X)
12 Músculo estiloide
13 Artéria maxilar (parte mandibular)
14 Glândula parótida
15 Ligamentos alares
16 Músculo reto lateral da cabeça
17 Atlas (massa lateral)
18 Dente do áxis
19 Artéria vertebral
20 Ligamento cruzado do atlas (faixas longitudinais [= parte central]) e ligamento transverso do atlas [= partes laterais])
21 Músculo longuíssimo da cabeça
22 Músculo esternocleidomastóideo
23 Músculo esplênio da cabeça
24 Veia cervical profunda
25 Músculo oblíquo superior da cabeça
26 Medula espinal
27 Atlas (arco posterior)
28 Músculo semiespinal da cabeça
29 Músculo reto posterior maior da cabeça
30 Músculo reto posterior menor da cabeça
31 Músculo trapézio
32 Ligamento nucal

Ventral

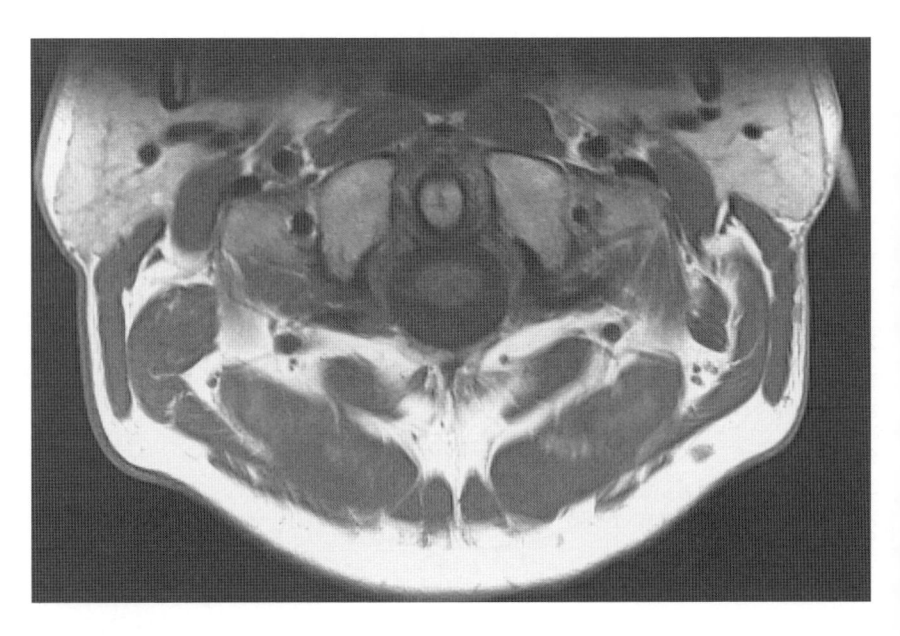

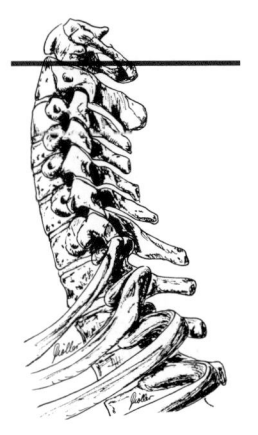

Direita Esquerda

Dorsal

Coluna Cervical, Axial

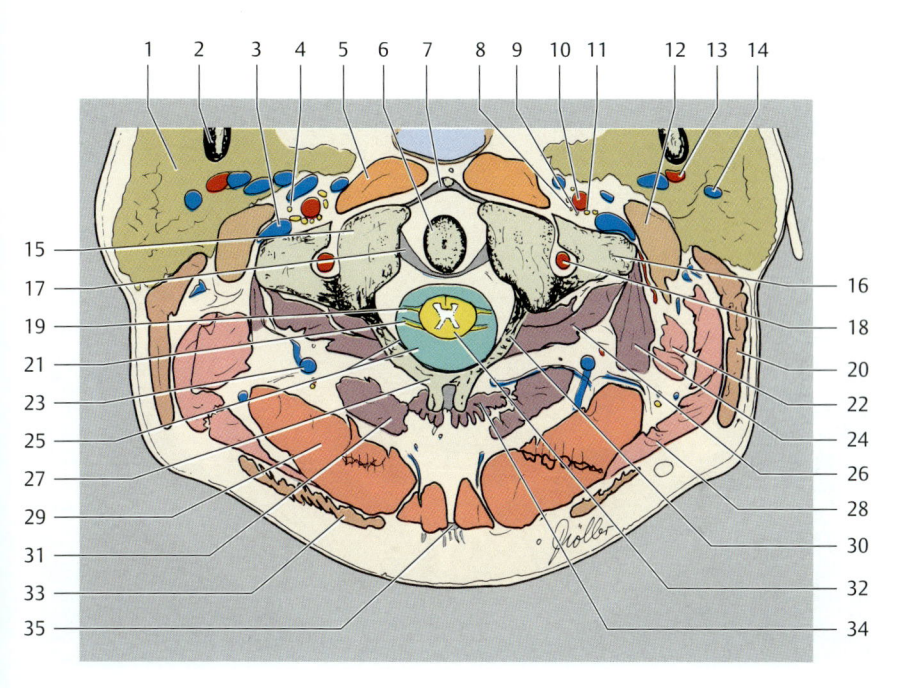

1. Glândula parótida
2. Mandíbula (ramo)
3. Veia jugular interna
4. Nervo glossofaríngeo (IX)
5. Músculo longo da cabeça
6. Dente do áxis
7. Ligamento longitudinal anterior
8. Nervo vago (X)
9. Nervo hipoglosso (XII)
10. Artéria carótida interna
11. Nervo acessório (XI)
12. Músculo digástrico (ventre posterior)
13. Artéria maxilar (parte mandibular)
14. Veia retromandibular
15. Atlas (massa lateral)
16. Atlas (processo transverso)
17. Ligamento transverso do atlas
18. Artéria vertebral
19. Raiz ventral
20. Músculo esternocleidomastóideo
21. Raiz dorsal
22. Músculo longuíssimo da cabeça
23. Veia cervical profunda
24. Músculo oblíquo superior da cabeça
25. Dura-máter e líquido cefalorraquidiano (espaço subaracnoide)
26. Músculo oblíquo inferior da cabeça
27. Processo espinhoso
28. Músculo esplênio da cabeça
29. Músculo semiespinal da cabeça
30. Áxis (arco posterior)
31. Músculo reto posterior maior da cabeça
32. Medula espinal
33. Músculo trapézio
34. Musculo reto posterior menor da cabeça
35. Ligamento nucal

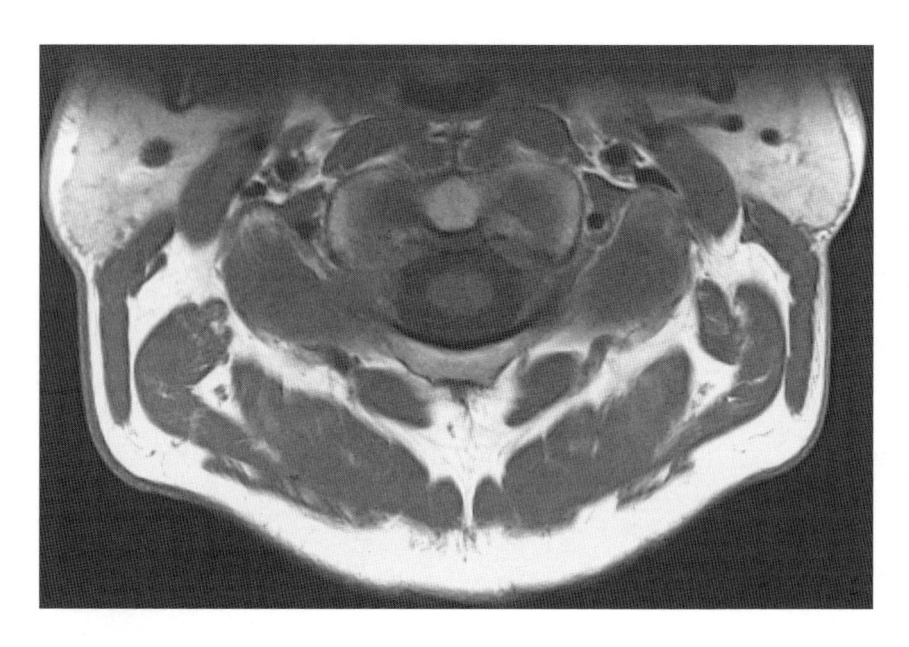

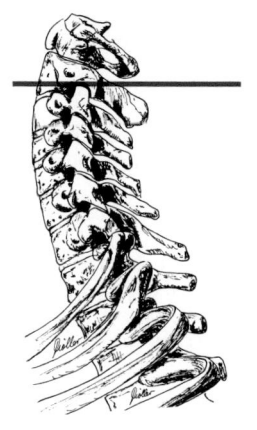

414 Coluna Vertebral

Ventral

Direita ☐ Esquerda

Dorsal

Coluna Cervical, Axial

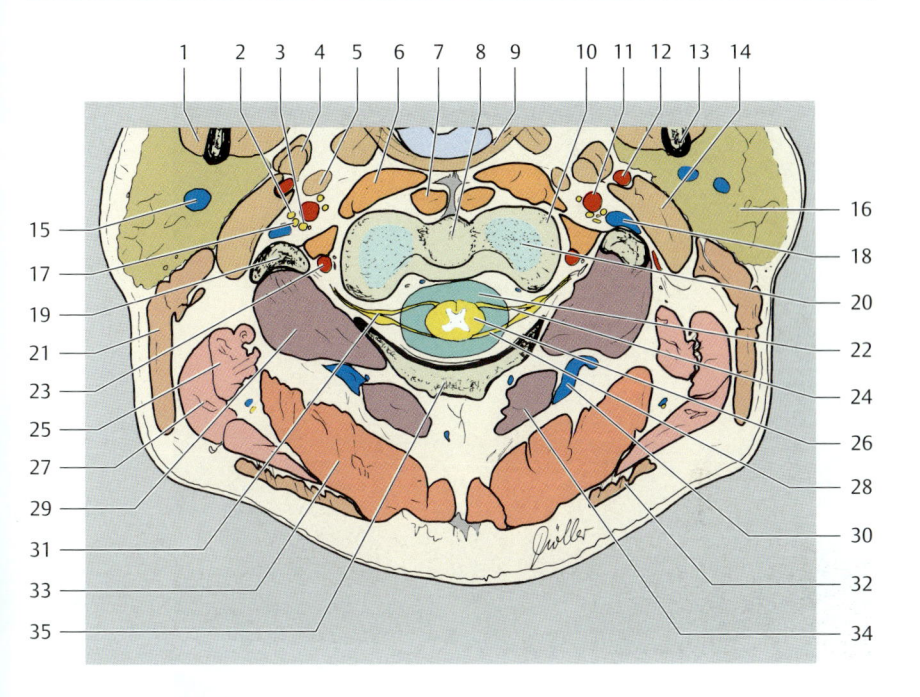

1 Músculo pterigoide medial
2 Nervo vago (X)
3 Nervo acessório (XI)
4 Músculo estiloglosso
5 Músculo estilofaríngeo
6 Músculo longo da cabeça
7 Músculo longo do pescoço
8 Áxis (corpo)
9 Músculo constritor superior da faringe
10 Atlas (processo articular)
11 Artéria carótida interna
12 Artéria carótida externa
13 Mandíbula (ramo)
14 Músculo digástrico (ventre posterior)
15 Veia retromandibular
16 Glândula parótida
17 Nervo hipoglosso (XII)
18 Veia jugular interna
19 Atlas (processo transverso)
20 Áxis (corpo)
21 Músculo esternocleidomastóideo
22 Espaço subaracnoide pré-medular
23 Artéria vertebral
24 Raiz ventral do nervo espinal C2
25 Músculo oblíquo inferior da cabeça
26 Medula espinal
27 Músculo esplênio da cabeça
28 Raiz dorsal do nervo espinal C2
29 Músculo oblíquo inferior da cabeça
30 Veia cervical profunda
31 Gânglio espinal (raiz do nervo)
32 Músculo trapézio
33 Músculo semiespinal da cabeça
34 Músculo reto posterior maior da cabeça
35 Áxis (arco posterior)

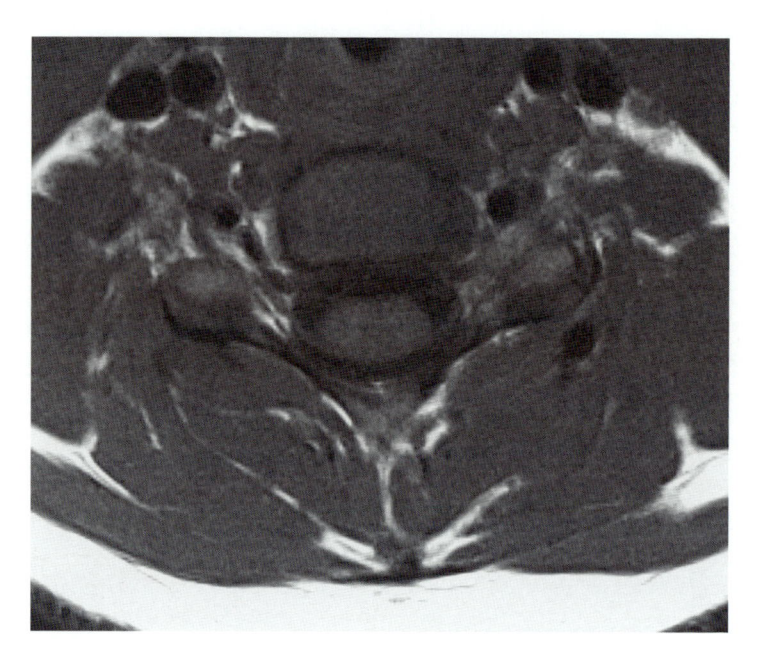

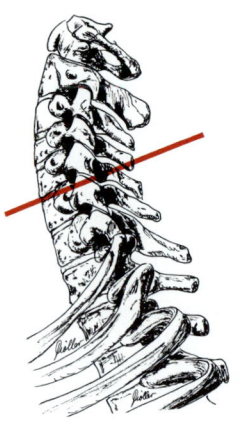

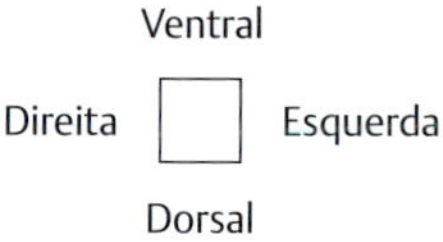

416 Coluna Vertebral

Ventral

Direita ☐ Esquerda

Dorsal

Coluna Cervical, Axial

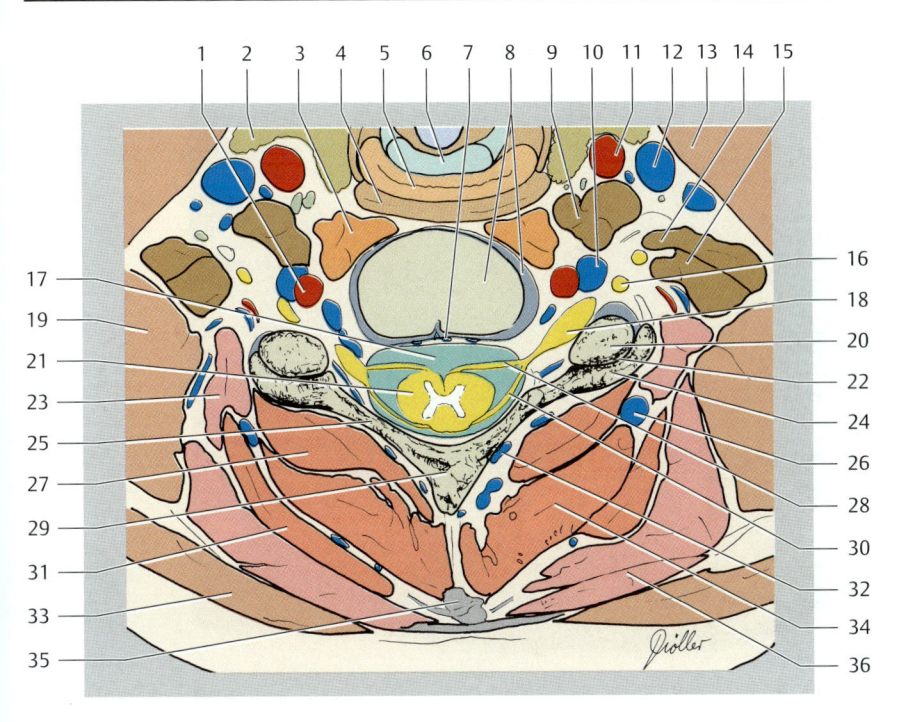

1. Artéria vertebral
2. Glândula tireoide
3. Músculo longo do pescoço
4. Músculo constritor superior da faringe
5. Esôfago
6. Cartilagem cricoide
7. Veias basivertebrais
8. Corpo vertebral cervical C5 e espaço intervertebral C5/C6
9. Músculo escaleno anterior
10. Veia vertebral
11. Artéria carótida comum
12. Veia jugular interna
13. Músculo esternocleidomastóideo
14. Músculo escaleno médio
15. Músculo escaleno posterior
16. Nervo espinal C5
17. Espaço subaracnoide pré-medular
18. Gânglio espinal (raiz do nervo)
19. Músculo levantador da escápula
20. Processo articular superior
21. Medula espinal
22. Articulação de processos articulares (zigapofisária)
23. Músculo longuíssimo do pescoço
24. Processo articular inferior
25. Arco vertebral posterior C5 (lâmina)
26. Veia cervical profunda
27. Músculos espinal do pescoço e multífido
28. Raiz ventral C6
29. Processo espinhoso
30. Raiz dorsal C6
31. Músculo semiespinal da cabeça
32. Plexo venoso vertebral externo posterior
33. Músculo trapézio
34. Músculo semiespinal do pescoço
35. Ligamento nucal
36. Músculo esplênio da cabeça

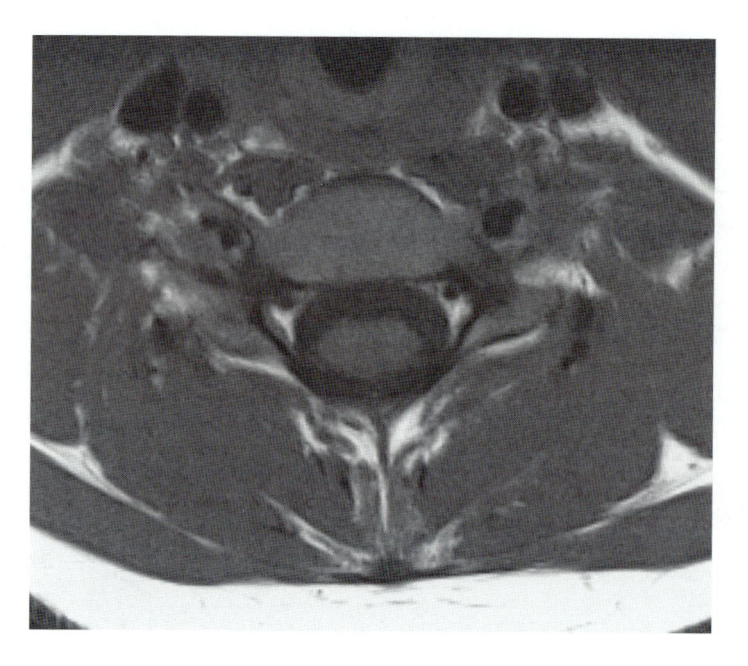

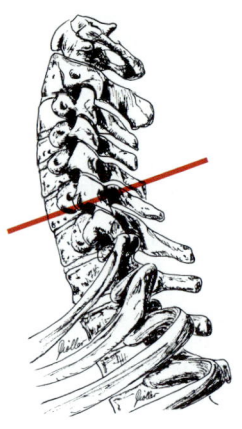

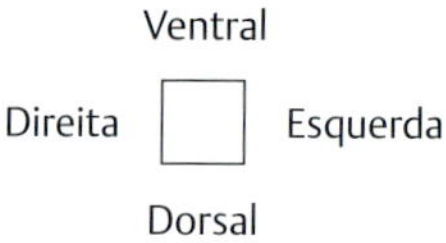

Coluna Vertebral

Ventral

Direita Esquerda

Dorsal

Coluna Cervical, Axial

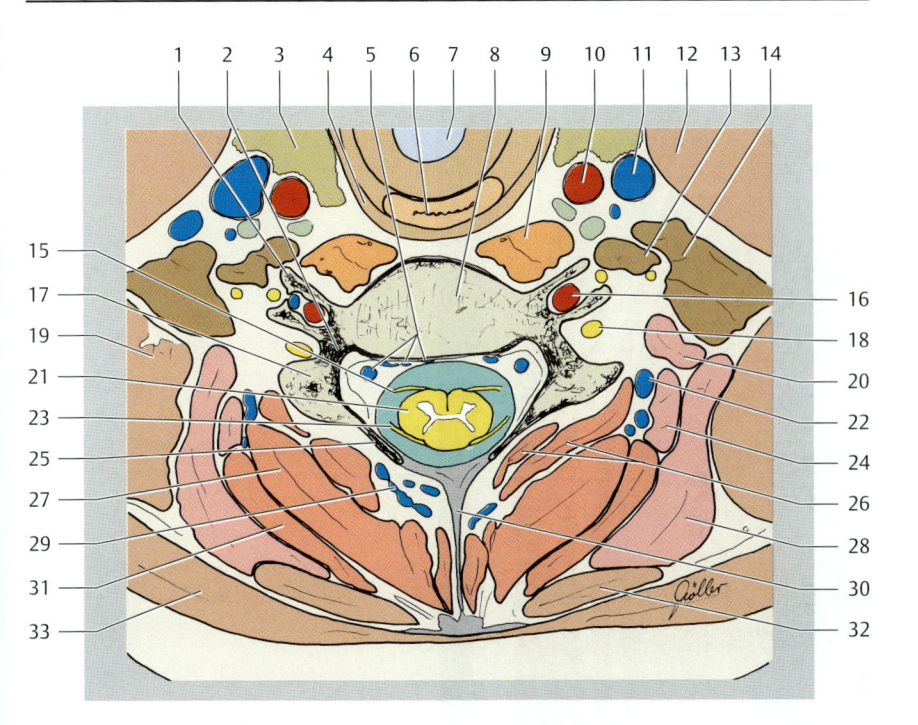

1 Processo transverso
2 Pedículo do arco vertebral
3 Glândula tireoide
4 Músculo constritor superior da faringe
5 Plexo venoso vertebral interno anterior
6 Esôfago
7 Laringe
8 Corpo vertebral cervical de C6
9 Músculo longo do pescoço
10 Artéria carótida comum
11 Veia jugular interna
12 Músculo esternocleidomastóideo
13 Músculo escaleno anterior
14 Músculo escaleno médio
15 Raiz ventral, C7
16 Artéria vertebral
17 Processo articular
18 Nervo espinal, C6
19 Músculo levantador da escápula
20 Músculo longuíssimo da cabeça
21 Medula espinal
22 Veia cervical profunda
23 Raiz dorsal, C7
24 Músculo longuíssimo do pescoço
25 Arco vertebral posterior de C6 (lâmina)
26 Músculos espinal do pescoço e multífido
27 Músculo semiespinal do pescoço
28 Músculo esplênio do pescoço
29 Plexo venoso vertebral externo posterior
30 Ligamento nucal
31 Músculo esplênio da cabeça
32 Músculo romboide menor
33 Músculo trapézio

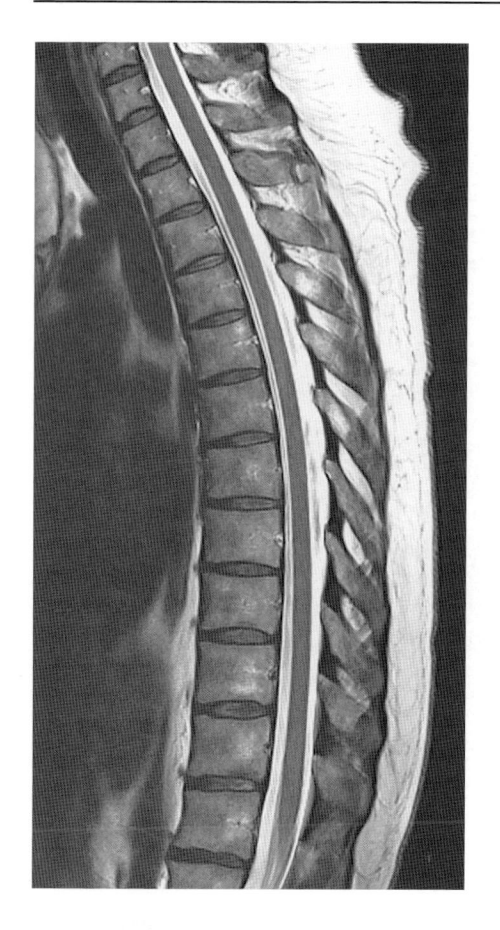

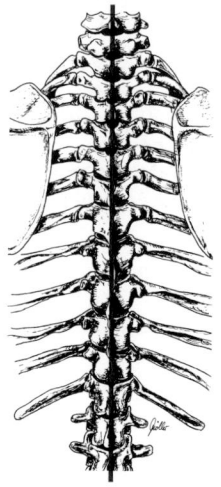

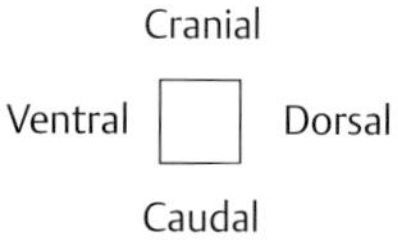

420 Coluna Vertebral

Cranial

Ventral ☐ Dorsal

Caudal

Coluna Torácica, Sagital

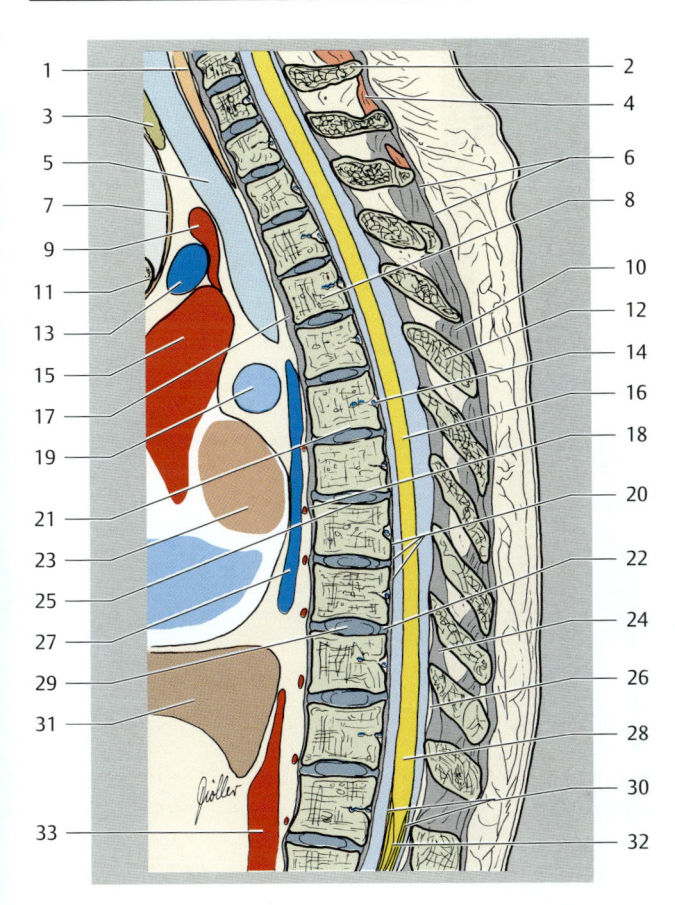

1 Esôfago
2 Vértebra proeminente, C7
3 Glândula da tireoide
4 Músculo interespinal do pescoço
5 Traqueia
6 Ligamento supraespinal
7 Músculo esterno-hióideo
8 Corpo vertebral torácico de T4
9 Tronco braquiocefálico
10 Ligamento interespinal
11 Esterno (manúbrio)
12 Processo espinhoso
13 Veia braquiocefálica esquerda
14 Veia basivertebral
15 Aorta ascendente
16 Medula espinal torácica
17 Ligamento longitudinal anterior
18 Artéria intercostal posterior
19 Artéria pulmonar
20 Ligamento longitudinal posterior
21 Placa terminal vertebral inferior de T6
22 Disco intervertebral T9-10 (anel fibroso)
23 Átrio esquerdo
24 Ligamento amarelo
25 Placa terminal vertebral superior de T7
26 Tecido adiposo epidural (gordura retroespinal)
27 Veia ázigos
28 Cone medular
29 Disco intervertebral T9-10 (núcleo pulposo)
30 Cauda equina
31 Fígado
32 Filamento terminal
33 Aorta descendente

Cranial

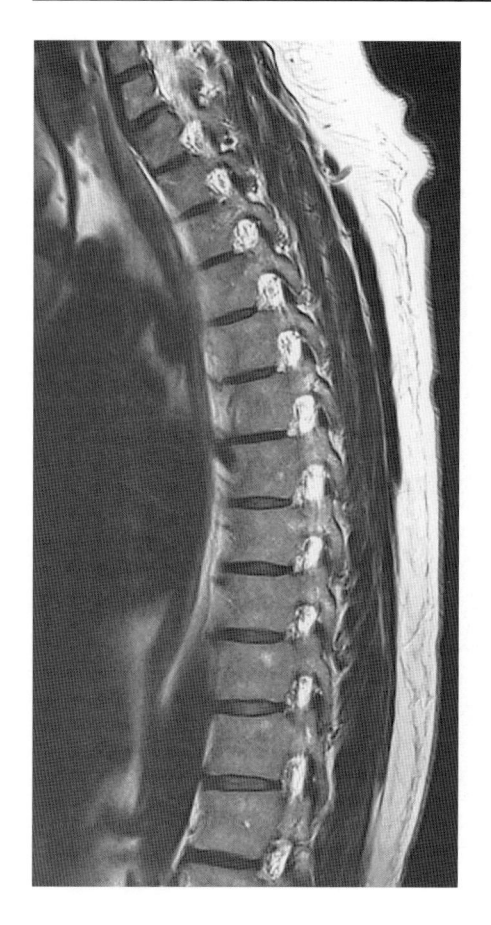

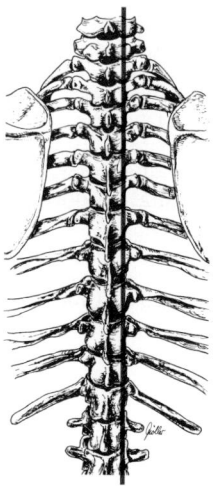

Ventral ☐ Dorsal

Caudal

1. Traqueia
2. Músculo esplênio do pescoço
3. Glândula tireoide
4. Músculo semiespinal da cabeça
5. Músculo esterno-hióideo
6. Músculo serrátil
7. Esôfago
8. Músculo romboide maior

Coluna Torácica, Sagital 423

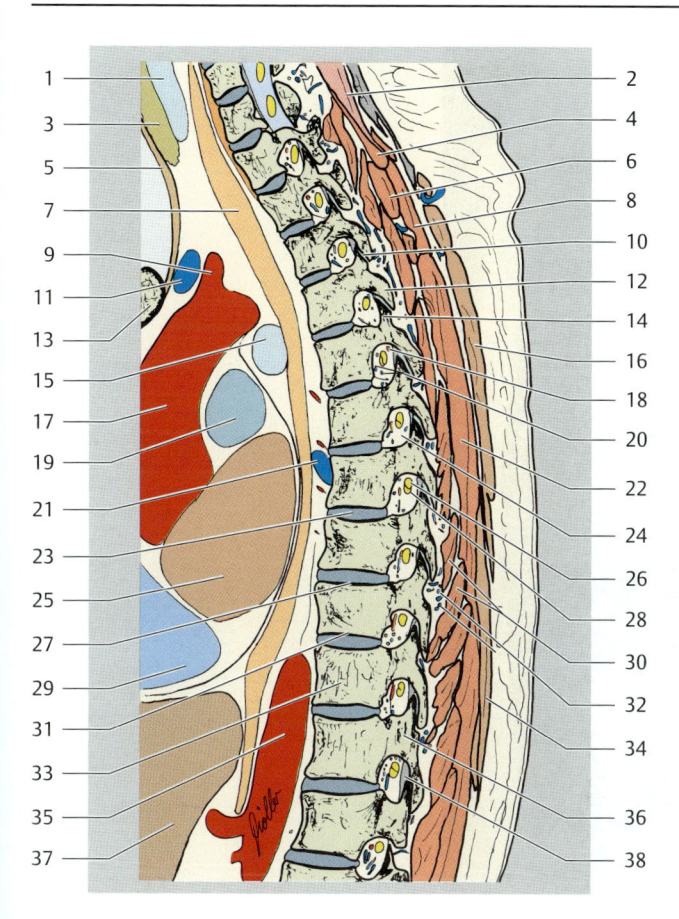

9 Tronco braquiocefálico
10 Articulação de processo articular T3-4
11 Veia braquiocefálica esquerda
12 Processo articular inferior de T4
13 Esterno (manúbrio)
14 Processo articular superior de T5
15 Brônquio principal esquerdo
16 Músculo trapézio
17 Aorta ascendente
18 Artéria intercostal posterior (ramo espinal)
19 Artéria pulmonar
20 Veia intervertebral
21 Veia hemiázigo
22 Músculo eretor da espinha
23 Disco intervertebral T7-8
24 Forame intervertebral
25 Átrio esquerdo
26 Gânglio espinal (raiz dorsal)
27 Placa terminal vertebral superior de T9
28 Gânglio espinal (raiz ventral)
29 Átrio direito
30 Músculos multífido e semiespinal torácico
31 Placa terminal vertebral inferior de T9
32 Plexo venoso vertebral externo posterior
33 Corpo vertebral torácico de T10
34 Músculo latíssimo do dorso
35 Aorta descendente
36 Pedículo do arco vertebral (porção interarticular)
37 Fígado
38 Ligamento amarelo

Coluna Vertebral

Cranial

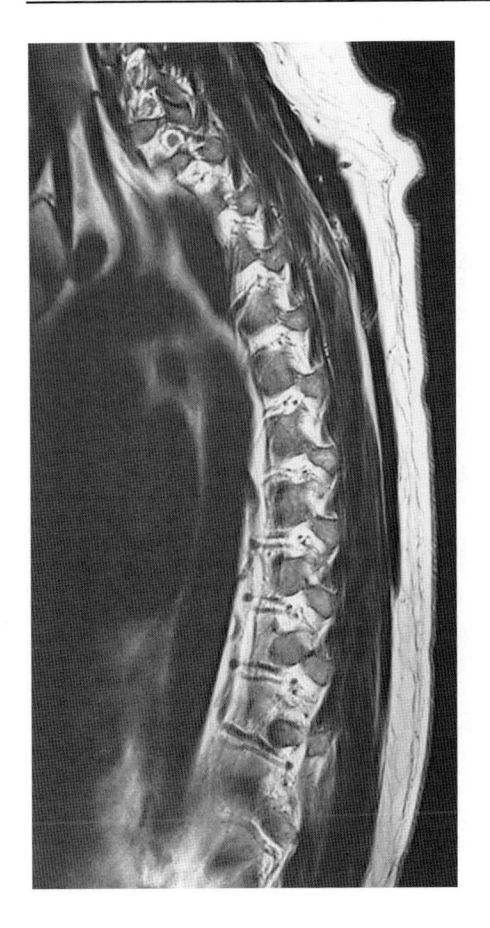

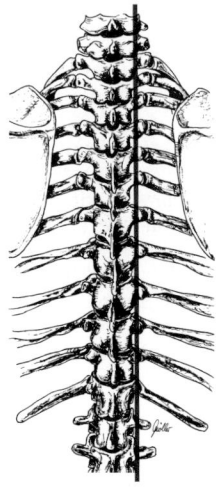

Ventral ☐ Dorsal

Caudal

1 Glândula da tireoide
2 Músculo esplênio do pescoço
3 Músculo longo da cabeça
4 Músculo espinal do pescoço e músculo multífido
5 Músculo esterno-hióideo

Coluna Torácica, Sagital

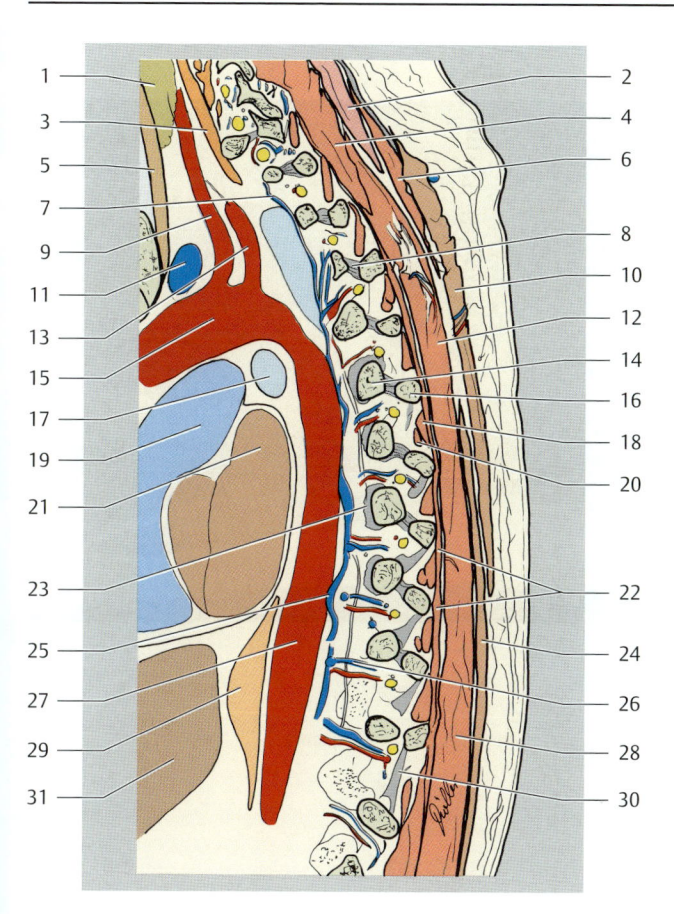

6 Músculo romboide maior
7 Veia hemiázigos assessória
8 Ligamento costotransversário
9 Artéria carótida comum
10 Músculo trapézio
11 Veia braquiocefálica esquerda
12 Músculo espinal do tórax
13 Artéria subclávia
14 Sexta costela (cabeça)
15 Arco aórtico
16 Processo transverso de T6
17 Brônquio principal esquerdo
18 Músculo intertransversário
19 Tronco pulmonar
20 Músculos rotadores
21 Átrio esquerdo
22 Músculo multífido
23 Ligamento radiado da cabeça da costela T8
24 Músculo latíssimo do dorso
25 Veia hemiázigo
26 Artéria e veia intercostais posteriores (ramo dorsal)
27 Aorta descendente
28 Músculo eretor da espinha
29 Esôfago
30 Ligamento costotransverso superior
31 Fígado

426 Coluna Vertebral

Ventral

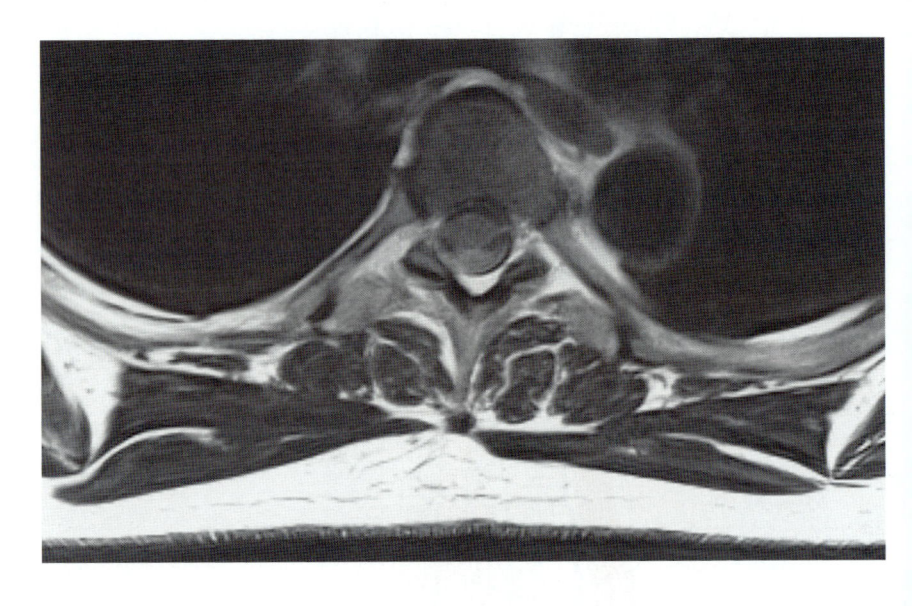

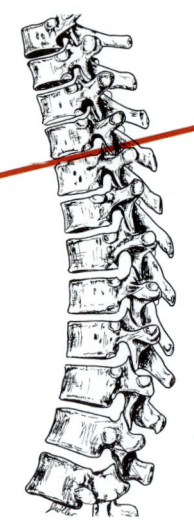

Direita ☐ Esquerda

Dorsal

Coluna Torácica, Axial

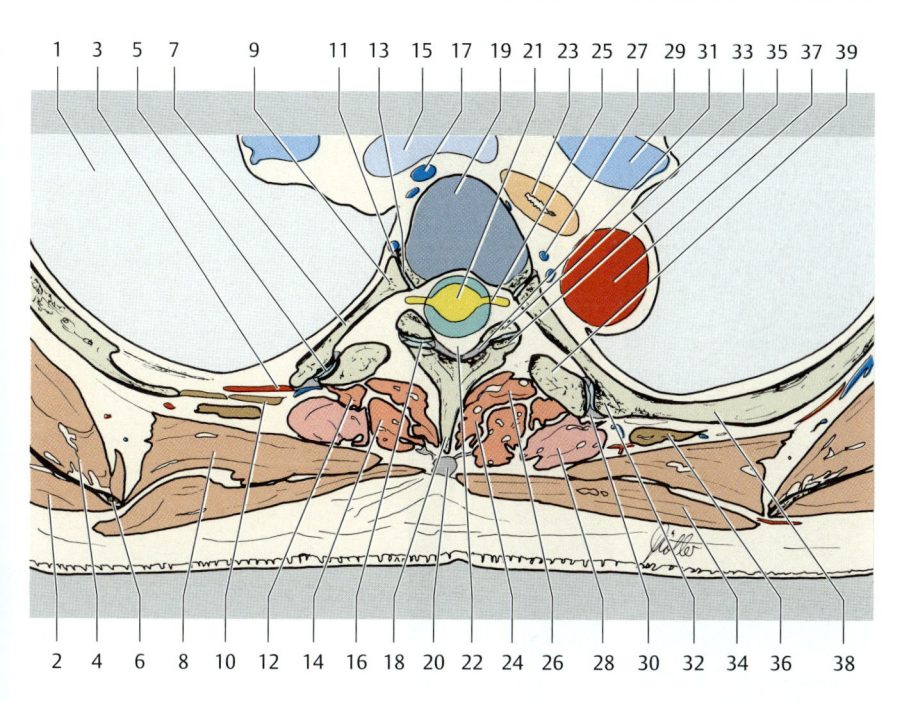

1. Pulmão direito
2. Músculo infraespinal
3. Artéria intercostal
4. Músculo subescapular
5. Articulação costotransversária
6. Escápula
7. Costela (pescoço)
8. Músculo romboide maior
9. Quinta costela (cabeça)
10. Músculos intercostais
11. Ligamento radiado da cabeça da costela
12. Músculos rotadores do tórax
13. Articulação da cabeça da costela
14. Músculo semiespinal do tórax
15. Traqueia (bifurcação)
16. Articulação de processo articular T4-5
17. Veia ázigos
18. Processo espinhoso
19. Disco intervertebral T4-5
20. Ligamento supraespinhoso
21. Medula espinal torácica
22. Triângulo adiposo retroespinal (gordura epidural)
23. Esôfago
24. Músculo espinal do tórax
25. Gânglio espinal
26. Músculo multífido
27. Veia hemiázigo acessória
28. Músculo longuíssimo do tórax
29. Artéria pulmonar esquerda
30. Ligamento costotransversário (lateral)
31. Ligamento amarelo
32. Quinta costela (tubérculo)
33. Processo articular superior de T5
34. Músculo trapézio
35. Processo articular inferior de T4
36. Músculo iliocostal do tórax
37. Aorta descendente
38. Quinta costela (corpo)
39. Processo transverso de T5

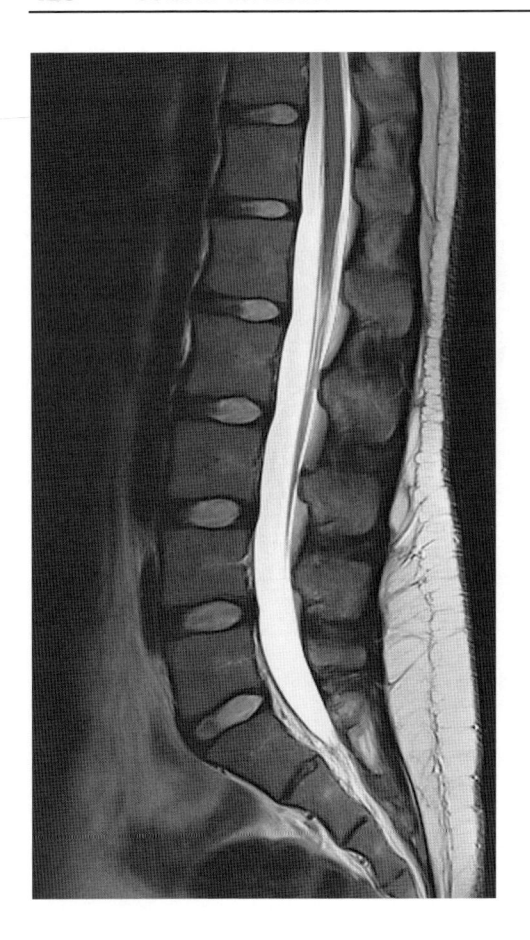

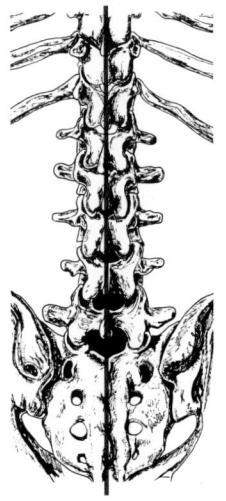

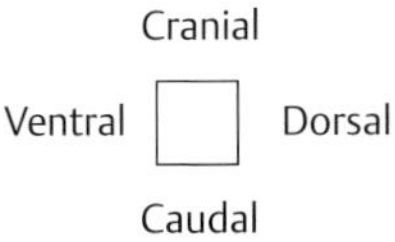

428 Coluna Vertebral

Cranial

Ventral ☐ Dorsal

Caudal

Coluna Lombar, Sagital

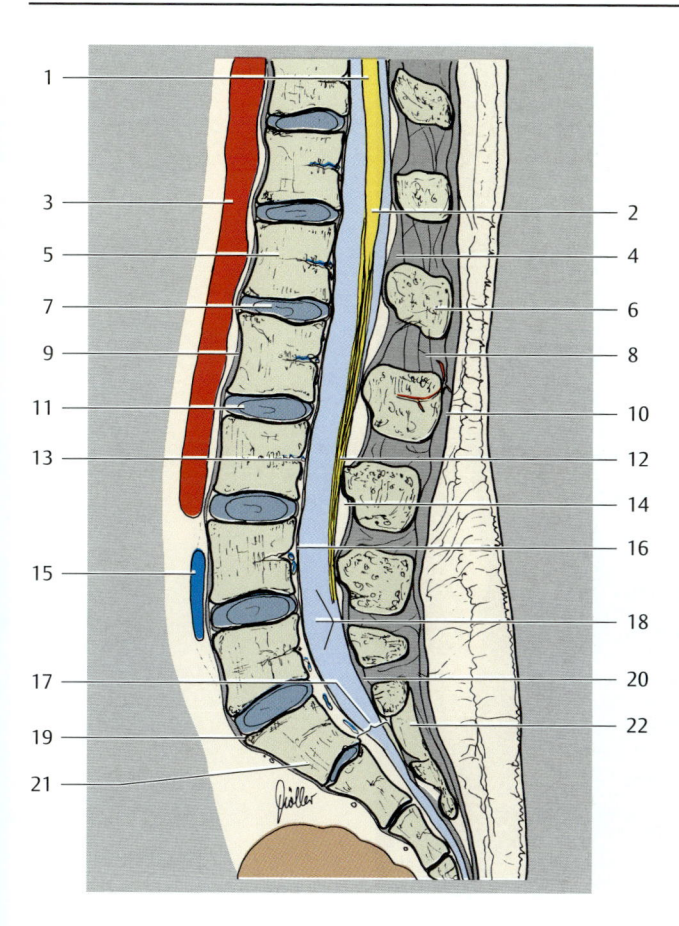

1 Medula espinal
2 Cone medular
3 Aorta abdominal
4 Ligamento amarelo
5 Corpo vertebral lombar de L1
6 Processo espinhoso de L1
7 Disco intervertebral L1-2 (núcleo pulposo)
8 Ligamento interespinal
9 Ligamento longitudinal anterior
10 Ligamento supraespinal
11 Disco intervertebral L2-3 (anel fibroso)
12 Cauda equina
13 Veia basivertebral
14 Tecido adiposo epidural
15 Veia ilíaca comum esquerda
16 Ligamento longitudinal posterior
17 Canal sacral
18 Bolsa tecal (cisterna lombar)
19 Promontório do sacro
20 Dura-máter
21 Sacro (S1)
22 Crista sacral mediana

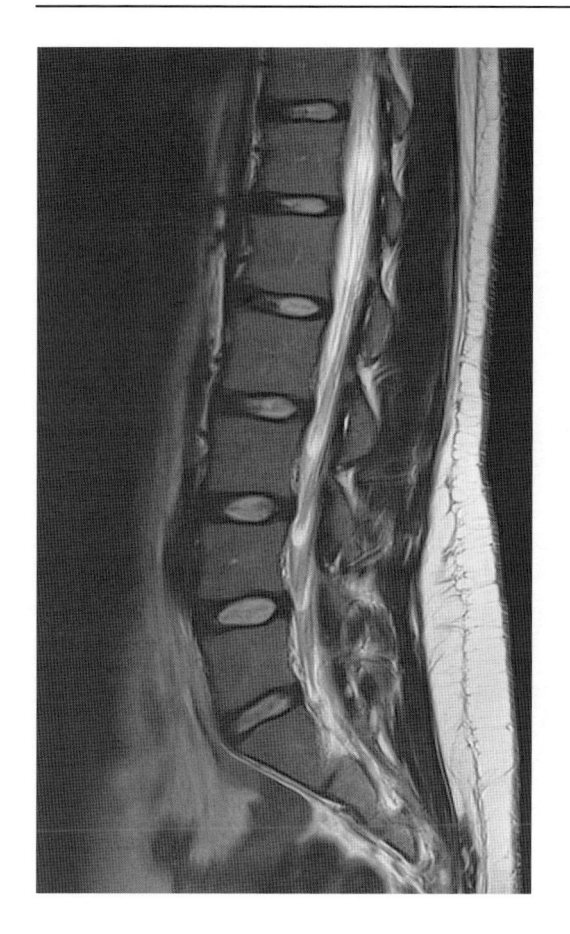

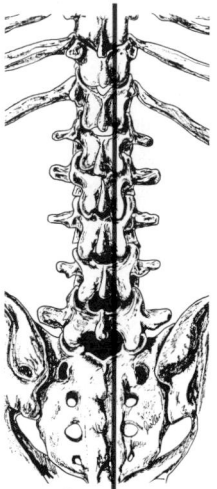

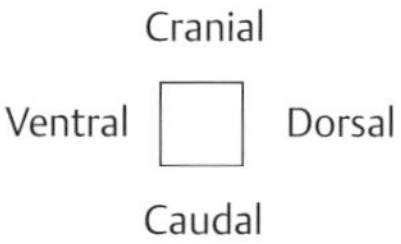

Coluna Vertebral

Cranial

Ventral ☐ Dorsal

Caudal

Coluna Lombar, Sagital

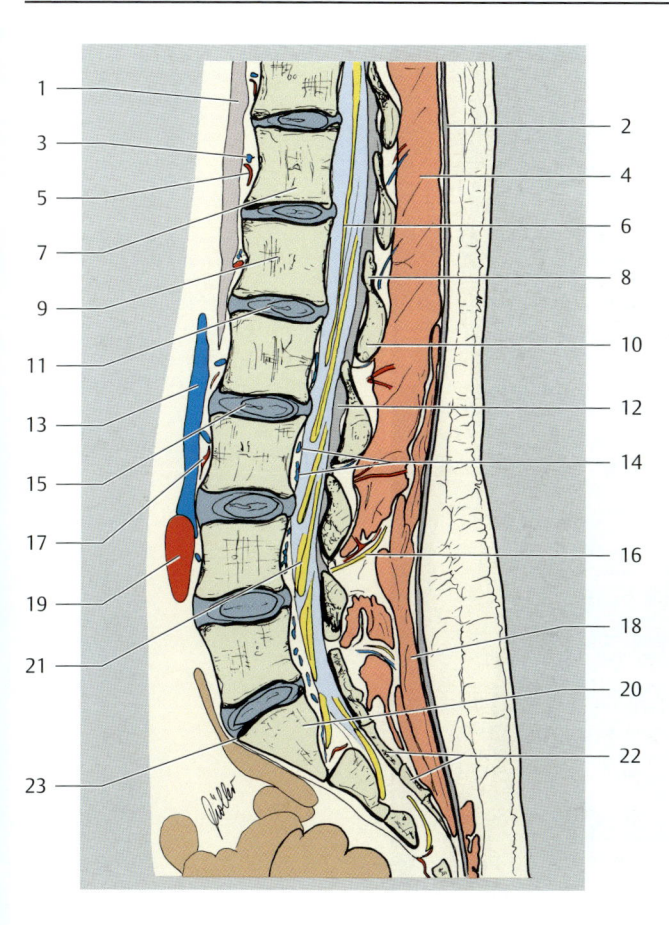

1 Diafragma (parte lombar)
2 Fáscia toracolombar
3 Plexo venoso vertebral externo anterior
4 Músculo eretor da espinha (músculo espinal)
5 Artéria intercostal posterior
6 Filamentos neurais
7 Corpo vertebral torácico de T12
8 Processo articular superior
9 Corpo vertebral lombar de L1
10 Arco vertebral posterior (lâmina)
11 Disco intervertebral L1-2 (núcleo pulposo)
12 Ligamento amarelo
13 Veia cava inferior
14 Plexo venoso vertebral interno anterior
15 Disco intervertebral L2-3 (anel fibroso)
16 Artéria e nervo lombares (ramo cutâneo medial do ramo dorsal)
17 Artéria lombar
18 Músculo multífido
19 Artéria ilíaca comum
20 Sacro (S1)
21 Gânglio espinal
22 Crista sacral mediana
23 Promontório do sacro

432 Coluna Vertebral

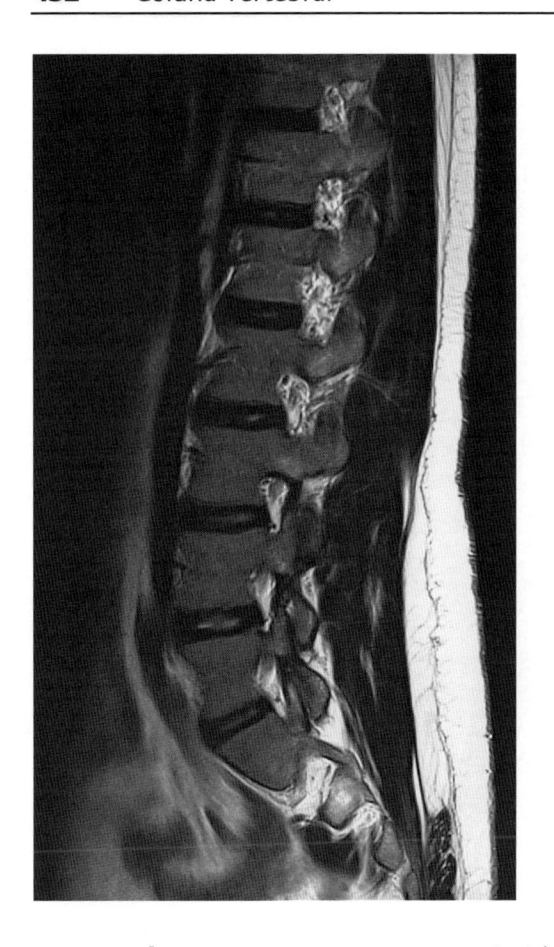

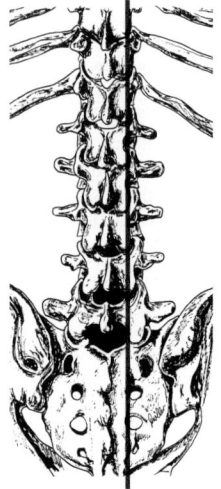

Cranial

Ventral ☐ Dorsal

Caudal

Coluna Lombar, Sagital

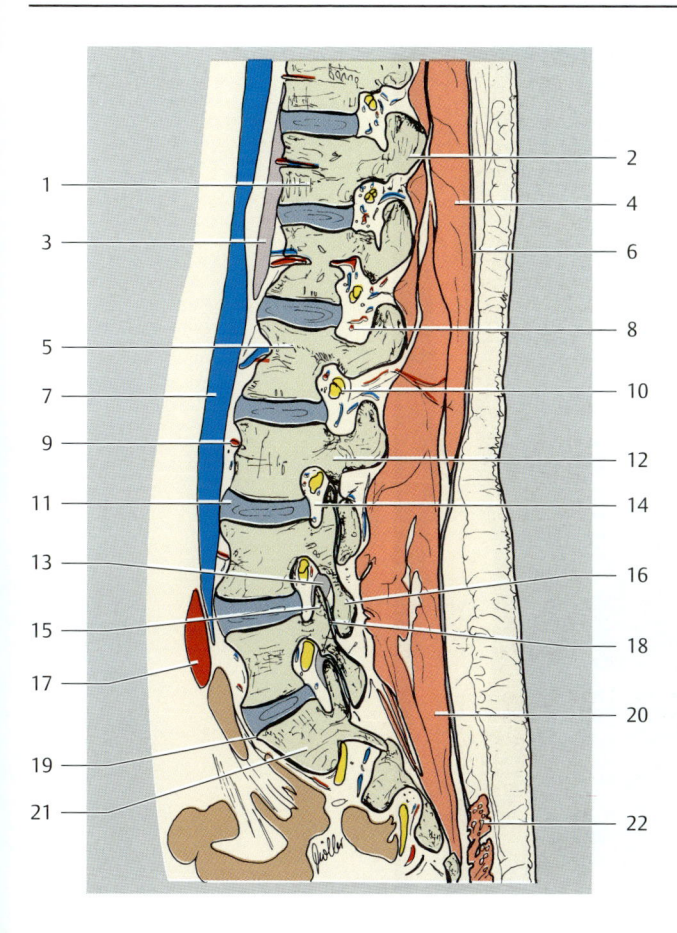

1. Corpo vertebral torácico de T12
2. Processo mamilar
3. Diafragma (parte lombar)
4. Músculo eretor da espinha (músculo espinal)
5. Corpo vertebral lombar de L2
6. Fáscia toracolombar
7. Veia cava inferior
8. Ramo espinal da artéria lombar (ramo dorsal)
9. Artéria intercostal posterior
10. Gânglio espinal de L2
11. Disco intervertebral L3-4 (núcleo pulposo)
12. Arco vertebral posterior (lâmina)
13. Ligamento amarelo
14. Forame intervertebral
15. Processo articular superior
16. Processo articular inferior
17. Artéria ilíaca comum
18. Articulação de processos articulares (zigapofisária)
19. Promontório do sacro
20. Músculo multífido
21. Sacro (S1)
22. Músculo glúteo máximo

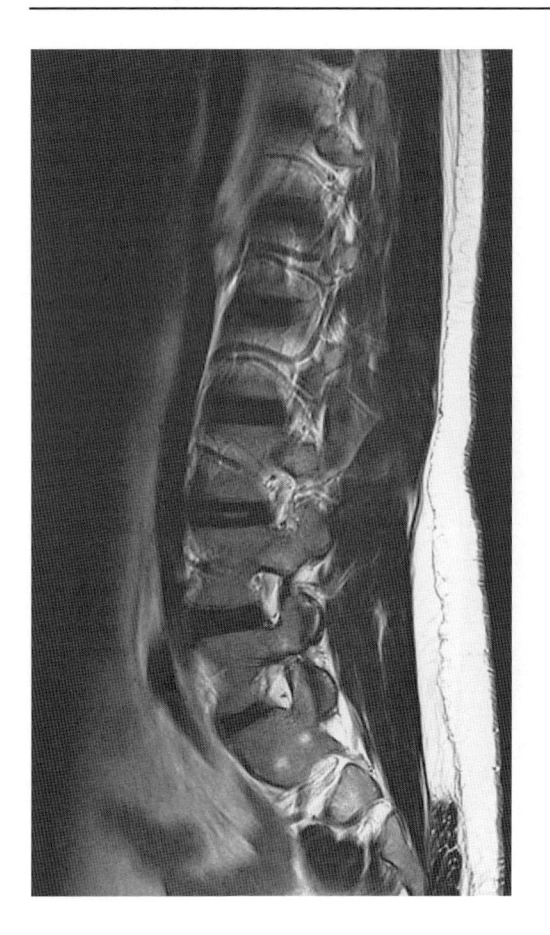

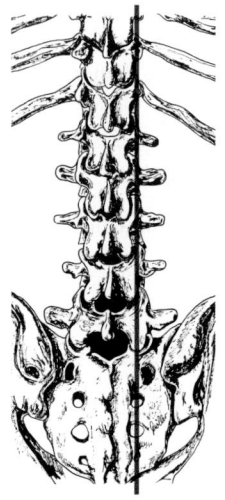

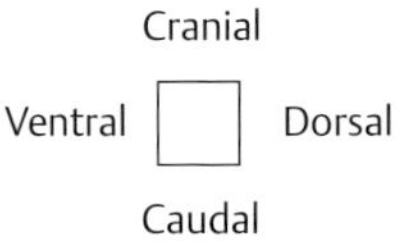

434 Coluna Vertebral

Cranial

Ventral ☐ Dorsal

Caudal

Coluna Lombar, Sagital

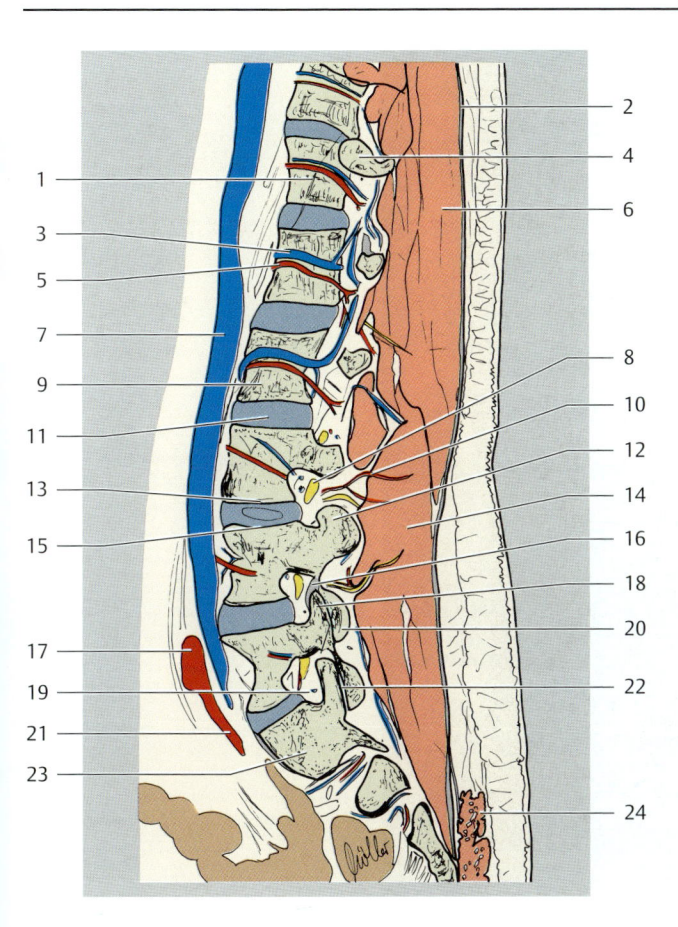

1. Corpo vertebral torácico de T12
2. Fáscia toracolombar
3. Veia lombar
4. Costela (cabeça)
5. Artéria lombar
6. Músculo eretor da espinha (músculo espinal)
7. Veia cava inferior
8. Nervo espinal L3
9. Corpo vertebral lombar de L2
10. Artéria lombar (ramo dorsal)
11. Disco intervertebral
12. Processo transverso
13. Placa terminal vertebral inferior
14. Músculo multífido
15. Placa terminal vertebral superior
16. Ligamento amarelo
17. Artéria ilíaca comum
18. Processo articular superior
19. Forame intervertebral
20. Processo articular inferior
21. Artéria ilíaca interna
22. Articulação de processos articulares (zigapofisária)
23. Sacro (S1)
24. Músculo glúteo máximo

Coluna Vertebral

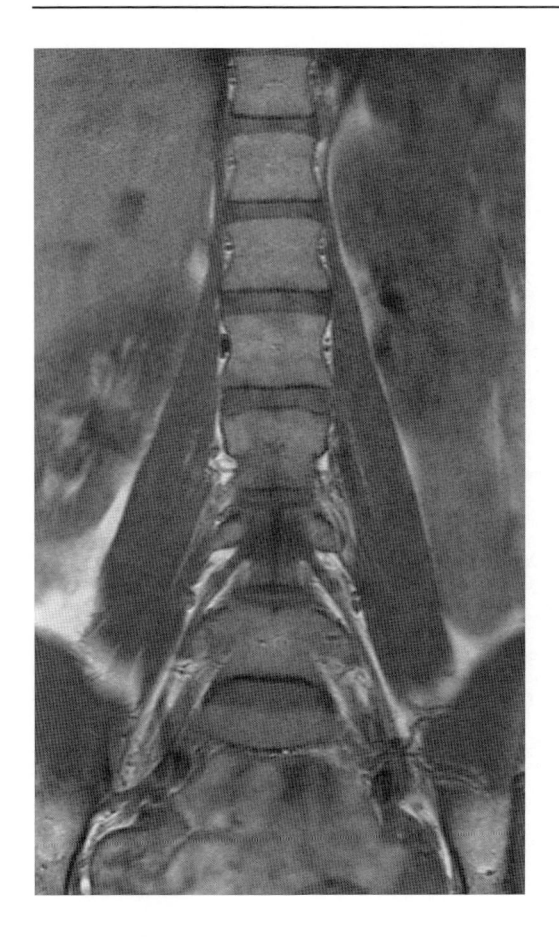

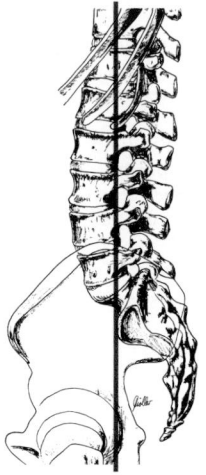

Cranial

Direita ⬜ Esquerda

Caudal

Coluna Lombar, Coronal

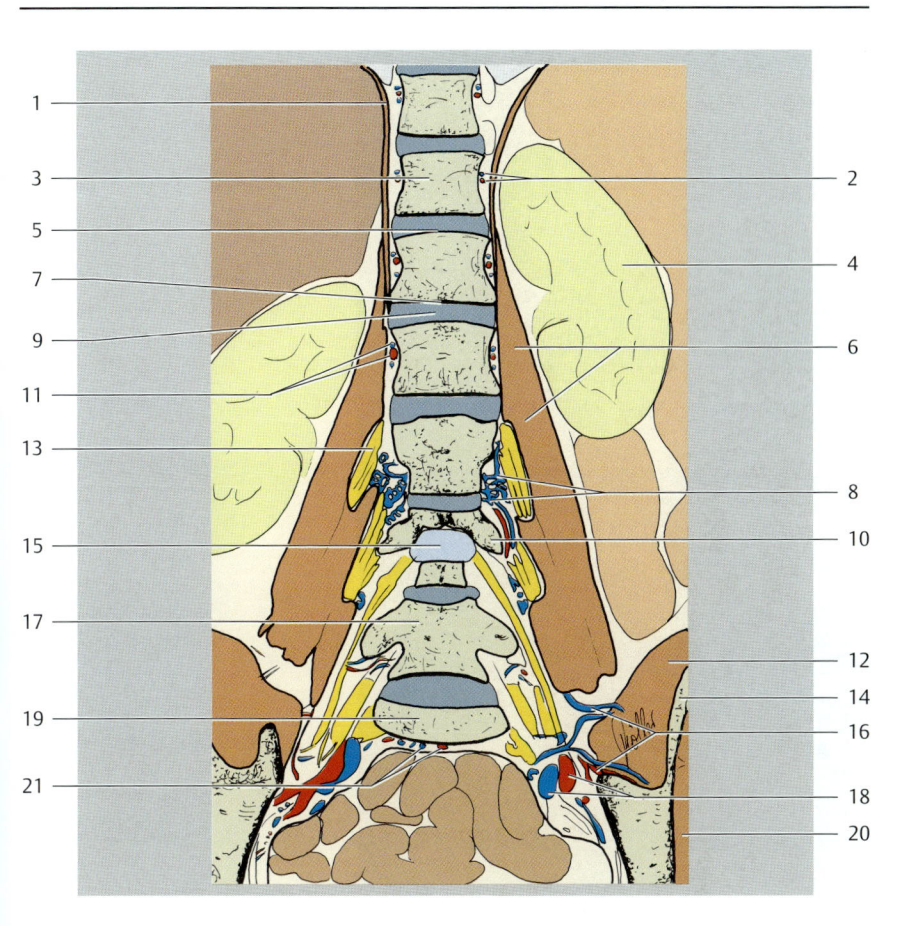

1. Diafragma (parte lombar)
2. Artéria e veia intercostais posteriores
3. Corpo vertebral torácico de T12
4. Rim esquerdo
5. Placa terminal vertebral superior de L1
6. Músculo psoas maior
7. Placa terminal vertebral inferior de L1
8. Plexo venoso vertebral externo anterior
9. Disco intervertebral L1-2 (anel fibroso)
10. Processo transverso L4
11. Artéria e veia lombares
12. Músculo ilíaco
13. Plexo lombar
14. Ílio
15. Bolsa tecal (cisterna lombar)
16. Artéria e veia iliolombares
17. Corpo vertebral lombar de L5
18. Artéria e veia ilíacas internas
19. Promontório do sacro
20. Músculo glúteo médio
21. Artéria e veia sacrais medianas

438 Coluna Vertebral

Cranial

Direita ☐ Esquerda

Caudal

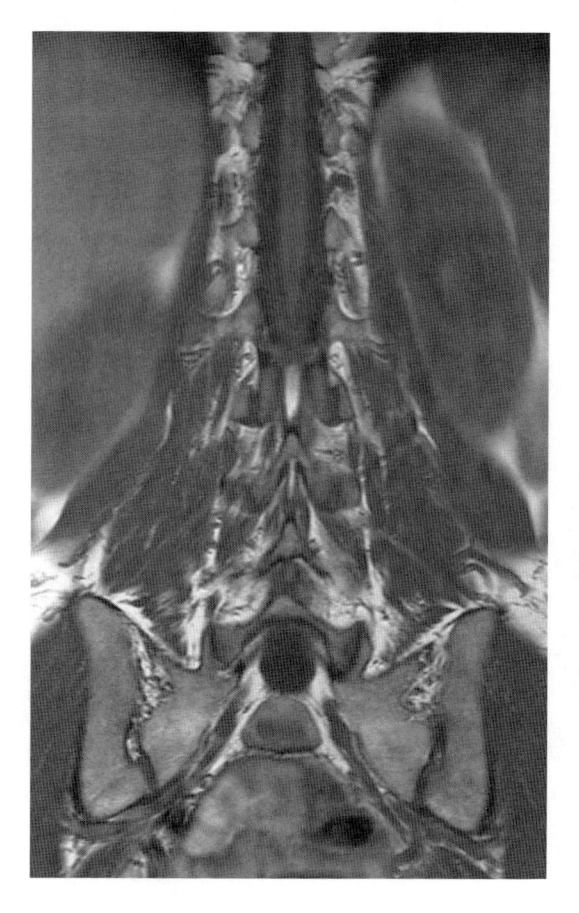

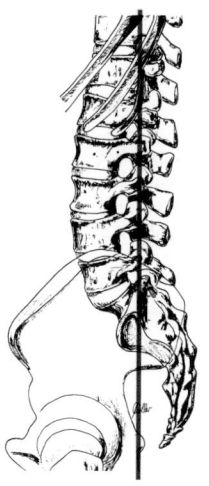

1 Pulmão direito
2 Líquido cefalorraquidiano em bolsa tecal (cisterna lombar)
3 Pedículo do arco vertebral de T12
4 Músculo psoas maior
5 Décima-segunda costela (cabeça)
6 Cone medular

Coluna Lombar, Coronal

7	Músculo intertransversário
8	Processo transverso de L2
9	Cauda equina
10	Gordura epidural posterior (gordura retroespinal, gordura dorsal)
11	Arco vertebral posterior de L2 (lâmina)
12	Articulação de processos articulares (zigapofisária)
13	Pedículo do arco vertebral de L2
14	Músculo quadrado do lombo
15	Processo articular superior de L3
16	Músculo interespinal
17	Processo articular inferior de L2
18	Processo espinhoso de L4
19	Ligamento amarelo
20	Músculo multífido
21	Músculo iliocostal do lombo
22	Ligamento interespinal
23	Músculo longuíssimo
24	Articulação lombossacral de processos articulares (zigapofisária) L5-S1
25	Ligamentos sacroilíacos
26	Ílio
27	Bolsa tecal (cisterna lombar)
28	Sacro (massa lateral)
29	Músculo glúteo médio
30	Espaço intervertebral S1-2
31	Articulação sacroilíaca
32	Artéria e veia sacrais laterais
33	Plexo sacral
34	Artéria glútea superior
35	Artéria e veia ilíacas internas

440 Coluna Vertebral

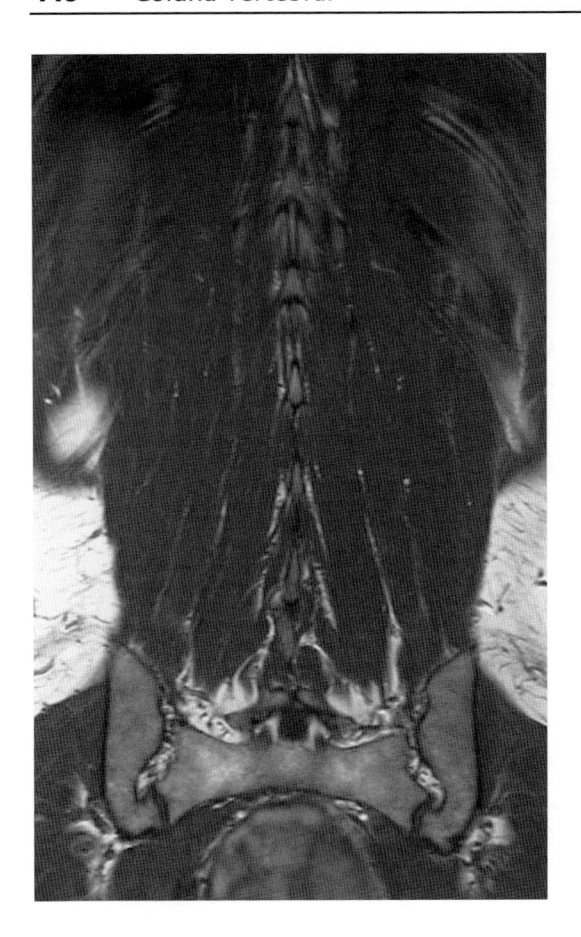

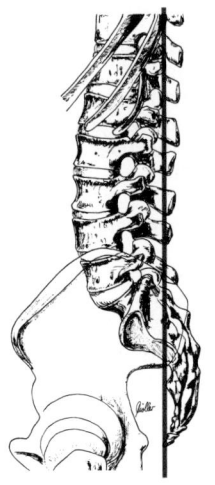

Cranial

Direita ☐ Esquerda

Caudal

Coluna Lombar, Coronal

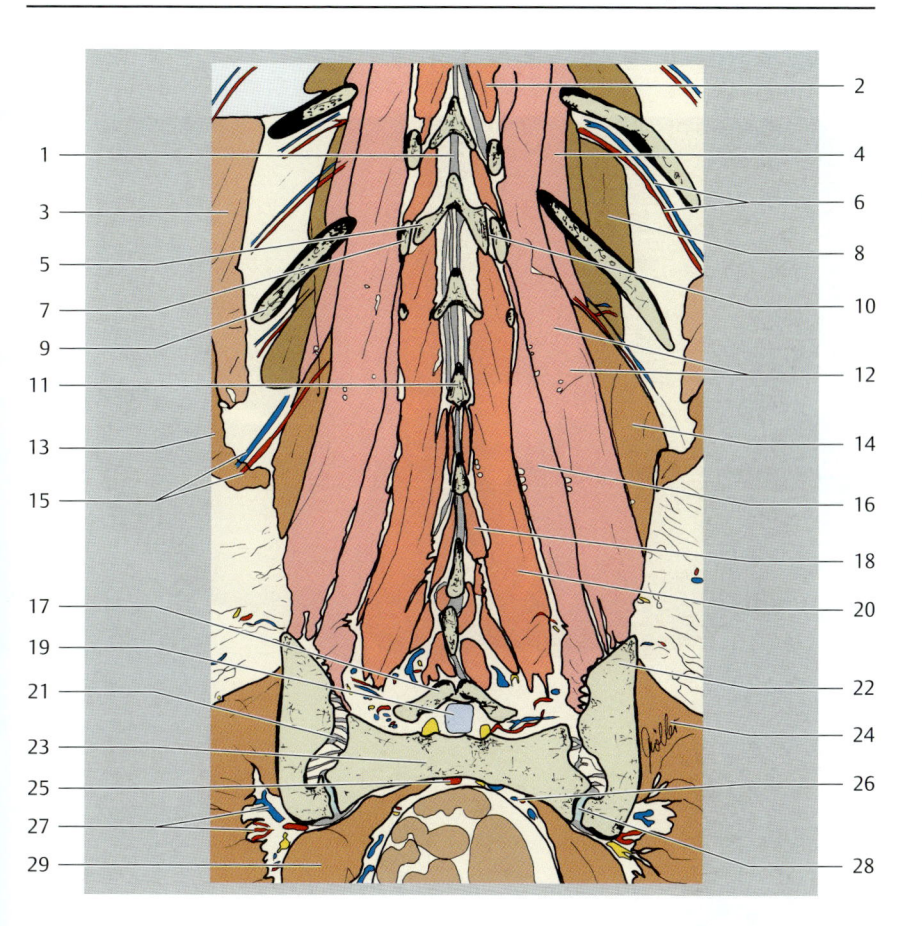

1. Ligamento interespinal
2. Músculo espinal do tórax e músculos rotadores do tórax
3. Músculo serrátil anterior
4. Músculos levantadores das costelas
5. Processo articular inferior de T12
6. Artéria e veia intercostais posteriores
7. Processo articular superior de L1
8. Músculos intercostais
9. Décima primeira costela
10. Articulação de processos articulares (zigapofisária)
11. Processo espinhoso de L2
12. Músculo iliocostal do lombo
13. Músculo latíssimo do dorso
14. Músculo quadrado do lombo
15. Artéria e veia lombares
16. Músculo longuíssimo
17. Arco vertebral posterior de S1 (lâmina)
18. Músculos interespinais do lombo
19. Líquido cefalorraquidiano na bolsa tecal (cisterna lombar)
20. Músculo multífido
21. Ligamentos sacroilíacos
22. Ílio
23. Sacro
24. Músculo glúteo médio
25. Artéria e veia sacrais medianas
26. Artéria e veia sacrais laterais
27. Artéria e veia glúteas superiores
28. Articulação sacroilíaca
29. Músculo piriforme

442 Coluna Vertebral

Ventral

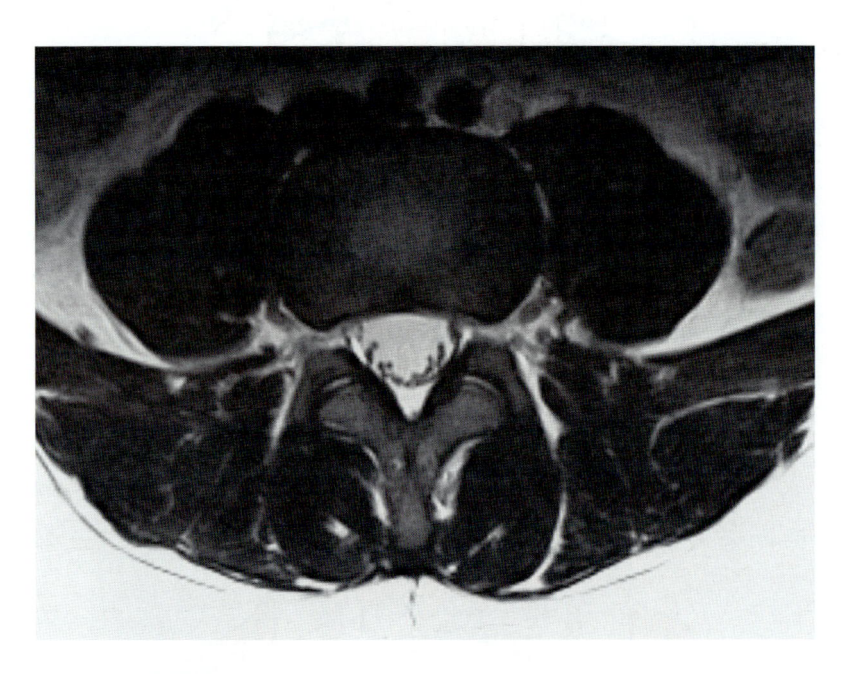

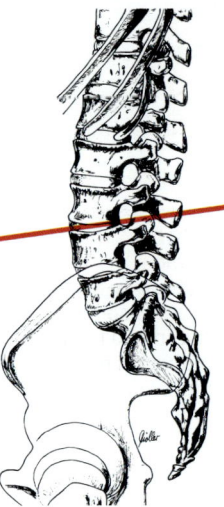

Direita Esquerda

Dorsal

Coluna Lombar, Axial

1 Veia lombar
2 Nervo espinal (ramo dorsal)
3 Ligamento neuroforaminal
4 Disco intervertebral L3-4 (anel fibroso)
5 Veia cava inferior (confluência)
6 Filamentos de nervos
7 Ligamento longitudinal posterior
8 Artéria ilíaca comum esquerda
9 Ligamento longitudinal anterior
10 Disco intervertebral L3-4 (núcleo pulposo)
11 Bolsa tecal (cisterna lombar)
12 Dura-máter espinal
13 Plexo venoso vertebral interno
14 Músculo eretor da espinha (trato lateral: músculos intertransversários laterais)
15 Músculo psoas maior
16 Músculo quadrado do lombo
17 Gânglio espinal de L3
18 Ligamento amarelo
19 Processo articular inferior
20 Fáscia toracolombar (camada anterior)
21 Articulação de processo articular (zigapofisária)
22 Músculo eretor da espinha (trato lateral: músculos intertransversários mediais)
23 Processo articular superior
24 Tecido adiposo epidural (triângulo adiposo retroespinal/dorsal)
25 Músculo eretor da espinha (trato lateral: músculo iliocostal do lombo)
26 Plexo venoso vertebral externo posterior
27 Músculo eretor da espinha (trato lateral: músculo longuíssimo)
28 Fáscia toracolombar (camada posterior)
29 Músculo eretor da espinha (trato medial: músculo multífido)
30 Processo espinhoso
31 Ligamento supraespinal

444 Coluna Vertebral

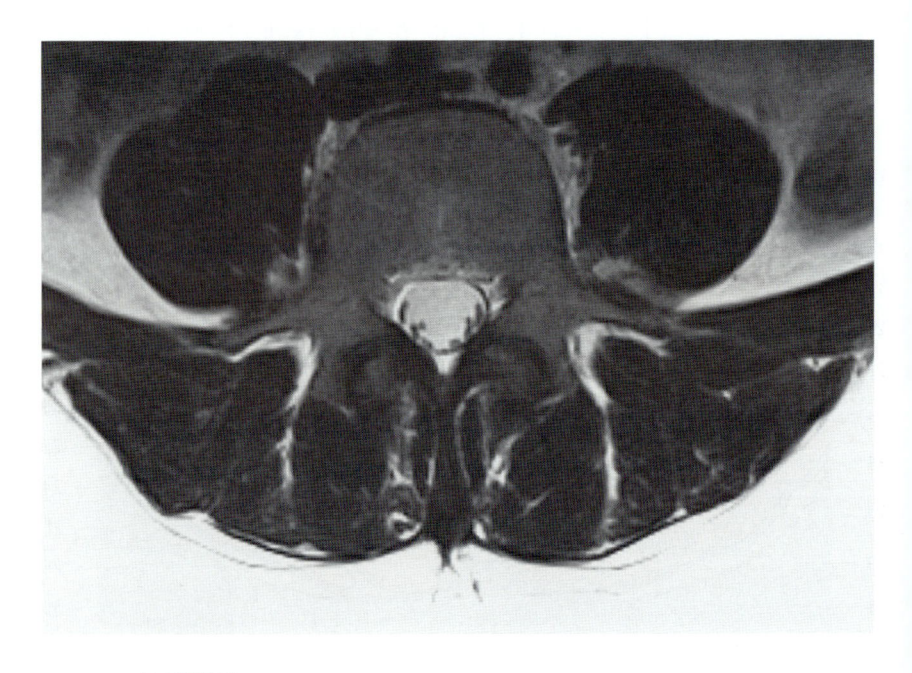

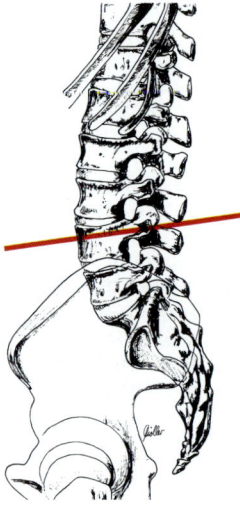

Ventral

Direita ☐ Esquerda

Dorsal

Coluna Lombar, Axial

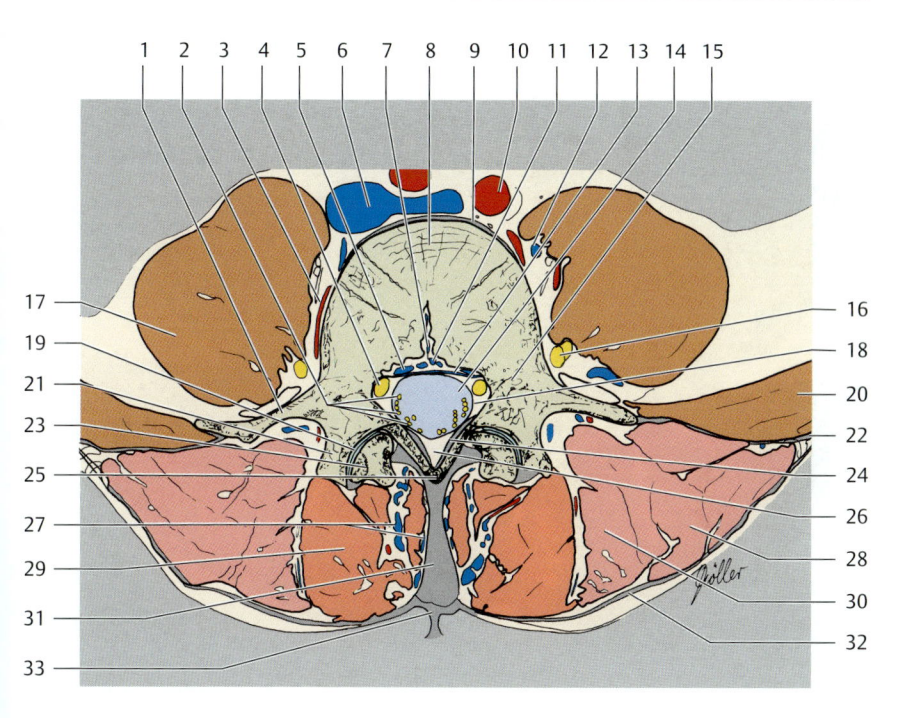

1. Processo transverso
2. Filamentos de nervos
3. Artéria lombar
4. Gânglio espinal de L4 em recesso lateral
5. Plexo venoso vertebral interno anterior
6. Veia cava inferior (confluência)
7. Forame nutriente
8. Corpo vertebral lombar de L4
9. Ligamento longitudinal anterior
10. Artéria ilíaca comum esquerda
11. Veia basivertebral
12. Veia lombar ascendente
13. Ligamento longitudinal posterior
14. Bolsa tecal (cisterna lombar)
15. *Pars interarticularis* de L4
16. Gânglio espinal L3
17. Músculo psoas maior
18. Dura-máter espinal
19. Articulação de processo articular (zigapofisária)
20. Músculo quadrado do lombo
21. Processo articular superior
22. Fáscia toracolombar (camada anterior)
23. Processo articular inferior
24. Ligamento amarelo
25. Arco vertebral posterior (lâmina)
26. Tecido adiposo epidural (triângulo adiposo retroespinal/dorsal)
27. Plexo venoso vertebral externo posterior
28. Músculo eretor da espinha (trato lateral: músculo iliocostal do lombo)
29. Músculo eretor da espinha (trato medial: músculo multífido)
30. Músculo eretor da espinha (trato lateral: músculo longuíssimo)
31. Ligamento interespinal
32. Fáscia toracolombar (camada posterior)
33. Ligamento supraespinal

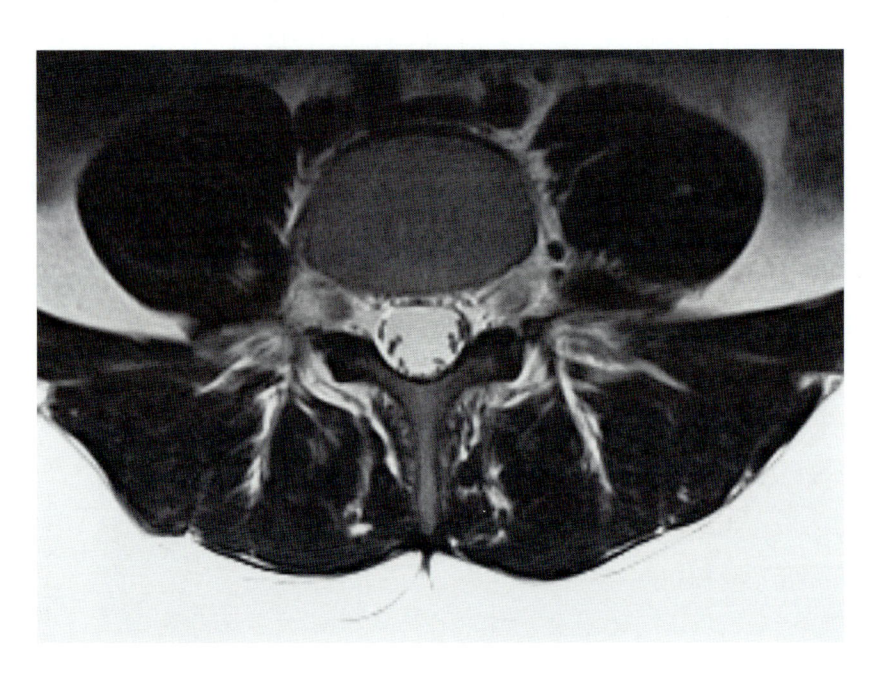

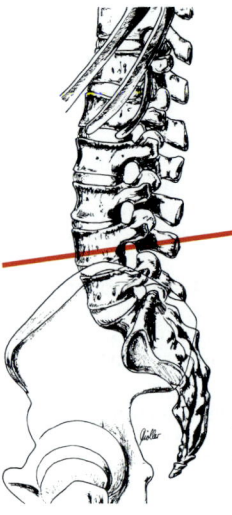

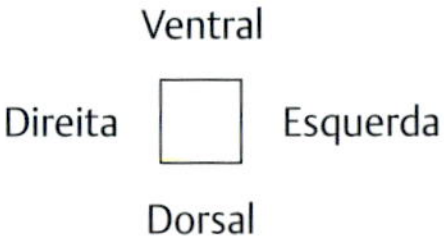

446 Coluna Vertebral

Ventral

Direita Esquerda

Dorsal

Coluna Lombar, Axial

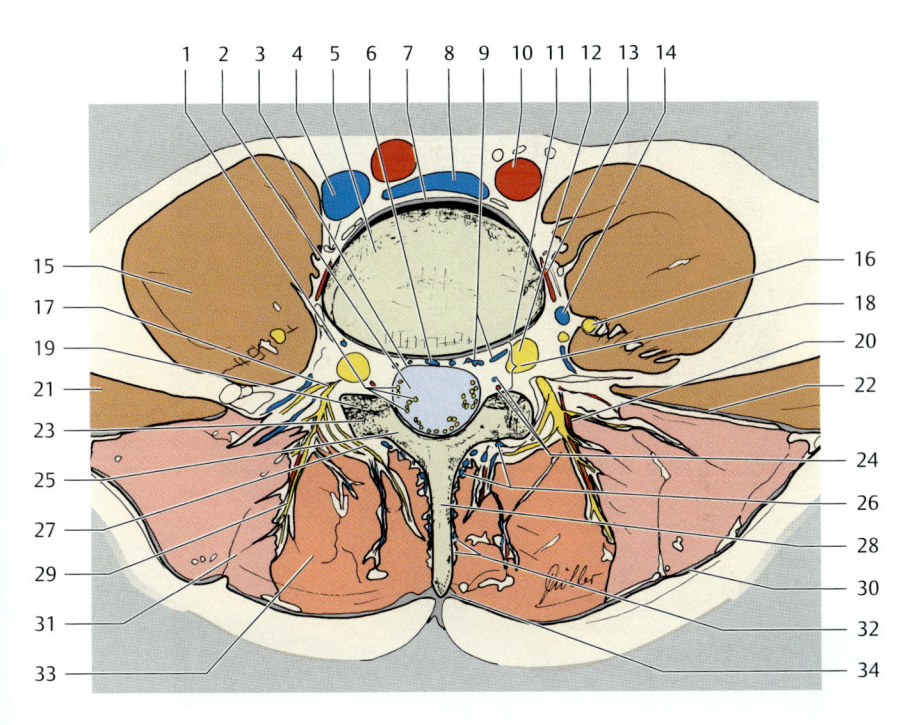

1. Filamentos de nervos
2. Bolsa tecal (cisterna lombar)
3. Dura-máter espinal
4. Veia ilíaca comum direita
5. Corpo vertebral lombar de L4
6. Veia basivertebral
7. Ligamento longitudinal anterior
8. Veia ilíaca comum esquerda
9. Plexo venoso vertebral interno anterior
10. Artéria ilíaca comum esquerda
11. Ligamento longitudinal posterior
12. Gânglio espinal de L4
13. Artéria lombar
14. Veia lombar ascendente
15. Músculo psoas maior
16. Gânglio espinal de L3
17. Nervo espinal (ramo dorsal)
18. Forame intervertebral
19. Articulação de processo articular (zigapofisária)
20. Artéria lombar (ramo cutâneo lateral do ramo dorsal)
21. Músculo quadrado do lombo
22. Fáscia toracolombar (camada anterior)
23. Processo articular inferior
24. Artéria e veia radiculares
25. Arco vertebral posterior (lâmina)
26. Plexo venoso vertebral externo posterior
27. Nervo espinal (ramo dorsal medial)
28. Processo espinhoso
29. Nervo espinal (ramo dorsal lateral)
30. Fáscia toracolombar (camada posterior)
31. Músculo eretor da espinha (trato lateral: músculos iliocostal do lombo e longuíssimo)
32. Tecido adiposo paraespinal
33. Músculo eretor da espinha (trato medial: músculo multífido)
34. Ligamento supraespinal

448 Coluna Vertebral

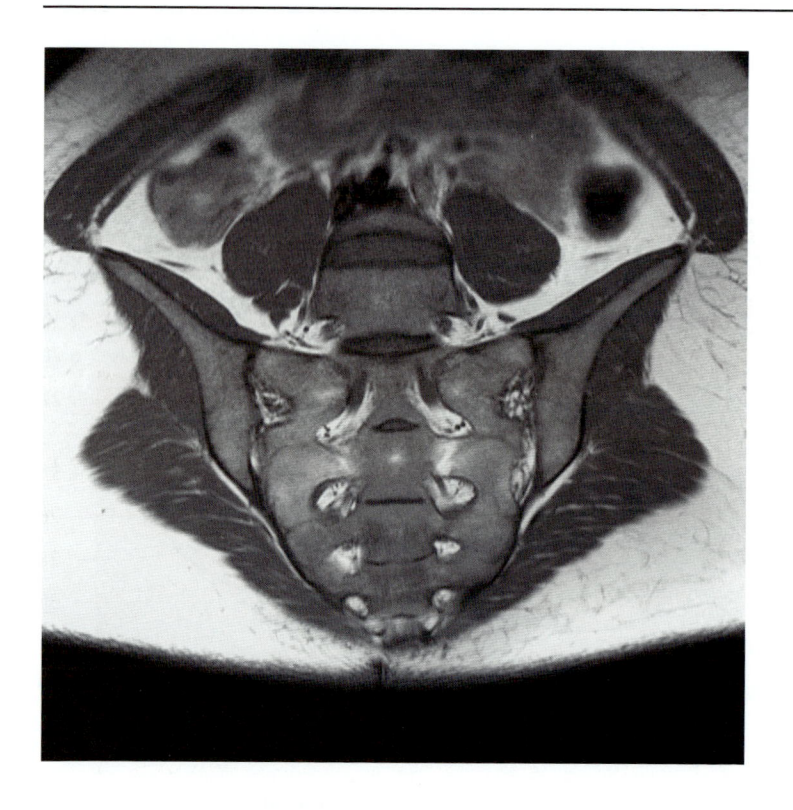

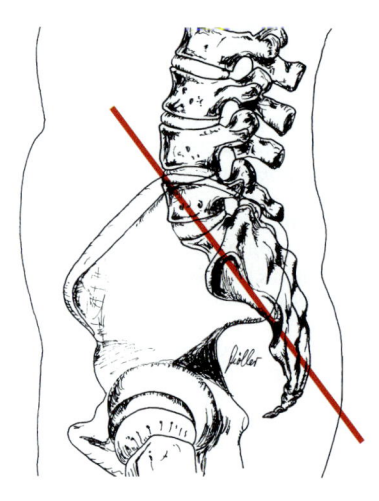

Ventral
(Cranial)

Direita　　☐　　Esquerda
(Lateral)　　　　(Lateral)

Dorsal
(Caudal)

Sacro

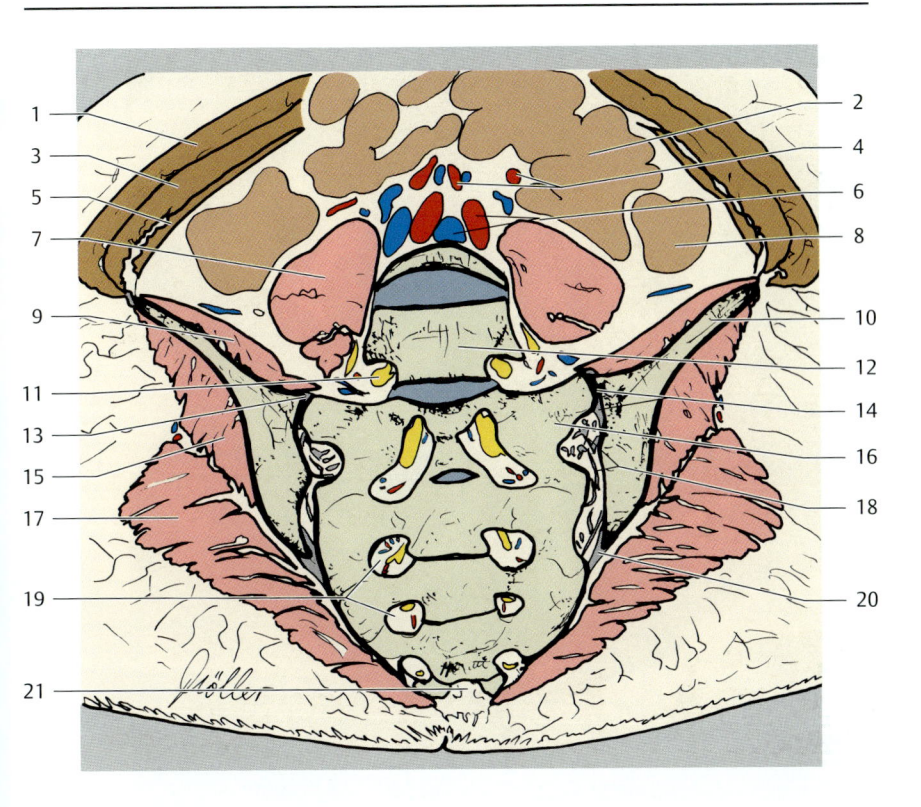

1 Músculo oblíquo (abdominal) externo
2 Íleo
3 Músculo oblíquo (abdominal) interno
4 Artérias ilíacas
5 Músculo transverso do abdome
6 Artéria e veia ilíacas comuns (esquerda)
7 Músculo psoas maior
8 Cólon descendente
9 Músculo ilíaco
10 Ílio (asa)
11 Raiz do quinto nervo lombar
12 Quinta vértebra lombar (corpo)
13 Ligamentos sacroilíacos anteriores
14 Articulação sacroilíaca
15 Músculo glúteo médio
16 Sacro (massa lateral)
17 Músculo glúteo máximo
18 Ligamentos sacroilíacos interósseos
19 Forames sacrais anteriores
20 Ligamentos sacroilíacos posteriores
21 Canal sacral

Coluna Vertebral

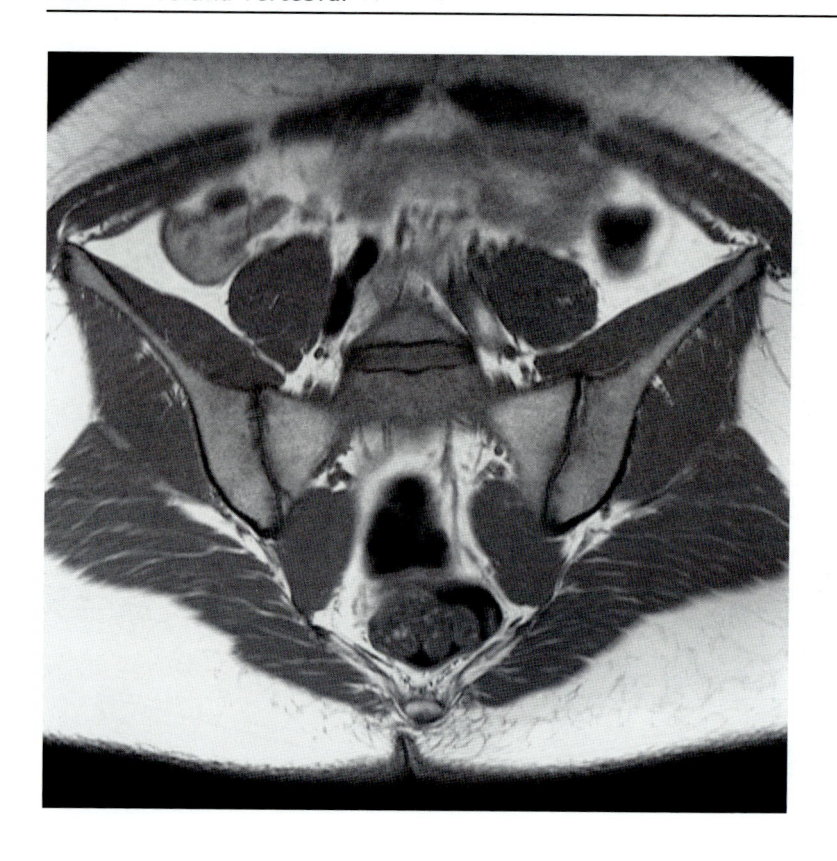

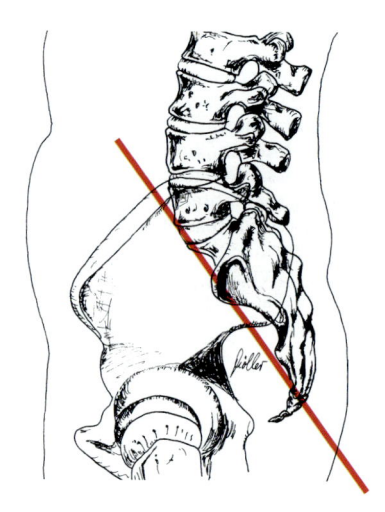

Ventral (Cranial)
Direita (Lateral) — Esquerda (Lateral)
Dorsal (Caudal)

Sacro

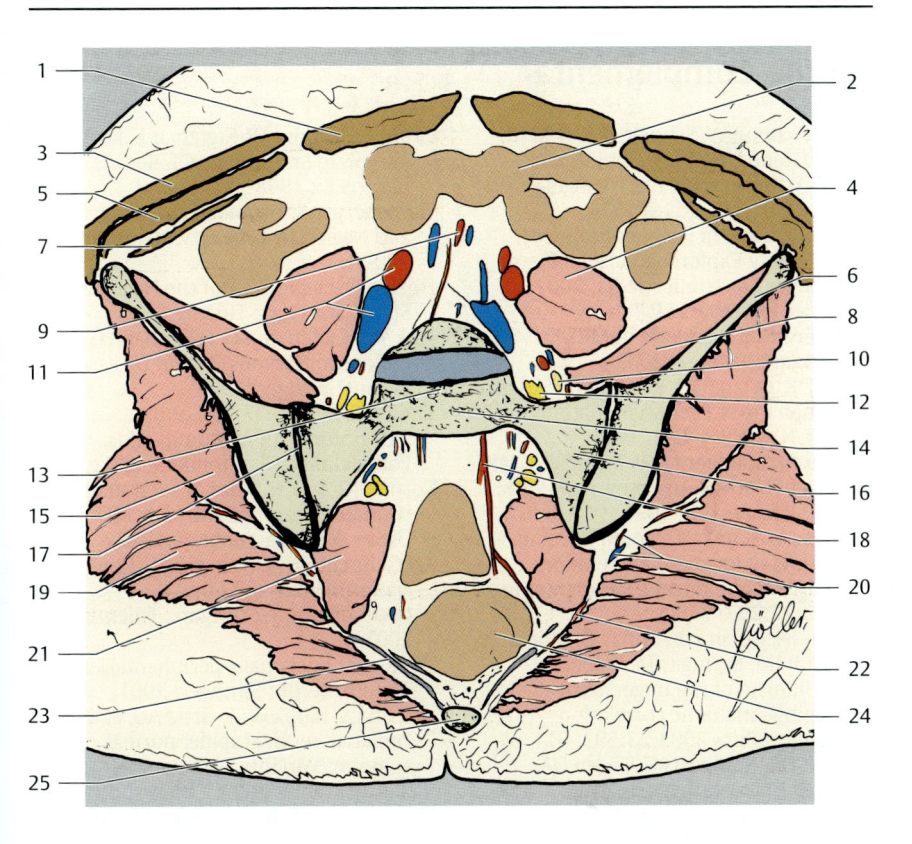

1 Músculo reto do abdome	14 Sacro (corpo da primeira vértebra sacral)
2 Íleo	15 Músculo glúteo médio
3 Músculo oblíquo (abdominal) externo	16 Sacro (massa lateral)
4 Músculo psoas maior	17 Articulação sacroilíaca
5 Músculo oblíquo (abdominal) interno	18 Artéria sacral mediana
6 Ílio (asa)	19 Músculo glúteo máximo
7 Músculo transverso do abdome	20 Artéria e veia glúteas inferiores
8 Músculo ilíaco	21 Músculo piriforme
9 Artérias ilíacas	22 Músculo coccígeo
10 Nervo femoral	23 Ligamento sacroespinal
11 Artéria e veia ilíacas comuns	24 Reto
12 Plexo sacral	25 Cóccix
13 Promontório	

Leitura Complementar

Braun H, Kenn W, Schneider S, Graf M, Sandstede J, Hahn D. Direkte MR-Arthrographie des Handgelenkes. Rofo 2003;175:1515–1524

Bulling A, Castrop F, Agneskirchner J, et al. Body Explorer 2.0. Heidelberg: Springer Electronic Media; 2001

Burgener FA, Aeyers SP, Tan RK. Differential Diagnosis in MRI. Stuttgart: Thieme; 2002

Cahill DR, Orland MJ, Reading CC. Atlas of Human Cross-Sectional Anatomy. New York, NY: Wiley-Liss; 1995

Chacko AK, Katzberg RW, MacKay A. MRI Atlas of Normal Anatomy. New York, NY: McGraw-Hill; 1991

Clavero JA, Alomar X, Monill JM, et al. MR imaging of ligament and tendon injuries of the fingers. Radiographics 2002;22:237–256

Clavero JA, Golanó P, Fariñas O, Alomar X, Monill JM, Esplugas M. Extensor mechanism of the fingers: MR imaging–anatomic correlation. Radiographics 2003;23:593–611

Connell DA, Koulouris G, Thorn DA, Potter HG. Contrast-enhanced MR angiography of the hand. Radiographics 2002;22:583–599

Dauber W. Pocket Atlas of Human Anatomy. 5th ed. Stuttgart: Thieme; 2007

Delfaut EM, Demondion X, Bieganski A, Thiron MC, Mestdagh H, Cotton A. Imaging of foot and ankle entrapment syndromes. Radiographics 2003;23:613–623

El-Khoury GY, Bergman RA, Montgomery EJ. Sectional Anatomy by MRI/CT. New York, NY: Churchill-Livingstone; 1990

El-Khoury GY, Bennett D, Stanley MD. Essentials in Musculoskeletal Imaging. New York, NY: Churchill Livingstone; 2003

Garcia-Valtuille R, Abascal F, Cerezal L, et al. Anatomy and MR imaging appearances of synovial plicae of the knee. Radiographics 2002;22:775–784

Grumme T, Kluge W, Kretzmar K, Roesler A. Zerebrale und spinale CT. Berlin: Blackwell; 1998

Harnsberger R. Diagnostic Imaging. Head and Neck. Salt Lake City, UT: Amirsys; 2004

Hosten N, Liebig T. CT of the Head and Spine. Stuttgart: Thieme; 2001

Huk WJ, Gademann G, Friedmann G. MRI of Central Nervous System Diseases. Berlin: Springer; 1990

Kang MS, Resnick D. MRI of the Extremities: An Anatomic Atlas. Philadelphia, PA: Saunders; 2002

Koritke JG, Sick H. Atlas of Sectional Human Anatomy. Baltimore, MD: Urban & Schwarzenberg; 1988

Kretschmann H-J, Weinrich W. Cranial Neuroimaging and Clinical Neuroanatomy. Stuttgart: Thieme; 2003

Leblanc A. Encephalo-peripheral Nervous System. Berlin: Springer; 2001

Lustrin ES, Karakas SP, Ortiz AO, et al. Pediatric cervical spine: normal anatomy, variants, and trauma. Radiographics 2003;23:539–560

Mayerhöfer ME, Breitenseher MJ: MR-Diagnostik der lateralen Sprunggelenksbänder. Rofo 2003;175:670–675

Mengiardi B, Zanetti M, Schöttle PB, et al. Spring ligament complex: MR imaging—anatomic correlation and findings in asymptomatic subjects. Radiology 2005;237:242–249

Meschan I. Synopsis of Radiologic Anatomy. Philadelphia, PA: Saunders; 1978

Mohana-Borges AV, Theumann NH, Pfirrmann CW, Chung CB, Resnick DL, Trudell DJ. Lesser metatarsophalangeal joints. Radiology 2003;227:175–182

Moeller TB, Reif E. MR Atlas of the Musculoskeletal System. Boston, MA: Blackwell Science; 1994

Moeller TB, Reif E. Neuroradiologische Schnittbilddiagnostik. Constance: Schnetztor; 2002

Moeller TB, Reif E. Pocket Atlas of Radiographic Anatomy. 3rd ed. Stuttgart: Thieme; 2010

Morag Y, Jacobson JA, Shields G, et al. MR Arthrography of rotator interval, long head of the biceps brachii, and biceps pulley of the shoulder. Radiology 2005;235:21–30

Munshi M, Pretterklieber ML, Chung CB, et al. Anterior bundle of ulnar collateral ligament: evaluation of anatomic relationship by using MR imaging, MR arthrography, and gross anatomic and histologic analysis. Radiology 2004;231:797–803

Netter FH. Atlas der Anatomie des Menschen. 3rd ed. Stuttgart: Thieme; 2003

Nowicki BH, Haughton VM. Neural foraminal ligament of the lumbar spine: appearance at CT and MR imaging. Radiology 1992;183:257–264

Oae K, Takao M, Naito K, et al. Injury of the tibiofibular syndesmosis: value of MR imaging for diagnosis. Radiology 2003;227:155–161

Pech P, Daniels DL, Williams AL, Haughton VM. The cervical neural foramina: correlation of microtomy and CT anatomy. Radiology 1985;155:143–146

Platzer W. Color Atlas and Textbook of Human Anatomy. Vol. 1: Locomotor System. 6th ed. Stuttgart: Thieme; 2009

Richter E, Feyerabend T. Normal lymph node topography. Berlin: Springer; 1991

Robinson P, White LM. Soft-tissue and osseous impingement syndromes of the ankle. Radiographics 2002;22:1457–1471

Rummeny EJ, Reimer P, Heindel W. MR Imaging of the Body. Stuttgart: Thieme; 2008

Schäfer FKW, Order B, Bolte H, Heller M, Brossmann J. Sport injuries of the extensor mechanism of the knee. Radiologe 2002;42(10):799–810

Schmitt R, Lanz U. Diagnostic Imaging of the Hand. 2nd ed. Stuttgart: Thieme; 2007

Schnitzlein HN, Reed Murtagh F. Imaging Atlas of the Head and Spine. Baltimore: Urban & Schwarzenberg; 1990

Schünke M, Schulte E, Schumacher U, Voll M, Wesker K. Prometheus–Lernatlas der Anatomie. 3 vols. Stuttgart: Thieme; 2004–2006

Schünke M, Schulte E, Schumacher U. Thieme Atlas of Anatomy. General Anatomy and Musculoskeletal System. 2nd ed. Stuttgart: Thieme; 2014

Stark DD, Bradley WG. Magnetic Resonance Imaging. St. Louis, MO: Mosby; 1999

Strobel K, Hodler J. MRT des Kniegelenkes. Radiologie up2date. Stuttgart: Thieme; 2003

Stoller DW. MRI, Arthroscopy, and Surgical Anatomy of the Joints. Philadelphia, PA: Lippincott Williams & Wilkins; 1999

Stoller DW, Tirman B. Diagnostic imaging: Orthopaedics. Salt Lake City, UT: Amirsys; 2004

Theumann NH, Pfirrmann CW, Drapé JL, Trudell DJ, Resnick D. MR imaging of the metacarpophalangeal joints of the fingers. Radiology 2002;222:437–445

Theumann NH, Pfirrmann CW, Antonio GE, et al. Extrinsic carpal ligaments: normal MR arthrographic appearance in cadavers. Radiology 2003; 226:171–179

Tiedemann K. Anatomy of the Head and Neck. Weinheim: VCH; 1993

Uhlenbrock D. MR Imaging of the Spine and Spinal Cord. Stuttgart: Thieme; 2004

Vahlensieck M, Linneborn G, Schild HH, Schmidt HM. MRT der Bursae des Kniegelenk. Rofo 2001;173:195–199

Vahlensieck M. Anatomie der Schulterregion. Radiologe 2004;44:556–561

Vahlensieck M, Genant HK, Reiser M. MRI of the Musculoskeletal System. Stuttgart: Thieme; 1999

Índice Remissivo

A
acetábulo, teto do, 256-261, 268-275, 280-287
acrômio, 2-3, 72-81, 86-95, 99-123
anastomose
  do calcâneo, 390-391
  genicular, 302-305, 318-319
  patelar, 324-331
anel fibroso, 420-421, 428-431, 436-437, 442-443
ânus, 288-289
  esfincter externo, 288-289
aorta
  abdominal, 428-429
    ascendente, 420-423
    bifurcação da, 256-257
    descendente, 420-427
aponeurose
  bicipital, 28-31
  dorsal, 66-67
  palmar, 54-61, 64-65, 176-181
  plantar, 252-253, 342-343, 346-347, 358-377, 384-393
arco
  aórtico, 424-425
  atlas, 398-399
    anterior, 398-399
    posterior, 398-399
  áxis 406-407
    posterior, 412-415
  palmar
    carpal, 168-169
    profundo 58-63, 168-169, 172-183
    superficial, 174-183
  plantar, 248-249
    profundo, 372-375, 384-389
  venoso dorsal do pé, 378-379
  vertebral, 264-265, 406-409
    pedículo, 418-419, 422-423, 438-439
    posterior, 416-419, 430-433, 438-441, 444-447
artéria
  axilar, 8-15, 72-73, 92-95, 98
  braquial 16-31, 70-71, 74-75, 90-91, 96-97, 118-125, 132-133, 144-147, 162-163
    profunda, 18-19, 22-25, 100-109, 116-117, 136-137
  carótida
    comum, 416-419, 424-425
    externa, 414-415
  interna, 402-403, 410-415
colateral
  medial, 24-25
  radial, 26-29
  ulnar, 26-31, 116-119
coxa
  perfurante, 198-199, 202-205, 208-209
  profunda, 198-201, 256-259, 272-275, 296-297, 300-301
cubital medial, 28-29
digital
  dorsal, 64-69, 170-171, 180-181
    do polegar, 58-65
    própria, 182-183
  palmar, 64-69, 174-177
    comum, 180-181
    do polegar, 64-65, 68-69
    própria, 164-169, 182-183
  plantar, 248-251
    própria, 376-381
    ramo perfurante, 182-183
do pé profunda, 386-387
dorsal do pé, 234-247
epigástrica inferior, 186-189
escapular, 78-79
  circunflexa, 12-13, 76-79, 92-95, 122-123
femoral, 192-207, 254-255, 276-281, 294-301
  circunflexa, 196-197
    lateral, 254-259, 266-275, 280-281, 286-287, 292-301
    medial, 258-261, 268-269
  profunda, 196-197, 260-261, 284-287, 298-299
  superficial, 256-259, 274-279, 328-329
fibular, 222-237, 340-347, 350-351
  ramo comunicante, 360-361
genicular
  lateral
    inferior, 304-311, 318-327, 338-339
    superior, 208-209, 292-293, 304-311, 320-325, 354-355
  média, 210-211
  medial, 310-311
    inferior, 304-313, 328-335
    superior, 208-209, 304-311, 328-337

Índice Remissivo   **455**

glútea
  inferior, 260-265, 270-271, 276-277, 450-451
  superior, 186-193, 260-261, 264-265, 268-269, 272-279, 438-441
ilíaca, 448-451
  circunflexa superficial, 268-269
  comum, 256-257, 430-435, 442-451
  externa, 186-191
  interna, 186-189, 258-259, 276-277, 434-439
iliolombar, 436-437
intercostal, 8-11, 16-17, 96-107, 426-427
  posterior, 400-403, 406-407, 420-425, 430-433, 436-437, 440-441
interóssea, 126-127, 136-139, 156-157
  anterior, 36-41, 140-141, 156-161
  comum, 130-131
  posterior, 34-37, 150-151, 154-155, 158-161
  recorrente, 30-33, 154-155
lombar, 430-437, 440-441, 444-447
  ramo dorsal, 434-435
  ramo espinal, 432-433
maleolar
  anterior lateral, 382-383
  anterior medial, 388-389
maxilar, 410-413
metacarpal
  comum, 182-183
  dorsal, 170-171, 182-183
  do polegar, 170-171
  palmar, 172-173
metatarsal
  dorsal, 378-381
  plantar, 248-251, 376-379
obturadora, 186-193, 278-279
palmar comum, 178-179
perfurante, 268-269, 272-273, 290-299
peroneira, 222-237
plantar
  lateral, 242-253, 360-375, 382-391
  medial, 242-253, 360-375, 390-393
poplítea, 208-219, 288-291, 294-295, 310-317, 324-327, 346-347, 352-357
principal do polegar, 60-61
profunda, do braço, 14-15, 20-21
pulmonar, 420-423, 426-427
radial, 32-57, 96-97, 124-125, 134-135, 144-147, 160-171, 180-183
  recorrente, 124-125, 158-159
  superficial palmar, 48-51, 164-165
radicular, 446-447

sacral
  lateral, 438-441
  mediana, 436-437, 440-441, 450-451
subclávia, 98-99, 404-405, 424-425
subescapular, 72-81, 104-105
supraescapular, 2-3, 6-11, 70-77, 94-95, 122-123
sural, 314-315
tarsal, 366-367
  lateral, 234-235
  medial, 388-389, 392-393
tibial
  anterior, 220-233, 320-323, 340-345, 348-351, 366-375
  recorrente, 306-309
  posterior, 222-241, 314-315, 342-343, 346-347, 354-361, 392-393
  recorrente, 346-347
torácica lateral, 14-15
toracoacromial, 90-95
toracodorsal, 16-17, 102-105
ulnar, 22-25, 32-61, 96-97, 118-121, 124-125, 134-135, 142-147, 156-161, 172-175
  recorrente, 132-133
umeral
  circunflexa anterior, 12-13, 70-71, 82-89, 98-101
  circunflexa posterior, 12-13, 72-93, 103-105, 108-119
vertebral, 400-407, 410-419
articulação
  acromioclavicular, 2-3, 72-75, 90-91, 106
  atlantoaxial
    lateral, 404-405
    mediana, 398-399, 410-411
  atlanto-occipital, 400-405
  cabeça da costela, 426-427
  calcaneocubóidea, 382-387
  capitato-hamato, 54-55
  carpometacarpal, 166-171, 174-183
  cartilagem, 214-215, 318-319
  costotransversa 426-427
  cuneonavicular, 240-241, 388-389
  do tornozelo, 232-237, 338-339, 354-357, 360-365, 386-389
  escafocapitato, 176-179
  femoropatelar, 208-211
  glenoumeral, 72-79, 90-91
  intercarpal, 54-55, 176-179
  interfalângica, mão, 168-179, 182-183
    distal, 168-169, 172-173, 176-177, 182-183
    proximal, 168-179

interfalângica, pé 252-253
    distal, 252-253, 382-383
    proximal, 252-253, 382-383
metacarpofalângica 166-179
metatarsofalângica 248-249, 382-383
quadril, 256-259, 268-273, 280-285, 300-301
radiocarpal, 174-175, 178-179
radioulnar, 146-147
    proximal, 30-31, 136-137
sacroilíaca, 260-265, 438-441, 448-451
subtalar, 240-241, 354-357, 360-363, 384-389
talocalcânea, 240-241
talofibular, 338-341, 362-363
talonavicular, 238-241, 356-357, 388-389
tarsometatarsal, 242-243, 382-383, 386-387
tibiofibular, 310-313, 318-321, 344-345, 348-349
    inferior, 230-231, 340-341
    proximal, 312-313, 320-321
    superior, 348-349
umeroescapular, 8-9
umerorradial, 99, 108-111, 128-129, 136-139, 148-153, 156-159
umeroulnar, 26-29, 101, 108-115, 128-129, 132-133, 142-147, 156-161
zigapofisária, 400-407, 416-417, 422-423, 426-427, 432-435, 438-447
    lombossacra L5-S1, 438-439
atlas, 398-415
    arco
        anterior, 398-399, 410-411
        posterior, 398-401, 406-411
    ligamento transverso, 398-399
    ligamentos, 410-411
    processo articular, 414-415
    processo transverso, 404-405, 412-415
átrio
    direito, 422-423
    esquerdo, 420-425
áxis, 398-401, 404-405, 414-415
    arco
        posterior, 412-415
        vertebral, 406-407
    dente, 396-399, 404-405, 410-413

B

banda
    lateral, 68-69
    longitudinal, do atlas, 410-411
bexiga urinária, 186-193, 254-261, 280-283

bolsa tecal 396-397, 428-429, 436-439, 442-447
    líquido cefalorraquidiano, 438-441
brônquio principal 422-425
bursa
    anserina, 336-337
    infrapatelar
        profunda, 324-333
        subcutânea, 324-327
    olécrano, 134-137
        subcutâneo, 26-29
    pré-patelar, subcutânea, 324-333
    semitendínea, 290-291
        medial, 334-335
    subacromial, 72-73, 76-77, 88-89
    subdeltoide, 86-87
    suprapatelar, 302-303, 322-335

C

calcâneo, 240-253, 338-347, 354-369, 382-393
    prateleira do tálus, 242-245
    tuberosidade, 242-245, 248-253, 354-355, 390-391
canal
    auditório externo, 404-405
    espinal, 262-263, 406-407
        líquido cefalorraquidiano, 408-409
    sacral, 428-429, 448-449
    vertebral, 396-397
        ósseo 398-399
        líquido cefalorraquidiano, 408-409
capitato, 48-55, 144-149, 158-161, 168-169, 176-179
cápsula articular
    cotovelo, 28-29, 138-141, 150-151
        posterior, 132-133
    interfalângica, 176-179
    joelho, 210-217, 290-291, 312-315, 318-319, 322-337, 350-351
    ligamentosa, 192-193
    metacarpofalângica, 174-175
    metatarsofalângica, 248-249
    ombro, 10-11, 26-27, 70-71, 78-81, 84-85, 90-91, 114-121
    punho, 44-53, 56-57, 170-173
    quadril, 270-273
    tornozelo, 234-235
        dorsal, 360-361
cartilagem, 214-215, 318-319
    cricoide, 416-417
    retropatelar, 208-211
cauda equina, 396-397, 420-421, 428-429, 438-439
    bolsa tecal, 438-441

Índice Remissivo

líquido cefalorraquidiano, 428-429, 438-439
cisterna magna, 408-409
cisterna lombar, 428-429, 436-447
clavícula, 2-7, 70-75, 90-123
cóccix, 396-397, 450-451
cólon
   descendente, 448-449
   sigmoide, 186-187, 260-263
complexo fibrocartilaginoso triangular, 168-169, 172-173
côndilo
   femoral
      lateral, 212-215, 284-289, 292-295, 302-303, 306-315, 318-325, 338-345, 350-353
      medial, 210-215, 284-291, 298-315, 328-345
   occipital, 400-405
   tibial
      lateral, 292-295, 304-311, 314-315, 318-323, 340-341, 346-347
      medial, 298-299, 304-311, 314-315, 330-337, 340-341, 346-347
cone medular, 396-397, 420-421, 428-429, 438-439
corpo gorduroso
   anterior, 134-135
   infrapatelar, 212-217
   posterior, 130-131, 134-135
   pré-tendão do calcâneo, 354-355, 388-389
costela, 2-17, 70-75, 94-107, 406-409, 424-427, 440-441
   cabeça, 406-407, 424-427, 434-435, 438-439
   colo, 406-409, 426-427
   corpo, 406-407, 426-427
   tubérculo 408-409, 426-427
cotovelo, cápsula articular, 28-29, 138-141, 150-151
   posterior, 132-133
coxim adiposo
   Hoffa, 354-357
   infrapatelar, 302-303, 322-333, 354-357
   suprapatelar, 302-303
crista
   ilíaca, 260-261
   intertrocantérica 260-263
   sacral mediana, 428-429, 430-431
   tubérculo maior, 82-83
cuboide, 244-251, 368-373, 382-387
cuneiforme
   intermediario, 240-245, 372-375, 386-389

   lateral, 242-249, 372-375, 382-387
   medial, 240-247, 372-375, 388-393

D
dente do áxis, 396-399, 404-405, 410-413
   ligamento apical, 398-399
diafragma, 430-433, 436-437
disco
   articular ulnar, 170-171
   equivalente, 146-147, 172-173
   intervertebral, 396-401, 404-407, 420-423, 426-437, 442-443
dura-máter, 412-413, 428-429
   espinal, 406-409, 442-447

E
epicôndilo
   lateral, 26-27, 128-131, 308-309
   medial, 26-29, 103-107, 116-117, 128-131, 162-163, 308-309
escafoide, 46-53, 144-149, 162-171, 176-183
escápula, 8-15, 70-81, 92-95, 120-123, 426-427
   colo, 76-77
   espinha, 2-7, 78-81, 94-95
esfíncter anal externo, 288-289
esôfago, 398-399, 404-405, 416-427
espaço
   intervertebral, 416-417, 438-439
   subaracnoide, 412-413
      pós-medular, 398-399
      pré-medular, 398-399, 414-417
espinha
   do ísquio, 190-191, 264-265
   ilíaca
      anteroinferior, 188-189
      anterossuperior, 186-187, 254-259, 266-267
   veja tambem medula espinal; vértebra
esterno, 420-423

F
falange (mão), 64-67
   distal, 172-173, 176-177, 182-183
      1ª, 68-69, 166-169
      2ª, 168-169
   média
      base, 168-179, 182-183
      cabeça, 172-177, 182-183
   proximal, 64-67, 164-165
      1ª, 64-67, 164-165, 168-169
      2ª, 68-69
      3ª, 68-69
      4ª, 68-69

5ª, 66–67, 166–167
base, 66–69, 164–167, 170–183
cabeça, 168–179, 182–183
diáfise, 68–69, 170–171, 176–177
falange (pé)
  distal, 388–393
    1ª, 250–251, 390–393
    2ª, 388–389
    4ª, 382–383
    5ª, 252–253
  média, 388–389
    2ª, 388–389
    4ª, 382–383
    5ª, 252–253
  proximal, 248–253, 388–391
    1ª, 248–251, 390–393
    2ª, 388–389
    4ª, 382–383
fáscia
  antebraquial, 44–45
  profunda da perna, 330–335
  toracolombar, 430–435, 442–447
fascículos longitudinais, 398–399
fêmur, 194–211, 354–357
  cabeça, 190–193, 256–261, 268–275, 280–287, 298–301
  côndilo
    lateral, 212–215, 284–289, 292–295, 302–303, 306–315, 318–325, 338–345, 350–353
    medial, 210–215, 284–291, 298–315, 328–345
  diáfise, 258–259, 266–269, 282–287, 294–297, 304–309, 324–333
  parte intercondilar, 326–327
  pescoço, 192–193, 258–259, 266–267, 282–287, 296–297
fibrocartilagem triangular, 46–47, 144–147, 168–169, 172–173
fíbula, 220–231, 338–339, 342–343, 360–365, 382–385
  cabeça, 218–219, 308–315, 318–321, 344–349
  diáfise, 344–351
  maléolo lateral, 232–237
fígado, 420–425
filamento terminal, 420–421
forame
  estilomastóideo, 404–405
  intervertebral, 400–403, 422–423, 432–435, 446–447
  magno, 398–399, 406–407
  nutriente, 444–445
  sacral anterior, 448–449

fossa
  acetabular, 190–193, 274–275
  coronoide, 128–129, 134–135
  do olécrano, 26–27, 102–103, 110–113, 130–131, 134–137, 160–161
  intercondilar, 212–213, 306–313, 340–341
  isquioanal, 288–289
  isquiorretal, 194–195
  poplítea, 334–335
fóvea, 274–275
funículo posterior (dorsal), 100

G
gânglio espinal, 414–417, 422–423, 426–427, 430–433, 444–445
  C2, 406–407
  C3, 400–401, 404–405
  C8, 400–403
  L2, 432–433
  L3, 442–443, 446–447
  L4, 446–447
  T1, 400–401, 408–409
glândula
  parótida, 404–405, 410–415
  tireoide, 416–425
glenoide, 4–11, 72–79, 98–106, 116–118

H
hamato, 52–55, 144–149, 156–157, 168–171, 174–175
  gancho do, 54–57, 164–167, 174–175, 180–181

I
íleo, 278–279, 448–451
ílio, 186–189, 254–257, 260–279, 300–301, 436–441
  asa 278–279, 448–451
incisura, troclear, 134–137, 142–143
intestino delgado, 186–189, 254–257, 268–279
ísquio, 190–193, 262–263, 272–275, 288–291, 298–301

J
joelho, 284–289, 292–299, 320–321, 334–335, 338–341, 350–353

L
labrum glenoidal, 116
  anterior, 8–9, 190–193
  inferior, 10–11, 72–77, 256–259, 270–275
  posterior, 8–9, 190–193
  superior, 4–7, 72–77, 256–259, 268–275, 280–281

Índice Remissivo

laringe, 418–419
ligamento
  acromioclavicular, 72–75, 90–91, 110–112
  alar, 404–405, 410–411
  anular, 30–31, 66–69, 126–127, 130–131, 154–157, 160–161
    da cabeça do rádio, 138–141
  apical do dente do áxis, 398–399
  bifurcado, 240–243, 368–369, 382–387
  calcâneo clavicular plantar, 244–245, 386–387, 390–391
  calcaneofibular, 238–241, 340–343, 350–351, 362–365, 382–383
  calcaneonavicular plantar, 244–245, 366–369, 386–391
  carpal
    palmar, 174–175
    radiado, 166–167
  carpometacarpal
    dorsal, 172–179, 182–183
    palmar, 174–177, 182–183
  colateral, 62–69, 168–171, 174–175, 178–183
    fibular, 216–217, 310–315, 338–339, 344–347
    interósseo, 172–173
    lateral, 28–29, 210–217, 342–343
    medial, 212–215, 304–311, 338–343
    palmar, 172–179, 182–183
    radial, 138–141, 156–159
      da articulação do punho, 126–129, 170–171, 180–183
    ulnar, 132–133
      da articulação do punho, 46–47, 146–147, 166–171
  coracoacromial, 70–73, 88–91
  coracoclavicular, 2–7, 70–71, 92–95, 98–102, 118, 122–123
  coracoumeral, 4–7, 70–73, 88–91, 98
  costotransverso, 424–427
  cruzado
    anterior, 210–215, 288–289, 296–297, 306–313, 324–327, 338–347, 354–357
    do atlas, 410–411
    posterior, 210–217, 296–297, 308–313, 324–333, 340–345, 354–357
  cuneometatarsal interósseo, 244–245
  da cabeça femoral, 190–191
  da cabeça fibular
    anterior, 306–307, 318–319
    posterior, 314–315, 318–319
  de Wrisberg, 312–313, 328–329
  deltoide, 232–243, 338–339, 360–369
    parte tibiocalcânea, 238–241, 364–365, 392–393
    parte tibionavicular, 232–243, 392–393
    parte tibiotalar anterior, 232–237, 392–393
    parte tibiotalar posterior, 236–239, 390–393
  dorsal do tarso, 238–239, 242–245, 370–373, 384–387
  escafolunar, 168–169
  glenoumeral, 72–73, 116–117
    inferior, 86–89
    médio, 4–9, 82–89
    superior, 82–89
  iliofemoral, 190–195, 256–259, 280–281, 296–297
  inguinal, 186–189
  intercarpal
    dorsal, 50–53, 174–179, 182–183
    interósseo, 170–171
    palmar, 48–49, 52–59, 174–179
  interespinal, 264–265
  interósseo, 168–171
    colateral, 172–173
    cuneocubóideo, 382–385
    cuneometatarsal, 244–245
    intercarpal, 170–171
    metacarpal, 170–171
    talocalcaneal, 238–243, 354–357, 366–367, 386–389
  interspinhoso, 396–399, 408–409, 420–421, 428–429, 438–441, 444–445
  isquiofemoral, 192–195, 260–261, 274–275
  longitudinal
    anterior, 398–399, 412–413, 420–421, 428–429, 442–447
    posterior, 398–399, 406–409, 420–421, 428–429, 442–447
  medial, 216–217
  meniscofemoral posterior, 312–313, 328–329
  metacarpal
    dorsal, 56–57
    interósseo 170–171
    profundo transverso, 64–65
  metatarsal dorsal, 382–385
  neuroforaminal, 442–443
  nucal, 396–397, 408–413, 416–419
  palmar, 64–67, 172–179, 182–183
  patelar, 208–219, 296–299, 302–303, 322–333, 352–353
  piso-hamato 52–53, 164–167

pisometacarpal, 52–55
plantar longo 244–245, 248–251,
  364–365, 366–375, 384–387
poplíteo
  arqueado, 314–315, 348–349
  oblíquo, 210–213, 216–217, 314–315,
    324–327, 334–335
pubofemoral, 194–195
radiado da cabeça da costela, 424–427
radiocarpal
  dorsal, 46–47, 150–151, 170–179
  palmar, 46–47, 50–51, 164–167,
    176–181
  ulnar, 48–49
radioulnar
  dorsal, 172–173
  palmar, 172–173
sacroespinhoso, 450–451
sacroilíaco, 262–263, 438–441
  anterior, 448–449
  interósseo, 448–449
  posterior, 448–449
sacrotuberal, 188–195, 276–279,
  290–291
sagital, 66–69
supraespinal
  dorsal, 2–3
  ventral, 2–3
supraespinhoso, 396–397, 398–399,
  420–421, 426–429, 442–447
talocalcâneo
  interósseo, 238–243, 354–357, 366–367,
    386–389
  medial, 240–241
talofibular
  anterior, 234–237, 338–339, 384–385
  posterior, 234–237, 340–343, 360–363,
    384–389
talonavicular, 388–391
  dorsal, 234–239, 386–387
tibiofibular
  anterior, 230–233, 384–385
  posterior, 230–235
transverso, 404–405
  do atlas, 398–399, 410–413
  do joelho, 306–307, 324–333
  ulnocarpal, palmar, 44–51, 154–155,
    166–167, 172–175
  umeral transverso, 86–89
ligamento amarelo, 398–403, 420–423,
  426–435, 438–439, 442–445
linfonodo axilar, 92–93
linha áspera, 202–203

líquido cefalorraquidiano, 406–409,
  412–413, 438–439
  bolsa tecal, 438–441

M
maléolo
  lateral, 232–237, 340–341, 344–345,
    348–351, 362–365
  medial, 232–235, 338–341, 362–365,
    392–393
mandíbula, 410–415
  ramo, 412–415
manúbrio, 420–423
medula espinal, 406–407, 410–419,
  428–429
  cervical, 398–399
  torácica, 396–397, 408–409, 420–421,
    426–427
medula oblonga, 406–407
membrana
  atlanto-occipital, 398–399
    anterior, 398–399
    posterior, 398–399
  interóssea, 170–171
    do antebraço, 36–39
    da perna, 219–229
  tectorial, 398–399, 404–405
menisco
  lateral, 214–215, 292–295, 304–313,
    318–325, 338–345, 350–353
  medial, 214–215, 298–299, 304–313,
    330–339, 342–345, 356–357
metacarpos, 56–67, 164–183
  1º, 56–61, 166–167
    base, 56–57, 164–165, 168–169
    cabeça, 58–59, 164–165, 168–171
    diáfise, 60–61
  2º, 56–61
    base, 56–59, 170–171, 180–183
    cabeça, 168–169
    diáfise, 60–61, 182–183
  3º, 56–61
    base, 56–59, 180–181
    diáfise, 60–61
  4º, 56–61
    base, 56–57
    diáfise, 60–61
  5º, 54–61, 64–65
    base, 54–57, 172–173
    cabeça, 64–65, 166–167
    diáfise, 60–61
metatarsos 250–253, 372–393
  1º 378–379, 390–391
    base, 242–247, 376–378, 388–389

Índice Remissivo

cabeça, 248-249, 380-381, 386-387, 392-393
2º, 248-249, 380-381, 386-387
 base, 242-247, 374-377
 cabeça, 388-389
3º, 380-381, 384-385
 base, 246-247, 374-377, 382-383
4º, 252-253, 380-383
 base, 248-249, 372-375, 384-385
 cabeça, 384-385
5º, 380-381
 base, 370-377, 382-383
músculo
 abdominal
  oblíquo externo, 254-255, 258-259, 262-263, 266-267, 448-451
  oblíquo interno, 186-191, 254-259, 262-263, 266-267, 448-451
  transverso, 186-191, 254-257, 266-267, 448-449, 450-451
 abdutor
  do dedo mínimo, 50-65, 154-155, 164-169, 172-173, 248-253, 340-343, 360-389
  do hálux, 246-251, 338-343, 358-381, 390-393
  do polegar, 160-161, 164-167
   cabeça oblíqua, 166-167
   curto, 52-65, 178-183
   longo, 34-55, 140-141, 146-159, 164-165
 adutor
  curto, 194-201, 256-261, 272-289, 300-301
  do hálux, 252-253, 368-381
   cabeça oblíqua, 248-249, 368-379, 386-389
   cabeça transversa, 252-253, 378-381, 386-389
   curto, 248-249
  longo, 196-201, 254-259, 276-287, 300-301
  magno, 196-209, 260-279, 264-265, 286-291, 294-301, 308-311, 336-337
  mínimo, 260-261, 270-271, 274-279, 284-289
  polegar, 56-65
   cabeça oblíqua, 56-63, 168-169, 178-183
   cabeça profunda, 176-177
   cabeça transversa, 62-63, 164-169, 176-183

ancôneo, 26-33, 101-109, 138-141, 144-147, 154-155
bíceps
 braquiais, 6-31, 72-75, 82-91, 95-96, 100-104, 107-121, 124-129, 132-139, 144-153, 156-157, 160-163
 femorais, 196-217, 264-265, 268-277, 290-301, 312-325, 340-345, 350-353
  cabeça curta, 200-207, 292-293, 320-323
  cabeça longa, 200-207, 268-269, 288-301, 320-323
braquial, 18-29, 30-33, 97-103, 108-121, 124-163
braquiorradial, 20-43, 97-103, 108-121, 124-131, 134-141, 144-153, 162-165, 168-171
coccígeo, 450-451
constritor da faringe superior, 414-419
coracobraquial, 8-17, 70-75, 86-91, 97-100, 116-123
deltoide, 2-17, 70-100, 103-123
 parte acromial 2-9, 82-93, 108-123
 parte clavicular, 2-9, 88-95
 parte espinal, 2-9, 90-95
digástrico, 404-407, 410-415
eretor da espinha, 422-423, 430-435, 442-447
escaleno, 98, 100-106
 anterior, 416-419
 médio, 404-407, 416-419
 posterior, 404-409, 416-417
esfíncter anal externo, 288-289
espinal, 430-435
 do colo, 400-403, 408-409, 416-419, 424-425
 do tórax, 424-427, 440-441
esplênio
 da cabeça, 400-403, 406-419
 do colo, 400-401, 406-409, 418-419, 422-425
esternocleidomastoide, 404-419
esterno-hióideo, 420-425
estilofaríngeo, 414-415
estiloglosso, 414-415
estilo-hióideo, 410-411
extensor
 do dedo mínimo, 34-67, 140-141, 148-157
 curto, 374-381
 longo, 380-381
 do hálux
  curto, 366-381

longo, 222-247, 338-343, 348-355, 366-381, 388-393
dos dedos, 30-69, 97-99, 128-131, 140-141, 150-163, 170-183, 382-389
curto, 236-247, 366-385
longo, 218-251, 304-309, 338-341, 348-351, 354-357, 364-389
superficiais, 172-173
indicador 38-61, 66-67, 146-151, 154-159
polegar, 64-67
curto, 36-63, 149-161, 166-167
longo, 34-61, 146-151, 158-159, 168-171
radial do carpo, 108-113
curto, 32-55, 96-97, 108-109, 126-127, 148-153, 158-163, 180-181
longo, 22-55, 98-99, 126-131, 138-141, 146-153, 160-163, 170-171, 182-183
ulnar do carpo, 30-55, 99-101, 138-141, 146-151, 154-155, 170-173
fibular
curto, 220-247, 338-351, 358-371, 382-385
longo, 218-251, 318-321, 340-351, 360-377, 382-389
flexor
do dedo mínimo, 54-65, 164-167, 172-173
curto, 60-65, 172-175, 252-253, 372-377, 380-385
longo, 380-381
do hálux
curto, 246-253, 372-379, 390-393
longo, 222-253, 342-347, 350-381, 386-393
dos dedos, 168-169, 172-183
curto, 252-253, 338-339, 342-345, 360-381, 386-389
longo, 222-253, 340-345, 352-393
profundo, 30-69, 103-107, 110-119, 126-137, 142-145, 154-169, 172-179
superficial, 30-69, 99-105, 118-119, 128-139, 142-147, 158-163, 174-179
polegar, 144-145, 178-179
curto, 58-65, 164-169, 178-183
longo, 34-59, 62-67, 146-149, 160-167, 178-183

radial do carpo, 28-55, 99-101, 124-129, 132-133, 142-143, 162-163, 180-181
ulnar do carpo, 30-53, 105-107, 114-123, 126-127, 130-131, 144-147, 154-159, 174-175
gastrocnêmio, 208-227, 209-221, 288-297
cabeça lateral, 210-221, 288-297, 310-333, 338-357
cabeça medial, 208-221, 288-291, 310-317, 328-347, 354-357
gêmeos 266-271, 298-299
inferior, 192-193, 262-263, 272-279, 286-289
superior, 262-263, 274-279, 286-289
glúteo
máximo, 186-199, 260-279, 288-301, 432-435, 448-451
médio, 186-195, 254-263, 266-275, 280-287, 292-301, 436-441, 448-451
mínimo, 186-195, 256-261, 266-273, 280-287, 300-301
grácil, 196-219, 256-265, 284-291, 300-301, 312-317, 336-337, 342-347
ilíaco, 254-261, 274-275, 278-279, 286-287, 436-437, 448-451
iliocostal
do lombo, 264-265, 438-447
do tórax 426-427
iliopsoas, 186-197, 254-259, 266-273, 276-277, 280-287, 298-301
infraespinal, 4-17, 76-95, 102-123, 426-427
intercostal, 70-75, 97, 101-104, 107, 408-409, 440-441
externo, 4-17
interno, 4-17
mais profundo, 12-17
interespinais, 398-399, 438-439
do lombo, 440-441
do pescoço, 420-421
interósseo, 66-69, 166-171, 178-181, 370-377, 386-389
dorsal, 58-65, 172-173, 182-183, 244-253, 378-385
palmar, 58-65, 172-175, 182-183
plantar, 248-253, 378-385
intertransversais, 424-425, 438-439
lateral, 442-443
medial, 442-443
intraespinal, 6-7

Índice Remissivo

latíssimo do dorso, 12-17, 70-81, 86-95, 99-107, 116-123, 422-425, 440-441
levantador
  da escápula, 404-409, 416-419
  das costas, 440-441
  do ânus 190-195, 258-265, 288-289
longo
  da cabeça 398-403, 410-415, 424-425
  do colo 400-405, 414-419
longuíssimo, 438-447
  da cabeça 408-415, 418-419
  do pescoço, 416-419
  do tórax, 426-427
lumbrical, 62-67, 166-167, 172-183, 252-253, 386-387
multífido, 264-265, 400-403, 408-409, 416-419, 422-427, 430-435, 438-447
oblíquo da cabeça
  inferior, 400-409, 412-415
  superior, 406-413
obturador
  externo, 194-195, 258-261, 270-287, 298-301
  interno, 188-197, 258-273, 276-279, 282-291, 298-299
omo-hióideo, 2-3
oponente
  do dedo mínimo, 56-63, 164-167, 172-173, 374-377
  do polegar, 52-63, 164-167, 180-183
palatofaríngeo, 400-401
palmar
  curto, 52-61, 172-173
  longo, 28-53, 126-129, 160-161
pectíneo, 192-197, 254-259, 270-285, 298-301
peitoral
  maior, 6-17, 84-97, 118-123
  menor, 6-17, 88-97, 120-123
perineal transverso profundo, 258-259
peroneiro
  curto, 220-247, 338-351, 358-371, 382-385
  longo, 218-251, 304-313, 318-321, 340-351, 360-377, 382-389
piriforme, 186-191, 262-265, 270-279, 286-289, 298-299, 440-441, 450-451
plantar, 210-223, 292-297, 310-327, 338-339, 342-343, 348-355
poplíteo, 208-219, 304-333, 338-357
pronador
  quadrado 40-43, 146-147, 156-163, 166-169, 172-181
  redondo, 26-37, 97-105, 122-129, 132-139, 142-149, 160-163
psoas, 256-261, 274-275, 278-279
  maior, 436-439, 442-451
pterigoide, medial, 414-415
quadrado
  do fêmur 194-197, 262-263, 266-275, 288-289, 292-301
  do lombo, 438-447
  plantar, 244-253, 338-345, 358-373, 388-391
quadríceps, 326-327
redondo
  maior, 12-17, 72-81, 86-95, 100, 103-107, 114-123
  menor, 10-13, 76-81, 86-89, 92-95, 102, 105-118, 120-123
reto
  abdominal, 186-195, 268-279, 450-451
  cabeça lateral 404-405, 410-411
  cabeça posterior
    maior, 400-403, 408-415
    menor, 398-403, 410-413
  femoral, 190-207, 254-257, 266-271, 280-281, 294-299, 328-333
romboide, 400-401
  maior, 422-427
  menor, 418-419
rotadores, 424-427
  torácicos, 426-427, 440-441
sartório, 188-219, 254-257, 266-291, 298-301, 310-313, 330-337, 342-347
semiespinal
  da cabeça, 398-403, 410-417, 422-423
  do colo, 400-401, 406-409, 416-419
  do tórax, 422-423, 426-427
semimembranoso, 196-217, 272-273, 278-279, 288-291, 294-301, 308-317, 324-337, 346-347
semitendíneo, 196-219, 264-265, 272-273, 278-279, 288-291, 294-301, 310-317, 336-337
serrátil
  anterior, 2-17, 70-75, 94-106, 440-441
  posterior, 10-11
  superior, 422-423
sóleo, 218-231, 292-297, 314-327, 342-357
subclávio, 2-9, 96-98, 102
subescapular, 8-9, 12-15, 015, 70-75, 86-95, 100-102, 107, 118-123, 426-427

supinador, 30–35, 97–99, 108–113, 126–131, 136–141, 144–161
supraespinal, 2–7, 70–123
tensor da fáscia lata 186–197, 254–257, 280–283, 292–299
tibial
  anterior, 218–245, 304–309, 318–321, 338–343, 348–357, 366–375, 390–391
  posterior, 220–247, 310–313, 318–323, 340–347, 350–357, 360–373, 388–393
transverso
  abdominal, 186–191, 254–257, 266–267, 448–449, 450–451
  profundo do períneo, 260–261
trapézio, 2–3, 70–81, 92–93, 98–106, 114–123, 398–403, 410–419, 422–427
tríceps do braço 12–29, 76–81, 84–93, 101–121, 128–157
vasto
  intermédio, 196–207, 256–261, 266–269, 280–287, 292–299, 320–323
  lateral, 194–209, 254–265, 268–269, 280–295, 302–313, 318–323
  medial, 196–207, 254–255, 258–259, 266–267, 270–275, 280–289, 296–311, 324–337

N
navicular, 238–245, 356–357, 368–371, 386–393
nervo
  acessório (XI), 412–415
  axilar, 12–13, 72–81, 88–93
  braquial, 132–133
  ciático, 190–201, 262–265, 270–277, 288–291, 294–295, 298–299
    artéria para, 198–201
    veia para, 198–199
  clúnio superior, 262–263
  cutâneo
    do antebraço, 26–29
      lateral, 36–39, 42–43, 124–125
      medial, 32–33, 36–37, 120–121
      posterior, 20–29, 32–33, 38–39, 46–49
    dorsal
      digital do pé, 378–379
      lateral, 240–241, 367–369
      medial, 380–381
    femoral posterior, 202–203
    sural medial, 218–223

digital
  dorsal, 64–69, 170–171, 180–181
    do pé, 378–381
    do polegar, 58–65
  palmar, 64–69, 174–175
    comum, 62–63, 180–183
      do nervo mediano, 164–165
      do nervo ulnar, 164–165
    do polegar, 60–61, 64–65, 68–69
    próprio, 164–169, 182–183
  plantar, 248–251
    próprio, 378–381
escapular, 78–79
espinal, 442–443, 446–447
  C2, 400–405
  C5, 416–417
  C6, 418–419
  C8, 404–407
  L3, 434–435
  T1, 406–407
femoral, 186–199, 254–257, 450–451
  ramo cutâneo anterior, 258–259
  ramo muscular, 204–205
fibular
  comum, 202–219, 290–293, 314–323
  profundo, 220–235, 340–341, 366–369, 372–375
  superficial, 220–231, 344–345, 348–351
glossofaríngeo (IX), 412–413
glúteo
  inferior, 262–265, 272–273, 276–279
  superior, 190–191, 264–265, 272–277
hipoglosso (XII), 410–415
intercostal, 8–11, 16–17, 97–107
interósseo
  anterior, 36–41
  posterior, 34–37
lombar, 430–431
mediano, 144–145
médio, 16–61, 70–75, 90–91, 96–101, 114–127, 132–135, 156–163, 176–179, 182–183
metacarpal, polegar, 170–171
metatarsal, plantar, 248–249
muscular, 262–263
musculocutâneo, 16–23, 36–37, 90–91
obturador, 186–195, 256–259, 278–279, 286–287
occipital maior, 408–409
plantar
  lateral, 246–251, 360–379, 382–391
    ramo profundo, 372–373, 376–379
  medial, 246–253, 360–375, 390–393

peroneiro
  comum, 202–219, 292–295, 314–323
  profundo, 220–233, 340–345, 366–369, 372–375
  superficial, 220–231
pudendo, 262–263
radial, 14–39, 46–51, 70–75, 90–91, 100–101, 105–107, 112–113, 120–127, 134–139, 162–163
  profundo, 30–35, 126–127, 130–131, 138–139, 158–159
  superficial, 30–39, 42–55, 136–137
safeno, 200–209, 230–233, 256–259, 284–287, 300–301, 312–317, 336–337
subescapular, 8–9, 72–75
suboccipital, 408–409
supraescapular, 8–11, 74–77
sural, 224–239, 358–365
tibial, 202–243, 288–291, 294–295, 314–317, 324–329, 346–347, 352–359
  posterior, 346–347
torácico longo, 12–13, 96–97
toracodorsal, 16–17, 70–71
ulnar, 16–63, 72–75, 90–91, 102–103, 116–123, 130–135, 142–143, 154–159, 172–173
  profundo, 54–59, 164–165, 172–181
  superficial, 62–63
  superior colateral, 26–27
vago (X), 410–415
núcleo pulposo, 420–421, 428–433, 442–443

O

olécrano, 26–29, 105–113, 116–117, 130–137, 142–147, 154–161
osso
  occipital, 398–401
  sesamoide
    da mão, 62–63, 166–169
    do pé, 252–253, 380–381, 390–391
ovário 188–189, 258–259

P

patela, 208–211, 280–283, 294–299, 322–335, 356–357
pes anserinus, 356–357
  profundo, 308–315, 336–337
  superficial, 306–313, 330–337, 340–341
pisiforme, 48–53, 142–143, 154–155, 164–167, 172–173
placa terminal vertebral
  inferior, 398–399, 420–423, 434–437
  superior, 398–399, 420–423, 434–437

plexo
  braquial, 6–13, 92–95, 100
  cervical, 404–405
  lombar, 260–261, 436–437
  lombossacro, 188–189
  sacral, 186–187, 258–261, 278–279, 438–439, 450–451
  uterino venoso, 190–191
  venoso
    pterigoide, 410–411
    suboccipital, 408–409
    vertebral
      anterior externo, 430–431, 436–437
      anterior interno, 418–419, 430–431, 444–447
      interno, 442–443
      posterior externo 416–419, 422–423, 442–447
processo
  articular, 418–419
    C6, 406–407
    C7, 406–407
    eixo, 414–415
    inferior, 400–407, 416–417, 422–423, 432–435, 438–447
    L1, 440–441
    L2, 438–439
    L3, 438–439
    superior, 400–407, 416–417, 426–427, 430–435, 438–445
    T4, 422–423
    T5, 422–423, 426–427
    T12, 440–441
  coracoide, 4–7, 70–71, 90–93, 96–104, 120–123
  coronoide, 110–111, 128–131, 134–137, 142–145, 158–161
  costal, 444–445
  espinoso, 264–265, 396–397, 412–413, 416–417, 420–421, 426–427, 442–443, 446–447
    C2, 408–409
    C7, 398–399
    L2, 440–441
    L4, 438–439
  estiloide
    radial, 182–183
    ulnar, 46–47, 154–155, 168–171
  mamilar, 432–433
  mastoideo, 404–409
  transverso, 418–419, 434–435
    atlas, 404–405, 412–415
    C7, 404–405
    L2, 438–439

L4, 436-437
T5, 426-427
T6, 424-425
uncinado, C7, 404-405
púbis, 254-261, 278-281
ramo
    inferior, 194-195, 260-261, 282-287
    superior, 190-193, 280-281
pulmão 6-7, 10-17, 70-73, 404-405
    direito, 426-427, 438-439
    esquerdo, 406-409
punho, 158-163, 168-169, 176-177
    cápsula articular, 44-53, 56-57, 170-173
    ligamento colateral
        radial, 126-129
        ulnar, 46-47, 146-147

Q

quadril, 256-259, 268-273, 280-285, 300-301
    cápsula articular, 270-273

R

rádio 32-47, 144-151, 158-161, 166-171, 174-183
    cabeça, 30-31, 97-99, 108-111, 126-131, 136-141, 148-159
    colo, 136-137
    diáfise, 112-113, 126-127, 136-139, 148-151, 160-163
    tubérculo, 128-129
    tuberosidade, 136-137, 144-147, 154-157
raiz do nervo, 414-417
    dorsal, 412-419
        nervo espinal, 414-415
    lombar, 448-449
    ventral, 412-419
        nervo espinal, 414-415
recesso
    articulação do joelho lateral, 318-319
    axilar, 74-77
retináculo
    extensor, 40-41, 44-49, 234-235
    fibular
        inferior, 246-247
        superior, 238-239
    flexor, 46-59, 174-181, 234-247, 362-365
    patelar
        lateral, 208-217, 280-283, 302-303, 318-321, 348-353
        medial, 208-219, 280-283, 302-303, 334-337
        transverseo, 214-215

    peroneiro, 240-243-245
        inferior, 246-247
        superior, 236-239
reto, 188-195, 264-265, 450-451
rim, 436-437

S

sacro, 186-189, 260-265, 290-291, 396-397, 428-435, 440-441, 450-451
    massa lateral, 262-265, 439-440, 448-451
    promontório, 396-397, 428-433, 436-437, 450-451
seio sigmoide, 406-409
semilunar, 46-51, 144-149, 158-161, 168-177
septo
    intermuscular femoral lateral, 196-199
    plantar, medial, 372-374
sindesmose tibiofibular, 232-233, 340-341, 384-385
sínfise 254-255, 280-283
sulco intertubercular, 6-7, 82-83

T

tálus, 234-243, 338-341, 352-357, 360-369, 384-393
    cabeça, 238-243
    colo, 238-239
    corpo, 238-241
    processo posterior, 240-241
tecido adiposo
    epidural, 420-421, 426-429, 438-439, 442-445
    paraespinal, 446-447
    suboccipital, 398-403
tendão
    abdutor
        do hálux, 250-251
        longo do polegar, 40-55, 146-147
    adutor
        do hálux, 374-375
        magno, 206-209, 308-309, 336-337
    bíceps
        braquial, 6-13, 24-31, 72-75, 82-89, 96-97, 100-101, 104-105, 124-129, 134-135, 144-153, 156-157, 160-163
        femoral, 196-197, 210-217, 272-273, 276-277, 350-353
    braquial, 28-29, 30-31, 126-127
    braquiorradial, 38-43, 146-147, 164-165, 168-171
    coracobraquial, 8-11
    de Achiles, 234-247, 354-357, 386-391

do calcâneo, 234-247, 354-357, 386-391
extensor
  do dedo mínimo, 44-67
    curto, 374-381
    longo, 380-381
  do hálux
    curto, 366-367, 372-381
    longo, 226-241, 244-247, 354-355, 368-381, 388-389
  dos dedos, 40-41, 46-67, 152-153, 156-157, 160-161, 382-383, 386-389
    curto, 236-237, 378-381
    longo, 222-251, 354-357, 368-389
    superficial, 172-173
  indicador 46-61, 66-67, 150-151
  polegar
    curto, 42-63
    longo, 44-61, 168-171
  radial do carpo
    curto, 38-55, 162-163
    longo, 36-55, 150-151, 170-171
  ulnar do carpo, 44-55, 170-171
extensor comum, 130-132, 156-157
fibular
  curto, 230-247, 340-345, 360-365, 368-371, 382-383
  longo, 222-245, 248-251, 340-345, 360-375, 382-389
flexor
  do dedo mínimo, 172-173
    curto, 380-381
  dos dedos, 168-169, 172-173, 182-183
    curto, 376-381
    longo, 222-253, 360-383, 387-393
    profundo, 46-69, 156-161, 164-167, 172-179
    superficial, 46-69, 142-143, 158-161, 174-179
  longo do hálux, 230-253, 360-381, 386-393
  longo do polegar 52-59, 62-67, 162-167, 180-183
  radial do carpo, 40-55, 142-143, 162-163
  ulnar do carpo, 52-53, 164-165
flexor comum, 128-131
gastrocnêmio 208-209, 214-217, 222-227
glúteo
  médio, 190-195
  mínimo, 194-195
grácil, 208-219, 312-313, 342-347
iliopsoas, 284-285
infraespinal, 82-93
interósseo, 66-69
obturador interno, 272-273
oponente do dedo mínimo, 62-63
palmar
  curto, 52-53
  longo, 40-41, 52-53
patelar, 354-357
peitoral
  maior, 97
  menor, 6-7
peroneiro
  curto, 230-247, 340-345, 360-365, 368-371, 382-383
  longo, 222-245, 248-251, 340-345, 360-375, 382-389
plantar, 220-233, 310-311, 314-317, 338-339, 342-343
poplíteo, 208-217, 306-313, 318-321, 338-341
pronador redondo, 144-149
quadríceps, 323-325, 328-333, 356-357
  do fêmur, 280-283, 292-295, 298-299, 302-303
reto do fêmur, 190-195, 202-207, 256-257, 296-297
sartório, 214-219, 342-345
semimembranoso, 196-199, 210-217, 336-337, 346-347
semitendíneo, 196-197, 210-219, 296-297, 310-317, 336-337
supinador, 30-31
supraespinal, 82-91, 98, 100, 104, 108-116
  central, 2-3
tibial
  anterior, 222-239, 242-245, 354-357
  posterior, 224-247, 360-371, 392-393
tríceps
  braquial, 28-29, 90-93, 144-157
  sural 228-233
vasto
  intermédio, 206-207
  lateral, 208-209
veja também pes anserinus
tíbia, 218-231, 342-347, 352-357, 360-365, 384-393
  cabeça, 216-217, 284-289, 296-297, 324-327, 338-339, 342-345, 348-357
    lateral, 312-313
    medial, 312-313
  côndilo
    lateral, 292-295, 304-311, 314-315, 318-323, 340-341, 346-347

medial, 298-299, 304-311, 314-315, 340-341, 346-347
diáfise, 304-309, 328-329, 338-345, 352-357
maléolo medial, 232-235, 392-393
tuberosidade, 218-219, 302-303, 322-325, 354-355
tornozelo, 232-237, 338-339, 354-357, 360-365, 386-389
cápsula dorsal, 360-361
trapézio, 52-55, 164-169
  tubérculo 182-183
trapezoide, 52-55, 148-149, 168-171, 180-183
traqueia, 420-423
  bifurcação, 426-427
trato iliotibial, 190-217, 256-259, 262-263, 282-289, 302-311, 314-319, 338-341, 346-353
triquetro, 48-53, 144-149, 154-157, 168-175
trocânter
  maior, 192-193, 258-263, 266-267, 280-287, 292-294
  menor, 196-197, 260-261, 268-271, 286-287, 296-299
tronco
  braquiocefálico, 420-423
  pulmonar, 424-425
  tibiofibular, 220-221, 352-353
tuba uterina, 188-189
tubérculo
  costela, 408-409, 426-427
  infraglenóideo, 90-91
  intercondilar, 340-341
    lateral, 308-313
    medial, 306-311, 326-329
  maior, 4-9, 72-75, 82-83, 98-99, 108-112
    crista, 82-83
  menor, 6-11, 76-77, 80-83
  radial, 128-129
  trapézio, 182-183
tuberosidade
  do calcâneo, 242-245, 248-253, 354-355, 390-391
  isquiática, 194-195, 264-265, 276-279
  radial, 136-137, 144-147, 154-157
  tibial, 218-219, 302-303, 322-325, 354-355

U

ulna, 30-45, 98-101, 114-115, 128-131, 144-151, 154-157, 168-173
  diáfise, 138-139, 142-145, 154-155

úmero, 10-15, 134-135
  cabeça, 4-9, 70-89, 96-102, 107-119
  capítulo, 28-29, 97-99, 108-113, 126-129, 136-141, 148-153, 156-161
  diáfise, 16-25, 74-87, 99-112, 128-131, 136-139, 144-151
  pescoço, 110
  tróclea, 99, 101, 114-119, 126-135, 142-147, 158-161
  tubérculo
    maior, 4-9, 72-75, 82-83, 98, 108-112
    menor, 6-11, 76-77, 80-83
unha, 68-69
ureter, 186-193
uretra, 194-195
útero, 186-191, 254-263

V

vagina, 192-195, 258-263, 284-287
veia
  axilar, 8-15, 72-73, 92-95, 98-99
  ázigos, 420-421, 426-427
  basílica, 18-33, 36-53, 88-89, 101-103, 120-125, 142-143, 154-163
    mediana, 38-39
  basivertebral, 398-399, 416-417, 420-421, 428-429, 444-447
  braquial, 16-31, 70-71, 74-75, 90-91, 96-97, 118-125, 162-163
    profunda, 18-19, 22-25, 101-109, 116-117
  braquiocefálica, 420-425
  cefálica, 8-59, 82-97, 112-115, 120-125, 136-143, 146-149, 162-163
    acessória, 32-33, 44-45
    do polegar, 60-61
    mediana, 124-125
  cervical, profunda, 398-403, 408-419
  colateral
    radial, 26-29
    ulnar, 28-31, 116-119
  cubital medial, 26-27, 30-35, 116-119, 124-125, 132-133, 150-153
  perfurante, 202-207
  digital
    dorsal, 66-69, 174-175, 180-183
    palmar, 174-177
    plantar, 248-251
      própria, 378-381
  dorsal do pé, 392-393
  epigástrica inferior, 186-189
  escapular, 78-79
    circunflexa, 76-79, 92-95, 122-123

Índice Remissivo

femoral, 192-207, 254-255, 294-301
  circunflexa, 196-197
    lateral, 258-259, 274-275, 280-281, 286-287, 292-301
    medial, 260-261
  profunda, 196-197, 260-261, 284-287, 298-299
  superficial, 256-259, 274-277
fibular, 222-237, 340-347, 350-351
genicular
  descendente, 304-305
  lateral
    inferior, 322-327, 338-339
    superior, 208-209, 292-293, 320-325, 354-355
  medial
    inferior, 312-313, 328-335, 338-339
    superior, 208-209, 328-337
glútea
  inferior, 260-265, 270-271
  superior, 186-191, 260-261, 264-265, 272-279, 440-441
hemiázigos, 422-425
  acessória, 424-427
ilíaca
  comum, 428-429, 446-451
  externa, 186-191
  interna, 186-189, 258-259, 276-277, 436-439
iliolombar, 436-437
intercostal, 8-11, 16-17, 96-107
  posterior, 400-403, 424-425, 436-437, 440-441
interóssea, 126-127, 136-139, 156-157
  anterior, 36-41, 140-141, 156-161
  comum, 130-131
  posterior, 34-37, 150-151, 154-155, 158-161
  recorrente, 32-33, 154-155
intervertebral, 422-423
jugular interna, 96-97, 404-405, 410-419
lombar, 434-437, 440-443
  ascendente, 444-447
mediana do antebraço, 124-125
metacarpal dorsal, 170-171
metatarsal
  dorsal, 378-381
  plantar, 248-251, 378-379
obturadora, 186-193
perfurante, 376-377
peroneira, 222-237
plantar
  lateral, 242-253, 360-375, 382-391
  medial, 242-247, 250-253, 360-375, 390-393

poplítea, 288-291, 294-295, 312-317, 324-327, 346-347, 352-357
profunda da coxa, 258-259, 272-275, 296-297
profunda do braço, 14-15, 20-21
radial, 32-57, 134-135, 144-147, 160-163
  superficial palmar, 48-51
radicular, 446-447
retromandibular, 410-415
sacral
  lateral, 438-441
  mediana, 436-437, 440-441
safena
  maior 196-241, 254-255, 286-287, 300-301, 312-313, 340-347, 362-375
  menor 220-239, 358-359, 378-379
subclávia, 96, 98
subcutânea, 40-51
subescapular, 72-81, 104
supraescapular, 2-3, 6-11, 70-77, 94-95, 122-123
sural, 314-315
tibial
  anterior, 220-233, 340-345, 349-351
    recorrente, 306-309
  posterior, 222-241, 342-343, 346-347, 354-359
    recorrente, 346-347
torácica lateral, 14-15
toracodorsal, 102, 105
ulnar, 22-25, 32-61, 118-121, 134-135, 142-147, 156-161
umeral
  circunflexa
    anterior, 12-13, 70-71, 82-89, 98, 100
    posterior, 12-13, 103, 105, 108-119
  vertebral, 404-405, 416-417
veia cava inferior, 256-257, 430-433, 442-445
vértebra
  cervical, 396-397
    C1 *veja* atlas
    C2 *veja* áxis
    C3, placa terminal vertebral, 398-399
    C4, placa terminal vertebral, 398-399
    C5, 416-417
      arco vertebral, 416-417
    C6, 418-419
      arco vertebral, 418-419
      processo articular, 406-407
    C7, 400-401, 404-405
      arco verterbral, 408-409

processo articular, 406–407
processo espinhoso, 398–399
processo transverso, 404–405
processo uncinado, 404–405
prominência, 396–397, 420–421
coccígea, 396–397
veja também cóccix
lombar, 396–397
L1, 396–397, 428–431
processo articular, 440–441
processo espinhoso, 428–429
L2, 432–435
arco vertebral, 438–439
processo articular, 438–439
processo espinhoso, 440–441
processo transverso, 438–439
L3, processo articular, 438–439
L4, 258–259, 444–447
processo espinhoso, 438–439
processo transverso, 436–437
L5, 436–437, 448–449
sacral, 396–397
veja também sacro
torácica, 396–397
T1, 396–403, 406–407
T2, 408–409
T4, 420–421
processo articular, 422–423
T5
processo articular, 422–423, 426–427
processo transverso, 426–427
T6, processo transverso, 424–425
T10, 422–423
T12, 430–437
arco vertebral, 438–439
processo articular, 440–441

Z
zona orbicular, 260–261